"十四五"职业教育国家规划教材

国家卫生健康委员会"十三五"规划教材

全国高等职业教育教材

供医学检验技术专业用

微生物学检验

第5版

主　编　李剑平　吴正吉

副主编　曹德明　王海河　刘　新　胡生梅　聂志妍

编　者（以姓氏笔画为序）

王海河（哈尔滨医科大学）　　　　　　张加林（楚雄医药高等专科学校）

王家学（杭州医学院）　　　　　　　　陈　静（江西卫生职业学院）

王燕梅（北京卫生职业学院）　　　　　陈秀荣（宜春职业技术学院）

邓晶荣（重庆三峡医药高等专科学校）　周晓俊（上海城建职业学院）

龙小山（广州卫生职业技术学院）　　　郑韵芳（福建卫生职业技术学院）

田维珍（湖北中医药高等专科学校）　　胡生梅（襄阳职业技术学院）

吕茂利（大庆医学高等专科学校）　　　聂志妍（上海健康医学院）

刘　新（沈阳医学院）　　　　　　　　徐焰平（泉州医学高等专科学校）

孙运芳（山东医学高等专科学校）　　　黄静芳（苏州卫生职业技术学院）

李　睿（菏泽医学专科学校）　　　　　曹德明（黑龙江护理高等专科学校）

李剑平（江西卫生职业学院）　　　　　谢　春（商丘医学高等专科学校）

吴正吉（重庆医药高等专科学校）　　　窦　迪（潍坊护理职业学院）

谷存国（漯河医学高等专科学校）　　　魏　华（宁波卫生职业技术学院）

人民卫生出版社

图书在版编目（CIP）数据

微生物学检验/李剑平,吴正吉主编. —5 版. —
北京：人民卫生出版社，2020

ISBN 978-7-117-28645-9

Ⅰ.①微… Ⅱ.①李…②吴… Ⅲ.①微生物学-医
学检验-高等职业教育-教材 Ⅳ.①R446.5

中国版本图书馆 CIP 数据核字（2019）第 251615 号

人卫智网 www.ipmph.com	医学教育、学术、考试、健康，购书智慧智能综合服务平台
人卫官网 www.pmph.com	人卫官方资讯发布平台

微生物学检验
第 5 版

主　　编：李剑平　　吴正吉
出版发行：人民卫生出版社（中继线 010-59780011）
地　　址：北京市朝阳区潘家园南里 19 号
邮　　编：100021
E－mail：pmph @ pmph. com
购书热线：010-59787592　010-59787584　010-65264830
印　　刷：人卫印务（北京）有限公司
经　　销：新华书店
开　　本：850×1168　1/16　印张：22
字　　数：696 千字
版　　次：1998 年 5 月第 1 版　　2020 年 2 月第 5 版
　　　　　2024 年 4 月第 5 版第 9 次印刷（总第 48 次印刷）
标准书号：ISBN 978-7-117-28645-9
定　　价：76.00 元
打击盗版举报电话：010-59787491　E-mail：WQ @ pmph. com
质量问题联系电话：010-59787234　E-mail：zhiliang @ pmph. com

为了深入贯彻落实党的二十大精神,落实全国教育大会和《国家职业教育改革实施方案》新要求,更好地服务医学检验人才培养,人民卫生出版社在教育部、国家卫生健康委员会的领导和全国卫生职业教育教学指导委员会的支持下,成立了第二届全国高等职业教育医学检验技术专业教育教材建设评审委员会,启动了第五轮全国高等职业教育医学检验技术专业规划教材的修订工作。

全国高等职业教育医学检验技术专业规划教材自1997年第一轮出版以来,已历经多次修订,在使用中不断提升和完善,已经发展成为职业教育医学检验技术专业影响最大、使用最广、广为认可的经典教材。本次修订是在2015年出版的第四轮25种教材(含配套教材6种)基础上,经过认真细致的调研与论证,坚持传承与创新,全面贯彻专业教学标准,加强立体化建设,以求突出职业教育教材实用性,体现医学检验专业特色:

1. **坚持编写精品教材** 本轮修订得到了全国上百所学校、医院的响应和支持,300多位教学和临床专家参与了编写工作,保证了教材编写的权威性和代表性,坚持"三基、五性、三特定"编写原则,内容紧贴临床检验岗位实际、精益求精,力争打造职业教育精品教材。

2. **紧密对接教学标准** 修订工作紧密对接高等职业教育医学检验技术专业教学标准,明确培养需求,以岗位为导向,以就业为目标,以技能为核心,以服务为宗旨,注重整体优化,增加了《医学检验技术导论》,着力打造完善的医学检验教材体系。

3. **全面反映知识更新** 新版教材增加了医学检验技术专业新知识、新技术,强化检验操作技能的培养,体现医学检验发展和临床检验工作岗位需求,适应职业教育需求,推进教材的升级和创新。

4. **积极推进融合创新** 版式设计体现教材内容与线上数字教学内容融合对接,为学习理解、巩固知识提供了全新的途径与独特的体验,让学习方式多样化、学习内容形象化、学习过程人性化、学习体验真实化。

本轮规划教材共25种(含配套教材5种),均为国家卫生健康委员会"十三五"规划教材。

教材目录

序号	教材名称	版次	主编		配套教材
1	临床检验基础	第 5 版	张纪云	龚道元	√
2	微生物学检验	第 5 版	李剑平	吴正吉	√
3	免疫学检验	第 5 版	林逢春	孙中文	√
4	寄生虫学检验	第 5 版	汪晓静		
5	生物化学检验	第 5 版	刘观昌	侯振江	√
6	血液学检验	第 5 版	黄斌伦	杨晓斌	√
7	输血检验技术	第 2 版	张家忠	陶 玲	
8	临床检验仪器	第 3 版	吴佳学	彭裕红	
9	临床实验室管理	第 2 版	李 艳	廖 璞	
10	医学检验技术导论	第 1 版	李敏霞	胡 野	
11	正常人体结构与机能	第 2 版	苏莉芬	刘伏祥	
12	临床医学概论	第 3 版	薛宏伟	高健群	
13	病理学与检验技术	第 2 版	徐云生	张 忠	
14	分子生物学检验技术	第 2 版	王志刚		
15	无机化学	第 2 版	王美玲	赵桂欣	
16	分析化学	第 2 版	闫冬良	周建庆	
17	有机化学	第 2 版	曹晓群	张 威	
18	生物化学	第 2 版	范 明	徐 敏	
19	医学统计学	第 2 版	李新林		
20	医学检验技术英语	第 2 版	张 刚		

第二届全国高等职业教育医学检验技术专业教育教材建设评审委员会名单

主任委员

　　胡　野　张纪云　杨　晋

秘 书 长

　　金月玲　黄斌伦　窦天舒

委　　员（按姓氏笔画排序）

　　王海河　王翠玲　刘观昌　刘家秀　孙中文　李　晖

　　李好蓉　李剑平　李敏霞　杨　拓　杨大干　吴　茅

　　张家忠　陈　菁　陈芳梅　林逢春　郑文芝　赵红霞

　　胡雪琴　侯振江　夏金华　高　义　曹德明　龚道元

秘　　书

　　许贵强

数字内容编者名单

主　编　李剑平　吴正吉

副主编　曹德明　王海河　刘　新　胡生梅　聂志妍

编　者（以姓氏笔画为序）

王海河（哈尔滨医科大学）

王家学（杭州医学院）

王燕梅（北京卫生职业学院）

邓晶荣（重庆三峡医药高等专科学校）

龙小山（广州卫生职业技术学院）

田维珍（湖北中医药高等专科学校）

吕茂利（大庆医学高等专科学校）

刘　新（沈阳医学院）

孙运芳（山东医学高等专科学校）

李　睿（菏泽医学专科学校）

李剑平（江西卫生职业学院）

吴正吉（重庆医药高等专科学校）

谷存国（漯河医学高等专科学校）

张加林（楚雄医药高等专科学校）

陈　静（江西卫生职业学院）

陈秀荣（宜春职业技术学院）

周晓俊（上海城建职业学院）

郑韵芳（福建卫生职业技术学院）

胡生梅（襄阳职业技术学院）

聂志妍（上海健康医学院）

徐焰平（泉州医学高等专科学校）

黄静芳（苏州卫生职业技术学院）

曹德明（黑龙江护理高等专科学校）

谢　春（商丘医学高等专科学校）

窦　迪（潍坊护理职业学院）

魏　华（宁波卫生职业技术学院）

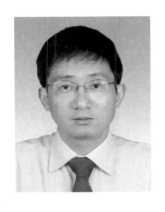

　　李剑平,男,教授,江西卫生职业学院检验系主任,全国医药卫生系统创先争优先进个人,江西省特色专业、骨干专业及省级教学团队带头人。兼任全国卫生职业教育医学检验研究会常委、全国高等职业教育医学检验技术专业教育教材建设评审委员会委员、江西省医学会检验医学分会委员、江西省免疫学检验学会常务理事、江西省保健学会检验医学分会常委。主编教材多部,其中《微生物学检验(第4版)》为教育部"十二五"职业教育国家规划教材,论文《综合与设计性实验在微生物检验教学中的实践》获江西省职业教育优秀论文一等奖;主持完成省级科研课题3项。

寄语:

　　希望同学们努力学习,刻苦钻研,牢固掌握微生物学检验的基本理论知识和操作技能,不断研究思考,解决临床检验工作中的实际问题,为卫生健康事业作出贡献!

主编简介与寄语

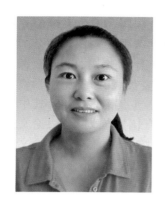

吴正吉,副教授,重庆医药高等专科学校医学检验技术专业带头人。重庆市微生物学会常务理事,重庆市预防医学会微生态学分委会主任。从事卫生职业教育近30年,承担《微生物学检验》《病原生物学与免疫学》等课程的教学工作。主持重庆市医学检验技术专业资源库建设和《重庆市高等职业院校医学检验技术专业教学标准》的制订工作。主编教材4部,发表学术论文20余篇,主持省市级课题5项。

寄语:

没有准确的检验结果,就没有正确的医疗诊断;没有正确的医疗诊断,就没有良好的治疗效果。希望同学们坚定信念、执着追求、认真学习、刻苦钻研、精益求精,为检验医学事业奉献自己的青春。

　　《微生物学检验》是全国高等职业教育医学检验技术专业规划教材之一,可供卫生职业院校高职医学检验技术专业师生及相关人员使用。

　　第五轮全国高职医学检验技术专业规划教材《微生物学检验》的修订编写,以党的二十大精神和《国务院关于加快发展现代职业教育的决定》等文件为指南,更好地服务医学检验职业教育的发展,以培养出高素质的技术技能型医学检验人才为目的。

　　在修订编写的过程中,依据《微生物学检验》课程标准及教材使用调研结果,坚持"三基五性"原则,继承第四轮《微生物学检验》教材的优点,在保持原有教材特点和优势的基础上,对教材进行去粗存精,更新知识,不断创新。删除了部分较为陈旧或尚有争议的内容,增加了近年出现的新发突发传染病病原微生物及检验内容。为使教材符合认知规律,调整了教材部分章节的顺序,从而保证教材的逻辑性、连贯性,确保教学活动高效实施。

　　在教材编写过程中,以培养临床微生物检验技术技能型人才为出发点,根据临床微生物检验岗位工作过程,结合全国临床检验技士(师)考试大纲整合教材内容,注重培养学生运用微生物学检验的基础知识和基本技能去解决临床微生物检验岗位工作中实际问题的能力。融传授知识、培养能力、提高素质为一体,注重培养学生创新思维、获取信息及终身学习的能力。做到深入浅出,循序渐进,便于学生理解与自学。

　　全书分为绪论、细菌检验篇、真菌检验篇、病毒检验篇及临床微生物检验篇,共二十三章,并配套编写了《微生物学检验实验指导》,各院校在使用时,可根据教学大纲的要求,结合本校实际情况对教材内容和学时进行适当调整。

　　教材还增设了相关的案例导学、知识拓展等内容,以启发学生思考,提高学习兴趣,开阔学生视野,便于教师开展"学导式"教学活动。此外,充分发挥富媒体的优势,以纸质教材为载体,精选了导学PPT、图片、音频、视频、动画等数字资源,使纸质教材与数字资源有机融合,学生可扫描二维码学习线上数字内容。在每章正文后附思考题,数字资源中附选择题,便于学生对所学知识进行自我检测,学考兼顾。

　　在教材编写过程中,参考和引用了医药院校同类教材及相关资料,得到了编者所在学校的大力支持,在此一并表示衷心感谢。限于我们的学术水平及编写能力,教材中难免存在疏漏和错误,恳请广大师生与读者批评指正。

李剑平　吴正吉

2023 年 10 月

目　录

第二篇　真　菌　检　验

第三篇 病 毒 检 验

第四篇　临床微生物检验

绪论

学习目标

1. 掌握微生物、医学微生物学的概念,微生物的类型及特点,微生物学检验的主要任务及微生物学检验的基本原则。
2. 熟悉微生物学的概念以及微生物与人类的关系。
3. 了解医学微生物学的发展。
4. 具有全面认识和分析微生物学检验基本原则和检验任务的能力。
5. 能将微生物学检验基本原则运用于后续微生物学检验任务学习中。

一、微生物、微生物学及医学微生物学

1. **微生物**　微生物(microorganism)是一类个体微小、结构简单,肉眼不能直接看见,必须借助光学显微镜或电子显微镜放大数百倍、数千倍,甚至数万倍才能观察到的微小生物。

2. **微生物学**　微生物学(microbiology)是研究微生物的种类、形态、结构、生长繁殖、代谢、遗传变异、进化以及微生物之间,微生物与人类、动植物等相互关系的一门科学,是生命科学的一个重要学科。

现代微生物学根据研究的侧重面及层次的不同,形成了许多分支。如基础微生物学包括微生物生理学、微生物生态学、微生物遗传学、微生物分子生物学、微生物基因组学等。按研究对象可分为细菌学、病毒学、真菌学等。按生态环境不同可分为土壤微生物学、环境微生物学、水域微生物学、海洋微生物学、宇宙微生物学等。按应用领域可分为医学微生物学、药用微生物学、食品微生物学、卫生微生物学、工业微生物学、农业微生物学、兽医微生物学、预防微生物学等。这些分支学科相互配合,相互促进,从而使微生物学不断深入发展。

3. **医学微生物学**　医学微生物学(medical microbiology)是研究与医学有关的致病性微生物的生物学性状、致病机制、机体抗感染免疫机制、特异性检测及其相关感染性疾病防治措施等的学科。通过医学微生物学的研究,达到控制和消灭感染性疾病,保障和提高人类健康水平的目的。

二、微生物的种类

微生物具有个体微小、结构简单、繁殖迅速、容易变异、种类繁多及分布广泛的特点。

根据微生物的结构及化学组成等的不同,可将其分为三大类。

1. **真核细胞型微生物**　细胞核分化程度高,有核膜和核仁,细胞器完整。真菌属此类。
2. **原核细胞型微生物**　有原始的核,无核膜、核仁,缺乏完整的细胞器。如细菌、放线菌、支原体、衣原体、立克次氏体及螺旋体等。

笔记

1

3. 非细胞型微生物　是一类最小的微生物,能通过滤菌器,无典型的细胞结构,无酶系统,必须在活的组织细胞内进行增殖,此类微生物的核酸类型为 DNA 或 RNA。病毒属此类。

三、微生物与人类的关系

自然界中微生物常以种群形式出现,极少单独存在。各种微生物种群与周围环境或人体共同构成生态系统。它们在自然界分布极为广泛,土壤、水、空气,各种物体表面均存在不同种类及数量不等的微生物。人体体表以及与外界相通的腔道中也存在大量的微生物,这些微生物在长期的进化过程中与人体形成共生关系。绝大多数微生物对人和动植物的生存是有益的,有些甚至是必需的。地球上,生物的繁衍与发展、食物链的形成过程中,微生物都起着十分重要作用,自然界中物质循环需要相关微生物代谢活动来进行。现在,人类已将微生物广泛应用于工农业生产上。

在工业方面,微生物应用于制药、食品、皮革、纺织、化工、石油、冶金、新能源等领域。通过微生物发酵途径生产抗生素、维生素、有机酸等。利用微生物进行石油勘探、开采、加工及处理石油污染的土壤、海洋等。在农业方面,利用微生物制造菌肥、植物生长激素等。

在环境保护方面,可利用微生物分解污水中的酚、有机磷、氰化物,还原废水中的汞、砷等毒性物质,从而保护环境。在遗传工程及基因工程方面,微生物也被广泛利用。如大肠埃希氏菌、枯草芽孢杆菌及酵母菌是常用的工程菌,噬菌体和质粒是分子生物学中的重要载体,限制性核酸内切酶是细菌的代谢产物等。

少数微生物能引起人和动、植物的病害,这些微生物被称为病原微生物。它们可引起人类的痢疾、伤寒、破伤风、结核、肝炎、疱疹、艾滋病等。有的微生物在正常情况下不致病,但在特定条件下导致疾病,这类微生物称为机会致病性微生物。如大肠埃希氏菌在肠道一般不致病,但进入尿道或腹腔则引起感染。有的微生物既可引起人的疾病,也可引起动物的疾病,此类微生物被称为人畜共患病病原微生物,这些微生物所引起的疾病称为人畜共患病。如钩端螺旋体所引起的钩端螺旋体病,炭疽芽孢杆菌引起的炭疽病等,均为人畜共患病。另外,有的微生物能引起食物、药物等物质的霉变和腐败。

四、医学微生物学的发展

医学微生物学是人类在探讨感染性疾病的病因、发病机制、流行规律及防治措施的过程中,通过不断认识,长期实践而逐步发展完善起来的一门学科。

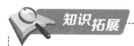知识拓展

开创微生物学的第一人

1632 年,列文虎克出生在荷兰,曾经当过学徒工,他利用业余时间学会了磨透镜的技术。1676年,他制成了一台能放大 266 倍的显微镜。他取来唾液、池水等标本,置于自制的显微镜下观察,惊奇地发现了能游动的小生物。他记录下结果,将结果寄给了英国皇家学会,提出了自己的见解,他的发现得到了英国皇家学会的肯定。列文虎克是第一个发明显微镜和最早发现微生物的人,因而被誉为开创微生物学的第一人。

在古代,人类虽然未观察到微生物,但早已将微生物的知识应用在了工农业生产和疾病防治上。公元两千多年的夏禹时代,就记载了仪狄作酒。北魏贾思勰的《齐民要术》中,列有谷物制曲、酿酒、制酱、造醋和腌菜等方法。

北宋末年(11 世纪)刘真人有肺痨由痨虫引起之说。意大利 Fracastoro(1483—1553)认为传染病有直接、间接和通过空气等多种传播途径。奥地利 Lenciz(1705—1786)认为每种传染病由独特的活的物体所引起。李时珍《本草纲目》中指出,病人的衣服蒸煮后再穿不会感染疾病,表明在我国明代已有了消毒的记载。我国明隆庆年间(1567—1572),人痘已广泛使用,并先后传到俄国、朝鲜、日本、土耳其、英国等国家,开创了预防天花的人痘接种法。

1676 年,荷兰人列文虎克利用自制的显微镜观察到不同形态的微生物,证实了微生物的存在,为

微生物学的发展奠定了基础。法国化学家巴斯德证实了有机物的发酵与腐败是由微生物引起的,并创用了巴氏消毒法。在巴斯德的影响下,英国外科医生李斯特创用苯酚喷洒手术室和煮沸手术用具,以防止术后感染,这些措施为防腐、消毒以及无菌操作打下了基础。德国医生科赫创用了固体培养基分离培养技术和细菌染色技术,为分离细菌和鉴定细菌打下了基础,并先后发现了炭疽芽孢杆菌、结核分枝杆菌和霍乱弧菌等。1892 年,俄国的伊万诺夫斯基发现了烟草花叶病毒。1901 年,美国科学家 Walter Reed 首先分离出对人致病的第一种病毒(黄热病病毒)。1910 年,艾利希首先合成了治疗梅毒的砷凡纳明,开创了感染性疾病的化学治疗时代。1929 年,英国人弗莱明发现青霉素,为感染性疾病的临床治疗带来了一次重大的革命。

近年来,随着化学、物理学、生物化学、遗传学、细胞生物学、免疫学和分子生物学等学科的发展,医学微生物学也得到了突飞猛进的发展。新的微生物不断被发现。自 1973 年以来,新发现病原微生物 40 余种。微生物基因组的研究已取得进展,已完成了 200 多种细菌的基因测序,使人们能发现病原微生物的致病基因和特异 DNA 序列,这对于诊断感染性疾病、研制新抗菌药物和疫苗等都有重要意义,新型疫苗的研究进展快,具有广阔的发展前景。微生物学诊断技术也有了快速发展,临床微生物检验中,传统的鉴定鉴别方法逐步被自动化检测仪器所取代,免疫荧光技术、酶免疫技术、化学发光免疫技术、PCR 技术等已广泛应用,质谱分析技术正在兴起。新的抗细菌和抗病毒药物研究有了突破性进展,对感染性疾病的治疗起着极大的作用。

人类在医学微生物学和传染病防控方面已经取得巨大成就,但与控制和消灭传染病的目标还有很长一段距离。在未来的时间内,医学微生物学的主要任务是研究新现和再现病原微生物、病原微生物的致病机制、抗感染免疫基础理论及其应用,建立规范化的微生物学诊断方法和技术,研究和开发抗感染的药物。

五、微生物学检验

微生物学检验是应用医学微生物学的基础理论和技能,对临床标本作出病原学诊断和抗菌药物敏感性报告,为临床感染性疾病的诊断、治疗和预防提供科学依据的一门应用型学科。

 案例导学 绪论-1

2002 年 11 月,我国广东佛山市首次报告严重急性呼吸综合征(SARS)病例,在此之后的一段时间内,该疾病迅速扩散至东南亚乃至全球,SARS 病人主要出现发热、咳嗽、呼吸加速、气促或呼吸窘迫等症状。SARS 的传染性极强,死亡率高。直到 2003 年中期,疫情才被逐渐控制。2003 年 3 月,中国军事医学科学院微生物学及流行病学研究所以及国际上 13 个实验室的病毒学专家通过微生物学检验,从 SARS 病人组织中先后成功地检测到该疾病的病原体(SARS 冠状病毒)。

问题与思考:
1. 什么是微生物学检验?
2. 微生物学检验的任务是什么?
3. 微生物学检验的基本原则是什么?

(一)微生物学检验的基本原则

1. **保证检验质量** 正确采集合适的标本是感染性疾病诊断的第一步,首先要根据病人的临床表现选择采集标本的部位和类型。检验过程中,正确处理和运送标本也十分重要,必须退回不合格的标本。了解送检标本的临床背景和抗菌药物的使用情况,为选择微生物检验程序、检验方法及分析检验结果提供参考依据。收到合格的临床标本后,应选择正确的检验程序及合适的检验方法进行微生物学检验,并对检验全过程中的每个环节进行全面质量控制,以保证检验结果的可靠性,确保微生物学检验质量。

2. **全面了解机体正常菌群** 对来自机体的各种标本,需要排除正常菌群的污染,才可确定为感染。全面了解人体正常菌群、条件致病菌、内源性感染、菌群失调症,才能正确评价检验结果的临床意义。

3. **微生物学定性、定量和定位分析** 分析微生物学检验结果首先要定性,即判断是致病菌还是条件致病菌,若分离出致病菌,则无论其数量多少均有临床意义。若分离到条件致病菌,则要参考其数量,此为定量。有的标本还要进行定位(细菌分离的部位)分析,若细菌来自人体有菌部位,其临床意义要参考微生物的定性和定量分析,若细菌来自血液等无菌部位,排除污染的情况,则无论微生物种类是什么,数量多少均具有临床意义。在分析检验结果时,还要结合患者的病情,考虑结果是否符合临床症状。

4. 加强与临床的沟通　通过与临床沟通,了解病人的临床信息,以选择合适的微生物学检验方法,指导临床正确采集微生物学检验标本,告知耐药情况及医院内感染情况,提出预防和控制措施,评估诊断和治疗方案。对于危重和疑难病人,需要微生物专家参与会诊和病案讨论,提供专业咨询,促进检验与临床的有机融合。

(二)微生物学检验的任务

1. 研究感染性疾病病原体的特征　由于大量广谱抗菌药物不合理应用,导致耐药菌株出现及菌群失调。免疫抑制剂的应用及损伤免疫功能的疾病,使得机体免疫功能低下。介入性诊疗技术的应用,造成内源性感染和外源性感染增多,因此,微生物学检验必须重视对条件致病菌和耐药菌的研究,分析临床感染优势菌的构成和变迁规律,密切关注新出现的病原体,不断提高微生物鉴定水平。

2. 为感染性疾病作出病原学诊断　改善各种病原微生物的鉴定程序,选择最佳检验方法,尽可能缩短检验周期,为临床提供快速、准确的病原学诊断,提高检验质量。

3. 指导临床合理使用抗菌药物　按照国际标准操作程序和方法,进行抗微生物药物敏感性检测。并结合临床实际疗效、病人机体状况和病情分析,充分考虑药代动力学/药效动力学的参数,提出合理使用抗菌药物的建议。

4. 对医院内感染进行监控　研究医院内感染的特点、发生因素、实验室检测方法和控制措施,对医院内感染进行监控。包括医院内感染的病原学诊断、药敏试验、环境及器械等的微生物学调查、消毒灭菌的质量、细菌学分型和同源性分析、对相关工作人员进行培训以及建立医院内感染防控体系等。

5. 评价检验方法　正确分析微生物学检验结果,分析实验方法及临床意义,优化组合检验手段,提高诊断特异性,降低检验成本。

微生物学检验在检验医学和临床医学中占据非常重要的地位,是临床医学、基础医学及预防医学相结合的交叉学科,随着人类社会和科学技术的进步,微生物学检验得到了飞速的发展。生物物理技术、光电信号转化技术、分子生物学技术、计算机技术等的发展和运用,促进微生物学检验技术正向着快速化、自动化及信息化的方向迈进。荧光免疫技术、酶免疫分析技术、化学发光免疫分析技术、聚合酶链反应、气-液相色谱技术、质谱分析等技术的广泛应用,使微生物学检验具有特异性强及灵敏度高等特点,极大地提高了检测水平。各类商品化的微生物检测试剂盒、自动鉴定和药敏分析系统的使用,使得微生物学检验效率得到很大提高,结果更加准确,检验质量得到保障。

随着检验医学、临床医学的发展以及微生物基因组计划广泛的开展,感染性疾病的诊治和预防方法会得到进一步改善和提高,微生物学检验一定会取得新的更大的成就,为预防、控制和消灭危害人类健康的感染性疾病,为人类健康作出更大的贡献。

本章小结

微生物个体微小、结构简单、繁殖迅速、容易变异、种类繁多、分布广泛。按其结构及化学组成的不同,可将其分为真核细胞型微生物、原核细胞型微生物及非细胞型微生物三大类,各大类又包含不同种别的微生物。自然界中微生物通常以种群形式出现,并与周围环境或人体共同构成生态系统,绝大多数微生物对人和动植物有益,少数有害。这些有害的微生物引起人和动植物疾病,称为病原微生物。

微生物学检验是医学微生物学、临床医学和微生物学技术密切结合的学科。其主要任务是研究感染性疾病病原体的特征、为感染性疾病作出病原学诊断、指导临床合理使用抗菌药物、对医院内感染进行监控等。微生物学检验过程中,必须遵循保障检验质量,了解机体正常菌群,对微生物学定性、定量和定位分析以及加强与临床的沟通等原则。

(李剑平)

扫一扫,测一测

思考题

1. 什么是微生物?什么是微生物学检验?
2. 按微生物的结构和化学组成不同可将其分为哪些种类?
3. 微生物学检验的任务是什么?

第一篇 细菌检验

第一章 细菌的基本性状

学习目标

1. 掌握细菌基本形态以及与染色、鉴别、耐药有关的重要结构,细菌生长繁殖的条件、方式与规律,细菌的分布,细菌控制的常用方法。
2. 熟悉细菌特殊结构的作用和意义,L 型细菌的主要生物学特征,条件致病菌的形成原因。
3. 了解常见细菌变异现象,细菌主要合成代谢产物及其医学意义,细菌的分类与命名方法。
4. 具有正确认识细菌形态结构和分析生化试验的能力。
5. 能选择合适的消毒灭菌方法对临床微生物实验室及其相关物品进行正确消毒灭菌处理。

细菌(bacterium)是一类单细胞的原核细胞型微生物。在适宜的环境条件下,细菌的形态结构及其生理特性维持相对恒定。研究细菌的基本性状及其规律有利于人工培养和鉴别细菌以及分析细菌的致病性和免疫性。

第一节 细菌的形态与结构

一、细菌的大小与形态

(一) 细菌大小

细菌个体微小,通常以微米(μm)作为其大小测量单位(1μm = 1/1 000mm),故必须用显微镜放大数百倍乃至上千倍才能看见。不同种类细菌大小不一,同种细菌也可因菌龄和环境因素的影响而出现差异。球菌的直径一般为 1.0μm 左右,中等大小的杆菌为(2.0~3.0)μm×(0.5~1.0)μm。

(二) 细菌形态

细菌有球形、杆形和螺形三种基本形态,由此可将细菌分为球菌、杆菌和螺形菌三种(图 1-1)。

1. **球菌** 球菌(coccus)菌体一般呈球形,某些球菌可呈肾形、矛头形或半球形。按其分裂平面和菌体之间排列方式的不同,可分为:

(1) 双球菌:在一个平面上分裂后两个菌体成对排列,如脑膜炎奈瑟菌。

(2) 链球菌:在一个平面上分裂后多个菌体相连呈链状排列,如 A 群链球菌。

(3) 葡萄球菌:在多个不规则的平面上分裂,分裂后菌体堆积在一起呈葡萄串状,如金黄色葡萄球菌。

(4) 四联球菌和八叠球菌:在 2 个或 3 个互相垂直的平面上分裂,分裂后 4 个菌体排列成正方形

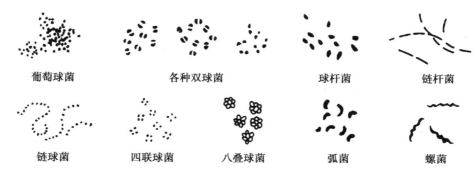

葡萄球菌　　各种双球菌　　球杆菌　　链杆菌

链球菌　　四联球菌　　八叠球菌　　弧菌　　螺菌

图 1-1 细菌基本形态

者称四联球菌,8 个菌体重叠在一起者称八叠球菌。

2. 杆菌　杆菌(bacillus)一般为直杆状。各种杆菌的长短、粗细差别很大,若菌体粗短,近似于椭圆形,称为球杆菌。有的末端膨大如棒状,称为棒状杆菌,如白喉棒状杆菌。按杆菌排列方式不同有单个散在排列的单杆菌、成双排列的杆菌、链状排列的链杆菌以及分枝状排列的分枝杆菌等。

3. 螺形菌　螺形菌(spirillar bacterium)根据菌体弯曲的数目不同可分为:

(1) 弧菌:菌体只有一个弯曲,呈弧形或逗点状,如霍乱弧菌。

(2) 螺菌:菌体有数个弯曲,如幽门螺杆菌。

在适宜的生长条件,培养 8~18h 的细菌形态最典型,但菌龄、各种理化因素的影响可使细菌形态发生改变。如幼龄和衰老的细菌,或环境中含有不利于细菌生长的物质(如抗生素、抗体、高盐等)时,细菌可出现梨形、丝状等不规则形态,也可表现为多形性。故观察细菌的形态与大小特征时,应注意因机体或环境因素所致的变化。有时可利用人为诱导细菌基本形态改变而鉴别细菌,如鼠疫耶尔森菌经 3%~5% 氯化钠培养基 24h 培养后可发生多形性变化,从而鉴别该菌。

 案例导学 1-1

王某,女,35 岁,因反复发热 3 个月入院。查体:体温 39℃,呼吸 20 次/min,皮肤有出血点,心率 108 次/min。实验室检查:白细胞 $13×10^9$/L,中性粒细胞 85%。初步诊断为败血症,但多次血常规细菌培养均为阴性,抗生素治疗效果不佳。疑似细胞壁缺陷型细菌感染,故改用高渗、低琼脂含血清的培养基进行培养,分离出金黄色葡萄球菌。

问题与思考:

1. 细胞壁缺陷型细菌为何在低渗环境不生长而在高渗环境中生长?

2. 抗生素治疗效果不佳是何原因造成的?

二、细菌的基本结构

细菌的基本结构是各种细菌共同具有的结构,由外向内依次为细胞壁、细胞膜、细胞质和核质等(图 1-2)。

(一) 细胞壁

细胞壁是位于细菌细胞最外层、坚韧而富有弹性的膜结构,光学显微镜下一般不可见,但通过胞壁分离经特殊染色后可看见,也可用电子显微镜直接观察。

1. 主要功能　①维持细菌固有形态和抵抗低渗作用:细胞壁可承受胞内高渗透压,而保护细菌在低渗透压环境中不易破裂。②物质交换作用:细胞壁的微孔结构允许水和直径小于 1nm 的可溶性小分子物质自由通过,具有选择通透性和阻挡作用,与细胞膜共同构成细胞内外的物质交换屏障。③免疫作用:胞壁上含有多种抗原决定簇,决定着细菌的免疫原性,可诱发机体的免疫应答,与细菌鉴定、分型有关。④致病作用:G⁻菌细胞壁上的脂多糖是具有致病作用的内毒素,G⁺菌细胞壁上的膜磷壁酸

 笔记

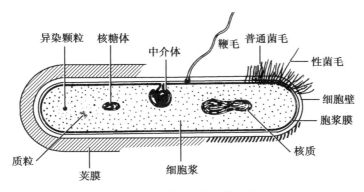

图 1-2　细菌细胞结构模式图

具有黏附性,介导细菌与宿主细胞黏附,某些细菌表面的一些蛋白质(如 A 群链球菌的 M 蛋白)具有抗吞噬作用。此外,细菌的细胞壁还与细菌对药物的敏感性、静电性等特性有关。

2. 化学组成与结构　用革兰氏染色法可将细菌分为两大类,即革兰氏阳性菌(G$^+$菌)和革兰氏阴性菌(G$^-$菌)。两类细菌的细胞壁在化学组成和结构上存在一定差异。

(1) 革兰氏阳性细菌细胞壁:由肽聚糖和穿插于其中的磷壁酸组成。①肽聚糖又称为黏肽,是革兰氏阳性细菌细胞壁的主要结构成分,也是原核生物细胞特有的壁成分,由聚糖骨架、四肽侧链和五肽交联桥 3 部分组成。聚糖骨架由 N-乙酰葡萄糖胺和 N-乙酰胞壁酸经 β-1,4 糖苷键交替排列连接而成。四肽侧链由 L-丙氨酸、D-谷氨酸、L-赖氨酸、D-丙氨酸依次构成。五肽交联桥由 5 个甘氨酸组成。四肽侧链连接在聚糖骨架的胞壁酸分子上,相邻聚糖骨架上的四肽侧链通过五肽交联桥连接,构成三维立体结构的肽聚糖分子(图 1-3A)。②磷壁酸:是革兰氏阳性菌细胞壁的特有成分,依据结合部位的不同,分壁磷壁酸与膜磷壁酸两种,前者与肽聚糖的 N-乙酰胞壁酸相连,后者与细胞膜的磷脂相连,二者均伸到肽聚糖的表面,构成革兰氏阳性菌重要的表面抗原(图 1-3A)。某些细菌的膜磷壁酸具有黏附作用,与致病性有关。

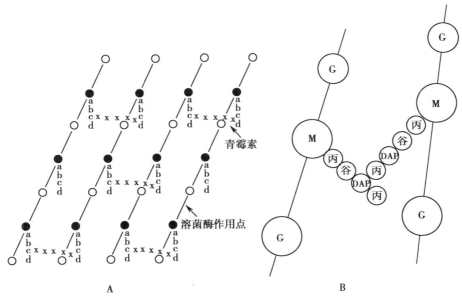

A

●:N-乙酰胞壁酸;○:N-乙酰葡萄糖胺

a:L-丙氨酸; b:D-谷氨酸; c:L-赖氨酸;

d:D-丙氨酸; x:甘氨酸

——:β-1,4 糖苷键

B

DAP:二氨基庚二酸

M:N-乙酰胞壁酸

G:N-乙酰葡萄糖胺

图 1-3　细菌细胞壁肽聚糖结构模式
A.金黄色葡萄球菌(G$^+$菌);B.大肠埃希菌(G$^-$菌)。

（2）革兰氏阴性细菌细胞壁：由肽聚糖和外膜组成。

1）外膜：外膜是革兰氏阴性细菌细胞壁的主要结构成分，位于肽聚糖的外侧，由内向外分脂蛋白层、脂质双层、脂多糖层。其中脂多糖（LPS）是革兰氏阴性菌的内毒素，由内向外分3部分：脂质A为内毒素的毒性成分，无种属特异性，因此不同细菌的内毒素引起的毒性作用相似。核心多糖位于脂质A的外层，具有属特异性。特异多糖具有种的特异性，是革兰氏阴性菌的菌体抗原。

2）肽聚糖：由聚糖骨架、四肽侧链两部分组成。其中四肽侧链的第三位氨基酸为二氨基庚二酸（DAP），DAP与相邻四肽侧链末端的 *D*-丙氨酸直接连接，形成二维平面网状结构（图1-3B）。

由于革兰氏阳性菌和革兰氏阴性菌细胞壁结构的差异（表1-1、图1-4），导致这两类细菌在染色性、免疫原性、致病性及对药物的敏感性方面有较大的区别。如革兰氏阳性菌对溶菌酶、青霉素和头孢菌素敏感，但革兰氏阴性菌却不敏感。这是因为青霉素和头孢菌素通过抑制五肽交联桥与四肽侧链末端的 *D*-丙氨酸之间的连接而阻止肽聚糖形成发挥杀菌作用，溶菌酶是通过作用于聚糖骨架的 β-1,4糖苷键使其断裂而发挥杀菌作用。革兰氏阴性菌细胞壁肽聚糖由于缺乏五肽交联桥，故其对青霉素和头孢菌素不敏感，另外，由于其外膜的保护作用，导致溶菌酶不能作用于聚糖骨架，使其对溶菌酶也不敏感。

表1-1 革兰氏阳性菌与革兰氏阴性菌细胞壁结构比较

细胞壁结构	革兰氏阳性菌	革兰氏阴性菌
厚度	厚，20～80nm	薄，10～15nm
强度	强，较坚韧	弱，较疏松
肽聚糖层数	多，可达50层	少，1～3层
肽聚糖含量	多，占细胞壁干重50%～80%	少，占细胞壁干重5%～20%
磷壁酸	有	无
外膜层	无	有

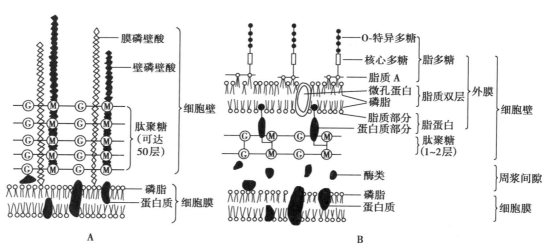

图1-4 两类细菌细胞壁结构模式图
A. 革兰氏阳性菌；B. 革兰氏阴性菌。

3. L型细菌 细菌细胞壁缺陷型，称L型细菌。在人工诱导（如少量青霉素、头孢菌素、溶菌酶的存在或培养时缺乏DAP）或自然情况（如紫外线）下，细菌发生突变导致细胞壁不能形成而产生L型细菌。临床上在使用具有破坏细胞壁的抗菌药物治疗中可发生L型细菌变异。其中细胞壁完全缺失，称原生质体，一般常见于G⁺菌在高渗透环境中形成。细胞壁部分缺失者，称原生质球，多见于G⁻菌在高渗透环境中生长。

L型细菌的主要生物学特性：

（1）多形性：L型细菌因缺失细胞壁，可呈现球状、杆状和丝状等多形性。

（2）高渗生长：L型细菌因缺乏细胞壁，不能耐受普通培养环境中的低渗透压而易破裂死亡，但在含10%～20%人或马血清的高渗低琼脂培养基中能缓慢生长，形成中间较厚、四周较薄的荷包蛋样细小菌落，也可呈颗粒状或丝状菌落。

（3）可返祖：去除诱因，有些L型可返祖变为原菌，但有些L型则不能回复。

（4）可致病：L型细菌仍有致病能力，感染呈慢性迁延、反复发作，临床上常见尿路感染、骨髓炎、心内膜炎等。临床上遇有明显症状而标本常规细菌培养为阴性者，应考虑L型细菌感染的可能性。

（二）细胞膜

细胞膜又称为胞质膜，位于细胞壁内细胞质外，是一层柔软而富有弹性的半渗透性生物膜。细菌细胞膜的组成结构同其他生物细胞膜相似，有双层脂质分子以及镶嵌于其中的蛋白质分子和少量的糖组成。

1. **主要功能**　①物质转运：通过被动扩散或主动摄取方式，选择性通透物质，以控制细胞内外物质的转运与交换；②参与细菌的呼吸：细菌细胞膜具有类似线粒体作用，参与细菌能量的产生、储存和利用；③生物合成的重要场所：其膜上的合成酶参与细胞壁、荚膜和鞭毛的合成；④分泌细菌胞外酶。

2. **中介体**　中介体又称拟线粒体，是细胞膜内陷折叠而成的囊状结构，多见于革兰氏阳性菌。中介体参与细菌分裂与物质合成，具有产生能量的功能，还与芽孢的形成有关。

（三）细胞质

细胞质又称为原生质，是细胞膜内的除核质以外的无色透明胶状物，主要由水、蛋白质、核酸（主要为RNA）和脂类等组成，是细菌胞内代谢的重要场所。细胞质中含有多种重要结构，这些结构具有重要的意义。

1. **核糖体**　由蛋白质和RNA组成，是细菌合成蛋白质的场所。细菌核糖体的沉降系数为70S（由50S和30S亚基组成），而人的核糖体沉降系数为80S，故链霉素、红霉素可与细菌核糖体30S和50S亚基结合而干扰细菌蛋白质合成导致细菌死亡，但对人体核糖体无作用。

2. **胞质颗粒**　是细菌细胞内的一些颗粒状内含物，多为细菌贮存的各种营养物质。胞质颗粒可因细菌的种类、所处的环境及生长期的不同而异，因此可以利用其作为细菌鉴定的依据之一。如异染颗粒，其主要成分是核糖核酸和多偏磷酸盐，嗜碱性强，着色较深，经特殊染色后可染成与菌体不同的颜色。白喉棒状杆菌胞质中具有明显的异染颗粒，故对其菌种鉴定具有一定意义。

3. **质粒**　是染色体外的遗传物质，为闭合环状的双链DNA分子，携带某些遗传信息，控制细菌的某些特殊遗传性状，如F质粒控制性菌毛的产生、R质粒控制细菌某些耐药性等。能独立进行复制并随分裂繁殖而转移到子代细胞，也可通过转导或接合方式传递给另一细菌。质粒不是细菌生长繁殖所必需的结构，失去后，细菌仍可存活。质粒还常作为基因载体用于遗传工程。

（四）核质

核质又称为拟核，无核膜和核仁，仅有染色体。细菌染色体为一条双链DNA分子，呈闭合环状结构，内含细菌全部核基因，控制细菌的生命活动性状。

三、细菌的特殊结构

细菌的特殊结构是某些细菌具有的结构，主要有鞭毛、菌毛、荚膜和芽孢。

（一）鞭毛

鞭毛（flagellum）是某些细菌细胞壁上附着的细长呈波浪状弯曲的丝状物。鞭毛细小，直径约为12～18nm，电子显微镜观察可见，但特殊的鞭毛染色法因具有着色和增粗鞭毛作用，故经鞭毛染色后，能在光学显微镜下看到。此外，可通过暗视野显微镜观察细菌运动，或在半固体培养基上观察细菌生长现象，间接判断细菌是否有鞭毛存在。

弧菌、螺菌和某些杆菌容易生长鞭毛，具有鞭毛的细菌称为鞭毛菌。根据鞭毛的数目、位置的不同，将鞭毛菌分为四种类型（图1-5）：

1. **单毛菌**　在菌体一侧顶端只有一根鞭毛，如霍乱弧菌。

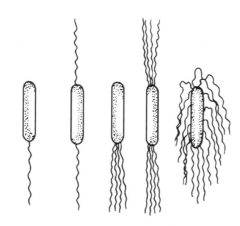

图 1-5　细菌鞭毛类型模式图

2. 双毛菌　在菌体的两端各有一根鞭毛,如胎儿弯曲菌。

3. 丛毛菌　在菌体一端或两端有数根成丛的鞭毛,如铜绿假单胞菌。

4. 周毛菌　菌体周身遍布鞭毛,如伤寒沙门氏菌等。

鞭毛的主要作用和实际意义有:①鞭毛是细菌的运动器官;②某些细菌的鞭毛与致病性有关,如霍乱弧菌借助鞭毛运动穿过黏液层到达小肠黏膜上皮细胞表面,发挥侵袭力作用;③鉴定细菌和血清学分型:鞭毛的化学成分为蛋白质,具有免疫原性,称 H 抗原。可根据鞭毛的有无、类型和鞭毛免疫原性的不同鉴别细菌或进行血清学分型。

(二) 菌毛

菌毛(pilus)是多数革兰氏阴性菌和少数革兰氏阳性菌菌体表面具有的比鞭毛更细、短而直的蛋白丝状物。菌毛必须用电子显微镜才能看见。根据功能的不同,可将菌毛分为普通菌毛和性菌毛两类。

1. 普通菌毛　遍布菌体表面,可达数百根。普通菌毛是细菌的黏附结构,能与宿主细胞表面的特异受体结合而介导细菌定居于易感组织(如黏膜表面),与致病性有关。

2. 性菌毛　由质粒编码产生,又称 F 菌毛。比普通菌毛长而粗,仅有 1～4 根,中空呈管状,是两菌之间传递遗传物质(质粒)的通道。表面有性菌毛的细菌(如大肠埃希氏菌)通常称为雄性菌(F^+),无性菌毛者称为雌性菌(F^-)。细菌的耐药质粒及某些细菌的毒力因子均可通过这种方式转移。

(三) 荚膜

荚膜(capsule)是某些细菌分泌并包绕在细胞壁外的一层黏液性物质,当其厚度在 0.2μm 以上者,光镜下可见,称为荚膜。若厚度小于 0.2μm,则称为微荚膜,仅可用电镜或免疫学方法证实其存在。

荚膜的形成受遗传和环境因素的共同影响,通常在机体内和营养丰富的培养基中易形成荚膜。荚膜的成分主要为多糖,少数为多肽。荚膜不易着色,在光镜下可呈现菌体外一层透明圈(图 1-6)。用特殊的荚膜染色法染色,可将荚膜染成与菌体不同的颜色。

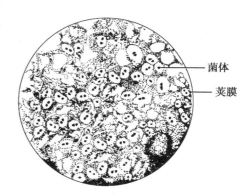

图 1-6　细菌的荚膜

荚膜的主要功能有:①保护菌体,一方面使菌体抵抗干燥环境,另一方面对于入侵机体的病原菌,荚膜可保护细菌抵抗吞噬细胞的吞噬消化作用以及抵抗体内抗菌物质如溶菌酶、补体等的杀伤作用,增加了细菌对机体的侵袭力,与致病性有关。②具有免疫原性,荚膜抗原可刺激机体产生相应抗体。细菌荚膜与相应抗体结合就会失去其抗吞噬的能力,故可用荚膜抗原制备有效的疫苗来预防疾病。细菌荚膜抗原与相应抗体结合后可引起荚膜逐渐增大,称荚膜肿胀反应。③鉴别细菌和分型,可根据细菌有无荚膜鉴别细菌,也可利用免疫学技术检测特异性荚膜抗原鉴别细菌,还可利用荚膜肿胀试验来鉴别细菌。依据荚膜抗原的不同可对同种细菌进行血清学分型。

(四) 芽孢

芽孢(spore)是某些细菌(主要为革兰氏阳性杆菌)抵抗不良环境条件时,菌体内细胞质脱水浓缩、酶活性降低而形成的具有多层膜状结构的不易着色的圆形或椭圆形小体。未形成芽孢的菌体称为繁殖体。芽孢需用特殊染色法才能着色,革兰氏染色可使菌体着色而芽孢不着色。芽孢的大小、形态、位置因不同细菌而异,可以用来鉴别细菌(图 1-7)。当芽孢遇到适宜的环境条件,又可通过吸水膨大和恢复酶活性形成新的菌体。一个细菌只能形成一个芽孢,一个芽孢也只能形成一个菌体,故芽孢是细菌的休眠体,不是繁殖体。

芽孢结构多层且致密,各种理化因子不易透入,芽孢的蛋白质受热不易变性,且芽孢内含有吡啶

笔记

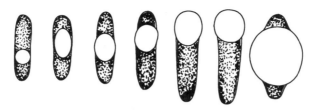

图 1-7 细菌芽孢的各种形状和位置

二羧酸,与钙结合形成的复合物能提高芽孢的耐热性和抗氧化能力。一般的细菌繁殖体经 100℃煮沸 30min 可被杀死,但普通的芽孢在 121℃可耐受 12min 左右,因此杀灭芽孢最可靠的方法是高压蒸汽灭菌法。由于芽孢的抵抗力很强,一般将杀死芽孢作为判断灭菌效果的指标。

芽孢的休眠能力强,在自然界中可存活数年或数十年,用一般处理方法不易将其杀死,一旦污染各种用具、手术器械、敷料、培养基,可在适宜条件下转为繁殖体而致病。

细菌的特殊结构在细菌检验、致病、防控等方面有特殊意义,可运用于实际工作中,其作用、意义比较见表 1-2。

表 1-2 细菌特殊结构的比较

名称	检查方法	作用	意义
鞭毛	直接法:电镜、鞭毛染色(光镜) 间接法:暗视野镜检、压滴法、半固体培养	运动器官	鉴定细菌 致病有关
荚膜	革兰氏染色法、荚膜染色、墨汁负染色等	抗吞噬、 抗干燥 抗药物的杀伤作用	鉴定细菌 致病有关 制备免疫疫苗
芽孢	革兰氏染色法、芽孢染色法	增强细菌对外界抵抗力 潜在病原引起远期感染	判断灭菌效果的指标 鉴定细菌 致病有关
菌毛	电镜	普通菌毛:黏附作用; 性菌毛:传递遗传物质	致病有关 遗传性状的转移表达

第二节 细菌的生理

一、细菌的化学组成与物理性状

(一)细菌的化学组成

细菌的化学组成与其他生物细胞相似,主要包括水、无机盐、蛋白质、糖类、脂类、核酸等。其中水是细菌细胞重要的组成成分,占细胞总重量的 70%~90%。此外,细菌体内还含有一些细菌特有的化学物质,如肽聚糖、磷壁酸、D 型氨基酸、二氨基庚二酸、吡啶二羧酸等。

(二)物理性状

1. **带电现象** 细菌所带电荷与所处溶液的 pH 有关,当溶液的 pH 与细菌等电点相同时,细菌不带电荷。溶液 pH 高于细菌等电点时,细菌带负电荷。溶液 pH 低于细菌等电点时,细菌带正电荷。革兰氏阳性菌的等电点约为 pH 2~3,革兰氏阴性菌的等电点约为 pH 4~5,所以在弱碱性或接近中性的环境中细菌均带负电荷。细菌的带电现象与细菌的染色反应、凝集反应、抑菌和杀菌作用等有密切关系。如细菌在中性、碱性环境中带负电荷,因而易与带正电荷的碱性染料结合而着色。

2. **光学性质** 细菌细胞为半透明体,当光线照射菌体时,一部分光被吸收,一部分光被折射,所以细菌悬液呈现混浊状态,且细菌数量越多,浊度越大。借此原理,可使用比浊方法或分光光度计来粗略估计悬液中细菌的数量。

3. **渗透压**　由于细菌细胞内含有高浓度的有机物和无机盐,因而具有较高的渗透压。革兰氏阴性菌的渗透压为5~6个大气压,革兰氏阳性菌的渗透压高达20~25个大气压。细菌一般生活在渗透压较低的环境中,由于有坚韧细胞壁的保护,才使细菌能承受巨大的压力,不致崩裂。但细菌若处在纯水中,仍可因吸水而胀裂。若处在渗透压更高的环境中,则菌体内水分逸出,胞质浓缩,造成胞质分离,使细菌不能生长繁殖。

4. **半透性**　细菌细胞膜及细胞壁可允许水及部分小分子物质通过,这种半透性有利于细菌吸收营养和排出代谢产物。

5. **表面积**　细菌体积小,但其单位体积的表面积大,如葡萄球菌直径为1μm,其每立方厘米体积的表面积可达60 000cm²,而直径为1cm的生物体,每立方厘米体积的表面积仅6cm²,前者的表面积是后者的1万倍。巨大的表面积有利于细菌与外界物质交换,因此细菌代谢旺盛,繁殖迅速。

二、细菌的生长繁殖

（一）细菌生长繁殖的条件

细菌只有在适宜的条件下才能良好生长,不同种类细菌,其生长繁殖所需的环境条件不尽相同,但基本条件包括以下几个方面。

1. **充足的营养物质**　营养成分是细菌进行新陈代谢、生长繁殖的物质基础,主要包括水、碳源、氮源、无机盐和生长因子等。体外人工培养细菌时,人工制备的培养基应包含细菌所需的全部营养物质。

（1）水:水是细菌细胞的主要组成成分,又是良好的溶剂,可使营养物质溶解,利于细菌吸收。此外,水是细菌细胞调节温度、进行新陈代谢的重要媒介。

（2）碳源:碳源是细菌合成蛋白质、核酸、糖、脂类、酶类等菌成分的原料,同时也为细菌新陈代谢提供能量。细菌主要从糖类、有机酸等获得碳源。

（3）氮源:氮源主要为细菌提供合成菌体成分的原料,一般不提供能量。细菌多以蛋白质、氨基酸等有机氮化合物作为氮源,有的可利用无机氮化合物,如铵盐、硝酸盐等。

（4）无机盐:细菌需要多种无机盐以提供其生长繁殖所需的各种元素,如磷、硫、钾、钠、钙、镁、铁,以及微量元素钴、锌、锰、铜等。无机盐除构成菌体成分以外,其作用还有:①参与能量的储存和转运;②作为酶的辅基和酶激活剂,维持酶活性;③调节菌体内外渗透压;④某些元素与细菌的致病作用有关。如白喉棒状杆菌在含铁0.14mg/L的培养基中产毒量最高,而当铁的浓度达到0.6mg/L时,则完全不产毒。

（5）生长因子:生长因子是某些细菌生长繁殖所必需的,但自身不能合成的物质,如B族维生素、氨基酸、嘌呤、嘧啶等。有些细菌还需要特殊的生长因子,如流感嗜血杆菌需要X因子（高铁血红素）、V因子（辅酶Ⅰ或辅酶Ⅱ）。人工培养这类细菌时,需在培养基中加入血液、血清、酵母浸出液等,为其提供生长因子。

不同种类的细菌对营养物质的要求不同,由此可将细菌分为两类:

（1）非苛养菌:指营养要求不高,在普通培养基中即可生长繁殖的细菌,如葡萄球菌、大肠埃希氏菌等。

（2）苛养菌:指营养要求苛刻,在普通培养基中不生长或难以生长的一类细菌,如流感嗜血杆菌、百日咳鲍特菌等。苛养菌需在含有生长因子或其他特殊营养成分的培养基中才能生长。

2. **适宜的酸碱度**　大多数病原菌的最适酸碱度为pH 7.2~7.6,在此pH时细菌的酶活性强,新陈代谢旺盛。但个别细菌需要在碱性或酸性环境中生长,如霍乱弧菌在pH 8.4~9.2、结核分枝杆菌在pH 6.4~6.8的环境中生长最好。许多细菌在代谢过程中会分解糖产酸,使培养基的pH下降,影响细菌继续生长。若在培养基中加入缓冲剂,可以起到稳定pH的作用。

3. **合适的温度**　细菌生长的最适温度因种类不同而异,病原菌在长期进化过程中适应了人体环境,其最适生长温度多为35~37℃。但个别细菌如小肠结肠炎耶尔森菌的最适生长温度为20~28℃,空肠弯曲菌的最适生长温度为36~43℃。

4. **必要的气体环境**　细菌生长繁殖需要的气体主要是O_2和CO_2。一般细菌在代谢过程中产生

的 CO_2 及空气中的 CO_2 足够满足其需要，不必额外补充。少数细菌如脑膜炎奈瑟菌、淋病奈瑟菌等，在初次分离培养时，所需 CO_2 浓度较高（5%~10%），需人为供给。

不同种类的细菌对 O_2 的需求不一，由此将细菌分为四类：

（1）专性需氧菌：必须在有氧环境中才能生长的细菌，如铜绿假单胞菌、结核分枝杆菌等。

（2）专性厌氧菌：必须在无氧环境中才能生长的细菌。如破伤风梭菌、脆弱类杆菌等。

（3）兼性厌氧菌：有氧和无氧均能生长的细菌，但有氧环境生长更佳。大多数病原菌属于兼性厌氧菌。

（4）微需氧菌：适宜在氧浓度为 5% 左右的低氧环境中生长的细菌，氧浓度>10% 对其有抑制作用，如幽门螺杆菌、空肠弯曲菌等。

（二）细菌生长繁殖的规律

1. 细菌的繁殖方式　细菌一般以无性二分裂方式进行繁殖。在适宜条件下，大多数细菌 20~30min 繁殖一代，但个别细菌繁殖速度较慢，如结核分枝杆菌需 18~20h 才可繁殖一代。

2. 细菌的生长曲线　将一定数量的细菌接种在定量的液体培养基中培养，间隔一定时间取样检测活菌数目，以培养时间为横坐标，活菌数的对数为纵坐标所绘制的一条曲线，称为细菌的生长曲线（图1-8）。生长曲线反映细菌群体生长及规律，分为 4 个时期。

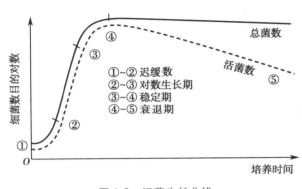

图 1-8　细菌生长曲线

（1）迟缓期：迟缓期是细菌进入新环境后的适应阶段。此期细菌几乎不繁殖，但代谢活跃，体积明显增大，合成各种酶、辅酶及代谢产物，为其后的繁殖做准备。迟缓期的长短与细菌种类、培养基性质有关，一般为 1~4h。

（2）对数期：此期细菌生长繁殖迅速，菌数以几何级数增长。对数期细菌的生物学特性较典型，对外界因素的作用也较敏感，因此，研究细菌大小、形态、染色性、生理活性等常选择此期细菌。对数期一般在细菌培养后 8~18h。

（3）稳定期：繁殖产生的大量细菌导致培养基中营养物质被消耗、毒性代谢产物积聚、pH 下降，细菌的繁殖速度逐渐减慢，死亡数逐渐增多，细菌繁殖数和死亡数大致平衡，生长曲线趋于平稳。稳定期的细菌形态、生理特性常有变异，如革兰氏阳性菌可能被染成革兰氏阴性。但细菌代谢产物如外毒素、抗生素、色素等在此期产生和积累，细菌芽孢也多在此期形成。

（4）衰亡期：此期由于营养物质的消耗和毒性产物的积聚，细菌繁殖速度越来越慢，死亡速度越来越快，活菌数越来越少，死菌数超过活菌数。此期的细菌形态显著改变，出现多形态的衰退型甚至菌体自溶，生理代谢活动也趋于停滞。

细菌生长曲线只有在体外人工培养的条件下才能观察到，在自然界或人和动物体内繁殖时，受环境因素和机体免疫因素等多方面影响，不可能出现在培养基中的那种典型的生长曲线。

三、细菌的新陈代谢

细菌的新陈代谢是指细菌的物质代谢及其相伴随的能量代谢，物质代谢包括分解代谢和合成代谢。分解代谢是将复杂的营养物质降解为简单的化合物的过程，同时伴有能量释放。合成代谢是将简单的小分子合成复杂的菌体成分和酶的过程，这一过程需要消耗能量。在细菌的物质代谢过程可产生多种代谢产物，其中一些产物在细菌鉴别和医学上具有重要意义。

（一）细菌的能量代谢

细菌在代谢过程中所需要的能量主要是通过物质的生物氧化反应而获得。生物氧化的方式有加氧、脱氢和失电子三种，细菌主要以脱氢或失电子的方式进行生物氧化，在氧化过程中产生的能量以高能磷酸键形式（ATP）加以储藏。

病原菌进行能量代谢的基质（生物氧化的底物）多为有机物，以糖类最常见。根据生物氧化过程中最终受氢体的差异,细菌的生物氧化可分为需氧呼吸、厌氧呼吸以及发酵。

1. **需氧呼吸**　以分子氧作为最终受氢体的生物氧化过程称为需氧呼吸。在此过程中,底物被彻底氧化,产生的能量多。如 1 分子葡萄糖通过需氧呼吸被彻底氧化成 CO_2 和 H_2O,可生成 38 分子 ATP。

2. **厌氧呼吸**　以无机物(除 O_2 外)作为最终受氢体的生物氧化过程称为厌氧呼吸。仅有少数细菌以此方式产生能量。

3. **发酵**　以有机物作为最终受氢体的生物氧化过程称为发酵。发酵作用不能将底物彻底氧化,故产生的能量较少。1 分子葡萄糖发酵仅产生 2 分子 ATP。

需氧呼吸必须在有氧条件下进行,厌氧呼吸、发酵必须在无氧条件下进行。

(二)细菌的分解代谢

不同种类的细菌具有不同的酶系统,因而对营养基质的分解能力和形成的代谢产物也不同,借此可以鉴别细菌。通过检测细菌对各种基质的代谢作用及其代谢产物而鉴别细菌的反应,称为细菌的生化试验。

1. **糖的分解**　糖是细菌代谢的主要供能物质,也是合成有机物质的碳源。多糖类物质须先经细菌分泌的胞外酶分解为单糖(葡萄糖),再被吸收利用。各种细菌将多糖分解为单糖,进而转化为丙酮酸的分解过程基本相同,而对丙酮酸的进一步分解,不同的细菌会产生不同的终末产物。需氧菌将丙酮酸经三羧酸循环彻底分解成 CO_2 和 H_2O,在此过程中产生各种中间代谢产物。厌氧菌则发酵丙酮酸,产生各种酸类(如甲酸、乙酸、丙酸、丁酸、乳酸等)、醛类(如乙醛)、醇类(如乙醇、乙酰甲基甲醇、丁醇等)、酮类(如丙酮)。常用的检测糖分解代谢产物的试验有糖发酵试验、甲基红试验和 VP 试验等(详见第三章第三节)。

2. **蛋白质和氨基酸的分解**　蛋白质分子量较大,通常先由细菌分泌胞外酶将其分解为短肽或氨基酸,然后再吸收入细胞。进入细菌细胞的氨基酸在胞内酶的作用下,以脱氨、脱羧的方式进一步被分解为各种产物。常用的检测蛋白质和氨基酸分解产物的试验有吲哚(靛基质)试验、硫化氢试验、苯丙氨酸脱氨酶试验等(详见第三章第三节)。

3. **细菌对其他物质的分解**　细菌除能分解糖和蛋白质外,还可分解利用一些有机物和无机物,如变形杆菌可分解尿素,产气肠杆菌可分解枸橼酸钠。

(三)细菌的合成代谢

细菌利用分解代谢形成的产物和能量不断合成菌体自身成分,如细胞壁、多糖、蛋白质、脂肪酸、核酸等,同时也能合成一些在医学上具有重要意义的代谢产物。

1. **致热原**　致热原是许多革兰氏阴性菌合成的一种注入人或动物体内能引起发热反应的物质,致热原的本质是细菌细胞壁中的脂多糖。

致热原耐高温,经高压蒸汽灭菌(121.3℃ 20min)亦不被破坏,经 250℃ 高温干烤才能被破坏,因此,在制备生物制品和注射制剂过程中要严格遵守无菌技术,防止被产生致热原的细菌污染。制剂中的致热原可用蒸馏法、吸附剂和特制石棉滤板过滤去除。

2. **毒素与侵袭性酶类**　细菌产生的毒素包括内毒素和外毒素。内毒素主要由革兰氏阴性菌产生,不同细菌内毒素的毒性大致相同。外毒素主要由革兰氏阳性菌产生,毒性强而且有高度的选择性(详见第二章第一节)。

侵袭性酶是细菌产生的具有侵袭作用的胞外酶。通过侵袭性酶的作用,帮助细菌入侵易感组织并在其内扩散。如链球菌产生的透明质酸酶可分解组织中的透明质酸,促进细菌扩散。

3. **色素**　色素是部分细菌在一定条件下产生的有色产物,不同细菌产生的色素不尽相同,可用于细菌的鉴别。细菌产生的色素有两类,一类为水溶性色素,可弥散至培养基或周围组织,如铜绿假单胞菌产生的绿色色素,可使培养基或感染部位的脓汁呈绿色。另一类为脂溶性色素,不溶于水,只存在于菌体中,可使菌落和菌苔显色,而培养基不显色。如金黄色葡萄球菌产生的金黄色色素,使其菌落呈金黄色。

4. **细菌素**　细菌素是某些细菌菌株产生的一类仅对近缘关系的细菌才有杀伤作用的蛋白质。如大肠埃希氏菌产生的大肠菌素、铜绿假单胞菌产生的铜绿假单胞菌素等。细菌素抗菌范围窄,且有种和型的特异性,故可用于细菌分型,在流行病学调查中有意义。

5. **抗生素** 抗生素是由某些微生物在代谢过程中产生的、能抑制或杀灭其他微生物和肿瘤细胞的生物活性物质。抗生素主要由放线菌和真菌产生,细菌产生的抗生素较少,只有多黏菌素、杆菌肽等少数几种。

6. **维生素** 有些细菌能合成某些维生素,除供菌体本身所需外,也能分泌至菌体外。如人体肠道内的大肠埃希氏菌能合成维生素 B 和维生素 K,人体也可吸收利用。

第三节 细菌与环境

细菌广泛分布于自然界以及正常人体,与外界环境及宿主一起构成相对平衡的生态体系。学习细菌与环境的基本知识,熟悉细菌的分布情况,认识人体正常菌群的作用,对保护环境、建立无菌观念、严格无菌操作、正确使用消毒灭菌方法以及防止医院内感染、传染病和菌群失调的发生等都具有十分重要的意义。

一、细菌的分布

(一)细菌在自然界的分布

1. **土壤中的细菌** 土壤具备细菌生长繁殖所需的水分、无机盐、有机物等营养物质,以及适宜的 pH 与气体等条件,是细菌生长繁殖的良好环境,因此土壤中存在着数量众多、种类庞杂的细菌群。土壤中的细菌主要分布于距地表 10~20cm 耕作层,大多为非致病菌,它们在自然界的物质循环等方面发挥重要作用,也有来自病人和患病动物的排泄物或随动植物尸体进入土壤中的致病菌。多数致病菌抵抗力弱,在土壤中易死亡,但一些能形成芽孢的细菌如破伤风梭菌、产气荚膜梭菌、炭疽芽孢杆菌等,可在土壤中存活几年甚至几十年,并可通过感染伤口等途径进入机体引起疾病。

2. **水中的细菌** 水中的细菌来自土壤、尘埃、人畜的排泄物及动植物尸体等。一般地面水比地下水含菌量多。若水源被大肠埃希氏菌、伤寒沙门氏菌、痢疾杆菌、霍乱弧菌等污染,可引起消化道传染病在人群中的暴发流行,故严格进行粪便管理非常重要。判断水污染程度的方法是检测水中的细菌总数和大肠菌群数。我国卫生标准规定每毫升饮用水中的细菌总数不得超过 100 个,每 100ml 饮用水中不得检出大肠菌群。

3. **空气中的细菌** 由于空气中缺少细菌生长必需的营养物质和水,且受日光等自然因素的影响,故空气中细菌的种类和数量都较少。但由于人和各种动物呼吸道的细菌可随唾液、飞沫散布到空气中,土壤中的细菌也可随尘埃飞扬在空气中,因而在靠近地面的空气中,仍有一定数量的细菌。空气中常见的病原菌有金黄色葡萄球菌、结核分枝杆菌、白喉棒状杆菌、脑膜炎奈瑟菌等,可引起伤口感染或呼吸道传染病。空气中的细菌可造成药物制剂、生物制品、培养基以及手术室等污染,因此,对手术室、制剂室、病房、微生物实验室等应经常进行空气消毒。

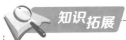

气 溶 胶

以固体或液体微粒分散于空气中的分散体系称为气溶胶。其中的气体是分散介质,固体或液体微小颗粒如尘埃、飞沫、飞沫核等称为分散相,分散悬浮于分散介质中,形成气溶胶。常见气溶胶粒子大小不一,直径多为 0.001~100μm,可作为微生物的载体。混有微生物的气溶胶称为微生物气溶胶。微生物气溶胶无色无味、难以察觉,且能长期飘浮于空气中,并可远距离传播,是人类传染病尤其是呼吸道传染病传播的重要途径。

(二)细菌在人体的分布

1. **正常菌群** 正常人体的体表以及与外界相通的腔道中存在不同种类和不同数量的微生物群,这些微生物群在正常情况下对人体有益而无害,称为正常菌群。人体各部位的正常菌群分布见表1-3。

表 1-3　人体各部位分布的正常菌群

部位	常见的细菌
皮肤	葡萄球菌、类白喉棒状杆菌、铜绿假单胞菌、痤疮丙酸杆菌、分枝杆菌、需氧芽孢杆菌、链球菌
口腔	葡萄球菌、链球菌、肺炎链球菌、奈瑟菌、乳酸杆菌、卡他布兰汉菌、棒状杆菌
眼结膜	葡萄球菌、结膜干燥杆菌、奈瑟菌
鼻咽腔	葡萄球菌、甲型和乙型链球菌、肺炎链球菌、奈瑟菌、棒状杆菌、嗜血杆菌、不动杆菌、铜绿假单胞菌、变形杆菌
外耳道	葡萄球菌、类白喉棒状杆菌、铜绿假单胞菌、抗酸杆菌
肠道	大肠埃希氏菌、产气肠杆菌、变形杆菌、肺炎克雷伯菌、铜绿假单胞菌、葡萄球菌、肠球菌、韦荣球菌、脆弱类杆菌
尿道	大肠埃希氏菌、类白喉棒状杆菌、拟杆菌、变形杆菌、葡萄球菌
阴道	大肠埃希氏菌、葡萄球菌、乳酸杆菌、双歧杆菌

正常条件下,正常菌群与人体之间、正常菌群内各种微生物之间相互制约,相互依存,构成了一种微生态平衡,这种微生态平衡对保持人体内环境的稳定等起着重要作用:①生物拮抗作用,阻止外来的细菌入侵。通过夺取营养、产生脂肪酸和细菌素、占位保护等机制来拮抗致病菌的生长;②营养作用,正常菌群参与人体物质代谢、营养物质转化和合成,有的菌群可合成宿主所必需的维生素等;③免疫调节作用,正常菌群可刺激机体免疫系统的发育和成熟;④抗衰老、抗肿瘤作用。

由于人体内有正常菌群分布,因此在采集待检者标本时,需注意避免正常菌群的污染。另外,若从有正常菌群存在的部位采集标本培养出细菌,则需结合临床进行分析,分辨是致病菌还是正常菌群。

2. 条件致病菌　正常情况下正常菌群与其宿主间保持相对平衡,但在某些条件下这种平衡被打破,原来不致病的正常菌群中的微生物可引起人体疾病,称条件致病菌或机会致病菌。条件致病菌致病的特定条件有:

（1）机体免疫力降低:常见于宿主先天或后天免疫功能缺陷(如艾滋病)、慢性消耗性疾病(如结核病、糖尿病、肿瘤等)、烧伤或烫伤,接受放疗与化疗,使用激素,器官移植后使用免疫抑制剂等。

（2）菌群寄居部位发生改变:如当拔牙或鼻插管时,正常寄居在口腔或鼻咽部的甲型链球菌可侵入血液引起菌血症。肠道中的大肠埃希氏菌若侵入呼吸道、泌尿道、腹腔或血液,则可致病,引起肺炎、尿路感染、腹膜炎或败血症等。

（3）菌群失调:正常菌群中微生物的种类和数量比例发生大幅度变化称菌群失调,严重的菌群失调所导致的疾病称菌群失调症,长期大量使用广谱抗生素是引发菌群失调的主要原因。菌群失调可引起二重感染或重叠感染,二重感染系指用抗菌药物治疗某种原发感染性疾病的过程中,又感染了另一种或多种病原微生物。若长期或大量使用广谱抗生素,正常菌群被抑制或杀灭,使原处于数量劣势的菌群或外来耐药菌乘机在体内生长繁殖而引起感染。常见引起二重感染的细菌有金黄色葡萄球菌、白假丝酵母菌及一些革兰氏阴性杆菌。

二、消毒与灭菌

消毒与灭菌是通过采取不利于细菌生长繁殖,甚至可导致细菌死亡的条件与方法,来抑制或杀死细菌,从而防止感染发生或细菌污染。

（一）与消毒灭菌有关的基本概念

1. 消毒　消毒(disinfection)是指杀死物体上病原微生物但不一定能杀死细菌芽孢的方法。用于消毒的化学药物称为消毒剂,一般消毒剂在常用浓度下只对细菌的繁殖体有效。

2. 灭菌　灭菌(sterilization)是指杀灭物体上所有微生物(包括病原微生物、非病原微生物和细菌芽孢)的方法。

3. 防腐　防腐是指防止或抑制微生物生长繁殖的方法。用于防腐的化学药物称为防腐剂。某些化学药物在高浓度时,具有杀菌作用,可作消毒剂,在低浓度时,仅能抑制细菌生长繁殖,可用作防腐剂。

4. 无菌和无菌操作 无菌(asepsis)是指没有活的微生物存在。防止微生物进入机体或其他操作对象的方法称为无菌操作。在进行微生物实验、外科手术以及注射、插管等医疗操作时,必须严格无菌操作以防止微生物的侵入。

（二）物理消毒灭菌法

利用物理因素杀灭或控制微生物生长的方法。常用的有热力、紫外线、电离辐射、滤过除菌等,而干燥和低温可用于抑菌。

1. 热力灭菌法 高温可使细菌蛋白质及酶类变性凝固、核酸结构被破坏,从而导致细菌死亡。热力灭菌法分为干热灭菌法和湿热灭菌法。在同样的温度下,湿热灭菌比干热灭菌的效果好,原因是:①湿热的穿透力比干热强,可使被灭菌的物品均匀受热,温度迅速上升;②蛋白质在有水分的环境中更易发生变性和凝固,从而易使细菌死亡;③湿热蒸汽与物品接触时凝固成水可放出潜热,使被灭菌物品温度迅速提高。

（1）干热灭菌法:干热灭菌法是利用火焰、热空气或电磁波产热等,使微生物脱水干燥和大分子物质变性而杀灭微生物的方法。一般细菌繁殖体在干燥状态下,80~100℃经1h可被杀死,芽孢则需160~170℃经2h才死亡。

1）焚烧:灭菌彻底,但仅适用于无经济价值的物品,如废弃的污染物或死于传染病的人或动物尸体。

2）烧灼:直接用火焰烧灼灭菌,适用于接种环、接种针、试管口等耐高温器材的灭菌。

3）干烤法:利用干烤箱灭菌,一般加热至160~170℃经2h可杀死细菌和芽孢。适用于高温下不变质、不损坏、不蒸发的物品,例如玻璃器皿、瓷器等的灭菌。对纸、布、棉花等包裹物,可以将温度降至140℃经3h干烤灭菌。

（2）湿热灭菌法:以高温的水或水蒸气为导热介质,提高物品温度,以达到灭菌的目的。

1）高压蒸汽灭菌法:是目前最常用最有效的灭菌方法。利用密闭的高压蒸汽灭菌器,使其压力达到103.4kPa(1.05kg/cm²),温度达到121.3℃,维持15~30min,可杀死包括芽孢在内的所有微生物。此法适用于耐高温和不怕潮湿的物品的灭菌,如普通培养基、生理盐水、手术器械、玻璃制品等。

某些微生物如朊病毒(传染性蛋白颗粒)对热力有较强抵抗力,高压灭菌时需202kPa、134℃,处理1h以上才能将其彻底杀灭。

2）间歇灭菌法:方法是将待灭菌的物品置于100℃环境中加热30min,以杀死细菌繁殖体(但杀不死芽孢),然后取出物品于37℃温箱过夜,使芽孢发育成繁殖体,次日再于100℃加热30min杀死细菌繁殖体后置于37℃温箱过夜。重复此过程三次可达到灭菌的目的。本法适用于一些不耐高温的物品的灭菌,如含糖、鸡蛋或含血清的培养基。

3）巴氏消毒法:巴氏消毒法采用较低的温度来杀死物品中的病原菌或特定微生物,同时又不破坏其中的营养成分。此法由"微生物之父"巴斯德创立而得名,目前主要用于牛奶等物品消毒。消毒方法有两种,一种是在61.1~62.8℃加热30min,另一种是在71.7℃加热15~30s。

4）煮沸法:将消毒物品浸于水中,加热至沸腾(100℃),经5~6min,可杀死一般细菌的繁殖体,但无法杀死芽孢。本法适用于饮水、食具、注射器和手术器械等的消毒。若在水中加入2%碳酸钠可提高沸点至105℃,既可促进芽孢死亡,又可防止金属器材生锈。

2. 紫外线和电离辐射

（1）紫外线:紫外线的杀菌作用与其波长有关,波长在200~300nm时有杀菌作用。当波长在265~266nm时最易被细菌DNA吸收,因而杀菌作用最强。其杀菌机制是细菌DNA吸收紫外线后,同一股DNA上相邻的胸腺嘧啶通过共价键结合成二聚体,改变了DNA的分子构型,从而干扰DNA的复制,导致细菌变异甚至死亡。

紫外线穿透力弱,普通玻璃或纸张、空气中的尘埃、水蒸气等均可阻挡紫外线,因此,紫外线只适用于手术室、传染病房、烧伤病房、微生物检验室等室内空气的消毒,或一些物品的表面消毒。紫外线对眼睛和皮肤有损伤作用,使用时应注意防护。

日光中因含有紫外线,因而也具有一定的杀菌作用。如将衣服、被褥放在日光下暴晒 2h 以上,可杀死其中大部分细菌。

（2）电离辐射:X 射线、γ 射线、高速电子流等具有电离辐射作用,可使细菌细胞内的水分被电离成 H⁺ 和 OH⁻,这些游离基是强烈的氧化剂和还原剂,可破坏细菌核酸、酶和蛋白质,使微生物死亡。电离辐射可用于塑料注射器、导管、手套等不耐热物品的消毒与灭菌。

3. 滤过　滤过是采取机械性阻留方法,利用滤菌器除去液体或空气中的细菌等微生物。滤菌器含有微细小孔,液体或空气中小于滤孔孔径的物质能通过,而大于孔径的细菌等颗粒被阻留。滤菌除菌的效果与滤菌器孔径大小、电荷吸引、滤速等有关。常用滤菌器有薄膜滤菌器、蔡氏滤菌器、玻璃滤菌器等。

滤过除菌法常用于一些不耐高温、也不能用化学方法消毒的液体或空气,如血清、抗生素、维生素等制品的除菌。此法一般不能除去病毒、支原体和 L 型细菌。

4. 干燥　干燥可使细菌脱水、菌体蛋白变性和盐类浓缩,从而干扰细菌代谢、生长繁殖,产生抑菌杀菌的作用。干燥对细菌的影响因菌种以及干燥程度、时间、温度等因素而异,如脑膜炎奈瑟菌、淋病奈瑟菌在干燥环境中数小时即可死亡,而结核分枝杆菌在干燥的痰中可保持传染性数月。细菌的芽孢在干燥环境中可存活数月至数年。将细菌迅速冷冻干燥可维持生命数年之久。根据这些原理,常用干燥方法保存食品、药材、菌种等,如将食品、药材晒干或烘干以防止霉变。用盐腌和糖渍处理食物,使食物中细菌脱水而停止生命活动,延长食品保存期。用冷冻真空干燥法保存菌种、生物制品等。

（三）化学消毒与灭菌

许多化学药物都具有抑菌、杀菌的作用,化学控制法就是运用适宜种类和浓度的化学药物(消毒剂)来处理物品,从而杀死或抑制细菌等微生物,达到消毒灭菌效果。消毒剂不仅能杀死病原体,对人体细胞也有损害作用,所以消毒剂只能外用,主要用于物体表面、环境及人体表面(皮肤、黏膜、浅表伤口)的消毒。

1. 常用消毒剂的种类　消毒剂种类多,用途各异,在实际应用中应酌情选用。常用消毒剂的种类、性质及用途见表 1-4。

表 1-4　常用消毒剂的种类、性质及用途

类别	名称	常用浓度	主要用途	备注
重金属盐类	红汞	2%	皮肤、黏膜小创伤消毒	作用小但无刺激性
	升汞	0.05%~0.1%	非金属器皿浸泡消毒	腐蚀金属,遇肥皂和蛋白质作用减弱
	硫柳汞	0.01%	皮肤、手术部位消毒	
	硝酸银	1%	新生儿滴眼预防淋球菌感染	
氧化剂	高锰酸钾	0.1%	皮肤、尿道消毒和蔬果等消毒	久置失效,随用随配
	过氧化氢	3%	皮肤、黏膜创口消毒	不稳定
	过氧乙酸	0.2%~0.5%	塑料、玻璃器皿浸泡消毒,皮肤消毒(洗手)	
卤素及其化合物	氯	0.2~0.5ppm	饮水及游泳池水消毒	
	"84"消毒液	1:200	手术器械、导管、蔬果等	
	碘酒	2.5%	皮肤消毒	不能与红汞同用;刺激皮肤,涂后用酒精拭净
	优氯净	0.05%	餐具消毒	杀菌作用强于漂白粉
		2.5%~5%	地面、厕所及排泄物消毒	
		4ppm	饮水、游泳池消毒	
醇类	乙醇	70%~75%	皮肤、体温计等的消毒	

续表

类别	名称	常用浓度	主要用途	备注
醛类	甲醛	10%	物品表面消毒;加高锰酸钾,产生烟雾,熏蒸房间	
表面活性剂	苯扎溴铵	0.05%~0.1%	手术前洗手,皮肤黏膜消毒,手术器械浸泡消毒	遇肥皂或其他洗涤剂作用减弱
	度米芬	0.05%~0.1%	皮肤创伤冲洗	
烷化剂	氯己定	0.02%~0.05%	手术前洗手	
染料	龙胆紫	2%~4%	浅表创伤消毒	
酸碱类	醋酸	5~10ml/m³	加等量水加热蒸发消毒空气	
	生石灰	按1:4~1:8配成糊状	排泄物及地面消毒	腐蚀性大、新鲜配制
烷基化合物	环氧乙烷	50~100mg/L	手术器械、敷料及手术用品等的消毒和灭菌	易燃、易爆、有毒,用塑料袋法或环氧乙烷灭菌柜消毒

2. **常用消毒剂的杀菌机制** 消毒剂的种类繁多,其杀菌机制不尽相同,主要有:①使菌体蛋白质变性或凝固。如酚类(高浓度)、醇类、重金属盐类(高浓度)、酸碱类、醛类等。②影响细菌的酶系统和代谢活性。如氧化剂、重金属盐类(低浓度)等,可作用于细菌酶蛋白的—SH基,使酶活性丧失。③损伤菌体细胞膜或改变细胞膜的通透性。如酚类化合物与脂溶剂等作用于细菌时,可损伤细胞膜,使胞质内容物逸出,并能破坏细胞膜上的氧化酶和脱氢酶,最终导致细菌死亡。

3. **影响消毒剂作用的因素** 消毒剂的杀菌效果受多种因素的影响,主要有以下几种因素。

(1) 消毒剂的性质、作用时间以及浓度:不同性质的消毒剂由于其作用机制不同,对细菌的作用效果也不同,如表面活性剂对革兰氏阳性菌的杀菌效果强于革兰氏阴性菌,龙胆紫对葡萄球菌的杀菌效果较好。同一种消毒剂的浓度与作用时间不同,消毒效果也不一致,通常消毒剂的浓度越大,作用时间越长,杀菌效果越强(但乙醇例外,以70%~75%的浓度消毒效果最好)。

(2) 微生物的种类和数量:不同种类的微生物对消毒剂的敏感性不同,因此同一种消毒剂对不同微生物的杀菌效果各不相同。如一般消毒剂对结核分枝杆菌的作用较其他细菌繁殖体差。5%苯酚5min可杀死沙门氏菌,而杀死金黄色葡萄球菌则需10~15min。75%乙醇可杀死一般细菌繁殖体,但不能杀灭细菌的芽孢。此外,微生物的数量越多,消毒越困难,消毒所需的时间越长。

(3) 温度与酸碱度:消毒剂的杀菌过程为化学反应过程,化学反应的速度随温度的升高而加快,温度越高消毒剂的作用效果越佳。如金黄色葡萄球菌在20℃苯酚溶液中被杀死的时间比10℃时大约快5倍;2%戊二醛杀灭10^4个/ml炭疽芽孢杆菌的芽孢,20℃时需15min,40℃时需2min,56℃时仅需1min。此外,消毒剂的杀菌作用还受酸碱度的影响,如戊二醛本身呈中性,其水溶液呈弱碱性,不具有杀芽孢的作用,只有在加入碳酸氢钠后才发挥杀菌作用。

(4) 环境中化学拮抗物质的存在:一般情况下病原菌常与血清、脓汁等有机物混在一起,这些有机物中的蛋白质、油脂类物质包围在菌体外面可妨碍消毒剂的穿透,从而对细菌产生保护作用。此外,拮抗物还可通过与消毒剂的有效成分结合,或对消毒剂产生中和作用,从而降低其杀菌效果。

(四) 生物因素对细菌的作用

除各种理化因素外,一些生物因素也可对细菌起到杀菌作用,如噬菌体、中草药等。此处对噬菌体作简要介绍。

1. **噬菌体的形态结构** 噬菌体是感染细菌、真菌等微生物的病毒,因部分噬菌体能引起宿主菌细胞裂解,故称噬菌体。

噬菌体个体微小,电镜下观察多为蝌蚪形,由头部、尾部两部分组成,头部外壳为蛋白质,内含一种核酸(DNA或RNA);尾部由尾领、尾鞘、尾髓、尾板、尾刺和尾丝组成(图1-9)。

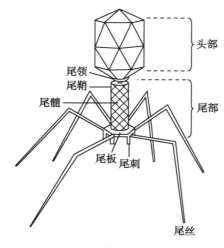

图1-9 噬菌体结构模式图

头部

尾领
尾鞘
尾髓

尾部

尾板 尾刺

尾丝

2. 噬菌体对宿主菌的作用 噬菌体对宿主菌具有选择特异性。通过尾板、尾刺和尾丝吸附宿主菌,依靠尾鞘和尾髓的收缩作用,将头部的核酸注入宿主菌细胞内,核酸在宿主菌细胞内复制增殖,产生两种结果:

(1)裂解细菌:在宿主菌细胞内,噬菌体通过核酸复制增殖产生大量子代噬菌体,导致宿主菌裂解而释放至菌体外,此过程为溶菌性周期,此类噬菌体称为毒性噬菌体。毒性噬菌体裂解细菌后,在琼脂平板上可出现无菌生长的噬菌斑,在液体培养基中可使混浊的菌液变澄清。

(2)形成溶源状态:噬菌体感染细菌后,将其核酸整合到宿主菌染色体上,并随细菌染色体的分裂而传递至子代细菌染色体中,此为溶源状态,此类噬菌体称为温和噬菌体。其中整合在细菌染色体上的噬菌体称为前噬菌体。带有前噬菌体的细菌称为溶源性细菌。有些温和噬菌可使溶源性细菌发生基因改变而导致表型变化,如白喉棒状杆菌感染了温和噬菌体而获得毒素基因,才可产生白喉毒素而致病。

由于噬菌体对宿主菌的寄生有严格的特异性,故还可利用噬菌体进行细菌鉴定和分型。目前还开展了噬菌体的抗菌治疗研究。

第四节 细菌的遗传与变异

细菌与其他生物一样,也具有遗传和变异的生命特征。细菌在繁衍后代的过程中,其子代和亲代之间生物学性状(如形态、结构、代谢规律、致病性等)的相似性,称为细菌的遗传。遗传可使细菌的基本性状代代相传,使细菌种属得以保存。细菌的变异是指细菌子代和亲代之间、子代与子代之间的生物学性状出现不同程度的差异。变异性可使细菌产生变种和新种,有利于细菌的生存和进化。

按细菌发生变异机制的不同,细菌的变异分为遗传性变异和非遗传性变异。遗传性变异又称基因型变异,是指遗传物质DNA的改变造成了细菌的某些性状发生了改变,并且这些由于遗传物质造成的性状变异能相对稳定地遗传给子代,这种变异是不可逆的。非遗传性变异又称表型变异,是指当环境发生改变时,细菌只发生生理或形态性状的改变,不涉及遗传物质的改变,这种变异的性状不能遗传给后代,是可逆的。研究细菌的遗传变异对于了解细菌致病性、耐药性的发生机制,对细菌性感染疾病的预防、诊断和治疗均具有重要的意义。

一、细菌的遗传物质与变异现象

(一)细菌的遗传物质

1. 细菌染色体 为细菌核质的主要结构,是细菌的主要遗传物质,为一条环状闭合的双螺旋DNA长链。染色体携带了细菌绝大部分的遗传基因。

2. 染色体外DNA

(1)质粒:质粒(plasmid)存在于胞质中,比染色体小,为环状闭合的双链DNA分子。质粒的主要特征有:

1)具有自主复制的能力。一个质粒是一个复制子,在细菌细胞内可不依赖染色体复制出不同的拷贝数。有的质粒拷贝数只有1~2个,其复制往往与染色体的复制同步,称紧密型质粒。有的质粒拷贝数较多,可随时复制,与染色体的复制不相关,称松弛型质粒。

2)决定细菌的某些遗传性状。质粒携带的遗传信息能赋予宿主菌某些生物学性状,如致育性、致病性、耐药性、某些生化特性等,这些性状均不是细菌的基本生命活动性状。

3)可丢失、转移。质粒可自行丢失或经人工诱导处理消除,随着质粒的消失,质粒所赋予细菌的性状亦随之失去,但细菌仍然可存活。质粒还可通过接合等方式在细菌间转移,从而使受体菌获得相应的生物学性状。

与医学相关的常见细菌质粒有:

1) 致育质粒(F 质粒):编码细菌性菌毛。带有 F 质粒的细菌为雄性菌,有性菌毛。无 F 质粒的细菌为雌性菌,无性菌毛。

2) 耐药质粒(R 质粒):具有一个耐药基因或有多个耐药基因,编码细菌对抗菌药物的耐药性。可通过细菌间的接合或通过噬菌体进行传递。

3) 毒力质粒(Vi 质粒):编码与细菌致病性有关的毒力因子,如大肠埃希氏菌的产肠毒素菌株因为含有编码肠毒素的质粒而引起旅行者腹泻。

4) Col 质粒:编码大肠埃希氏菌产生细菌素。

5) 代谢质粒:编码产生与代谢相关的多种酶类。

(2) 转座因子:转座因子(transposable element)是一段具有自行转位特性的独立 DNA 序列,可在染色体、质粒或噬菌体之间自行移动。伴随转座因子移动的过程,可出现插入突变或基因转移与重组。根据转座因子的基因大小和所携带基因的性质等,将其分为以下几种。

1) 插入序列:是一段较短的 DNA 序列,为最简单的转座因子,长度约 750～1 600bp,仅携带自身转座所需酶的基因,不含任何与插入功能无关的基因区域。插入序列存在于多种细菌的染色体或质粒中,能介导高频重组菌株的形成。

2) 转座子(transposon,Tn):是一段长度超过 2kb 的 DNA 序列,除携带与转座有关的基因外,还带有其他特殊功能的基因,如耐药性基因、糖发酵基因、肠毒素基因等,但不含自身复制所需要的遗传信息。

(二)常见的细菌变异现象

细菌的变异可表现在形态、结构、生理、致病性、耐药性等多个方面。

1. 形态结构变异

(1) 形态变异:细菌在适宜的环境中形态相对稳定、典型。在不同生长时期或当环境改变时,其形态、大小常发生改变。如鼠疫耶尔森菌的典型形态为两端钝圆的椭圆形杆菌,但在含有 30～60g/L NaCl 的培养基中可呈现球形、棒状、丝状、哑铃状等多形态性。若受一些理化因素(如青霉素、免疫血清、补体和溶菌酶等)影响,细菌细胞壁中的肽聚糖可被破坏或合成被抑制,进而变异成细胞壁缺失或缺陷的细菌(L 型细菌),其形态呈高度多形性。

(2) 结构变异:细菌的一些特殊结构,如荚膜、鞭毛和芽孢等也可发生变异。

1) 荚膜变异:有荚膜的细菌在普通培养基上多次传代后可逐渐失去荚膜,若将其接种于易感动物体内或在含有血清的培养基中则又可重新产生荚膜。如肺炎链球菌经多次人工培养传代,其荚膜消失且毒力减弱,通过小鼠腹腔传代后重新产生荚膜,恢复毒力。

2) 鞭毛变异:如普通变形杆菌在含 1g/L 苯酚的培养基中培养可失去鞭毛,如果再移种于不含苯酚的半固体培养基上,鞭毛又可恢复。细菌的鞭毛从有到无的变异称为 H-O 变异。

3) 芽孢变异:某些可形成芽孢的细菌,在体外培养时可失去形成芽孢的能力。例如,将有芽孢的炭疽芽孢杆菌在 42℃培养 10～20d 后,细菌失去产生芽孢的能力。

2. 菌落变异 细菌的菌落主要有光滑型(S 型)与粗糙型(R 型)两种类型。在一定培养条件下,细菌的菌落性状可由 S 型变异成为 R 型,或由 R 型变异成为 S 型。如刚分离的肺炎链球菌菌落表面光滑、湿润、边缘整齐(即 S 型),在培养基上多次传代后,菌落表面粗糙、干燥有皱纹、边缘不整齐(即 R 型)。光滑型与粗糙型之间的变异,称为 S-R 变异。S-R 变异时,细菌的毒力、生化反应性、抗原性等往往发生改变。一般由光滑型变为粗糙型较为容易,由粗糙型变为光滑型比较困难。但有少数细菌如炭疽芽孢杆菌、结核分枝杆菌,其典型的有毒力的菌落是粗糙型,而变异的无毒力的菌落却为光滑型。

3. 毒力变异 毒力变异包括毒力减弱及增强两种。如用于预防结核病的卡介苗(BCG),就是将毒性强的牛型结核杆菌培养在含有胆汁、甘油和马铃薯的培养基中,连续传代 230 代而获得的弱毒变异菌株制备而成,它接种人体后对人不致病,却可使人获得特异性免疫力。又如,无毒的白喉棒状杆菌被 β-棒状杆菌噬菌体感染发生溶原化后,成为可产生白喉外毒素的致病株而导致感染。

4. **抗原变异** 细菌的抗原性变异较为常见,尤其在志贺氏菌属和沙门氏菌属中更为普遍。沙门氏菌属的鞭毛抗原较易发生相的变化,即在Ⅰ相和Ⅱ相之间相互转变。菌体抗原也可发生变化,如福氏志贺氏菌菌体抗原有 13 种,其中Ⅰa 型菌株的型抗原消失变为 Y 变种,Ⅱ型菌株的型抗原消失变为 X 变种。

5. **耐药性变异** 细菌对某种抗菌药物从敏感变为不敏感的变异现象,称为耐药性变异。细菌耐药性获得的主要机制:①产生药物灭活酶。耐药性细菌可产生多种水解酶、钝化酶、修饰酶等,改变抗生素结构或破坏抗生素,使抗生素失活。如氨基糖苷类钝化酶、β-内酰胺酶。②抗生素作用靶位的改变。如水解酶能抑制抗菌药物作用于细胞壁的靶位,影响其结合的亲和力,从而使细菌对该抗生素耐药。③细胞膜的通透性下降,致使抗菌药物渗透障碍。④细菌主动外排系统的过度表达,使菌体内的药物浓度不足以发挥作用或改变药物的代谢途径。

耐药性变异是当今医学的重要问题。细菌耐药变异具有多重性,一种细菌可通过多种机制对不同的抗生素产生耐药性。对同一种抗生素,同一细菌也可通过不同的机制而导致耐药。对同一类抗生素,不同的细菌产生耐药的机制可以相同,也可不同。在抗细菌感染过程中,根据药敏试验合理选用敏感抗菌药物,对提高疗效,防止细菌发生耐药性变异有重要作用。

二、细菌的变异机制

细菌的遗传型变异是由遗传物质即基因改变引起的,细菌基因的改变主要包括基因突变、基因转移与重组。

(一)基因突变

基因突变系指 DNA 碱基对的置换、插入或缺失所致的基因结构的改变,基因突变可分点突变、插入或缺失突变、多点突变。碱基置换包括转换和颠换,置换是指嘌呤—嘌呤或嘧啶—嘧啶的变化,颠换是指嘌呤—嘧啶或嘧啶—嘌呤的变化。碱基置换后可以出现沉默突变、错义突变和无义突变。插入或缺失突变通常是指较长的碱基序列减少或增加,可导致移码突变。多点突变则涉及染色体的重排、倒位、重复或缺失。细菌突变可以是自发的,也可以通过理化因素诱导发生。

基因突变可自然发生,此为自发突变。细菌在生长繁殖过程中,经常发生突变,细胞内错配修复酶可减少突变发生的概率,自发突变率约为每一世代 $10^{-10} \sim 10^{-6}$。若通过人工方法如施加高温、X 射线、紫外线等物理因素或金属离子、化学试剂、抗生素和其他药物等化学因素的诱导(即诱发突变),细菌突变的概率比自发突变要高 $10 \sim 1\,000$ 倍。

(二)基因转移与重组

外源性遗传物质由供体菌转入受体菌细胞内的过程称为基因转移或基因交换。供体菌的基因进入受体菌细胞,并在其中自行复制与表达,或与受体菌 DNA 整合在一起的过程,称为基因重组。基因转移与重组可使受体菌获得供体菌的某些性状。外源性遗传物质包括供体菌的染色体 DNA 片段、可转移的质粒 DNA 片段及噬菌体基因等。

1. **转化** 受体菌直接摄取环境中供体菌游离的 DNA 片段,并将其整合至自身基因组中,从而获得供体菌部分遗传性状,这种方式称为转化。

2. **接合** 通过性菌毛相互连接沟通,将遗传物质从供体菌直接转移给受体菌,这种方式称为接合。许多质粒 DNA 都可通过接合的方式进行转移,如 F 质粒和 R 质粒等。

3. **转导** 以噬菌体为载体,将供体菌的遗传物质转移到受体菌,经重组而使受体菌获得供体菌的某些遗传性状,这种方式称为转导。

4. **溶原性转换** 温和噬菌体感染细菌使其成为溶源性细菌时,噬菌体的遗传物质与宿主菌 DNA 发生重组,从而使宿主菌基因型改变并获得新的性状,这种方式称为溶原性转换。例如 β 棒状杆菌噬菌体感染白喉杆菌时,通过溶原性转换使得白喉棒状杆菌产生白喉外毒素的能力。一旦失去这种 β 棒状杆菌噬菌体,白喉棒状杆菌产毒素能力也随之消失,其致病力也将减弱。

5. **原生质体融合** 将两个不同的细菌经溶菌酶或青霉素处理分别去除细胞壁形成原生质体,然后在高渗条件下借助融合剂(如聚乙二醇)使两者融合,融合后的细胞通过基因交换与重组而产生新的遗传性状。融合后的双倍体细胞可以短期生存,在此期间染色体之间可发生基因交换与重组,获得多种不同表型的重组融合体。融合体经培养可返祖为有细胞壁的细菌,从中再按遗传标志选出所需要的重组菌。

三、细菌遗传与变异的应用

(一)在传染病诊断方面的应用

由于细菌在形态、菌落、生化反应、毒力、抗原性等方面都可能发生变异而使细菌的生物学性状不典型,给临床细菌学检验带来困难。细菌检验人员要作出正确的判断,不但要熟悉细菌的典型特性,还要了解细菌各种性状的变异规律,以免造成误诊和漏诊。

(二)在传染病预防方面的应用

利用细菌毒力变异的原理,可人工诱变细菌而获得保留免疫原性的弱毒或无毒菌株,以制成减毒活疫苗,接种于人体可提高机体特异性免疫力,达到预防传染病的目的。如卡介苗、炭疽疫苗等均取得良好的免疫效果。

(三)在传染病治疗方面的应用

由于抗菌药物的广泛使用,耐药变异菌株逐年增多,而且许多细菌对多种药物具有耐药性。为了提高药物的疗效,在治疗前应作药物敏感试验,根据试验结果选择敏感药物进行治疗。对于需要长期用药的慢性病病人,应考虑联合用药,以减小细菌耐药性变异的概率。此外,加强细菌耐药性监测,注意耐药谱的变化和耐药机制的研究,将有利于指导正确选择抗菌药物和防止耐药菌株的扩散。

(四)在基因工程中的应用

基因工程也称遗传工程,是根据细菌基因可通过转移、重组等方式而获得新性状的原理,从供体细胞基因组中剪切下带有目的基因的 DNA 片段,将其结合到质粒、噬菌体或其他载体上形成重组 DNA 分子,然后将此重组的 DNA 分子转移至受体菌内使其表达性状。基因工程技术在分子水平上,通过人工方法进行遗传物质重组,是改变生物性状、创造生物新品系的一项重要生物技术,在控制疾病、制造生物制剂和改造生物品系等方面有重要意义。如目前利用基因工程方法制备的胰岛素、干扰素、生长激素、乙肝疫苗等生物制品已广泛用于临床,为疾病治疗与预防开辟了新的途径。

第五节 细菌的分类与命名

细菌分类是根据每种细菌各自的特征,并按照它们的亲缘关系分门别类,以不同等级编排成系统。细菌命名是在细菌分类基础上,按照细菌命名法则给予每种细菌一个科学名称,以便在生产、临床实践和科学研究工作中能相互交流。

一、细菌的分类等级

生物分类以 1966 年魏泰克发表的"五界说"影响最广,将生物分为原核生物界、原生生物界、植物界、动物界和真菌界,细菌属于原核生物界。细菌分类的等级,从高到低依次为界、门、纲、目、科、属、种。种是细菌分类的最基本单位,生物学性状基本相同的细菌群体构成一个菌种。性状相近、关系密切的若干菌种组成一个菌属,相近的属归为一科。有时在两个主要分类单元之间,可添加次级的分类单位,如亚门、亚纲、亚科、亚属和亚种等,科和属之间还可添加族这一分类单位。临床细菌学检验中常用的分类单位是科、属、种。

除上述国际公认的分类单元及其等级外,在细菌分类中,还常使用非正式的分类术语,如种或亚种以下常有型、菌株。种以上常用群、组、系等类群名称。具有某种共同特性的一群(组)不同个体归为群,例如用血清反应将链球菌分为若干群,以菌体抗原特性不同将沙门氏菌属分为若干群。型是亚种以下的细分,当同种或同亚种不同菌株之间的性状差异,不足以分为新的亚种时,可以细分为不同的型。按区分方法不同,有抗原结构不同的血清型,生化反应和其他某些生物学性状不同的生物型,对噬菌体和细菌素的敏感性不同的噬菌体型和细菌素型等。菌株是指不同来源的同一菌种,具有某种细菌典型特征的菌株称为该菌的标准菌株(standard strain)或模式菌株(type strain)。在细菌的分类、鉴定和命名时都以标准菌株为依据,微生物检验质量控制也使用标准菌株。

二、细菌的分类方法

用于细菌分类的依据有形态学、生理学、生物化学、免疫学和遗传学等方面的特征,依据细菌分类特征的不同,细菌分类方法主要有表型特征分类法、遗传学分类法和化学分类法。

(一)表型特征分类法

细菌的形态、染色以及细菌的特殊结构是最早和最基本的分类依据。细菌的生理生化特征如生长繁殖条件、营养要求、需氧或厌氧、色素、抵抗力、有机酸盐和铵盐利用、糖类代谢、蛋白质和氨基酸代谢等也一直作为分类的主要依据。目前,以生理生化表型特征作为细菌分类法的有两种,即传统分类法和数值分类法。

1. 传统分类法 选择细菌的一些稳定的生物学性状,如细菌的形态结构、染色性、培养特性、生化反应、抗原性作为分类依据。目前其具体分类细菌的方法是以细菌细胞壁的结构特点作为最高级的分类依据,细菌形态、革兰氏染色性、鞭毛及代谢特点等作为次高级的分类依据,科属种水平的分类主要依据生化特征和抗原结构。这种分类方法使用方便,分类较为明确,但有一定的盲目性和主观性。

2. 数值分类法 20 世纪 60 年代,随着计算机的开发应用而发展了数值分类法,它是利用计算机对细菌的各种生物学性状按照"等重要原则"进行分类处理,即将一系列细菌的大量表型特征(一般需选择 50 项以上的生理生化特性)不分主次,放在相同的地位上进行比较,确定其相似率而分种,一般种的水平相似率>80%),并确定各种细菌的亲缘关系定属。目前使用的半自动及全自动细菌鉴定系统多采用数值分类法原理鉴定细菌。

(二)遗传学分类法

细菌的遗传学分类法是通过对细菌个体 DNA、RNA 和蛋白质进行研究而分类的方法,主要有下列几种。

1. DNA G+C mol% 含量测定 DNA 分子是由两条多核苷酸链组成的双螺旋结构,两条链上的单核苷酸中的四种碱基按 G-C 与 A-T 的规律配对,故四种碱基的总分子含量为 100。测定其中 G+C 或 A+T 的分子含量,能反映出细菌间 DNA 分子的同源程度,一般以 G+C 分子含量比例作为细菌分类标记。不同菌属间的 G+C mol% 含量差异很大,在 25%~80% 之间。同一种细菌 G+C mol% 含量相对稳定,不受菌龄、培养条件和其他外界因素影响,亲缘关系越近的细菌,G+C mol% 含量越相近。目前认为种内菌株间 G+C mol% 含量相差不能超过 4%~5%,属内菌株间相差不超过 10%~15%。G+C mol% 的分类学意义主要针对 G+C mol% 不同的细菌,对含量相同细菌的亲缘关系,不能做出简单的判断,是否真正同源,需要碱基序列分析和比较。

目前测定 G+C mol% 的技术很多,主要有加热变性法和浮力密度法。其中加热变性法因其操作方便、重复性好而最为常用。加热变性的 DNA 由于双链 DNA 分开,使 A 260 紫外吸收度增加。紫外吸收度的增加与解链程度成正比。用 Tm 表示 DNA 分子中 50% 解链时的温度,Tm 随 G+C mol% 的含量线性增加。在通常条件下,G+C mol% 为 40% 的 DNA 其 Tm 约为 87℃,G+C mol% 每增加 1%,Tm 约增加 0.4℃,因此可通过 Tm 测定 G+C mol%。

2. DNA 相似度测定 亲缘关系越近的细菌,其 DNA G+C mol% 含量相同或近似,但 G+C mol% 含量相同或近似的细菌,其亲缘关系不一定相近。因为 G+C mol% 含量不能反映其碱基序列。要比较两种细菌的 DNA 分子碱基序列是否相同,应做两种细菌 DNA 分子相似度测定。方法是利用 DNA 分子杂交技术测定 DNA 的相似度。其基本步骤是先提取菌株 DNA,加热变性解链,然后将两种变性 DNA(其中一种为标记细菌 DNA)混合后在适宜的温度下复性,得到杂交的双螺旋 DNA 分子,测定其双螺旋分子的结合率,结合率的高低反映了菌种之间 DNA 碱基序列的相似程度和亲缘关系的远近。

DNA 相似度测定时,同一菌种的结合率为 100%,80%~90% 的同源性为同一种内同一亚种的细菌,60%~70% 的同源性则为同一种内不同亚种的细菌,20%~60% 的同源性则认为是同一属中的不同菌种。DNA 同源性分析适用于种水平的分类。1987 年国际细菌学委员会规定,DNA 同源性≥70% 为细菌种的界限。

3. rRNA 同源性分析 rRNA 广泛存在于各种细菌中,由高度保守区和可变区组成,其碱基序列稳定、变化缓慢，是目前研究系统进化关系的最好分子。细菌中有 23S、16S 和 5S 三种 rRNA 序列，其中 16SrRNA 由于其核苷酸数目适中、信息量大、具有高度稳定性、易于提取和分析，而成为理想的研究对象。分析的基本原理是用 RNA 酶水解 rRNA 后，可产生一系列寡核苷酸片段，分析寡核苷酸的碱基序列可测出 rRNA 的相关性，绘制各类群关系的进化树指纹图谱，两株细菌的亲缘关系越近，其产生的寡核苷酸片段序列也越相近，从而确定种系的发生关系。

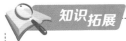

细菌分类系统

细菌分类系统有多种，目前国际普遍采用的是伯杰（Bergey）分类系统。《伯杰氏鉴定细菌学手册》（Bergey's Manual of Determinative Bacteriology）是本分类系统的标准指南，1923 年出版手册的第 1 版以来，每隔四五年修订一次，至 1994 年已出版至第 9 版。1984 年出版了《伯杰氏系统细菌学手册》，2004 年出版了《伯杰氏系统细菌学手册》（Bergey's Manual of Systematic Bacteriology），分类体系按 16SrRNA 系统发育进行编排。

三、细菌的命名

1990 年修订的《国际细菌命名法规》是目前国际上公认的细菌命名法规。按照法规规定，细菌的命名采用"拉丁文双命名法"，一个菌种的学名由属名和种名组成。属名在前，是名词，首字母大写；种名在后，是形容词，应小写，两者均用斜体字。中文译名种名在前，属名在后。例如：*Mycobaterium tuberculosis*（结核分枝杆菌）、*Salmonella typhi*（伤寒沙门氏菌）等。属名亦可不将全文写出，只用第一个大写字母代表，如 *M. tuberculosis* 与 *S. typhi*。有时泛指某一属的细菌，而不是特指其中的某个菌种，则可在属名之后加上"*sp.*"，如 *Mycobacterium sp.* 与 *Salmonella sp.* 即表示分枝杆菌属和沙门氏菌属的细菌（"*sp.*"代表菌种 *species*，复数用"*spp.*"）。

本章小结

细菌是一类个体微小、结构简单的原核细胞型微生物，有球形、杆形和螺形三种基本形态。细菌的结构有基本结构和特殊结构，基本结构中细胞壁是细菌细胞特有的结构，革兰氏阳性菌（G$^+$菌）和革兰氏阴性菌（G$^-$菌）细胞壁化学组成和结构有差异，导致这两类细菌在染色性、抗原性、毒性和对药物的敏感性等方面均有很大差异。细菌的特殊结构鞭毛、荚膜和芽孢具有鉴定作用，同时还与细菌的致病性有关。

细菌的生长繁殖需要有充足的营养、适宜的酸碱度、合适的温度以及必要的气体等条件。繁殖方式为无性二分裂，人工培养细菌时呈现一定的生长规律，其中对数生长期时细菌的生物学性状最为典型。不同细菌在不同培养基培养后，可出现不同的生长现象。细菌在生长繁殖时会产生多种代谢产物，这些代谢产物与细菌的鉴定、致病性有关。

细菌广泛分布于自然界和正常人体体表以及与外界相通的腔道中。正常菌群对人体具有多种有利作用，但在一定条件下，可转变成条件致病菌引起人体感染。树立无菌观念，区别污染菌，正确进行消毒、灭菌等无菌操作，以防止污染和感染的发生。

细菌具有遗传与变异的特性，主要有形态结构变异、毒力变异和耐药性变异，鉴定细菌时应了解细菌变异的现象，避免误检。抗感染治疗时，合理用药有助于避免细菌发生耐药性变异。利用细菌毒力变异可制备疫苗，预防感染。

（吴正吉）

扫一扫,测一测

思考题

1. 分析 G$^+$菌比 G$^-$菌更易被碱性染料着色的机制。
2. 分析具有鉴别作用的细菌结构及其检查方法。
3. G$^+$菌和 G$^-$菌细胞壁在组成和结构上有何不同?
4. 条件致病菌的致病条件有哪些?
5. 细菌生长繁殖的条件有哪些?

02章PPT

学习目标

1. 掌握细菌致病性,细菌毒力的组成,内毒素的生物学作用,细菌感染类型,医院内感染的监测与控制方法。
2. 熟悉感染的来源,医院内感染常见的微生物。
3. 了解机体抗感染免疫的特点,医院内感染的流行病学特点。
4. 具有正确采集和处理医院内感染监测对象标本及进行相关检测的能力。
5. 能够正确选择医院内感染的监测方法、正确判断和分析试验结果并发出监测报告。

感染是指在一定条件下,病原微生物侵入宿主体内生长繁殖和/或产生毒性产物,同时与机体相互作用并导致机体产生不同程度的病理变化过程。

第一节　细菌的致病性

能够感染宿主并引起疾病的细菌称为致病菌(pathogenic bacterium)或病原菌(pathogen)。细菌能够引起宿主感染的能力称为致病性(pathogenicity)。由于不同细菌的生物学特性或感染对象不同,其致病性也有差异。

一、细菌的毒力因子

毒力(virulence)是指细菌致病性的强弱程度。一般采用半数致死量(median lethal dose,LD50)或半数感染量(median infective dose,ID50)作为测量毒力的指标,即在规定时间内,通过一定途径,能使一定体重或年龄的某种实验动物半数死亡或感染需要的最小细菌数量或毒素剂量。

病原菌的致病性与其毒力强弱、侵入机体的数量、侵入门户、机体的免疫力及环境因素等密切相关。

致病菌与毒力相关的物质统称毒力因子,主要包括侵袭力和毒素。

(一)侵袭力

侵袭力(invasiveness)是指细菌突破宿主的皮肤、黏膜等生理屏障,侵入机体并在体内定植、繁殖和扩散的能力。细菌侵袭力包括与黏附、定植、扩散和侵袭性相关物质,主要有黏附素、荚膜、侵袭素、侵袭性酶和生物被膜等。

1. **黏附素**　黏附素(adhesin)是一类存在于细菌表面与黏附相关的分子,原菌突破宿主的皮肤黏膜生理屏障后,首先需要黏附并定植在宿主黏膜细胞表面,然后才能侵入细胞生长繁殖并进行扩散。根据来源可将黏附素分为菌毛黏附素和非菌毛黏附素。菌毛黏附素主要存在于革兰氏阴性菌的菌毛上,细菌菌毛通过与宿主细胞表面相应受体相互作用,使细菌吸附于细胞表面而定居,又称定居因子(colonization factor)。非菌毛黏附素主要来自细菌表面的其他组分,如革兰氏阳性菌的膜磷壁酸,革兰氏阴性菌外膜蛋白(表2-1)。

表2-1 部分细菌黏附物质及其受体

细菌名称	菌毛黏附素	非菌毛黏附素	靶细胞受体
大肠埃希氏菌	I 型菌毛		*D*-甘露糖
	定居因子抗原 I		GM-神经节苷脂
	P 菌毛		P 血型糖脂类
淋病奈瑟菌	菌毛		GD1-神经节苷脂
金黄色葡萄球菌		脂磷壁酸	纤维连接蛋白
A 群链球菌		LTA-M 蛋白复合体	纤维连接蛋白
肺炎链球菌		表面蛋白	*N*-乙酰氨基己糖半乳糖
霍乱弧菌	IV 型菌毛		岩藻糖和甘露糖
梅毒螺旋体		P1、P2、P3	纤维黏连蛋白
衣原体		表面凝集素	*N*-乙酰葡糖胺
肺炎支原体		P1 蛋白	唾液酸

2. **荚膜和微荚膜** 荚膜具有抗吞噬和抵抗体液中杀菌物质的作用,使致病菌能在宿主体内大量繁殖和扩散。另外,A 群链球菌的 M 蛋白、伤寒沙门氏菌的 Vi 抗原及大肠埃希氏菌的 K 抗原等位于细菌细胞壁外层的结构,亦具有类似荚膜的作用,通称为微荚膜。

3. **侵袭素** 某些细菌的侵袭基因(invasive gene,*inv*)能编码一些具有侵袭功能的蛋白质,介导细菌侵入邻近的黏膜上皮细胞内。常见的具有侵袭能力的病原菌有鼠伤寒沙门氏菌、福氏志贺氏菌、侵袭性大肠埃希氏菌、淋病奈瑟菌等。福氏志贺氏菌的侵袭性基因可编码产生 Ipa 和 Ipb 或 Ipc 等侵袭素。

4. **侵袭性酶** 许多病原菌可释放侵袭性胞外酶,有利于病原菌的抗吞噬作用并向周围组织扩散。主要包括:

(1)透明质酸酶:分解细胞间质透明质酸。

(2)胶原酶:分解细胞外基质中的胶原蛋白。

(3)磷脂酶:可水解细胞膜的磷脂。

(4)卵磷脂酶:分解细胞膜的卵磷脂。

(5)尿激酶:能将血纤维蛋白酶原激活为纤维蛋白酶,分解血纤维蛋白,防止血凝。

(6)凝固酶:可使血浆中的可溶性纤维蛋白原转变为固态的纤维蛋白,特别是结合性凝固酶,除可为细菌提供抗原伪装外,还使之不被吞噬或机体免疫机制所识别。

5. **生物被膜** 细菌生物被膜(biofilm)是细菌相对于浮游状态的一种群体生存形式。细菌附着在黏膜上皮细胞或无生命材料表面并紧密结合,在定植处形成一层膜状结构。主要作用:①生物被膜可阻挡杀菌物质的渗入;②有利于细菌黏附和附着;③有利于细菌之间致病基因的转移;④与细菌耐药性产生有关。

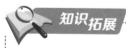

肠道微生态

肠道微生态是指寄生于人体肠道内的微生物与人体之间相互作用,共同构成的一个生态系统。宏基因组学、新一代测序技术促进了微生态学研究的进展,使得研究人员能够较准确了解微生态的组成及变化,微生态已成为国内外学术界研究的重点领域。目前发现寄生于人体肠道内的微生物约有一千种,包含细菌、病毒、真菌等,其中细菌约占60%,超过99%细菌为厌氧菌。研究表明肠道微生态广泛参与机体营养、物质代谢、免疫调节等生物学功能,肠道微生态失衡与炎性肠道疾病(IBD)、消化系统肿瘤(肝细胞癌、结肠癌、胆管癌等)、代谢性疾病(糖尿病、肥胖)、自身免疫性疾病(强直性脊柱炎、类风湿关节炎)等密切相关。

（二）毒素

细菌毒素按其来源、性质和作用等不同,可分为外毒素(exotoxin)和内毒素(endotoxin)两大类。

1. **外毒素**　外毒素是由革兰氏阳性菌和少数革兰氏阴性菌合成并分泌的毒性蛋白质产物。大多数外毒素在菌体内合成后分泌至细胞外,也有少数外毒素存在于菌体细胞的周质间隙,只有当菌体细胞裂解后才释放至胞外。外毒素分子结构由 A 和 B 两个亚单位组成,A 亚单位是外毒素活性部分,决定毒性效应。B 亚单位是结合亚单位,无毒性但免疫原性强,与宿主靶细胞表面特殊受体结合,介导 A 亚单位进入细胞。

外毒素的主要特性:①具有菌种特异性,如破伤风梭菌产生的破伤风痉挛毒素、炭疽芽孢杆菌产生的炭疽毒素等。②毒性作用强,如肉毒梭菌产生的肉毒毒素,1mg 纯化的肉毒毒素能杀死 2 亿只小鼠。③毒性作用具有组织选择性,不同细菌产生的外毒素,对机体组织器官有一定的选择作用,引起特征性的病症。如破伤风痉挛毒素作用于脊髓前角运动神经细胞,引起肌肉的强直性痉挛。④具有良好的免疫原性,外毒素可刺激机体产生特异性的抗体,对机体具有免疫保护作用。这种抗体称为抗毒素,可用于紧急治疗和预防。外毒素在 0.4% 甲醛溶液作用下,经过一段时间使其毒性丧失,但仍保留原有免疫原性,称之为类毒素。类毒素可刺激机体产生抗毒素,可作为疫苗进行免疫接种。⑤多数外毒素不耐热,例如破伤风外毒素 60℃ 经 20min 即可失去毒性,但也有少数例外,如葡萄球菌肠毒素及大肠埃希氏菌耐热肠毒素能耐受 100℃ 30min。⑥外毒素都是蛋白质,易被酸及蛋白水解酶灭活。

根据外毒素对宿主细胞的亲和性及作用靶点等,可分为神经毒素(破伤风痉挛毒素、肉毒毒素等)、细胞毒素(白喉毒素、A 群链球菌致热外毒素等)和肠毒素(霍乱弧菌肠毒素、葡萄球菌肠毒素等)三类,具体见表 2-2。

表 2-2　外毒素的种类和作用机制

类型	细菌	外毒素	疾病	作用机制
神经毒素	破伤风梭菌	痉挛毒素	破伤风	阻断神经元间抑制性神经冲动传递
	肉毒梭菌	肉毒毒素	肉毒中毒	抑制胆碱能运动神经释放乙酰胆碱
细胞毒素	白喉棒状杆菌	白喉毒素	白喉	抑制细胞蛋白合成
	葡萄球菌	毒性休克综合征毒素 I	毒性休克综合征	增强对内毒素作用的敏感性
		表皮剥脱毒素	剥脱性皮炎	表皮剥脱性病变
	A 群链球菌	致热外毒素	猩红热	破坏毛细血管内皮细胞
肠毒素	霍乱弧菌	肠毒素	霍乱	激活肠黏膜腺苷酸环化酶,升高细胞内 cAMP 水平
	产毒素型大肠埃希氏菌	肠毒素	腹泻	不耐热肠毒素作用同霍乱肠毒素,耐热肠毒素使细胞内 cGMP 升高
	产气荚膜梭菌	肠毒素	食物中毒	作用同霍乱肠毒素
	金黄色葡萄球菌	肠毒素	食物中毒	作用于呕吐中枢

2. **内毒素**　内毒素是革兰氏阴性菌细胞壁中的脂多糖组分,由菌体特异性多糖、非特异性核心多糖和脂质 A 三部分构成。内毒素只有当细菌死亡溶解或用人工方法破坏菌细胞后才释放出来。

内毒素的主要特点:①产生于革兰氏阴性细菌;②化学性质是脂多糖;③对理化因素稳定,加热 160℃ 2~4h 或用强碱、强酸或强氧化剂煮沸 30min 才能破坏生物活性;④毒性作用相对较弱,且对组织无选择性。由革兰氏阴性菌引起的感染,虽菌种不一,其内毒素导致的毒性效应大致相同;⑤内毒素不能被甲醛溶液脱去毒性成为类毒素。

内毒素的主要生物学作用　见图 2-1。

(1) 发热反应:人体对细菌内毒素极为敏感,极微量(1~5ng/kg)内毒素就能引起体温上升。

(2) 白细胞反应:当内毒素进入血液后,血循环中的中性粒细胞数骤减,与中性粒细胞移动并黏附到组织毛细血管壁有关,数小时后,由内毒素诱生的中性粒细胞释放因子刺激骨髓释放中性粒细胞

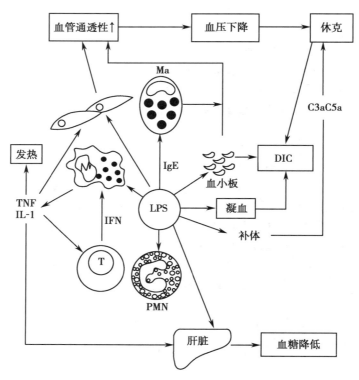

图 2-1　内毒素生物学作用

进入血流,中性粒细胞的数量显著增加。但伤寒沙门氏菌内毒素例外,始终使血循环中的白细胞总数减少,机制尚不清楚。

(3) 内毒素血症与内毒素休克:当血液有革兰氏阴性菌大量繁殖(败血症)或病灶释放内毒素或输液中含有内毒素时,宿主可发生内毒素血症。高浓度的内毒素也可激活补体旁路途径,引发高热、低血压,活化凝血系统,最后导致弥散性血管内凝血(DIC),严重时可导致以微循环衰竭和低血压为特征的内毒素休克甚至死亡。细菌外毒素与内毒素的区别见表 2-3。

表 2-3　细菌外毒素与内毒素的主要区别

区别要点	外　毒　素	内　毒　素
来源	革兰氏阳性菌,少数革兰氏阴性菌	革兰氏阴性菌
存在部位	活菌分泌出,少数菌裂解后释出	细胞壁组分,菌裂解后释出
化学成分	蛋白质	脂多糖
稳定性	60～80℃ 30min 被破坏	160℃ 2～4h 被破坏
毒性作用	强,对组织细胞有选择性毒害效应,引起特殊临床表现	较弱,毒性效应相似,引起发热、白细胞增多、微循环障碍、休克等
免疫原性	强,刺激宿主产生抗毒素,甲醛液处理后脱毒成类毒素	弱,甲醛液处理不形成类毒素

二、细菌的侵入数量

要使感染过程实现,除病原菌必须具有毒力因子外,还需有足够的数量。所需细菌数量的多少,与病原菌毒力强弱和宿主免疫力高低有关。一般是病原菌毒力愈强,引起感染的所需数量愈小,反之则愈大。如毒力强大的鼠疫耶尔森菌,在无特异性免疫力的机体中,只需几个细菌侵入就可造成感染,而毒力弱的某些引起食物中毒的沙门氏菌,常需摄入数亿个菌才引起急性胃肠炎。

三、细菌侵入门户与感染途径

具有一定毒力及足够数量的病原菌,若侵入易感机体的途径或部位不适宜,仍不能引起感染。如伤寒沙门氏菌必须经口进入,脑膜炎奈瑟菌应通过呼吸道侵入,破伤风梭菌的芽孢要在深部创伤的厌氧微环境中才能发芽、繁殖、产生外毒素等。根据致病菌侵入门户的不同,感染途径有下列几种。

1. **呼吸道感染**　主要通过吸入污染病菌的飞沫或尘埃引起。如结核分枝杆菌、链球菌、嗜肺军团菌等。

2. **消化道感染**　主要是进食病原菌污染的食物或水,或通过手媒介引起,如沙门氏菌、志贺氏菌、霍乱弧菌等。

3. **皮肤黏膜、创伤感染**　主要经皮肤黏膜或因其创伤、破损而感染,如破伤风梭菌、产气荚膜梭菌等通过破损皮肤进入人体而发生感染。

4. **接触感染**　通过人与人、人与动物直接或间接接触而感染,如淋病奈瑟菌、螺旋体、衣原体、支原体等。

5. **虫媒感染**　病原菌以节肢动物为媒介而引起的感染,如鼠蚤传播的鼠疫耶尔森菌、虱传播的流行性斑疹伤寒立克次氏体等。

此外,某些细菌可通过多种途径传播引起感染,如炭疽芽孢菌、结核分枝杆菌等可通过呼吸道、消化道、皮肤创伤等多途径感染。

第二节　细菌感染的发生与发展

一、感染的来源

（一）外源性感染

是指病原菌来自宿主体外,传染源主要有以下几种。

1. **病人**　绝大多数人类感染是通过人与人之间的传播。病人在疾病潜伏期一直到病后一段恢复期内,都有可能将病原菌传播给他人。对病人及早作出诊断并采取防治措施,是控制外源性感染的重要措施。

2. **带菌者**　有些健康人携带有某种病原菌但不产生临床症状,也有些病人在恢复后的一段时间内仍继续排菌。这些健康携带者和恢复期携带者都是很重要的传染源,因其不出现临床症状,不易被人们察觉,故危害性甚于病人。脑膜炎奈瑟菌、伤寒沙门氏菌、志贺氏菌等可有恢复期带菌者。

3. **病畜和带菌动物**　有些细菌可引起人畜共患病,病畜或带菌动物的病原菌可传给人类。例如鼠疫耶尔森菌、炭疽芽孢杆菌、布鲁氏菌等。

（二）内源性感染

这类感染的病原菌主要来自体内的正常菌群,少数是以潜伏状态存在于体内的病原菌。临床治疗中大量使用抗菌药物导致菌群失调以及各种原因导致机体免疫功能下降,如老年人、癌症晚期病人、艾滋病病人、器官移植使用免疫抑制剂者均易发生内源性感染。

二、感染的发生与发展

感染的发生、发展和结局是宿主同病原菌相互作用的复杂过程。根据两者力量对比,可出现隐性感染、显性感染和带菌状态等不同感染类型和不同临床表现。

（一）隐性感染

当宿主的抗感染免疫力较强,或侵入的病原菌数量不多、毒力较弱,感染后对机体损害较轻,不出现或出现不明显的临床症状,称为隐性感染,或称亚临床感染。隐性感染后,机体常可获得足够的特异免疫力,能抗御相同病原菌的再次感染。

（二）显性感染

当入侵的病原菌数量大、毒力强,而宿主抗感染免疫力弱时,机体组织细胞受到不同程度的损伤,生理功能也发生改变,出现一系列的临床症状和体征,称为显性感染。

1. 根据病情缓急不同分为急性感染和慢性感染。

(1) 急性感染:发作突然,病程较短,一般是数日至数周。病愈后,病原菌从宿主体内消失,如脑膜炎奈瑟菌、霍乱弧菌等。

(2) 慢性感染:病程缓慢,常持续数月至数年。胞内菌往往引起慢性感染,如结核分枝杆菌、麻风分枝杆菌等。

2. 根据感染部位和性质分为局部感染和全身感染。

(1) 局部感染:病原菌侵入机体后,局限在一定部位生长繁殖引起病变的一种感染类型,如化脓性球菌所致疖、痈等。

(2) 全身感染:病原菌或其毒性代谢产物向全身播散引起全身性症状的一种感染类型。临床上常见的有下列几种情况。

1) 毒血症:毒血症(toxemia)是病原菌侵入宿主后,只在机体局部生长繁殖,病菌不进入血循环,但其产生的外毒素入血,引起特殊的毒性症状,如白喉等。

2) 菌血症:菌血症(bacteremia)是病原菌由局部侵入血流,但未在血流中生长繁殖,只是短暂的一过性通过血循环到达体内适宜部位后再进行繁殖而致病,如伤寒早期。

3) 败血症:败血症(septicemia)是病原菌侵入血流后,在其中大量繁殖并产生毒性产物,引起全身性中毒症状,如高热、皮肤和黏膜瘀斑、肝脾肿大等。如鼠疫耶尔森菌可引起败血症。

4) 脓毒血症:脓毒血症(pyemia)是指化脓性病菌侵入血流后,在其中大量繁殖,并通过血流扩散至宿主的其他组织或器官,产生新的化脓性病灶,如金黄色葡萄球菌引起的脓毒血症,可导致多发性肝脓肿、肾脓肿等。

5) 内毒素血症:内毒素血症(endotoxemia)是指革兰氏阴性菌侵入血流,并在其中大量繁殖,崩解后释放出大量内毒素,也可由病灶内大量革兰氏阴性菌死亡、释放的内毒素入血所致。

(三) 带菌状态

带菌状态是指病原菌在显性或隐性感染后并未立即消失,在体内继续留存一定时间,与机体免疫力处于相对平衡状态,称带菌状态,该宿主称为带菌者。带菌者没有临床症状但会间歇排出病菌,是感染性疾病重要的传染源。伤寒、白喉等病后常会出现带菌状态。

 案例导学 2-1

病人,男,20 岁,3d 前出现腹泻,每天 4~6 次,为稀便,带有黏性血性分泌物。3d 后出现畏寒发热、腹痛、全身乏力症状,出现明显里急后重,便量减少,呈黏液脓血样。体格检查:体温 39.6℃,脉率 110 次/min,血压 120/70mmHg,胸部无压痛,两肺呼吸音正常,腹平软,肝脾未见肿大,血常规:WBC 12.6×10^9/L,粪便常规:WBC(+++),RBC(+++)。

问题与思考:

1. 该病人发生的是哪种类型的感染?

2. 按照病情缓急该感染为哪种类型的感染?

3. 根据感染部位该感染属于哪种类型的感染?

第三节 宿主的抗感染免疫

人体存在较完善的免疫系统,该系统由免疫器官、免疫细胞和免疫分子组成。病原菌侵入人体的过程中,机体会产生抗感染免疫,以抵御病原菌及其有害产物,维持生理功能的稳定。在抗感染免疫过程中,病原菌首先遇到的是非特异性免疫功能的抵御,一般经 7~10d 会产生特异性免疫。

一、非特异性免疫

参与非特异性免疫的主要包括皮肤黏膜上皮细胞、吞噬细胞、NK 细胞、正常体液和组织中的免疫成分等。

二、特异性免疫

特异性免疫又称获得性免疫,是个体出生后在生活过程中与病原体及其产物等抗原成分接触后产生的一系列免疫防御功能。特异性免疫包括体液免疫和细胞免疫,分别由 B 淋巴细胞和 T 淋巴细胞介导。

1. **体液免疫**　体液免疫主要由 B 细胞介导,CD4$^+$Th 细胞起辅助作用,体液免疫的效应分子是抗体(antibody,Ab)。抗体通过抑制病原菌黏附、调理吞噬、中和细菌外毒素、抗体依赖细胞介导的细胞毒作用、抗体补体的联合溶菌等发挥抗胞外菌感染的免疫效应。

2. **细胞免疫**　细胞免疫的效应细胞包括细胞毒性 T 细胞(cytotoxic T lymphocyte,CTL)和 CD4$^+$Th 细胞。CTL 是细胞免疫的重要效应细胞,可特异性直接杀伤靶细胞。效应 Th1 细胞能分泌 IL-2、IFN-γ、TNF-α 等细胞因子,诱导细胞产生细胞免疫和迟发型超敏反应,参与抗胞内菌感染。

第四节　医院内感染

医院内感染(nosocomial infection)又称为医院感染(hospital infection)或医院获得性感染,是指病人在住院期间发生的感染和在医院内获得而在出院后发生的感染。医院内感染已成为当今医院面临的突出公共卫生问题之一。

一、医院内感染常见的微生物

引起医院内感染的病原体主要是条件致病菌,这些病原体中细菌占90%以上,且以革兰氏阴性杆菌为主。此外,病毒、真菌、衣原体及原虫等也可导致医院内感染。从医院内感染病人体内分离的细菌,大多具有耐药性,而且部分还是多重耐药。医院内感染常见微生物见表2-4。

表2-4　医院内感染常见微生物

种类	病　原　体
革兰氏阳性球菌	肠球菌、金黄色葡萄球菌、凝固酶阴性葡萄球菌、链球菌属(A、B、C、D、G 群)、肺炎链球菌等
革兰氏阴性杆菌	不动杆菌属、大肠埃希氏菌、克雷伯菌属、肠杆菌属、变形杆菌属、沙雷菌属、枸橼酸菌属、沙门氏菌属、铜绿假单胞菌、嗜血杆菌属、军团菌属
厌氧菌	类杆菌、梭杆菌、丙酸杆菌、消化球菌、产气荚膜梭菌等
其他细菌	产单核细胞李斯特菌、结核分枝杆菌等
病毒	流感病毒、肝炎病毒、轮状病毒水痘病毒、单纯疱疹病毒、腺病毒、巨细胞病毒等
真菌	白假丝酵母菌、曲霉菌、新型隐球菌、毛霉菌等

二、医院内感染的危险因素

医院内感染的病原体主要来自病人、医护人员、诊疗器械以及医院环境,控制和切断传染源难度较大,因此在临床工作中应警惕引发医院内感染的危险因素。

（一）易感对象

1. **年龄因素**　老年人和婴幼儿易发生医院内感染。

2. **基础疾病**　患有免疫功能缺陷、免疫功能紊乱或其他基础疾病的病人易发生医院内感染。

（二）诊疗技术与侵入性检查与治疗

1. **器官移植**　医院内感染是器官移植病人最常见的并发症,也是造成手术失败及死亡的主要原因。

2. **血液透析和腹膜透析**　血液透析和腹膜透析病人有基础性疾病和免疫功能低下,再进行创伤性操作易发生医院内感染。

3. **侵入性检查** 支气管镜、膀胱镜、胃镜等侵入性检查可破坏黏膜屏障,将正常菌群带入被损伤的检查部位,还可因器械消毒灭菌不彻底,将污染的微生物带入检查部位而造成感染。

4. **侵入性治疗** 气管切开、气管插管、留置导尿管、大静脉插管、伤口引流管、心导管及人工瓣膜等,不仅可破坏皮肤黏膜屏障引起感染,且这些侵入性治疗所用的生物材料易引起细菌等的黏附而导致感染。

5. **放射性治疗** 该治疗方法在损伤肿瘤组织的同时也破坏正常组织,损伤免疫系统,降低免疫功能。

6. **化学治疗** 采用细胞毒药物治疗恶性肿瘤,这类药物亦可直接作用于正常组织细胞,损伤和破坏免疫系统功能。

7. **激素应用** 激素具有抗炎作用,同时具有免疫抑制作用,使用不当或长期使用会引发医院内感染。

另外,抗菌药物使用不当,甚至滥用,进行外科手术及各种引流,长期使用呼吸机等均是医院内感染的危险因素。

三、医院内感染的监测与控制

医院内感染监测是指长期、系统、连续地收集、分析医院内感染在一定人群中的发生、分布规律及其影响因素,并将监测结果报送和反馈给有关部门和科室,为医院内感染的预防、控制和管理提供科学依据。医院内感染监控资料来源于微生物学报告、病房巡视、活检报告、医务人员健康记录、出院病人随访等。

(一)医院内感染的监测

1. **监测的内容** 包括病原体、易感者、媒介因素和环境等方面的监测。

2. **监测的类型** 根据监测范围分为全面综合性监测和目标监测两类。全面综合性监测是指连续不断地对所有临床科室的全部住院病人和医务人员进行医院内感染及其有关危险因素的监测。监测对象是住院病人(监测手术部位感染发病率时可包括出院后一定时期内的病人)和医务人员。目标性监测是指针对高危人群、高发感染部位等开展的医院内感染及其危险因素的监测。包括:①手术部位感染的监测,监测对象是被选定监测手术的所有择期和急诊手术病人。②成人及儿童重症监护病房(ICU)监测,ICU感染指病人在ICU发生的感染,即病人住进ICU时,该感染不存在也不处于潜伏期;病人转出ICU到其他病房后,48h内发生的感染仍属ICU感染。③新生儿病房(包括新生儿重症监护室)的监测,监测对象是新生儿病房或新生儿重症监护室进行观察、诊断和治疗的新生儿。④细菌耐药性监测,监测临床分离细菌耐药性发生情况,包括临床上一些重要的耐药细菌的分离率,如耐甲氧西林金黄色葡萄球菌(MRSA)、耐万古霉素肠球菌(VRE)、泛耐药的鲍曼不动杆菌(PDR-AB)和产超广谱β-内酰胺酶(ESBLs)的革兰氏阴性细菌等。

3. **医院内感染监测的对象及方法**

(1)重点科室的监测

1)手术室和ICU:手术室应严格无菌,执行无菌操作技术,确保手术的安全。ICU病人病情严重,免疫力低,抗感染能力低下,易引起呼吸道、泌尿道及损伤部位等感染。

2)新生儿病房:新生儿对病原体高度敏感,应加强新生儿病房的管理和监测,预防新生儿医院内感染的发生。

3)血液透析室:该科室环境易受血液污染,此环境也是肝炎等疾病传播重点区域,应定期采样监测。

4)中心供应室:肩负着向全院供应无菌器材和医疗用品,应定期对其消毒灭菌器材进行灭菌效果监测和热原监测。

5)血库:经输血感染的疾病有乙型肝炎、丙型肝炎、AIDS、疟疾、梅毒等,应严格管理和监测血液及血制品,严控输血感染的发生。

6)临床注射治疗室和临床实验室:这些科室直接为病人提供诊治场所,病人多而复杂,极易造成环境污染,应定期对其进行采样监测。

（2）空气中细菌含量的监测

1）采样及检查原则:采样后必须尽快对样品进行相应指标的检测,送检时间不得超过6h,若样品保存于0~4℃时,送检时间不得超过24h。

2）空气采样及检查方法:①采样时间,选择消毒处理后与进行医疗活动之前期间采样;②采样高度,与地面垂直高度80~150cm;③布点方法,室内面积≤30m²,设一条对角线上取3点,即中心一点、两端各距墙1m处各取一点,室内面积>30m²,设东、西、南、北、中5点,其中东、西、南、北点距墙1m;④采样方法,用9cm直径普通营养琼脂平板在采样点暴露5min后送检培养;⑤细菌菌落总数检查,计算公式如下:

$$空气细菌菌落总数（CFU）/m^3 = \frac{50\ 000N}{AT}$$

A:平板面积(cm²);T:平板暴露时间(min);N:平均菌落数(CFU/平板)

（3）物体表面细菌污染监测

1）采样时间:选择消毒处理后4h内进行采样。

2）采样面积:被采表面<100cm²,取全部表面;被采表面≥100cm²,取100cm²。

3）采样方法:用5cm×5cm的标准灭菌规格板,放在被检物体(台面、地板、墙壁等)表面,用浸有无菌生理盐水采样液的棉拭子1支,在规格板内横竖往返各涂抹5次,并随之转动棉拭子,连续采样1~4个规格板面积,剪去手接触部分,将棉拭子放入装有10ml采样液的试管中送检。门把手等小型物体则采用棉拭子直接涂抹物体的方法采样。

$$物体表面细菌菌落总数（CFU/cm^2）= 平板上平均菌落数×\frac{采样液稀释倍数}{采样面积（cm^2）}$$

（4）医护人员手细菌监测

1）采样时间:在接触患者、从事医疗活动前进行采样。

2）采样面积及方法:被检人五指并拢,将浸有无菌生理盐水采样液的棉拭子在双手指曲面从指根到指端来回涂擦各两次(一只手涂擦面积约30cm²),并随之转动采样棉拭子,剪去手接触部位,将棉拭子放入装有10ml采样液的试管内送检。采样面积按平方厘米(cm²)计算。

3）细菌菌落总数检查:计算公式如下:

$$手细菌菌落总数（CFU/cm^2）= 平板上平均菌落数×\frac{采样液稀释倍数}{30×2}$$

（5）医疗用品细菌监测

1）采样时间:在消毒或灭菌处理后,存放有效期内采样。

2）采样量及采样方法:可用破坏性方法取样的医疗用品,如输液(血)器、注射品和注射针等均参照《中华人民共和国药典》无菌检查法规定执行。对不能用破坏性方法取样的特殊医疗用品,可用浸有无菌生理盐水采样液的棉拭子在被检物体表面涂抹采样,被采表面<100cm²,取全部表面;被采表面≥100cm²,取100cm²。

3）无菌检查:按《中华人民共和国药典》无菌检查法规定执法。

（6）使用中消毒剂与无菌器械保存液细菌监测

1）采样时间:采取更换前使用中的消毒剂与无菌器械保存液。

2）采样量及方法:在无菌条件下,用无菌吸管吸取1ml被检样液,加入9ml稀释液中混匀,对于醇类与酚类消毒剂,稀释液用普通营养肉汤即可。对于含氯消毒剂、含碘消毒剂、过氧化物消毒剂,需在肉汤中加入0.1%硫代硫酸钠。对于氯己定、季铵盐类消毒剂,需在肉汤中加入3%(W/V)吐温80和0.3%卵磷脂。对于醛类消毒剂,需在肉汤中加入0.3%甘氨酸。对于含有表面活性剂的各种复方消毒剂,需在肉汤中加入3%(W/V)吐温80,以中和被检样液的残效作用。

3）细菌菌落总数检查。

4）结果分析:平板上有菌生长,证明被检样液有残存活菌,若每个平板菌落数在10个以下,仍可用于消毒处理(但不能用于灭菌),若每个平板菌落数超过 10 个,说明每毫升被检样液含菌量已超过 100 个,即不宜再用。

2012 年我国颁布的医院空气、物体表面和医护人员手卫生标准见表 2-5。

表 2-5 各类环境空气、物体表面、医护人员手细菌菌落总数卫生标准

环境类别	范 围	空气平均菌落数		物体表面/(CFU/cm²)	医护人员手/(CFU/cm²)
		CFU/皿	CFU/m³		
Ⅰ类	层流洁净手术室	符合 GB 50333 要求	≤10	≤5.0	≤5.0
	层流洁净病房	≤4.0(30min)		≤5.0	≤5.0
Ⅱ类	普通手术室、产房、婴儿室、早产室、普通保护性隔离室、供应室无菌区、烧伤病房、重症监护病房	≤4.0(15min)	≤200	≤5.0	≤5.0
Ⅲ类	儿科病房、妇产科检查室、注射室、换药室、治疗室、供应室清洁区、急诊室、化验室、各类普通病房和房间	≤4.0(5min)	≤500	≤10.0	≤10.0
Ⅳ类	传染病科及病房	≤4.0(5min)	-	≤15.0	≤15.0

(7) 消毒灭菌效果的监测

1) 压力蒸汽灭菌效果的监测:常用生物指示法,指示菌为嗜热脂肪杆菌芽孢(ATCC 7593 或 SSI K31)菌片,含菌量为 $5×10^5 ~ 5×10^6$ CFU/片,此菌在 121℃±0.5℃饱和蒸汽中存活时间≥3.9min,杀灭时间≤19min。将两个嗜热脂肪杆菌芽孢菌片分别放入灭菌小纸袋内,置于标准试验包中心部位。放入灭菌柜室内,上、中层中央和排气口处各放置一个标准试验包,若为手提式压力蒸汽灭菌器则放入底部。经一个灭菌周期后,在无菌条件下,将其取出,投入溴甲酚紫葡萄糖蛋白胨水培养基中,56℃培养 48h,观察培养基颜色变化。培养基不变色,判定为灭菌合格。培养基由紫色变为黄色时,判定为灭菌不合格。

2) 紫外线杀菌效果监测:常用紫外线强度计来测定,生物指示剂为枯草杆菌黑色变种芽孢(ATCC 9372),含菌量为 $10^5 ~ 10^6$CFU/片。根据对照菌片和照射菌片的回收菌数,计算一定时间的杀菌率,要求试验微生物的杀菌率达到 99.9% 以上。

3) 化学消毒剂及其消毒效果的监测

指示微生物:

①细菌:金黄色葡萄球菌(ATCC 6538)、大肠埃希氏菌(8099 或 ATCC 25922)、枯草杆菌黑色变种芽孢(ATCC 9732)。

②白假丝酵母菌(ATCC 10231)。

③乙型肝炎表面抗原,纯化抗原(1.0mg/ml)。

检测方法:①中和试验;②消毒剂定性消毒试验;③消毒剂定量消毒试验;④消毒剂杀菌能量试验;⑤乙型肝炎表面抗原(HBsAg)抗原性破坏试验。

消毒效果评价标准:对细菌和真菌的杀灭率≥99.9%,对 HBsAg,将检测方法灵敏度 10^4 倍或 $5×10^4$ 倍(载体试验)的 HBsAg 抗原性破坏,可判为消毒合格。对枯草杆菌黑色变种芽孢全部杀灭,可判为灭菌合格。在实际应用中消毒效果评价以有机物保护试验的最低浓度和最短时间为该消毒剂达到实用消毒所需的浓度和时间。

(二) 医院内感染的控制

医院内感染的控制是建立在监测的基础上,对各种危险因素采取有效的控制措施,降低医院内感染的发生率。控制措施主要有以下几方面:

1. 医护人员的医德和专业教育 医德是指医护人员对病人极端负责任和对技术精益求精。医护人员在诊疗过程中的行为,很大程度上影响医院内感染的发生率。医院要开展医德及医院内感染专业知识教育,提高认识,自觉遵守各种规章制度,控制医院内感染的发生。

2. **消毒灭菌和无菌操作**　诊疗过程中必须严格执行无菌操作,进入人体组织的医疗用品必须灭菌,接触皮肤黏膜的器械和用品必须消毒。严格使用一次性的注射器和输液器。严格执行消毒灭菌操作规程,消毒灭菌后应进行有效监测。

3. **合理使用抗菌药物**　抗菌药物使用不当是造成医院内感染的重要原因,合理使用抗菌药物是降低医院内感染率的重要措施之一。

4. **建立控制医院内感染制度**　建立必要的控制医院内感染制度,才能确保各项措施的实施。医院内感染控制制度包括各种诊疗手段的无菌操作制度、保护性隔离消毒制度、重点区域卫生保洁制度、合理使用抗菌药物制度等。

本章小结

　　细菌感染是指致病菌在宿主体内生长繁殖和/或产生毒性产物,同时与宿主细胞之间相互作用,引起宿主出现病理变化的过程。感染能否发生与细菌毒力强弱、侵入机体的数量、侵入门户以及机体的免疫力、环境因素等密切相关。细菌毒力因子主要包括侵袭力和毒素。临床常见感染类型包括隐性感染、潜伏感染、显性感染和带菌状态等。

　　医院内感染以内源性感染为主,引起医院内感染的病原体主要是条件致病菌。医院内感染的控制主要依赖于严格消毒灭菌、无菌操作、合理使用抗菌药物、建立控制医院内感染制度和提高医护人员的医德和专业技能。

（王海河）

扫一扫,测一测

思考题

1. 病原菌的致病作用与哪些因素有关?
2. 外毒素与内毒素有什么区别?
3. 什么是医院内感染? 医院内感染常见的病原体特点有哪些?
4. 什么是医院内感染监测? 监测内容和类型包括哪些?

学习目标

1. 掌握革兰氏染色的原理、操作与结果判断,细菌接种技术与培养方法,细菌在培养基中的生长现象。细菌生化反应的原理、方法及应用。

2. 熟悉细菌染色标本检查的基本程序,细菌培养常用培养基与器材,毒素检测与质谱鉴定技术的原理、方法及应用,药敏检测的原理与应用。

3. 了解细菌不染色标本的检查方法和用途,免疫学技术、分子生物学技术、药敏检测技术以及自动化检测技术在鉴定微生物方面的运用。

4. 具有全面认识和分析细菌检验基本技术的能力。

5. 能正确运用细菌检验基本技术鉴定细菌。

第一节　细菌形态检验技术

细菌形态检验是利用显微镜对细菌大小、形态、排列、结构、动力和染色性等特征进行观察与分析的方法。通过镜检可快速获取临床标本中有无细菌和菌含量等信息,并根据细菌的形态、结构和染色性对待检细菌进行初步识别和分类,为后续的生化反应、药物敏感性试验和血清学鉴定等提供依据。

一、不染色标本检验

未对细菌染色而直接显微镜观察,主要用于细菌的动力和运动形式的观察。常用的方法有悬滴法、压滴法和毛细管法等。

1. **压滴法**　取一洁净载玻片并做好标记,用接种环挑取细菌培养液或与生理盐水混合均匀的菌悬液1~2环,置于载玻片中央,然后盖上洁净的盖玻片,静置数秒钟后,高倍镜下观察(图3-1)。

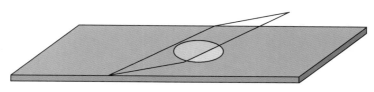

图3-1　细菌压滴法

2. **悬滴法** 取一洁净凹玻片,将其周围边缘均匀涂布薄层凡士林。在一洁净盖玻片中央滴加一小滴菌液,将凹玻片凹面向下对准盖玻片中央盖于其上,翻转后用镊子轻轻按压。然后将玻片置于高倍镜下观察(图3-2)。

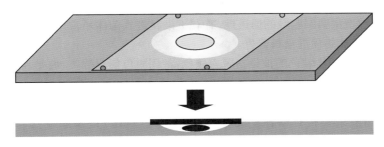

图3-2 细菌悬滴法

图片:未染色标本镜检(毛细管法)

3. **毛细管法** 主要用于观察厌氧菌的动力,先将待检菌接种在适当液体培养基中并厌氧培养,取毛细管(长度60mm左右,孔径0.5mm左右),将其伸入培养物中,此时菌液进入毛细管。用火焰将毛细管两端熔封,再用适当方式(例如胶带)固定毛细管于玻片上,然后镜检。

有鞭毛的细菌运动时出现位移,无鞭毛的细菌作布朗运动,细菌在原位颤动。上述方法所用玻片不宜过厚,以1.0~1.1mm厚度为宜,应清洁无油渍。滴加的菌液应适量,不应溢出或产生气泡。观察未经染色的细菌标本时,镜下光线不宜过强,可通过调节光栅和聚光器位置控制光的亮度。

二、染色标本检验

细菌染色标本检查在细菌鉴定中应用广,起着重要的作用。细菌标本经过染色后,可清晰观察到其形态、大小、排列方式,亦可根据染色反应将细菌分类等。

(一)常用染料

用于细菌染色的染料大多是人工合成的含苯环或苯的有机物,连接在苯环上带双键的有色化学基团称为色基,它使染料带颜色,例如—NO₂(硝基)和—N＝N—(偶氮基)等。决定染料与被染物之间的亲和性但不显色的化学基团称为助色基,例如—NH₂(碱性)和—OH(酸性)等。常用染料包括:

1. **碱性染料** 亚甲蓝、结晶紫和碱性复红等,色基带正电,易与带负电的被染物结合着色。

2. **酸性染料** 伊红、酸性复红、刚果红等,色基带负电。

3. **复合染料和荧光染料** 复合染料是碱性与酸性染料的复合物,如伊红亚甲蓝染料、吉姆萨染料等。荧光染料常用异硫氢酸基荧光素、金胺"O"荧光染料等。

(二)染色标本检验程序

染色标本检验的程序包括涂片、干燥、固定、染色和镜检。

1. **涂片** 用接种环取适量的菌液在玻片上,若为固体培养物,需先取适量生理盐水于玻片中央,再取适量菌落或菌苔于生理盐水中充分研磨均匀,涂布成直径为1.0cm²厚薄均匀的圆形菌膜。

2. **干燥** 标本涂片后需要干燥,自然干燥较为常用,但需要时间较长。若要加速干燥,可将玻片的菌膜面向上,置于酒精灯火焰上方适当的距离处慢慢烘干,切勿靠近火焰,以防高温引起细菌变形或者细胞壁变化。

3. **固定** 玻片干燥后,常用加热法固定,即将玻片匀速通过酒精灯火焰3次。亦可用化学干燥法和冷冻干燥法固定,化学干燥法适用于一些容易脱落的标本,如采用甲醇固定的标本。固定标本的目的在于:①凝固细菌的蛋白质,杀死细菌;②改变细菌对染料的通透性,有利于细菌着色;③使菌体牢固结合于载玻片,冲洗过程中不易脱落;④尽可能保持细菌原来的形态与结构。

4. **染色** 细菌染色方法多种,根据不同检验目的选用不同的染色方法。根据所用染料种类的多少,可分为单染法和复染法两种。

单染法仅选用一种染料染色,例如吕氏亚甲蓝或稀释苯酚复红染色,经一种染料染色后即可观察细菌的形态、大小、排列或简单结构。

复染法需要两种或两种以上的不同染料进行染色,染色后即可观察细菌的大小、形态和排列,又可用于鉴别细菌,故又称为鉴别染色。鉴别染色包括革兰氏染色法和抗酸染色法。复染法步骤稍微复杂,染色的一般步骤包括初染、媒染、脱色和复染。

（1）初染:用第一种染液对固定后的细菌进行染色。

（2）媒染:媒染所用的染料又称媒染剂,其作用在于增强染料与细菌的亲和力,使染料更加固定在细菌上,同时又可改变细菌细胞壁的通透性,有利于染料进入菌体。常用的媒染剂包括碘液、苯酚、鞣酸、明矾等,也可通过加热促进染料着色。

（3）脱色:用脱色剂使已着色的被染物脱去颜色,常用脱色剂有醇类、酸类、碱类等。脱色剂的作用机制是影响细菌蛋白质的电离程度,改变其电荷的性质和数量,从而影响细菌与染料的结合程度。

（4）复染:经脱色处理的细菌再用复染液复染使其重新着色,并且与初染颜色形成鲜明对比,故又称对比染色。常用复染染料有稀释复红和沙黄(与紫色对比)以及亚甲蓝和苦味酸(与红色对比)等。

5. 镜检　染色完毕,晾干玻片后置于显微镜下观察。普通光学显微镜可观察细菌的基本形态和一些特殊结构(芽孢、荚膜和鞭毛)。

（三）常用染色方法

1. 单染色法

（1）原理:在中性、碱性或弱酸性溶液中,细菌通常带负电荷,碱性染料电离时带正电,易与带负电荷的细菌细胞结合而使细菌着色。

（2）染液:稀释苯酚复红、吕氏亚甲蓝液等。

（3）染色方法:将染色液滴加在已固定的细菌涂片上,染色 1min 水洗,待玻片干燥后镜检。

2. 革兰氏染色法　革兰氏染色(Gram staining)法在1884年由丹麦病理学学家 C. Gram 创立,至今仍是细菌染色的重要方法,是细菌学中最常用的鉴别染色法。

（1）染色原理:革兰氏染色法的原理目前尚未完全明确,主要有如下几种学说。

1）细胞壁渗透学说:结晶紫初染和碘液媒染后,在菌体内形成了不溶于水的结晶紫与碘的复合物。由于革兰氏阳性菌细胞壁较厚、肽聚糖层数较多且较致密、含脂质少,故遇乙醇脱色时乙醇不易渗入菌体,反而使细胞壁脱水,细胞壁间隙缩小,通透性下降,阻碍了结晶紫与碘复合物的渗出。而革兰氏阴性菌因其细胞壁结构疏松,含脂质多,肽聚糖层薄且无三维立体结构,乙醇易将脂质溶解而使细菌细胞壁通透性增高,菌体内的结晶紫与碘复合物易被乙醇溶解逸出而脱色。目前认为,细菌细胞壁结构和化学组分的差异是染色性不同的主要原因。

2）化学学说:与细菌胞质中核糖核酸镁盐有关,革兰氏阳性菌细胞质中所含的核糖核酸镁盐较多,核糖核酸镁盐与结晶紫-碘结合形成更大的复合物,不易被乙醇脱色。革兰氏阴性菌所含量核糖核酸镁盐较少,则易被乙醇脱色。

3）等电点学说:与细菌所带的电荷量有关。革兰氏阳性菌等电点(pI)为 2~3,在中性或碱性环境中所带负电荷多。革兰氏阴性菌 pI 为 4~5,所带负电荷少。所以,革兰氏阳性菌与带正电荷的碱性染料结合更加稳固,不容易被脱色。

（2）染液:结晶紫溶液、鲁氏碘液、95%乙醇、稀释苯酚复红或沙黄。

（3）染色方法:目前商品化的革兰氏染色试剂盒较多,方法上存在略微不同,但一般染色过程如下:细菌标本经涂片、干燥和固定后,先用结晶紫液初染 1min,水洗后再滴加碘液媒染 1min,水洗后用95%乙醇脱色 0.5~1.0min,直至紫色不再脱褪,水洗后再用稀释苯酚复红或沙黄复染 0.5~1.0min,水洗,干燥后镜检。

（4）结果:用普通光学显微镜观察,镜下染成紫色的为革兰氏阳性菌(例如金黄色葡萄球菌),染成红色的为革兰氏阴性菌(例如大肠埃希氏菌)。

（5）革兰氏染色的实际意义

1）鉴别细菌:根据革兰氏染色结果,可将细菌分为革兰氏阳性菌和革兰氏阴性菌。可以初步鉴别细菌,缩小检验范围,有助于进一步选择相应鉴定方法。

2）选择药物:革兰氏阳性菌和革兰氏阴性菌的细胞壁存在较大差异,导致对抗生素和化学药剂的敏感性也不同。如革兰氏阳性菌大多对青霉素、头孢菌素、红霉素等药物敏感。而革兰氏阴性菌大

图片:细菌革兰氏染色结果(×1 000)

多对青霉素不敏感,但对链霉素、庆大霉素、氯霉素等敏感。临床上可根据致病菌的革兰氏染色性质,合理选择有效的药物及时治疗。

3）与致病性有关:革兰氏阳性菌能产生外毒素,革兰氏阴性菌能产生内毒素,两者的致病作用不同。

3. 抗酸染色法

（1）原理:分枝杆菌属细菌细胞壁内含有大量脂质,主要是分枝菌酸,它包围在肽聚糖外面,所以分枝杆菌属细菌一般不易着色,要经过加热和延长染色时间来促使其着色。但是,分枝杆菌属细菌中的分枝菌酸与染料结合后,则很难被酸性脱色剂脱色,故名抗酸染色。该染色法是在加热条件下使分枝菌酸与苯酚复红牢固结合成复合物,用3%盐酸酒精处理也不容易脱色,但背景可呈无色。经碱性亚甲蓝复染后,分枝杆菌属细菌仍为红色,而其他细菌及背景中物质为蓝色。现在临床检验中也常用弱抗酸染色法检验诺卡菌属等具有弱抗酸性的细菌,本方法与抗酸染色法不同之处在于脱色剂,前者脱色剂可为1%硫酸,其他均相同。

（2）染液:苯酚复红液、3%盐酸酒精、碱性亚甲蓝溶液。

（3）染色方法:分为涂片、干燥、固定、染色和镜检五步。

1）涂片:分为薄涂片和厚涂片,涂片大小分别为2.0cm×2.5cm和2.0cm×1.5cm。

2）干燥:分为自然干燥和加热促进干燥,通常使用后者。

3）固定:方法同革兰氏染色。

4）染色

①初染:用玻片夹夹持涂片标本,滴加苯酚复红2~3滴,在火焰高处徐徐加热,切勿沸腾,出现蒸汽即暂时离开,若染液蒸发减少,应再加染液,以免干涸,加热5~10min,待标本冷却后用水冲洗。

②脱色:3%盐酸酒精脱色0.5~1.0min,用水冲洗。

③复染:用碱性亚甲蓝溶液复染1min,流水冲洗后用吸水纸吸干。

5）油镜检查。

（4）结果判断:抗酸菌呈红色,背景和非抗酸性细菌呈蓝色。

（5）注意事项:①疑有结核分枝杆菌的标本检验时,需要在生物安全柜和专门实验室开展;②涂片厚度要适中,以透过痰膜(痰标本)可看清书本或报纸上的文字为宜,太厚容易脱落,太薄将降低阳性检出率;③有些标本难以固定,需要采取特殊固定方法;④注意染色时间的把握,尤其是初染步骤;⑤初染时加热勿让染液沸腾。

（四）其他染色方法

1. 细菌特殊结构染色法　细菌特殊结构中的荚膜、鞭毛和芽孢,通过一般染色法不容易着色,需用特殊染色法。

（1）荚膜染色:细菌荚膜主要成分为多糖类物质,一般染料不容易着色。用结晶紫初染,初染后菌体和荚膜皆呈紫色。由于荚膜为非离子物质,初染颜色仅附着其上而不吸收,且荚膜为水溶性,用脱色剂冲洗后荚膜上附着的结晶紫被洗掉脱色。细菌涂片滴加结晶紫染液加热至冒蒸汽,用20%硫酸铜溶液冲洗(切勿用水洗),干燥后镜检。细菌及背景呈紫色,荚膜呈淡紫或无色。

（2）鞭毛染色:先用媒染剂处理,使鞭毛直径增粗,易于观察,再进行染色。用接种环取少量细菌,轻轻移入与菌种同温的1ml无菌蒸馏水试管中,勿振动,制备的菌液在37℃保温10min。用接种环从试管上端取菌液,置于玻片的一端,稍稍倾斜玻片使菌液缓慢流向另一端,待玻片自然干燥,再滴加染液作用10~15min,细水流冲洗,待玻片自然干燥后镜检。菌体和鞭毛均被染成红色,菌体着色较鞭毛深。染色时间长则鞭毛粗,染色时间短则鞭毛细。

（3）芽孢染色:细菌芽孢有多层膜壳,结构致密,故其对染料的亲和力与菌体不同,染色后菌体和芽孢分别着不同颜色而易于区分。细菌涂片后滴加苯酚复红用小火加热约5min,冷后水洗,用95%乙醇脱色2min水洗;亚甲蓝液复染0.5min,水洗吸干后镜检。芽孢呈红色,菌体呈蓝色。

2. 负染色法　该染色方法可使背景着色,而菌体不着色,通过背景颜色反衬菌体,包括墨汁负染色法、刚果红负染色法等。本类方法操作便捷,在临床检验工作中经常应用,例如墨汁负染色法查脑脊液中的新型隐球菌。

3. 异染颗粒染色法　改良Albert染色法,细菌涂片加A液染3~5min后水洗,滴加B液染1min后

图片:分枝杆菌的抗酸染色(×1 000)

图片:荚膜染色(×1 000)

图片:细菌鞭毛染色(×1 000)

图片:细菌芽孢染色(×1 000)

笔记

水洗吸干后镜检。菌体呈绿色,异染颗粒呈蓝黑色。

三、特殊显微镜检验法

1. **暗视野显微镜检验法** 装有暗视野聚光器的显微镜,由于采取特殊的照明方式,能够在暗背景下呈现明亮的像,分辨率较高,比普通光镜高 40 倍,可用来观察未染色的活体微生物或者胶体颗粒。在显微镜特制的暗视野聚光器的控制下,光线不能直接射入镜筒,而是从聚光器四周边缘斜射至载玻片的标本上,故视野背景是黑暗的,但由于光的散射作用使菌体在黑暗的背景中发亮,便于辨认(图 3-3)。

2. **相差显微镜检验法** 应用光波的衍射和干涉原理,通过环状光阑和相差物镜把物体的相位差转变成振幅差,从而使透明的结构产生明显的亮暗差异,使菌体与周围环境、菌体内某些结构形成明暗对比,以显示出被观察菌体的细微结构。未染色的细菌内结构在可见光下为半透明,在普通光学显微镜下不能很好显示,而相差显微镜能较好观察活菌运动和细菌内部的细微结构。

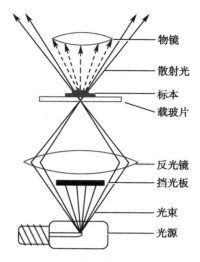

图 3-3 暗视野显微镜光路原理示意图

3. **荧光显微镜检验法** 该方法是利用荧光显微镜检测荧光素发出的荧光,对待检标本进行检验的一种方法。可利用荧光素标记抗体,再将标记的抗体与细菌特异性的抗原结合,形成荧光素-抗体-细菌复合物,荧光素经一定波长的光(如紫外光)照射后,最终以荧光的形式被检测,从而反映出待检标本中有无目的菌。

4. **电子显微镜检验法** 电镜以波长极短(约 0.005nm)的电子流作为光源,能分辨 1nm 的物体,可放大到百万倍。电子显微镜可分为透射电子显微镜和扫描电子显微镜两种。透射电子显微镜用于观察细菌内部的超微结构,扫描电子显微镜适用于对细菌表面结构及附件和三维空间的立体结构进行观察。用电镜观察时,需先对标本进行特殊制片,在干燥真空状态下检查,故不能观察活的微生物。

5. **扫描隧道显微镜检验法** 扫描隧道显微镜分辨率极高,横向分辨率可达 0.1~0.2nm,纵向分辨率可达 0.001nm,可以对单个原子进行观察。由于在扫描时并不接触样品,也没有高能电子束轰击,因而可以避免样品变形。不仅可以在真空下操作,在保持样品生理条件的大气及液体环境下也可以工作,对生命科学研究领域具有十分重要的意义。

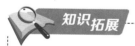

知识拓展

冷冻电子显微镜技术

冷冻电子显微镜技术(冷冻电镜技术)是在低温下使用透射电子显微镜观察样品的显微技术,这项技术获得了 2017 年诺贝尔化学奖,是一种重要的结构生物学研究方法,它与 X 射线晶体学、核磁共振(nuclear magnetic resonance,NMR)一起构成了高分辨率结构生物学研究的基础。冷冻电镜可以"冷冻一切",如可以冷冻生物组织小碎片,可以冷冻溶液中的分子,可以冷冻重悬后的细菌,也可以冷冻细菌的核糖体等。冷冻电镜技术使生物分子成像变得更加简单,可以用来确定细菌中生物分子的高清晰度结构,可以用于观察细菌蛋白的三维结构,因此,这项技术具有极高的科学研究价值。

第二节 细菌接种与培养技术

细菌接种与培养是微生物操作的基本技术,首先要求操作者要具有无菌意识,其次要具有基本的条件,包括实验室、接种环、接种针、培养箱、超净工作台、生物安全柜、冰箱和培养基等。

一、培养基

培养基(culture medium)是指根据微生物生长繁殖或代谢所需,用人工方法配制的适合细菌生长繁殖或代谢的综合营养物质,供微生物培养、分离、鉴别、研究和保存用。

(一)培养基的成分与作用

1. 营养物质

(1) 蛋白胨:蛋白胨是将肉、酪素或明胶用酸或蛋白酶水解后干燥而成的外观呈淡黄色的粉剂,具有肉香的特殊气味。蛋白质经酸、碱或蛋白酶分解后也可形成蛋白胨。蛋白胨富含有机氮化合物,也含有一些维生素和糖类。它可以作为微生物培养基的主要原料,一般用于产生蛋白胨的蛋白包括动物蛋白(酪蛋白、肉类)、植物蛋白(大豆类)和微生物蛋白(酵母)等。能为微生物提供碳源、氮源和生长因子等营养物质。

(2) 肉浸液:将新鲜牛肉去除脂肪、肌腱及筋膜后,浸泡、煮沸而制成的肉汁。肉汁中含有可溶性含氮浸出物、非含氮浸出物和一些生长因子。该物质可为细菌提供氮源和碳源。

(3) 牛肉膏:肉浸液经长时间加热浓缩熬制而成。在此过程中糖类物质由于加热被破坏,因而其营养价值低于肉浸液,但因无糖可用作肠道鉴别培养基的基础成分。

(4) 糖醇类:常用的糖类有单糖(葡萄糖、阿拉伯胶糖等)、双糖(乳糖、蔗糖等)和多糖(淀粉、菊糖等),常用醇类有甘露醇和卫茅醇等。糖类物质不耐热,高温加热时间过长会使糖类物质焦化而破坏。糖醇类物质为细菌生长提供碳源和能量,也用于细菌的鉴别。

(5) 血液:是培养基中的一种特殊物质,除了含有常规培养基含有的成分外,还含有能提供细菌生长所需的辅酶(如V因子)、血红素(如X因子)等特殊生长因子。适用于培养对培养条件要求较为苛刻的细菌,如流感嗜血杆菌。此外,因有些细菌具有溶解血细胞的能力,故培养基中加入血液有利于溶血现象的观察。

(6) 鸡蛋或动物血清:是培养基的特殊成分,可用于某些细菌的培养,例如为了更好观察白喉棒状杆菌的异染颗粒,可将其培养基中加入动物血清,制备成吕氏血清斜面培养基。结核分枝杆菌培养所用的罗氏培养基中则加入了鸡蛋液。

(7) 生长因子:有些物质是某些细菌生长所必需,但其自身不能合成,包括B族维生素、某些氨基酸、嘌呤、嘧啶和特殊生长因子(X因子、V因子)等。在制备培养基时,必须加入相应的生长因子成分。

(8) 无机盐:细菌生长也需要各种化学元素,例如钾、钠、钙、镁、铁、磷、硫等,其中氯化钠和磷酸盐是培养基中最为常用的盐类。无机盐对维持细菌酶的活性有重要作用,氯化钠可维持细菌体内外的渗透压,磷酸盐除了提供细菌生长所需要的磷源外,还可以对培养基的酸碱环境起到缓冲作用。

2. 水 许多营养物质必须溶于水才能被细菌吸收,细菌生理生化功能的实现也必须在水环境中进行,因此水是培养基的必需成分。配制培养基常用蒸馏水或去离子水,去离子水不含有各种离子,不会对培养基的环境造成影响。

3. 凝固剂 凝固剂是固体或半固体培养基中所要加入的成分,有助于液体培养基发生凝固。最常用的凝固物质为琼脂,琼脂是一种胶体物质,来源于石菜花,其成分主要为多糖(硫酸酚酯半乳糖)。该物质加热至98℃以上时可溶解于水,而冷却至45℃以下时凝固,无营养作用,不能被细菌利用,是一种理想的固体培养基赋形剂。特殊情况下亦可使用明胶、卵白蛋白及血清等。

4. 抑制剂 该类物质加在培养基中可抑制杂菌但不抑制目的菌的生长,从而有利于标本中目的菌的筛选。抑制剂具有选择性抑制的特征,因此可以在制备培养基时根据不同目的而选择不同的抑制剂。抑制剂在肠道杆菌、霍乱弧菌等培养中应用较多,常见的包括胆盐、煌绿、亚硫酸钠和某些抗生素等。

5. 指示剂 指示剂是细菌生化鉴定用的一种培养基成分,可用于观察细菌是否利用或分解培养基中的糖、醇类物质。常见培养基指示剂包括酚红、溴麝香草酚蓝、中性红、中国蓝等酸碱指示剂及亚甲蓝等氧化还原指示剂等。

(二)培养基的分类

1. 根据物理性状,把培养基分为如下3类。

(1) 液体培养基:在肉浸液中加入1%蛋白胨和0.5%NaCl,调pH至7.4,高压灭菌后即成为液体培养基,常用于增菌培养或纯培养。

（2）半固体培养基:在液体培养基中加入 0.2%~0.5%琼脂,琼脂溶化冷却后即成半固体培养基,常用于保存菌种及观察细菌的动力。

（3）固体培养基:在液体培养基中加入 2%~3%琼脂,琼脂溶化冷却后即成为固体培养基。该培养基倾注至培养皿中制成平板,用于细菌的分离、鉴定及药敏试验等,注入试管中则可制成斜面而用于菌种的保存等。

2. 根据培养基的用途,将其分为如下几类。

（1）基础培养基:含细菌所需最基本的营养成分,可供大多数细菌生长。常用的如含适量蛋白胨、氯化钠、磷酸盐的营养肉汤和营养琼脂(pH 7.2~7.6)。基础培养基广泛应用于细菌学检验,也是制备其他培养基的基础成分。

（2）营养培养基:基础培养基再加入一些其他营养成分,如葡萄糖、血液、血清、酵母浸膏、生长因子等,以满足营养要求较高的细菌生长繁殖所需。常用的有血琼脂平板、巧克力琼脂平板等。

（3）增菌培养基:多为液体培养基,主要目的是增加标本中目的菌的数量,以提高目的菌的检出率。例如伤寒沙门氏菌增菌培养基亚硒酸盐(SF)或四硫磺酸盐(TT)以及志贺氏菌的增菌培养基 GN 肉汤。

（4）鉴别培养基:利用各种细菌分解糖类和蛋白质的能力及其代谢产物的不同,即生化反应能力的不同,在培养基中加入特定的作用底物和指示剂,以此来区别各种细菌。主要用于各种细菌的生化鉴别,常用鉴别培养基有糖发酵培养基、克氏双糖铁培养基等。

（5）选择培养基:在培养基中加入抑制性物质,选择性抑制非目的菌生长,促进目的菌生长。常用选择培养基有高盐甘露醇培养基、SS 琼脂、伊红亚甲蓝等。

（6）特殊培养基:特殊培养基主要包括厌氧培养基、L 型细菌培养基、快速鉴定培养基等。常用厌氧培养基有庖肉培养基、硫乙醇酸钠培养基等;高渗(3%~5% NaCl,10%~20%蔗糖等)低琼脂培养基用于培养 L 型细菌;快速鉴定培养基是指通过分离培养,根据培养特性即能鉴定微生物所用的培养基,如显色培养基属于此类。显色培养基是一类利用微生物自身代谢产生的酶,使相应底物反应而显色的原理来检测微生物的新型培养基。这些相应的显色底物是由产色基团和微生物可代谢物质组成,在微生物的特异性酶作用下,游离出产色基团显示一定颜色,直接观察菌落颜色即可对细菌进行快速鉴别或鉴定。

另外,目前临床实验室培养细菌多使用市售干燥培养基,干燥培养基又称脱水培养基,是将其各组分制成粉末状固体,使用时取一定量溶解、灭菌、分装即可。干燥培养基由于其使用方便、易保存、价格较低而受欢迎。常见的有基础培养基、营养琼脂培养基、LB（Luria Broth）培养基和 TSB（Tryptic Soy Broth）培养基等粉剂。

（三）培养基制备的原则与程序

1. 制备原则

（1）目的要明确:根据培养的微生物种类、培养目的等确定培养基的类型和配制量。

（2）营养要协调:培养基中各种营养物质的浓度和比例要适宜。

（3）pH 要适宜:细菌培养基 pH 中性或略偏碱性,真菌培养基呈酸性。

2. 制备程序

（1）调配:按照培养基的配方准确称量各成分,置于盛有蒸馏水的三角烧瓶中,充分混匀。

（2）溶化:将培养基的各成分混匀于水中,加热溶解。加热过程中应不断搅拌,并防止液体外溢。溶化完毕后应注意补充失去的水分。

（3）矫正 pH:用 pH 比色计、精密 pH 试纸或比色法可测定培养基的 pH,一般将培养基的 pH 矫正至 7.4~7.6,有的细菌需要酸性或碱性培养基。由于培养基经高压灭菌后,其 pH 约降低 0.1~0.2,因此矫正 pH 时应比实际需要的 pH 高 0.1~0.2。

（4）过滤澄清:培养基配成后若有沉渣或混浊,需过滤使之澄清透明。液体培养基一般用滤纸过滤澄清,固体培养基加热溶化后趁热用绒布过滤,亦可用双层纱布夹薄层脱脂棉过滤。

（5）分装

1）基础培养基:基础培养基一般分装于三角烧瓶中,灭菌后备用。

2）琼脂平板:将溶化的固体培养基(已灭菌),按无菌操作倾入无菌平皿内,轻摇平皿,使培养基铺于平皿底部,凝固后备用。一般内径为90mm的平皿中倾入培养基的量约为13~15ml,如为MH琼脂则每个平皿倾入培养基的量为25ml。内径为70mm的平皿内,倾入培养基约7~8ml较为适宜。

3）半固体培养基:半固体培养基一般分装于试管内,分装量约为试管长度的1/3,灭菌后直立凝固待用。

4）琼脂斜面:制备琼脂斜面应将培养基分装在试管内,分装量为试管长度的1/5,灭菌后趁热放置斜面凝固,斜面长约为试管长度的2/3。

5）液体培养基:液体培养基一般分装在试管内,分装量为试管长度的1/3,灭菌后备用。

（6）灭菌:培养基的灭菌可根据其性质和成分选择不同的灭菌方法。普通基础培养基一般用高压蒸汽法灭菌,此类培养基分装量少时,用103.4kPa/cm^{2}的压力灭菌15min即可,若分装量多则用此压力灭菌30min。培养基中若含糖、明胶时,则以68.45kPa/cm^{2}的压力灭菌15min为宜。培养基中如含有糖、血清、牛乳、鸡蛋等不耐高温高压的物质则选用间歇蒸汽灭菌法灭菌。含尿素、血清、腹水等物质的培养基选用过滤除菌为宜。

（7）检定:培养基制备后是否符合要求,需要进行质量检查。检查内容包括无菌试验和效果检测。无菌试验是将制备好的培养基置于35℃环境培养18~24h,若无菌生长说明被检培养基无菌。效果检测则用标准菌株接种在被检培养基上,观察细菌在该培养基上生长的菌落、形态等是否典型。

（8）保存:制备好的培养基注明名称、配制的日期等,置保鲜袋内存放于冰箱(4℃)或冷暗处,保存时间一般不超过两周。培养基贮存时间不宜过长,应根据实际需要制备。

二、细菌接种与培养

（一）无菌技术

微生物检验标本具有潜在的传染性,可能导致实验室或医院相关人员的感染。标本中的微生物也可能会导致操作环境的污染,环境中的微生物也可能污染到标本,因此,在实际工作中,相关人员必须牢固树立无菌意识,严格无菌操作。

1. 实验室、超净工作台或生物安全柜等使用前必须消毒。

2. 无菌物品在使用前应严格进行灭菌,在使用过程中不得与未灭菌物品接触,如有接触必须更换无菌物品。

3. 接种环(针)在每次使用前后,应进行灭菌。

4. 无菌试管或烧瓶在拔塞后及回塞前,管(瓶)口应通过火焰1~2次,以杀灭管(瓶)口附着的细菌。

5. 琼脂平板分装应在超净工作台或生物安全柜内进行,而细菌接种必须在生物安全柜内操作。

6. 使用无菌吸管时,吸管上端应塞有棉花,一旦发现上端吸出培养基,应立即更换吸管。

7. 实验室所有感染性材料不能拿出实验室,亦不能随意倒入水池。需进行严格消毒灭菌处理后,用医用废物袋装好,送医疗废物集中处置部门处置。

8. 工作人员须熟练使用生物安全柜,须加强个人防护。工作时穿工作衣、戴口罩及工作帽。必要时穿防护衣、戴防护镜及手套,离开时更衣、洗手。实验台在工作完毕应进行消毒灭菌。

（二）基本器材

细菌接种与培养必须配备的器材包括接种环、接种针、培养箱、超净工作台或生物安全柜、冰箱及培养基等。

1. **接种环与接种针** 是取菌、接种及分离细菌的工具。接种环用于平皿的划线分离培养、纯菌挑取转种和制备菌涂片等,接种针主要用于挑取单个菌落进行穿刺接种或者斜面接种。接种环的材料一般为镍合金,由接种针弯曲成圆环而成,环的直径一般为2~4mm。接种针或接种环均可固定在接种杆上,接种杆分为金属部和柄部(图3-4),使用时,右手握毛笔式握持接种环(针)的柄部。接种环(针)在挑取细菌前及接种细菌后均需要灭菌。

2. **红外接种环灭菌器** 红外接种环灭菌器是采用红外线热能进行灭菌的微生物检验仪器。使用

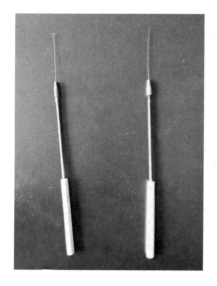

图 3-4　接种环(左图)与接种针(右图)

方便、操作简单、无明火、不怕风、使用安全。可广泛用于生物安全柜和厌氧培养箱等环境中。

3. 培养皿　培养皿(平皿)是制备固体琼脂平板常用的器皿,用于细菌的分离培养。培养皿常用的规格有 50mm×10mm(皿底直径×皿底高度)、75mm×10mm、90mm×10mm 和 100mm×10mm 等。皿盖与皿底大小要吻合,使用时开盖应自如。

4. 培养箱　是提供细菌生长繁殖所需适宜温度和气体成分的装置。常用培养箱有电热恒温箱、二氧化碳培养箱和厌氧培养箱。

(1) 电热恒温箱:适用于普通细菌培养,亦用于培养基及有关试剂的预加温。常见的有隔水式电热恒温箱及气套式电热恒温箱。

(2) 二氧化碳培养箱:箱内可提供一定浓度二氧化碳、一定温度和湿度。用于需要二氧化碳的细菌的培养,亦用于一般细菌的培养。

(3) 厌氧培养箱:一种在无氧环境条件下进行细菌培养及操作的专用装置。通过厌氧培养箱前面的橡胶手套在箱内进行操作,使厌氧菌的接种、培养和鉴定等在无氧环境下进行。

5. 生物安全柜　是防止操作处理过程中某些含有危险性或未知性生物微粒发生气溶胶散逸的箱形空气净化负压安全装置。其作用主要是将柜内空气向外抽吸,使柜内保持负压状态,通过垂直气流来保护工作人员。外界空气经高效空气过滤器过滤后进入安全柜内,以避免微生物检验标本被污染。柜内的空气也需经过高效空气过滤器过滤后再排放到大气中,以保护环境。

(三) 细菌接种与分离技术

接种细菌时,应根据待检标本的种类,检验目的及所用培养基的类型选择不同的接种方法。

1. 平板划线法　主要用于固体培养基的接种,有些临床标本含有多种细菌,可经过划线接种到固体培养基表面而分散开,经过 18~24h 培养后可得到单个菌落。这种将混杂细菌在固体培养基表面培养而分散开的方法称为分离培养。挑取单个菌落转种到另一培养基中,生长出的细菌为纯种菌,称为纯培养。平板划线法一般分为分区划线和连续划线。

(1) 分区划线:用接种环挑取细菌标本,将标本沿平板边缘均匀涂布在培养基表面,约占培养基面积的 1/4~1/5,称为第一区。烧灼灭菌接种环,待冷,转动平板约 60°角,将接种环与第一区交叉 3~4 次后再连续划线,划线面积约占培养基面积的 1/5,称为第二区。同样方法依次划第三区、第四区(图 3-5)。分区划线法多用于含菌量较多的细菌标本接种,如粪便、痰液等标本。

(2) 连续划线:用接种环挑取细菌标本均匀涂于琼脂边缘,由此开始在平板表面沿着中心线连续

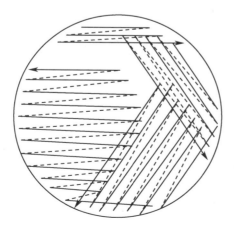
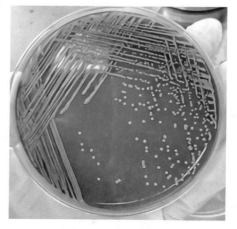

图 3-5　平板分区划线法(左)及培养后菌落分布(右)示意图

划曲线,并逐渐下移,连续划成若干条分散的平行线(图3-6),此方法适用于接种含菌量较少的标本,例如尿液标本。

2. **斜面接种法**　用接种针挑取单个菌落从斜面底部自下而上划一直线,再从底部向上划曲线接种。或将已取细菌的接种针从斜面正中垂直刺入底部(距管底约0.4cm),抽出后再在斜面上由下而上划曲线接种。此方法主要用于保留菌种或生化反应。

3. **穿刺接种法**　用接种针挑取菌落或培养物,由培养基中央垂直刺入距管底(距管底约0.4cm),再沿穿刺线拔出接种针(图3-7)。此方法用于观察细菌动力或细菌生化反应。

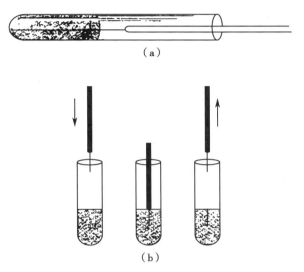

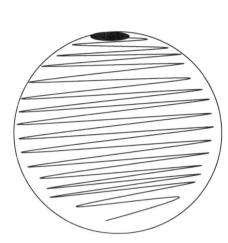

图3-6　平板连续划线法示意图

图3-7　细菌穿刺接种法

4. **液体接种法**　用接种环(针)挑取细菌,倾斜液体培养管,先在离试管底更近的液面与管壁交界处(以试管直立后液体培养基能淹没接种物为准)研磨接种物,并蘸取少许液体培养基与之调和,使细菌均匀分布于培养基中(图3-8)。此方法主要用于增菌培养或细菌生化反应。

5. **倾注平板法**　取细菌标本稀释液1ml,置于无菌的直径90mm培养皿内,再将已溶化并冷却至50℃左右的13~15ml琼脂倾注于平皿内,混匀。凝固后培养,并进行菌落计数。适用于水、牛乳、饮料及尿液等液体标本的细菌计数。计数方法是数6个方格(每格为1cm²)中菌落数,求出每格的平均菌落数。按公式计算,求出每毫升标本中的细菌数。

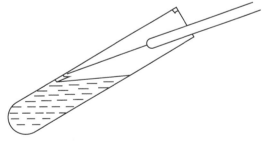

图3-8　液体培养基接种方法

$$细菌数/ml = 每方格的平均菌落数 \times \pi r^2 \times 稀释倍数（r 为培养皿半径）$$

6. **涂布接种法**　见第四章第二节　抗菌药物敏感试验。

(四)细菌的培养方法

根据细菌标本类型、细菌种类和培养目的,选择适宜的培养方法,对细菌进行培养。常用方法有普通培养、二氧化碳培养和厌氧培养法等。

1. **普通培养**　普通培养又称有氧培养,是将已接种好细菌的各类培养基置于35℃普通培养箱内培养18~24h,需氧菌和兼性厌氧菌均可生长。生长缓慢的细菌则需要培养较长的时间。

2. **二氧化碳培养**　二氧化碳培养是将细菌置于5%~10% CO_2 环境中进行培养的方法。有的细菌如脑膜炎奈瑟菌、淋病奈瑟菌、布鲁氏菌属等初次分离培养时在有 CO_2 环境中生长良好。

(1)二氧化碳培养箱培养法:二氧化碳培养箱能调节箱内 CO_2 含量、温度和湿度。将已接种好细菌的培养基置于二氧化碳培养箱内,孵育一定时间后,可观察到细菌的生长现象。

（2）烛缸培养法：将接种好细菌的培养基置于标本缸或玻璃干燥器内，把蜡烛点燃后置于缸内，加盖并用凡士林密封缸口，待蜡烛自行熄灭，缸内可产生 5% ~ 10%CO_2。

3. 厌氧培养　厌氧菌对氧敏感，培养过程中必须降低氧化还原电势，构成无氧环境。常用方法包括厌氧手套箱培养法、厌氧罐培养法、厌氧气袋法和庖肉培养法等。

三、细菌生长现象

将细菌接种到适宜培养基中，经 35℃培养 18~24h（生长慢的细菌需数天或数周）后，可观察到细菌的生长现象。不同细菌在不同的培养基中生长现象有所不同，据此可鉴别细菌。

（一）细菌在液体培养基中的生长现象

细菌在液体培养基中生长可出现 3 种现象。

1. 混浊　大多数细菌在液体培养基中生长后，使培养基呈现均匀混浊。

2. 沉淀　少数呈链状生长的细菌在液体培养基底部形成沉淀，上层培养液较清亮。如链球菌、炭疽芽孢杆菌等。

3. 菌膜　专性需氧菌多在液体表面生长，形成菌膜。如铜绿假单胞菌等。

（二）细菌在半固体培养基中的生长现象

有鞭毛的细菌在半固体培养基中可沿穿刺线扩散生长，穿刺线四周呈羽毛状或云雾状。无鞭毛的细菌只能沿穿刺线生长，穿刺线四周培养基透明澄清。

（三）细菌在固体培养基上的生长现象

细菌经分离培养后，在固体培养基上生长可形成菌落，菌落是由单个细菌分裂繁殖形成的肉眼可见的细菌集团。当进行样品活菌计数时，以在琼脂平板上形成的菌落数来确定样品中活菌数，用菌落形成单位（colony forming unit，CFU）表示。不同细菌在琼脂平板上形成的菌落特征不同，表现在菌落大小、形态、颜色、气味、透明度、表面光滑或粗糙、湿润或干燥、边缘整齐与否等方面各有差异。细菌菌落一般分如下 3 种类型。

1. 光滑型菌落（smooth colony，S 型菌落）表面光滑、湿润、边缘整齐。新分离的细菌大多为光滑型菌落。

2. 粗糙型菌落（rough colony，R 型菌落）表面粗糙、干燥，呈皱纹或颗粒状，边缘不整齐。R 型菌落多为 S 型细菌变异，失去表面多糖或蛋白质而成，其细菌抗原不完整，毒力及抗吞噬能力均比 S 型细菌弱。但也有少数细菌新分离的毒力株为 R 型，如结核分枝杆菌、炭疽芽孢杆菌等。

3. 黏液型菌落（mucoid colony，M 型菌落）表面光滑、湿润、有光泽，似水珠样。多见于有厚荚膜或丰富黏液层的细菌，如肺炎克雷伯菌等。

另外，细菌在血琼脂平板上生长可出现不同的溶血现象。α 溶血（亦称草绿色溶血），菌落周围出现 1~2mm 的草绿色溶血环，可能为细菌代谢产物使红细胞中的血红蛋白变为高铁血红蛋白所致。β 溶血（又称完全溶血），菌落周围出现一个完全透明的溶血环，系由细菌产生溶血素使红细胞完全溶解所致。γ 溶血（即不溶血），菌落周围培养基无变化。有些细菌在代谢过程中产生色素，水溶性色素使菌落周围培养基出现颜色变化，脂溶性色素使菌落本身出现颜色变化，而培养基中无颜色变化。此外，某些细菌在琼脂平板上生长繁殖后可产生特殊气味，如铜绿假单胞菌产生生姜味、白假丝酵母菌产生酵母味等。

（王家学）

第三节　细菌生化鉴定技术

各种细菌具有各自独特的酶系统，因而在代谢过程中对底物的分解能力不相同，所产生的代谢产物也不同。这些代谢产物各具有不同的生物化学特点，利用生物化学的方法来检测这些代谢产物，可以鉴别和鉴定细菌，这种生化反应测定方法称为细菌的生化反应。在临床细菌检验工作中，除根据细菌的形态与染色及培养特性对细菌进行初步鉴定外，细菌的生化反应对绝大多数分离的未知菌属（或种）的鉴定具有重要作用，无论是用手工鉴定，还是应用自动化仪器进行鉴定，都是通过生化反应来实现的,因此,掌握细菌生化反应的原理、方法及应用对于鉴定和鉴别细菌具有重要意义。

一、碳水化合物的代谢试验

(一)糖(醇、苷)类发酵试验

1. **原理** 不同的细菌含有发酵不同糖(醇、苷)类的酶,因而分解糖(醇、苷)类的能力各不相同,其产物也不一样。如有的细菌能分解某些糖产酸产气,有的只能产酸而不产气,有的则不能分解糖类。据此,可鉴别细菌。

2. **方法** 将待检菌种入含指示剂的糖(醇)发酵培养基内,置35℃恒温箱培养18~24h观察结果。若细菌能分解糖类产酸,培养基中的指示剂呈酸性反应,若产气则液体培养基中倒置的小管内出现气泡(固体培养基出现裂隙)。若细菌不分解糖类,则培养基无颜色变化。

3. **应用** 糖(醇、苷)类发酵试验是鉴定细菌最基本的试验。

(二)葡萄糖氧化/发酵试验

1. **原理** 根据细菌在分解葡萄糖的代谢过程中对氧分子需求的不同,将细菌分为氧化、发酵和产碱型3类。氧化型细菌仅在有氧环境中分解葡萄糖,在无氧环境中不能分解葡萄糖,发酵型细菌在有氧或无氧的环境中都能分解葡萄糖,产碱型细菌在有氧或无氧的环境中都不能分解葡萄糖。葡萄糖氧化/发酵试验亦称为O/F试验或Hugh-Leifson(HL)试验,利用此试验可区别细菌的代谢类型。

2. **方法** 取2支HL葡萄糖培养基,置沸水中水浴10min以驱逐培养基中的氧气,冷却后,将待检细菌接种到2支培养基中。其中一支加灭菌的液状石蜡覆盖,使培养基与空气隔绝,以检测细菌发酵特征。另一管不加灭菌的液状石蜡,培养基暴露于空气中,以检测细菌氧化特征。35℃培养18~24h后,观察结果。2管均不变色为产碱型,2管均变黄(产酸)为发酵型,加液状石蜡管不产酸,不加液状石蜡管产酸为氧化型。

3. **应用** O/F试验主要用于肠杆菌和非发酵菌的鉴别,也可用于葡萄球菌与微球菌的鉴别。

(三)甲基红试验

1. **原理** 甲基红试验简称为MR试验,细菌发酵葡萄糖产生丙酮酸,丙酮酸进一步分解成甲酸、乙酸、乳酸等混合酸,使培养基pH下降至4.4以下,加入甲基红指示剂变为红色,为MR试验阳性。若细菌产酸量少或因酸进一步分解为其他物质(如醇、醛、酮等),使培养基pH在5.4以上,则甲基红指示剂呈黄色,为MR试验阴性。

2. **方法** 将待检菌接种于葡萄糖蛋白胨水中,35℃培养18~24h,滴加甲基红试剂,呈现红色为MR试验阳性,黄色为阴性。

3. **应用** 甲基红试验主要用于肠杆菌科细菌的鉴别。

(四)VP试验

1. **原理** 有些细菌在发酵葡萄糖产生丙酮酸后,能使丙酮酸脱羧生成中性的乙酰甲基甲醇,乙酰甲基甲醇在碱性环境中被空气中的氧氧化成二乙酰,二乙酰与培养基内蛋白胨中精氨酸所含的胍基反应,生成红色化合物。若培养基中胍基含量较少,可加入少量含胍基的肌酸或肌酐等物质。试验时若加入α-萘酚,则可使该试验速度加快。

2. **方法** 将待检菌接种于葡萄糖蛋白胨水培养基中,35℃培养18~24h后,按每毫升培养基加入含0.3%肌酸或肌酐的40%KOH溶液0.1ml,充分混匀后,观察结果,出现红色为VP试验阳性。

3. **应用** VP试验主要用于肠杆菌科细菌的鉴别。该试验可与甲基红试验联合使用,甲基红试验阳性的细菌,VP试验通常为阴性。

(五)β-半乳糖苷酶试验

1. **原理** 有的细菌可产生β-半乳糖苷酶,能分解邻硝基酚β-D半乳糖苷(ONPG)而生成黄色的邻硝基苯酚,该试验也称为ONPG试验。

2. **方法** 将被检细菌接种到1%乳糖肉汤琼脂培养基上,35℃培养18~24h。用接种环取菌落置于0.25ml生理盐水中制成菌悬液,加入1滴甲苯充分振摇,37℃水浴5min,使酶释放,然后再加入0.25ml ONPG,混匀后,置于37℃水浴中温育,菌悬液呈黄色为阳性反应。

3. **应用** ONPG试验常用于迟缓发酵乳糖的细菌的快速鉴定。

（六）七叶苷水解试验

1. **原理** 某些细菌能分解七叶苷产生葡萄糖与七叶素，七叶素与培养基中的 Fe^{2+} 结合后，形成黑色的化合物，使培养基变黑。

2. **方法** 将待检细菌接种到七叶苷培养基上，培养后观察结果，培养基变黑色者为阳性，培养基不变色为阴性。

3. **应用** 七叶苷水解试验主要用于 D 群链球菌与其他链球菌的鉴别，前者阳性，后者阴性。亦可用于肠杆菌科细菌、其他革兰氏阴性菌及厌氧菌的鉴别。

二、蛋白质和氨基酸的代谢试验

（一）靛基质试验

图片：靛基质试验结果

1. **原理** 某些细菌含有色氨酸酶，能分解培养基中的色氨酸产生靛基质（吲哚），靛基质与对二甲基氨基苯甲醛反应，生成红色的化合物。该试验也称为吲哚试验。

2. **方法** 将待检细菌接种到蛋白胨水中，35℃培养 18~24h 后，在培养基中加入靛基质试剂（对二甲基氨基苯甲醛），试剂与培养基两液面接触处呈现红色为阳性，无色为阴性。

3. **应用** 靛基质试验主要用于肠杆菌科细菌的鉴定。如大肠埃希氏菌多为阳性，沙门氏菌则为阴性。

（二）硫化氢试验

1. **原理** 有些细菌能分解培养基中含硫氨基酸（胱氨酸、半胱氨酸等），产生 H_2S，H_2S 与培养基中 Fe^{2+}（或 Pb^{2+}）反应生成黑色的硫化亚铁或硫化铅。

2. **方法** 将待检细菌接种到含硫酸亚铁或醋酸铅的培养基中，35℃培养 18~24h 后，呈现黑色沉淀者为阳性，无变化者为阴性。

3. **应用** 硫化氢试验主要用于肠杆菌科菌属间的鉴定，沙门氏菌属、枸橼酸杆菌属、变形杆菌属的细菌大多为阳性。

（三）脲酶试验

1. **原理** 有些细菌能产生脲酶，可分解尿素生成氨和 CO_2，氨在水溶液中形成碳酸铵，使培养基呈碱性。

2. **方法** 将待检菌接种于尿素培养基中，培养后出现红色为阳性，不变色为阴性。

3. **应用** 脲酶试验主要用于肠杆菌科中变形杆菌属的鉴定，亦可用于幽门螺杆菌等的鉴定。

（四）苯丙氨酸脱氨酶试验

1. **原理** 某些细菌能产生苯丙氨酸脱氨酶，可使苯丙氨酸脱氨形成苯丙酮酸，苯丙酮酸与 10%氯化铁作用形成绿色化合物。

2. **方法** 将待检菌接种于苯丙氨酸琼脂斜面上（接种量稍大），培养后在斜面上直接滴加 4~5 滴 10%氯化铁试剂，出现绿色反应者为阳性。该试验亦可采用快速纸片法，即用 $1cm^2$ 大小的滤纸片浸泡于 10%苯丙氨酸磷酸盐缓冲液（pH 7.2~7.4）中，晾干备用。将待检菌涂布在纸片上，35℃培养 15min，取出后滴加 10%氯化铁溶液，立即观察结果，绿色为阳性，无色为阴性。

3. **应用** 苯丙氨酸脱氨酶试验主要用于肠杆菌科细菌的鉴定。变形杆菌属、摩根菌属及普罗菲登斯菌属均为阳性，肠杆菌科的其他细菌为阴性。

（五）氨基酸脱羧酶试验

1. **原理** 某些细菌产生氨基酸脱羧酶，可分解氨基酸使其脱去羧基产生胺和二氧化碳，胺使培养基呈碱性反应。

2. **方法** 将待检菌分别接种于氨基酸脱羧酶培养基（含葡萄糖、精氨酸或鸟氨酸或赖氨酸，指示剂为溴甲酚紫）和氨基酸对照管（不加氨基酸）中，培养后观察结果。对照管为黄色，若培养基由黄色变成紫色为氨基酸脱羧酶试验阳性，若仅发酵葡萄糖显黄色为阴性。

3. **应用** 赖氨酸、鸟氨酸、精氨酸脱羧酶试验主要用于肠杆菌科细菌的鉴定。如沙门氏菌属中，除伤寒沙门氏菌和鸡沙门氏菌外，其余沙门氏菌的赖氨酸、鸟氨酸脱羧酶试验均为阳性。志贺氏菌属中宋内志贺氏菌、痢疾志贺氏菌 1 型、鲍氏志贺氏菌 13 型的赖氨酸、鸟氨酸脱羧酶试验均为阳性，其余

笔记

志贺氏菌的赖氨酸、鸟氨酸脱羧酶试验均为阴性。

三、碳源利用试验

（一）枸橼酸盐利用试验

1. **原理**　有些细菌能利用培养基中的枸橼酸盐作为唯一的碳源，并能利用其中的铵盐为唯一氮源。细菌在生长过程中分解枸橼酸盐产生碳酸盐，分解铵盐生成氨，使培养基变为碱性。

2. **方法**　将待检菌接种于枸橼酸盐培养基上，培养后观察结果。培养基由淡绿色变为深蓝色者为阳性，培养基中无菌生长、仍为绿色者为阴性。

3. **应用**　枸橼酸盐利用试验主要用于肠杆菌科细菌属间的鉴别。沙门氏菌属、克雷伯菌属、枸橼酸杆菌属等通常为阳性，埃希氏菌属、志贺氏菌属等为阴性。

（二）丙二酸盐利用试验

1. **原理**　某些细菌可利用丙二酸盐作为唯一碳源，将丙二酸盐分解生成碳酸钠，使培养基变为碱性。

2. **方法**　将待检细菌接种到丙二酸钠培养基上，培养后观察结果。培养基由绿色变成深蓝色者为阳性，培养基颜色不变者为阴性。

3. **应用**　丙二酸盐利用试验亦用于肠杆菌科细菌属间的鉴别。克雷伯菌属为阳性，枸橼酸杆菌属、哈夫尼亚菌属及肠杆菌属中有的菌种也呈阳性，其他菌属为阴性。

图片：枸橼酸盐利用试验结果

四、酶类试验

（一）触酶（过氧化氢酶）试验

1. **原理**　有的细菌具有触酶，能催化过氧化氢生成水和新生态氧，继而形成氧分子出现气泡。

2. **方法**　取待检细菌少许，置于洁净的载玻片上，滴加 3% H_2O_2 试剂 1~2 滴，观察结果。1min 内产生大量气泡者为阳性，不产生气泡者为阴性。

3. **应用**　触酶试验常用于革兰氏阳性球菌的初步分类，葡萄球菌、微球菌触酶试验阳性，链球菌属触酶试验阴性。

（二）氧化酶（细胞色素氧化酶）试验

1. **原理**　某些细菌具有氧化酶（细胞色素氧化酶），能将二甲基对苯二胺或四甲基对苯二胺氧化生成红色的醌类化合物。

2. **方法**　取洁净滤纸条，粘取被检细菌菌落，滴加氧化酶试剂 1 滴于菌落上，或将试剂直接滴加在被检细菌的菌落上。阳性者立即出现红色，继而变为深红色至深紫色。

3. **应用**　氧化酶试验主要用于肠杆菌科细菌与假单胞菌的鉴别，肠杆菌科细菌氧化酶试验阴性，假单胞菌为阳性。奈瑟菌属、莫拉菌属细菌也呈阳性反应。

（三）凝固酶试验

1. **原理**　金黄色葡萄球菌能产生凝固酶，使血浆中的纤维蛋白原转变为不溶性的纤维蛋白。凝固酶有两种，一种是结合凝固酶，结合在细菌细胞壁上，可用玻片法检测。另一种为分泌到菌体外的游离凝固酶，可用试管法检测。

2. **方法**

（1）玻片法:取未稀释的兔血浆和生理盐水各一滴分别置于载玻片的两侧，挑取金黄色葡萄球菌少许分别与它们混合，立即观察结果。细菌在生理盐水中无自凝，菌液呈均匀混浊状态提示凝固酶试验为阴性，菌液聚集成团块或颗粒状，则血浆凝固酶试验为阳性。

（2）试管法:取 3 支洁净的试管，各加入 0.5ml 1:4 稀释的新鲜兔血浆（或人血浆），在其中一支试管中加入 0.5ml 待检菌的肉汤培养物，另两支试管中分别加入 0.5ml 凝固酶阳性和阴性菌株肉汤培养物作对照，置 37℃ 水浴箱中孵育 1~4h 后观察结果。细菌使试管内血浆凝固成胶冻状，为血浆凝固酶试验阳性，试管内血浆能流动不凝固，则血浆凝固酶试验为阴性。

3. **应用**　凝固酶试验主要用于葡萄球菌的鉴定。

（四）DNA 酶试验

1. **原理**　某些细菌产生 DNA 酶，能分解培养基中的 DNA，使长链 DNA 水解成寡核苷酸链。由于

图片：凝固酶试验玻片法结果

笔记

长链 DNA 可被酸沉淀,寡核苷酸链则溶于酸,在琼脂平板上加入酸后,菌落周围形成透明环。

2. 方法　将被检细菌接种到 DNA 琼脂平板上,35℃培养 18~24h 后,用 1mol/L 盐酸覆盖琼脂平板。菌落周围出现透明环者为阳性,无透明环者为阴性。

3. 应用　DNA 酶试验可用于葡萄球菌、沙雷菌及变形杆菌的鉴定,三者均为阳性。

（五）硝酸盐还原试验

1. 原理　某些细菌能还原培养基中的硝酸盐为亚硝酸盐,亚硝酸盐与醋酸作用,生成亚硝酸,亚硝酸与试剂中的对氨基苯磺酸作用生成重氮苯磺酸,再与 α-萘胺结合,生成 N-α-萘胺偶氮苯磺酸(红色化合物)。

2. 方法　将被检细菌接种于硝酸盐培养基中,35℃培养 18~24h,加入甲液(对氨基苯磺酸 0.8g、5mol/L 醋酸 100ml)和乙液(α-萘胺 0.5g、5mol/L、醋酸 100ml)等量混合液,观察结果。立即出现红色者为阳性。若加入试剂不出现红色,需要检查硝酸盐是否被还原,可于培养管内加入少许锌粉,如无色,说明亚硝酸盐进一步分解,硝酸盐还原试验为阳性。若加锌粉后出现红色,说明锌使硝酸盐还原为亚硝酸盐,而待检细菌无还原硝酸盐的能力,硝酸盐还原试验为阴性。

3. 应用　硝酸盐还原试验可用于鉴定肠杆菌科细菌、假单胞菌及厌氧菌。肠杆菌科的细菌、铜绿假单胞菌、嗜麦芽窄食单胞菌、韦荣球菌等硝酸盐还原试验阳性。

（六）卵磷脂酶试验

1. 原理　有的细菌产生卵磷脂酶(α-毒素),在钙离子存在时,此酶可迅速分解卵磷脂,生成混浊沉淀状的甘油酯和水溶性磷酸胆碱,在卵黄琼脂平板上菌落周围形成不透明的乳浊环或混浊白环,或使血清、卵黄液变混浊,以此鉴别细菌。

2. 方法　将被检菌划线接种或点种于卵黄琼脂平板上,于 35℃培养 3~6h。若 3h 后在菌落周围形成乳白色混浊环,即为阳性,6h 后混浊环可扩展至 5~6mm。

3. 应用　主要用于厌氧菌的鉴定,产气荚膜梭菌、诺维梭菌卵磷脂酶试验阳性,其他梭菌为阴性。

（七）胆汁溶菌试验

1. 原理　肺炎链球菌可以产生自溶酶,一般培养 24h 后菌体可以发生自溶,自溶酶可以被胆汁所激活,加速细菌的自溶速度而使菌体自溶消失。

2. 方法

（1）平板法:取 10%脱氧胆酸钠溶液一接种环,滴加于被测菌的菌落上,置于 35℃水浴,30min 后观察结果,菌落消失判为阳性。

（2）试管法:取 2 支含 0.9ml 被检菌液,分别加入 10%脱氧胆酸钠溶液和生理盐水（对照管）0.1ml,摇匀后置 35℃水浴 10~30min,观察结果。加胆盐的菌液变透明,对照管仍混浊判为阳性。

3. 应用　主要用于肺炎链球菌与甲型链球菌的鉴别,前者阳性,后者阴性。

（八）CAMP 试验

1. 原理　B 群链球菌能产生 CAMP 因子,可促进金黄色葡萄球菌 β 溶血素的活性,因此,血平板上,在两菌（B 群链球菌和金黄色葡萄球菌）交界处出现箭头状溶血区。

2. 方法　取一个血琼脂平板,先将产生 β-溶血素的金黄色葡萄球菌在平板中央划种一条直线,再将被检菌在距金黄色葡萄球菌 3mm 处垂直划一短线。设阴性和阳性对照。35℃培养 18~24h 后观察结果。在被检菌接种线与金黄色葡萄球菌接种线之间有一个箭头状透明溶血区,即为 CAMP 试验阳性。无箭头状透明溶血区者为阴性。

3. 应用　CAMP 试验主要用于链球菌属的鉴定。

五、其他生化试验

（一）克氏双糖铁（KIA）试验

1. 原理　KIA 琼脂中含有牛肉膏、酵母浸膏、蛋白胨、乳糖、葡萄糖、枸橼酸铵铁、酚红指示剂等。乳糖的浓度为葡萄糖的 10 倍,若细菌只分解葡萄糖而不分解乳糖,培养基中的葡萄糖被分解后只能产生少量的酸,在最初培养的 8~11h 内,这些酸也足以使培养基的底层和斜面变黄色。但连续培养数小时后,在细菌和氧的作用下,培养基的斜面所含氨基酸发生降解,释放氨类,立即中和斜面部分的酸,培养 18～24h 后,整个斜面转变成碱性,斜面又变成红色。培养基深层中,氨基酸的降解作用不足以中和所形成的酸,故仍呈黄色,因此,KIA 斜面呈碱性,深层呈酸性反应,说明该菌只分解葡萄糖而不分解乳糖。若细菌分解乳糖则产生大量的酸,这些酸能中和斜面产生的碱,使整个培养基呈黄色。若细菌能分解培养基中含硫氨基酸,则可产生 H_2S,H_2S 与培养基中枸橼酸铵铁起反应,产生不溶性的黑色硫化亚铁沉淀。

2. 方法　用接种针挑取待检细菌,先穿刺接种到 KIA 深层,距管底 3～5mm 为宜,再从深层向上提起,在斜面上由下至上划线,35℃ 培养 18～24h,观察结果。常见的 KIA 反应结果有如下几种:

（1）斜面碱性/底层碱性:不发酵糖类,如粪产碱杆菌。

（2）斜面碱性/底层酸性:葡萄糖发酵,乳糖不发酵,如志贺氏菌。

（3）斜面碱性/底层酸性（黑色）:葡萄糖发酵、乳糖不发酵,产生 H_2S。如沙门氏菌、普通变形杆菌。

（4）斜面酸性/底层酸性:葡萄糖和乳糖发酵,如大肠埃希氏菌、克雷伯菌属、肠杆菌属。

3. 应用　KIA 主要用于肠杆菌科细菌的鉴定和鉴别。

图片:克氏双糖铁（KIA）试验结果

案例导学 3-1

将某种细菌接种到 KIA 斜面培养基中,置 35℃ 恒温箱培养 18～24h 后,培养基斜面仍为红色,底层变黄并出现黑色物质。

问题与思考:

（1）KIA 斜面培养基中,与鉴别细菌有关的成分有哪些?

（2）培养基斜面仍然呈现红色的原因是什么?

（3）培养基底层为什么变黄色? 为什么会出现黑色物质?

（二）动力-靛基质-脲酶（MIU）试验

1. 原理　动力-靛基质-脲酶培养基中主要含有尿素、蛋白胨和酚红指示剂等。制成半固体培养基,可观察细菌的动力。由于蛋白胨中含有丰富的色氨酸,产生色氨酸酶的细菌可以水解色氨酸形成靛基质,当加入靛基质试剂后形成玫瑰吲哚。产生脲酶的细菌将培养基中的尿素分解成碱性物质,使酚红指示剂显桃红色,因此,该试验可同时观察细菌动力、靛基质的产生及分解尿素的情况。

2. 方法　取待检细菌,穿刺接种到 MIU 培养基内,35℃ 培养 18～24h 后,观察结果。接种线变宽、变模糊,培养基变混浊为动力试验阳性。加入靛基质试剂后,试剂与培养基的接触界面形成玫瑰红色为靛基质试验阳性,培养基全部变成桃红色为脲酶试验阳性。

3. 应用　MIU 试验常与 KIA 共同用于肠杆菌科细菌的鉴定。

第四节　细菌的其他检验技术

一、免疫学检验

免疫学检验是应用免疫学试验的原理和方法,用已知的抗原(或抗体)来检测标本中的抗体(或抗原),是细菌感染性疾病重要的诊断或辅助诊断方法。

（一）抗原检测

许多免疫学方法都可以检测细菌的抗原,较常用的方法有凝集反应、荧光免疫显微技术、酶联免疫吸附试验（ELISA）、化学发光免疫技术等。

1. **凝集反应**　用玻片凝集试验、反向间接凝集试验、协同凝集试验可检测传染病病人早期血液、脑脊液和其他分泌液中可能存在的抗原。如取流行性脑脊髓膜炎病人的脑脊液,用脑膜炎奈瑟菌特异性诊断血清可直接检测脑膜炎奈瑟菌。

2. **荧光免疫显微技术**　荧光免疫技术是以荧光显微镜为检测工具,用荧光素标记抗体,检测固定标本上的细菌抗原的技术。常用于脑膜炎奈瑟菌、淋病奈瑟菌、链球菌、致病性大肠埃希氏菌、志贺氏菌、沙门氏菌等细菌的检测。

3. 酶联免疫吸附试验（ELISA） 酶联免疫吸附试验具有高度的灵敏度和特异性,可用于细菌抗原、抗体及细菌代谢产物的检测,是临床细菌检验中应用极其广泛的免疫学检测技术。

4. 化学发光免疫技术 是以化学发光物直接标记在抗原或抗体上,进行抗原抗体反应,免疫反应结束后,加入氧化剂或酶的发光底物,形成一个激发态的中间体,当中间体回到稳定的基态时发射出光子,利用发光信号检测仪测量发光强度,根据化学发光标记物与发光强度的关系,利用标准曲线计算出被测物(微生物抗原或其感染机体后产生的抗体)的含量,以此鉴定微生物或诊断感染性疾病。

除上述方法外,对流免疫电泳、蛋白质印迹法等亦可用于临床标本中细菌抗原的检测。

（二）抗体检测

人体感染病原性细菌后,细菌抗原刺激机体免疫系统发生免疫应答而产生特异性抗体。产生抗体的量常随感染过程而改变,表现为效价(滴度)的改变,因此用已知细菌抗原检测病人血清中有无相应抗体及其效价的动态变化,可作为某些传染病的辅助诊断,特别适用于不能人工培养或难于培养的病原体引起的感染性疾病。

常用于检测细菌特异性抗体的免疫学方法有:

1. 直接凝集试验 如肥达试验(用于辅助诊断伤寒、副伤寒)、外斐反应(用于辅助诊断斑疹伤寒)等。

2. 沉淀试验 如性病研究实验室试验(用于辅助诊断梅毒)等。

3. 酶联免疫吸附试验 诊断各类微生物引起的感染性疾病等。

二、分子生物学检验

分子生物学技术的不断发展,为鉴定细菌提供了新的检测手段,使诊断细菌感染更加简便、快速、准确。特别是在鉴定难以培养的细菌及培养时间较长的细菌时发挥重要作用。常用的方法有聚合酶链反应、核酸杂交技术、生物芯片技术等。

（一）聚合酶链反应

聚合酶链反应(polymerase chain reaction,PCR)即试管内DNA的扩增技术,是一种体外进行DNA基因片段扩增的方法,该方法具有特异性强、灵敏度高、快速、简便、重复性好、易自动化等突出优点。PCR基本操作分为DNA模板制备、PCR循环、PCR产物测定3个步骤。对于目前传统培养方法不能及时准确检出或培养时间较长的病原体可应用PCR技术检测。如结核分枝杆菌、麻风分枝杆菌、沙眼衣原体、军团杆菌、肺炎支原体、立克次氏体等均可用PCR检测其基因,从而做出快速鉴定。

另外,PCR技术在检测细菌的毒素方面也有广泛应用,根据不同细菌毒素基因序列设计合成各自特异的引物,扩增特异的毒素基因片段。如霍乱肠毒素、金黄色葡萄球菌产生的肠毒素、肠产毒素性大肠埃希氏菌产生的不耐热肠毒素和耐热肠毒素、肠出血性大肠埃希氏菌产生的Vero毒素等都可通过PCR进行基因检测。

（二）核酸杂交

单链核酸分子在适宜条件下,与具有碱基互补序列的异源核酸形成双链杂交体的过程称为核酸分子杂交。核酸分子杂交是分子生物学研究中应用最为广泛的技术之一,是定性或定量检测特异DNA和RNA序列片段的重要工具。该技术特异性强、敏感、简便、快速,可直接检出临床标本中的病原菌。核酸杂交的方法是制备特定序列DNA片段,进行标记后用作探针,在一定条件下,按碱基互补配对原则与标本中已变性的待检细菌DNA进行杂交,通过检测杂交信号确定是否发生杂交反应,从而鉴定标本中有无相应的待检细菌基因。目前,核酸分子杂交技术已广泛用于致病性大肠埃希氏菌、沙门氏菌、志贺氏菌、空肠弯曲菌、结核分枝杆菌、衣原体等多种病原体的检测,也可根据毒素基因中的特异碱基序列而制成探针,直接检测分离菌株或临床标本中某一毒素的基因,如检测霍乱弧菌产生的霍乱毒素。

（三）生物芯片技术

生物芯片技术是用光导原位合成或微量点样等方法,将大量生物大分子如核酸片段、多肽分子、细胞及组织切片等生物样品有序地固化在支持物(玻片、硅片、尼龙膜、聚丙烯酰胺凝胶等载体)表面,然后与已标记的待测标本中靶分子杂交,通过检测杂交强度判断标本中的靶分子的性质和数量。该技术融微加工技术、微电子技术、生物学、物理学、化学、计算机科学为一体,具有高通量、微型化和自动化等特点,在固体芯片表面构建微型生物化学分析系统,以实现对细胞、蛋白质、DNA 以及其他生物组分的大信息量的检测。常用的生物芯片包括基因芯片、蛋白芯片和细胞芯片等。

三、质谱检测技术

质谱检测技术为细菌鉴定提供了新的手段,与传统的鉴定诊断技术相比,细菌质谱检测具有高通量、操作简单、快速、灵敏度高、特异性好、试剂耗材经济等优势,并提高了对非培养/难培养微生物如厌氧菌、诺卡菌等的检测能力,缩短了常规微生物鉴定时间。

质谱分析的基本原理是将样品分散在基质分子中并形成晶体,当用激光照射晶体时,基质从激光中吸收能量,样品解吸附,基质-样品之间发生电荷转移使得样品分子电离,电离的样品在电场作用下飞过真空的飞行管,根据到达检测器的飞行时间不同而被检测,即通过离子的质量电荷之比与离子的飞行时间成正比来分析离子,测得并绘出样品分子的质谱图。不同细菌由于各自含有的蛋白质种类和含量不同,在经过质谱分析后会得到代表性峰型分布具有显著差异的质谱图,通过将待测细菌的质谱图与数据库中的参考图谱进行比对,实现对待测细菌的检测和鉴定。

全自动细菌质谱鉴定系统已应用于临床微生物实验室,在几分钟内可以快速鉴定细菌。操作简单,只需三个步骤:第一步,挑取菌落涂布于靶板上;第二步,在已涂布细菌的靶板上加入基质溶液;第三步,待室温条件下干燥后(使得样本与基质共结晶)上机分析结果。采用质谱检测获得谱图后,与数据库进行模式匹配,最终完成细菌鉴定。除了选取细菌进行靶板涂布需要人工操作外,全程自动分析,上机后每分钟可完成 1~2 个菌株鉴定。未来,随着标准的细菌鉴定参考图谱数据库的不断完善,质谱检测有望在细菌鉴定领域发挥更大作用。

0314

图片:质谱仪

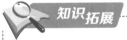

基质辅助激光解吸电离飞行时间质谱

基质辅助激光解吸电离飞行时间质谱(matrix-assisted laser desorption/ionization-time of flight mass spectrometry, MALDI-TOF MS)是 20 世纪 80 年代发展起来的一种新型软电离有机质谱,作为一种新兴的蛋白质组学检测技术,已广泛应用于生命科学及相关领域。近年来,MALDI-TOF MS 已经成功应用于细菌、真菌及病毒的检测和鉴定,在菌血症、尿路感染、毒素检测及耐药监测等方面显示出巨大的优势。MALDI-TOF MS 有望成为临床微生物实验室感染性疾病的常用诊断方法。

四、毒素检测

毒素是细菌代谢过程中产生的毒性物质,包括外毒素、内毒素等。外毒素的检测常有体内法(即动物实验)、体外法(多为免疫学试验,如检测白喉外毒素的 Elek 平板毒力试验)。外毒素检测可用于待检菌的鉴定,也可区分细菌是否为产毒株。

内毒素检测常用鲎试验,方法是:取 3 支盛有鲎试剂的安瓿瓶,各加入 0.1ml 无热原生理盐水使试剂溶解,在上述安瓿瓶中,分别加入 0.1ml 检样、0.1ml 无菌蒸馏水、0.1ml 标准内毒素,混匀后于 37℃水浴箱中孵育 1h。鲎试剂不形成凝胶,判定为阴性,鲎试剂形成凝胶,判定为阳性。该试验简单、快速、灵敏、准确,常用于检测药物制剂中有无内毒素存在,也可帮助查明病原菌类型,有助于临床合理用药。

五、药敏检测

细菌对药物的敏感试验是在体外测定药物抑制或杀死细菌能力的试验,有些药敏试验亦可用于鉴定某些细菌。

（一）杆菌肽试验

A 群链球菌可被低浓度的杆菌肽所抑制,而其他链球菌大多数不受抑制。试验时取被检细菌肉汤培养物均匀涂布在血琼脂平板上,贴上杆菌肽纸片(0.04U/片),35℃培养 18～24h,观察结果。抑菌环大于 10mm 为敏感,抑菌环小于 10mm 时为耐药,该试验为鉴定 A 群链球菌的首选试验。

（二）O/129 抑菌试验

O/129 即二氨基二异丙基蝶啶,该化合物对弧菌属、邻单胞菌属等的菌株有抑制作用。试验时取 80mg 二氨基二异丙基蝶啶溶于 10ml 无水酒精中。吸取此液 1ml 于 200 片直径 6mm 的无菌滤纸片中,充分浸匀后,35℃烘干备用。将待检细菌的蛋白胨水培养物均匀地涂布于碱性琼脂平板上,贴上 O/129 纸片,35℃培养 18～24h,观察结果。出现抑菌环为敏感,无抑菌环者为阴性。O/129 抑菌试验主要用于鉴定弧菌属、邻单胞菌属、气单胞菌属、发光杆菌属及假单胞菌属。弧菌属、邻单胞菌属、发光杆菌属均为敏感。气单胞菌属、假单胞菌属为耐药。

（三）Optochin 敏感试验

肺炎链球菌对 Optochin(乙基氢化羟基奎宁)敏感,而其他链球菌则对 Optochin 耐药。将待检菌液均匀地涂布在血琼脂平板上,贴上 Optochin 纸片,35℃培养 18～24h,观察结果。抑菌环直径大于 14mm 为敏感,抑菌环小于 14mm 时,参照胆汁溶菌试验,以证实是否为肺炎链球菌。Optochin 敏感试验主要用于鉴定肺炎链球菌及其他链球菌。

0315

图片：Optochin 敏感试验结果

第五节　细菌检验自动化技术

一、全自动血液细菌培养技术

全自动血液细菌培养系统可以连续测定封闭培养瓶内微生物生长后,培养液的混浊度、pH、CO_2 或 O_2 浓度及其他代谢产物等的变化,以检测是否有微生物生长繁殖,用于快速检测血液和其他标本中是否存在微生物。

（一）基本原理

利用光电比色、测定压力、测定电压及荧光技术等,连续检测培养瓶中细菌等微生物生长后培养液的变化,将检测的信号传送至联机的电脑中进行分析并绘制生长曲线,根据生长曲线的变化判断有无微生物存在,若出现阳性结果,仪器自动发出阳性警报,并显示阳性培养瓶的位置。

自动血培养检测系统主要用于检测血液及其他无菌部位的穿刺液(脑脊液、胸腔积液、腹水、关节腔液等)。与手工培养及检测系统相比,自动血培养检测系统提高了检测的阳性率,明显缩短了检验周期,重复性好。自动化仪器操作简单,大大节省人力,但仪器和配套的培养瓶成本较高。

（二）仪器的基本结构和配套试剂

自动血培养检测系统将自动恒温孵育系统和自动检测系统整合。自动恒温孵育系统包括恒温装置和振荡培养装置,仪器容量根据可放置的培养瓶瓶位分为 60、120、240、400 等,对培养瓶进行恒温振荡培养,温度常设为 35℃。仪器可设置培养时间、温度等参数,显示阳性或阴性瓶所在位置。

血培养瓶的种类包括:成人需氧/厌氧培养瓶、中和抗菌药物(树脂/活性炭)成人需氧/厌氧培养瓶、中和抗菌药物(树脂/活性炭)儿童培养瓶、分枝杆菌/真菌培养瓶等。血培养瓶中常加入抗凝剂和吸附剂,可以起到抗凝、破坏血细胞、抑制溶菌酶、抗补体、抗吞噬等作用,吸附或灭活多种抗菌药物,防止血液中残留的抗菌药物对病原微生物生长的抑制作用。

培养瓶在放入仪器前,通过条形码扫描器扫描培养瓶上的条码,并输入标本编号,电脑储存标本信息、检测数据并分析结果。在培养瓶进行培养的同时不断进行振荡并定期进行检测,检测系统通常设在每个培养瓶支架的底部,对检测的数据自动分析,从而判断检测结果。

（三）注意事项及结果报告制度

1. 培养瓶的选择　根据病人病情选择合适的培养瓶,未使用抗菌药物的病人可选择成人需氧/厌氧培养瓶,已使用抗菌药物的病人选用可中和抗菌药物(树脂/活性炭)成人需氧/厌氧培养瓶,若怀疑

笔记

分枝杆菌/真菌感染,可选用分枝杆菌/真菌培养瓶。对小儿病人可选用儿童专用的血培养瓶,采血量少且可中和抗菌药物。

2. **采血时间、采血量、采血方法** 详见第二十一章。

3. **标本送检** 采血后应及时送检,检验者收到血培养瓶后应尽快放入血培养仪中培养。若不能及时送检,应将血培养瓶放置在室温保存或置于35~37℃孵箱中,切勿冷藏。

对报警阳性的血培养瓶应及时取出,无菌抽取培养物,涂片作革兰氏染色,发现细菌应尽快报告染色结果,并根据染色特征,选择合适的培养基转种。若镜检为阴性,应立即将培养瓶放回仪器继续培养。对培养报警阴性的血培养瓶,再接种血平板进行终末传代,以防止假阴性结果。

4. **结果报告** 血培养阳性结果应采用分级报告制度(血培养三级报告制度),详见第二十一章。

二、全自动微生物鉴定/药敏分析技术

近几十年来随着微生物数码分类原理、微量快速培养基和微量生化反应系统的迅猛发展,微生物鉴定/药敏分析的自动化和微型化技术得到了快速发展。目前,多种自动化微生物鉴定系统在临床微生物实验室得以广泛应用,提高了工作质量,促进了临床微生物检验工作的开展。

(一)全自动微生物鉴定分析技术

1. **微生物数码分类原理** 目前大多数微生物鉴定系统以数值分类法为基础。首先筛选多个具有代表性的生化反应试验,并结合临床常见属种病原菌的生化反应结果构建数据库。数据库由许多细菌条目组成,每个条目代表一个细菌种或一个细菌生物型,不同厂家研发的微生物自动鉴定仪器的数据库各有差异。将细菌生化反应模式转换成数学模式,得到待鉴定菌的编码,经查阅编码检索本或电脑分析系统,得到待鉴定菌的名称、鉴定百分率(ID%)及典型性T值等。

生化反应试验主要包括细菌对碳水化合物(多种糖或醇)、氨基酸(赖氨酸、鸟氨酸、精氨酸等)、蛋白质(靛基质试验、硫化氢利用等试验)、无机盐类(硝酸盐还原试验、枸橼酸盐试验、丙二酸盐试验等)的代谢能力,以及多种酶类(脲酶试验、淀粉酶试验等)活性等生化反应特征,全自动细菌鉴定仪器可自动定时检测每一生化反应的结果。

数据库中的生化反应被分为多个组,一般3个生化反应为1组,每种生化反应只有"阳性"或"阴性"结果,计算机识别为"1"或"0"二进制数字。每种生化反应在组合中的位置不同,阳性值也不同,每组第1、2和3位的生化反应若为阳性,则分别计为4、2、1,阴性值为0,将3个反应的值相加,得到0~7之间的1个数值。不同鉴定系统筛选的生化反应总数及组合不同,如选用30个生化反应,共10组,得到10位数的生物数码,有时还需增加补充试验,即获得11位生物数码,系统将最后一次判读的结果所得到的生物数码,与菌种数据库中标准生物模型比较,得出鉴定结果、鉴定百分率(ID%)及典型性T值等。

2. **微生物自动鉴定仪器的基本结构和配套试剂** 微生物自动鉴定仪器主要由恒温孵育系统、光学检测系统、比浊仪及鉴定卡(板)等组成。

鉴定卡(板)是系统的工作基础,一般分为革兰氏阴性菌(鉴定临床常见肠杆菌科、非发酵革兰氏阴性杆菌等)、革兰氏阳性菌(鉴定临床常见葡萄球菌属、链球菌属、肠球菌属、需氧芽孢杆菌等)、厌氧菌、奈瑟菌属、嗜血杆菌属、酵母菌等的鉴定卡(板)。鉴定卡(板)上附有条形码,上机前经条形码扫描器扫描后可被系统识别,以防止标本混淆。

仪器一般都配有标准麦氏浓度比浊仪,挑取适量菌落调至合适浓度的菌悬液后,通过自动接种器,或直接将菌液接种于鉴定卡(板)。

鉴定卡(板)接种菌液后,放入孵箱中进行培养和检测。检测系统每隔一定时间对鉴定卡(板)上每孔的透光度或荧光物质的变化进行检测,将测定值转换成电信号,数据管理系统将这些电信号转换成数码,与数据库已储存的菌株资料比较,推断出待检菌的菌种及鉴定率(ID%)。

数据管理系统与孵箱(读数器)连接,可控制孵箱温度、自动定时读数、数据的转换及分析处理,与打印机连接,可打印最终的鉴定结果。

3. 注意事项及影响因素

（1）鉴定卡（板）保存温度要合适，否则部分底物或荧光物质可能失活，导致错误的鉴定结果。

（2）配制菌液时，选用血平板等非选择性平板上的菌种，不要使用选择性平板上（麦康凯平板、伊红亚甲蓝平板或 SS 平板等）的菌落，避免选择性平板上生化反应代谢产物可能造成的干扰。

（3）要保证血平板上菌种的纯度，不能含有杂菌，临床标本分离的细菌如果不纯，应进行分离纯化，菌株尽可能新鲜，一般不要使用生长超过 2d 的菌株。

（4）根据平板上的菌落特征、涂片革兰氏染色结果，选择合适的鉴定卡（板）。

（5）配制菌悬液的浓度要准确落在仪器要求的范围内，一般为 0.5 麦氏单位。

（二）全自动微生物药敏分析技术

自动化微生物药敏系统主要应用微量稀释法，目前临床常应用的微生物自动鉴定及药敏试验仪器，常使用鉴定卡（板）和药敏试验卡（板），同时进行待检菌的鉴定和药敏试验。

1. 原理　药敏试验检测原理有光电比浊法测定细菌浓度、荧光标记法测定荧光强度的变化、氧化还原指示剂检测细菌生长代谢产物等方法。自动化药敏试验使用药敏试验卡（板）进行检测，实质就是微型化的肉汤稀释试验。根据不同的药物对不同菌种最低抑菌浓度（minimal inhibitory concentration，MIC）的不同，每一种药物一般选用 3 种或以上不同浓度，每一药敏试验卡（板）可同时检测约 20 种抗菌药物的药敏试验。经数小时孵育后，每隔一定时间自动测定每一药敏试验孔中细菌生长情况，与细菌生长对照孔的结果进行比较计算出生长率。不同仪器的生产厂家对大量已知 MIC 值的不同菌种生长率进行测定，得到相对应的数据，储存在药敏试验的数据库中。将药敏试验卡（板）中各测定孔的生长率在数据库中进行比较分析，可得到最低抑菌浓度 MIC 值，常参照美国临床实验室标准化委员会（CLSI）标准、欧盟标准（CASFM）和全球的判断标准（GLOBAL），判断最终结果为敏感（S）、中介（I）和耐药（R），并对结果进行解读。

2. 仪器的基本结构和配套试剂　目前的微生物自动药敏试验系统大多与鉴定系统组合在一起，主要由恒温孵育系统及光学检测系统组成，药敏试验系统常配备计算机专家系统。

药敏试验卡（板）是系统的工作基础，一般与鉴定卡（板）配套，常分为革兰氏阴性菌（鉴定临床常见肠杆菌科、非发酵革兰氏阴性杆菌等）、革兰氏阳性菌（鉴定临床常见葡萄球菌属、链球菌属、肠球菌属等）等的药敏试验卡（板）。

常从配制好的合适菌液浓度的鉴定肉汤管中，取适量菌液加入配套的药敏试验肉汤管中进行稀释，再接种药敏试验卡（板），放入孵箱（读数器）中孵育数小时后，检测系统对每一药敏试验孔的透光度或荧光物质的变化进行检测，并与对照孔的结果比较，在数据库中比较分析，推断出 MIC 值。

计算机专家系统常参照 CLSI、CASFM 和 GLOBAL 标准，权威杂志发表的不同菌种的 MIC 值和耐药表型的研究成果，药代药效学（PK/PD）的研究成果，对药敏结果进行分析，挑选出可能的错误或异常表型并建议复查，根据药敏结果预测待检菌的多种耐药机制，如 ESBL、MRS 等，并修订最终报告的药敏结果。

3. 注意事项及影响因素　药敏试验卡（板）保存温度要合适，否则部分抗菌药物活性会失活，导致药敏结果错误，出现假的耐药结果。药敏试验管接种的菌液浓度及量一定要准确，应使用配套的加样枪并定期校准，将菌液加入药敏试验管后，一般上下颠倒数次以充分混匀。将药敏试验管中菌液加入药敏试验卡（板），注意测试孔中不能有气泡。

将已接种且封闭的药敏卡（板）放入孵箱（读数器）中进行培养和检测，在放入前常需要将待鉴定菌株的编号输入电脑，并用条形码扫描器扫描药敏卡（板）上的条形码。得到药敏结果，可打印药敏报告。目前随着信息化技术的迅猛发展，条形码技术的广泛应用，越来越多的医院开始建立及应用医院信息系统（hospital information system，HIS），检验信息系统（laboratory information system，LIS）是 HIS 系统的一部分，在检验科的应用越来越广泛。将细菌自动鉴定及药敏试验的仪器连接 LIS 系统，可将鉴定及药敏试验结果、相关菌株资料自动输入 LIS 系统的数据库中，在 LIS 系统中编辑并审核检验报告，既免除了输入菌株鉴定结果和药敏结果的烦琐工作，也避免了人工输入时可能出现的错误。

本章小结

　　细菌的形态学检查是临床细菌学检验常用且极其重要的检查方法,根据检查目的和方法不同,可分为染色和不染色标本检查两大类。革兰氏染色是细菌最常用的染色方法,可将细菌分成 G^+ 菌(紫色)、G^- 菌(红色)两类,在普通光学显微镜下能观察细菌的形态、大小、排列、染色性和某些特殊结构(荚膜、芽孢)。细菌不染色标本检查法常用压滴法,主要用于观察活菌动力。

　　选择适宜的培养基能够正确地对临床标本中的细菌进行分离培养,达到鉴定、鉴别和特殊培养的目的。根据检验目的不同,可选用不同的细菌接种方法,含杂菌多的标本常用平板分区划线法。在临床细菌检验工作中,细菌的生化反应对鉴定细菌具有重要作用。

　　利用抗原抗体特异性的对应关系,用免疫学方法可检测细菌抗原,或检测细菌感染后机体产生的特异性抗体。应用分子生物学检测技术可快速、准确鉴定微生物。

　　全自动血液细菌培养系统利用光电比色、测定压力、测定电压及荧光技术等,可连续检测培养瓶中细菌等微生物生长后培养液的变化,从而快速检测血液等标本中是否存在微生物。自动化微生物鉴定采用的是微生物数码鉴定原理,该技术已在临床微生物实验室得到广泛应用,鉴定的速度和准确性大大提高。微生物自动药敏分析系统的实质是微型化的肉汤稀释试验,根据测定的 MIC 值,参照美国临床实验室标准化委员会(CLSI)等标准,判断最终结果。

（魏　华）

扫一扫,测一测

思考题

　　1. 细菌培养基的基本成分有哪些? 根据其用途可把培养基分为哪几类?

　　2. 细菌革兰氏染色的原理是什么? 怎样操作? 如何判断结果? 应注意哪些事项?

　　3. 细菌特殊结构染色法包括哪几种? 应注意哪些事项?

　　4. 细菌四区划线法和液体接种法怎样操作?

　　5. 抗酸染色的原理是什么? 操作步骤是什么? 应注意哪些事项?

　　6. 临床常用的细菌检验技术有哪些?

　　7. KIA 试验及 MIU 试验的原理是什么?

　　8. 触酶试验的原理、操作方法及应用分别是什么?

学习目标

1. 掌握常规药敏试验的药物选择原则,抗菌药物敏感试验的方法及结果判断。
2. 熟悉临床常用抗菌药物种类,β-内酰胺酶检测、超广谱 β-内酰胺酶检测、耐甲氧西林葡萄球菌的检测方法和临床意义。
3. 了解临床常用抗菌药物的作用机制,细菌耐药机制,耐药基因检测方法。
4. 能选择合适的抗菌药物进行抗菌药物敏感试验并判断结果。
5. 具有正确选择抗菌药物对试验菌株进行抗菌药物敏感试验,并正确判读结果的能力。

抗菌药物是指具有杀菌或抑菌活性的抗生素或化学合成药物,这类药物对感染性疾病的治疗发挥了重要作用。一种抗菌药物如果以很小剂量便可抑制、杀灭细菌,则称该细菌对该抗菌药物具有敏感性。细菌耐药性指细菌对于抗菌药物不敏感,具有耐受性。不同细菌对抗菌药物的敏感性与耐药性不同,同种细菌不同菌株对同一药物的敏感性与耐药性也有差异。通过在体外检测细菌对抗菌药物的敏感性,可指导临床合理选用抗菌药物。

第一节　临床常用抗菌药物

一、抗菌药物种类

（一） β-内酰胺类

β-内酰胺类抗菌药物的化学结构中均含有 β-内酰胺环,临床常用的 β-内酰胺类抗菌药物有青霉素类、头孢菌素类,以及非典型 β-内酰胺类,如碳青霉烯类、拉氧头孢类、单环 β-内酰胺类及 β-内酰胺酶抑制剂的复合制剂等。

各种 β-内酰胺类抗菌药物作用相似,通过抑制细菌细胞壁合成而发挥抑菌和杀菌的作用。细菌细胞壁合成是通过青霉素结合蛋白(PBP)催化完成的,各菌种都有青霉素结合蛋白,按分子量大小,分别称 PBP1、PBP2、PBP3 等,PBP1 的分子量最大。青霉素结合蛋白又被称为下列酶:转糖基酶、转肽酶、D-羧肽酶、内肽酶。β-内酰胺类抗菌药物通过与青霉素结合蛋白结合,抑制上述酶的活性从而抑制细菌细胞壁合成。

1. 青霉素类　青霉素类(penicillins)抗生素包括天然青霉素、耐青霉素酶青霉素、广谱青霉素、青霉素+β-内酰胺酶抑制剂。青霉素类抗菌药物的作用是通过与青霉素结合蛋白(PBP)结合干扰细菌细胞壁的合成,而哺乳类动物的细胞没有细胞壁,所以青霉素对人体的毒性很低,达到有效杀菌浓度的青霉素对人体细胞几无影响。常见青霉素类别及其作用对象见表4-1。

表4-1　常见青霉素类别及其作用对象

青霉素类别	代表性抗菌药物	作 用 对 象
天然青霉素	青霉素G、青霉素V	不产青霉素酶的革兰氏阳性球菌、革兰氏阴性球菌、厌氧菌
耐青霉素酶青霉素	甲氧西林、奈夫西林、苯唑西林、氯唑西林、双氯西林、氟氯西林	产青霉素酶的葡萄球菌
广谱青霉素		
氨基组青霉素	氨苄西林、阿莫西林	青霉素敏感的细菌、大部分大肠埃希氏菌、奇异变形杆菌、流感嗜血杆菌等
羧基组青霉素	羧苄西林、替卡西林	产β-内酰胺酶肠杆菌科细菌和假单胞菌,对克雷伯菌和肠球菌无效,可协同氨基糖苷类抗菌药物作用于肠球菌
脲基组青霉素	美洛西林、阿洛西林、哌拉西林	产β-内酰胺酶肠杆菌科细菌和假单胞菌
青霉素与β-内酰胺酶抑制剂类	氨苄西林-舒巴坦、阿莫西林-克拉维酸、替卡西林-克拉维酸、哌拉西林-他唑巴坦	产β-内酰胺酶的革兰氏阴性和革兰氏阳性细菌

2. 头孢菌素类　头孢菌素类(cephalosporins)抗生素与青霉素比较,其对β-内酰胺酶的稳定性高于青霉素,抗菌谱较青霉素广、抗菌作用强、超敏反应少、毒性小。作用机制在于其能与青霉素结合蛋白结合,发挥抑菌和杀菌作用。根据其抗菌谱、抗菌活性、对β-内酰胺酶的稳定性以及肾毒性的不同分为五代。

(1) 第一代头孢菌素:有头孢唑林、头孢噻吩、头孢拉定、头孢氨苄和头孢羟氨苄等。主要作用于需氧革兰氏阳性球菌,对β-内酰胺酶的稳定性差、对肾具有一定毒性。

(2) 第二代头孢菌素:有头孢呋辛、头孢孟多、头孢克洛和头孢丙烯等。对革兰氏阳性球菌的活性与第一代相仿或略差,对部分革兰氏阴性杆菌亦具有抗菌活性,对各种β-内酰胺酶较稳定、肾毒性小。

(3) 第三代头孢菌素:有头孢噻肟、头孢曲松、头孢他啶、头孢哌酮、头孢克肟等。对肠杆菌科细菌等革兰氏阴性杆菌具有强大抗菌作用,对β-内酰胺酶高度稳定,对肾基本无毒性。头孢他啶、头孢哌酮尚可用于治疗铜绿假单胞菌所致的各种感染。

(4) 第四代头孢菌素:有头孢吡肟、头孢匹罗、头孢噻利。对肠杆菌科细菌作用与第三代头孢菌素大致相仿,其中对阴沟肠杆菌、产气肠杆菌、柠檬酸菌属等的部分菌株作用优于第三代头孢菌素,对铜绿假单胞菌的作用与头孢他啶相仿,对金黄色葡萄球菌等的作用较第三代头孢菌素略强。

(5) 第五代头孢菌素:有头孢洛林,其对包括耐甲氧西林金黄色葡萄球菌(MRSA)在内的革兰氏阳性菌具有强大的抗菌作用,同时保持了与最近几代头孢菌素相当的抗革兰氏阴性菌的活性。

头孢菌素对革兰氏阳性球菌的抗菌效果:一代头孢菌素>二代头孢菌素>三代头孢菌素;对革兰氏阴性杆菌的抗菌效果:一代头孢菌素<二代头孢菌素<三代头孢菌素;四代头孢菌素对于革兰氏阳性球菌和革兰氏阴性杆菌的作用几乎相同,并具有抗假单胞菌属作用。

3. 碳青霉烯类　碳青霉烯类(carbapenems)有亚胺培南、美罗培南、帕尼培南、法罗培南、厄他培南、比阿培南。具有超广谱的、极强的抗菌活性,以及对β-内酰胺酶高度的稳定性。因其有对β-内酰胺酶稳定以及毒性低等特点,已经成为治疗严重细菌感染最主要的抗菌药物之一,但嗜麦芽窄食单胞菌对其耐药。

4. 拉氧头孢类

(1) 头霉烯类(cephamycins):有头孢西丁、头孢替坦、头孢美唑等,对革兰氏阳性菌有较好的抗菌活性,对厌氧菌有高度抗菌活性,但对非发酵菌无效。

(2) 氧头孢烯类(oxacephems):代表药物为拉氧头孢和氟氧头孢,具有第三代头孢菌素的特点,抗菌谱广,对革兰氏阴性菌作用强,对产酶的金黄色葡萄球菌也具有一定的抗菌活性。

5. **单环β-内酰胺类**　单环β-内酰胺类(monobactams)代表药物有氨曲南和卡芦莫南,对需氧革兰氏阴性菌如脑膜炎奈瑟菌、淋病奈瑟菌、流感嗜血杆菌、铜绿假单胞菌作用强。对革兰氏阳性菌和厌氧菌无作用。

6. **β-内酰胺酶抑制剂及复合制剂**　β-内酰胺酶抑制剂有克拉维酸、舒巴坦、他唑巴坦。其对β-内酰胺酶有很强的抑制作用,与相应抗生素联合用药能有效对抗临床耐药性的产生。

(1) 克拉维酸:又名棒酸,虽然自身的抗菌活性很弱,但却是很多β-内酰胺酶的强力抑制剂,能增强青霉素类及头孢菌素类对许多产β-内酰胺酶微生物的抗菌活性。

(2) 舒巴坦:与克拉维酸的抑酶谱相似(均能有效抑制细菌产生的Ⅱ、Ⅲ、Ⅳ和Ⅴ型酶),但抑酶作用稍弱,抗菌活性略强,可单独用于淋球菌和脑膜炎球菌的感染。舒巴坦既可与头孢菌素类联合使用,也可与青霉素类合用,是一个使用较为广泛的酶抑制剂。

(3) 他唑巴坦:是舒巴坦衍生物,自身只有弱的抗菌活性,但抑酶谱广,能抑制革兰氏阴性菌产生的各种质粒介导的β-内酰胺酶,对染色体介导的Ⅰ型酶也有效。

(4) 复合制剂:目前临床应用的β-内酰胺酶抑制剂复方制剂有阿莫西林-克拉维酸、替卡西林-克拉维酸、氨苄西林-舒巴坦、头孢哌酮-舒巴坦和哌拉西林-他唑巴坦。

(二) 氨基糖苷类

氨基糖苷类(aminoglycosides)抗菌药物作用机制为:①依靠离子吸附在菌体表面,造成膜的损伤;②与细菌核糖体30S小亚基发生不可逆结合,抑制mRNA的转录和蛋白质的合成,产生无意义的蛋白质。种类有来自链霉菌的链霉素、卡那霉素、妥布霉素、新霉素等,来自小单孢菌的庆大霉素等天然氨基糖苷类,还有阿米卡星,奈替米星等半合成氨基糖苷类。该类抗生素可起到杀菌作用,属静止期杀菌药。

氨基糖苷类抗生素对铜绿假单胞菌、肺炎克雷伯菌、大肠埃希氏菌等常见革兰氏阴性杆菌的抗生素后效应较长,可用于治疗需氧革兰氏阴性杆菌所致的严重感染。但由于其有比较严重的耳毒性和肾毒性,应用受到一些限制。

(三) 喹诺酮类

喹诺酮类(quinolones)作用机制为:①通过外膜孔蛋白和磷脂渗透进入细菌细胞;②作用于DNA旋转酶,干扰细菌DNA复制、修复和重组。按发明先后及其抗菌性能的不同,分为一、二、三代。

1. **第一代喹诺酮类**　有萘啶酸和吡咯酸等,只对大肠埃希氏菌、志贺氏菌属、克雷伯菌属、少部分变形杆菌属有抗菌作用,因疗效不佳现已少用。

2. **第二代喹诺酮类**　抗菌谱进一步扩大,对革兰氏阴性和阳性细菌均有作用,抗菌活性强度依次为环丙沙星、氧氟沙星、罗美沙星、氟罗沙星、培氟沙星、诺氟沙星。本代药物的分子中均有氟原子,因此称为氟喹诺酮。

3. **第三代喹诺酮类**　有加替沙星、司帕沙星、妥舒沙星、左氧氟沙星、莫西沙星等。相对于第二代喹诺酮类,其对革兰氏阳性菌、厌氧菌(包括脆弱拟杆菌)、肺炎支原体、肺炎衣原体、军团菌以及结核分枝杆菌的抗菌作用增强。

(四) 大环内酯类

大环内酯类(macrolides)作用特点和机制为:①可逆结合细菌核糖体50S大亚基的23S单位,抑制细菌蛋白质合成和肽链延伸;②新一代大环内酯类具有免疫调节功能,能增强单核-吞噬细胞吞噬功能。常用药物有红霉素、螺旋霉素、阿奇霉素、克拉霉素、罗红霉素等。大环内酯类抗生素抗菌谱广,对大多数革兰氏阳性菌、部分革兰氏阴性菌及一些非典型致病微生物(支原体、衣原体等)均有效。红霉素对军团菌有良好的抗菌作用,阿奇霉素、克拉霉素尚可用于流感嗜血杆菌、卡他莫拉菌所致的社区获得性呼吸道感染。

(五) 糖肽类

糖肽类(glycopeptides)作用机制是与细菌细胞壁肽聚糖合成的前体*D*-丙氨酰-*D*-丙氨酸末端结合,阻断肽聚糖合成,从而阻止细胞壁合成。常用的有万古霉素、去甲万古霉素和替考拉宁。抗菌谱主要包含革兰氏阳性菌(革兰氏阳性球菌、杆菌和革兰氏阳性厌氧菌),对革兰氏阴性菌无效。仅用于严重革兰氏阳性菌和耐药菌株(如耐甲氧西林药葡萄球菌)感染,临床疗效确切,但肾毒性明显。

（六）磺胺类

磺胺类（sulfanilamides）的作用机制是竞争性地与二氢叶酸合成酶结合，阻止氨基苯甲酸与二氢叶酸合成酶结合，使细菌体内核酸合成的重要物质辅酶 F 钝化而导致细菌生长受到抑制。

1. 全身感染用磺胺　本类药物口服后均可吸收，根据血药浓度持续时间不同可分为短效磺胺、中效磺胺和长效磺胺三类。目前临床上应用的主要是中效磺胺，常用磺胺甲噁唑和磺胺嘧啶两种。

2. 肠道磺胺　本类磺胺口服后吸收甚少，主要在肠道中起作用，有柳氮磺吡啶银、磺胺二甲氧嘧啶等。

3. 外用磺胺　主要用于局部，有磺胺醋酸钠、磺胺米隆等。

（七）四环素类

四环素类（tetracyclines）作用机制主要与细菌的 30S 核糖体亚单位结合，阻止肽链延伸，抑制蛋白质合成。临床上常作为衣原体、立克次氏体感染的首选药物。四环素类分为短效、中效和长效，短效四环素有土霉素、四环素；中效四环素有地美环素、美他环素；长效四环素有多西环素、米诺环素。四环素为广谱抗菌药物，包括对革兰氏阳性菌和阴性菌，如部分葡萄球菌、链球菌、肺炎链球菌、大肠埃希氏菌等有一定的抗菌作用，对立克次氏体、支原体、螺旋体、阿米巴等敏感。

（八）氯霉素类

氯霉素类（chloramphenicol）抗菌药物包括氯霉素、甲砜霉素。其作用机制为作用细菌 70S 核糖体的 50S 亚基，使肽链延长受阻而抑制蛋白合成。该类抗菌药物脂溶性强，易进入脑脊液和脑组织。由于人和哺乳动物线粒体也含有 70S 核糖体，因而氯霉素可抑制宿主线粒体蛋白合成，可引起与剂量相关的骨髓抑制和灰婴综合征。

（九）林可酰胺类

林可酰胺类包括盐酸林可霉素和克林霉素。其作用机制是与细菌 50S 核糖体亚基结合，抑制蛋白质合成，并可干扰肽酰基的转移，阻止肽链的延长。主要作用于革兰氏阳性球菌和白喉棒状杆菌、破伤风梭菌等革兰氏阳性杆菌。各种厌氧菌，特别是对红霉素耐药的脆弱类杆菌对该药敏感。克林霉素是治疗肺部厌氧菌感染、衣原体性传播性疾病的首选药物。

（十）其他抗菌药物

1. 硝基呋喃类　硝基呋喃类（nitrofurantoin）药物有呋喃妥因和呋喃唑酮。其作用机制是干扰细菌体内氧化还原酶系统，阻断细菌代谢，对革兰氏阳性球菌和部分革兰氏阴性杆菌具有较强抑菌和杀菌作用。但由于本类品口服吸收后在体内很快被代谢灭活，不适用于治疗全身感染而仅用于肠道、尿路感染和外用消毒。

2. 硝基咪唑类　硝基咪唑类（nitromidazole）作用机制是硝基环被厌氧菌还原而阻断细菌 DNA 合成，阻止 DNA 的转录、复制，导致细菌死亡。临床常使用的有甲硝唑和替硝唑。硝基咪唑类药物对革兰氏阳性、阴性厌氧菌，包括脆弱类杆菌有较好的抗菌作用，对需氧菌无效。

3. 链阳霉素类　链阳霉素类（streptogramin）代表药物是奎奴普丁-达福普汀（quinupristin-dalfopristin），用于由多重耐药革兰氏阳性菌引起的严重感染，尤其是医院内获得性感染。本类药物的特点是对 MRSA 感染的有效率可达 90% 以上。链阳霉素类除了对革兰氏阳性菌具有抗菌活性外，对部分革兰氏阴性菌和厌氧菌也有抗菌活性。

4. 唑烷酮类　唑烷酮类（oxazolidinones）代表药物是利奈唑胺，是细菌蛋白质合成抑制剂，主要用于治疗由需氧革兰氏阳性菌引起的感染。

5. 利福霉素类　利福霉素类（rifamycins）目前在临床应用的有利福平、利福喷汀及利福布汀。具有广谱抗菌作用，对结核分枝杆菌、麻风分枝杆菌、链球菌属等革兰氏阳性细菌作用很强，对某些革兰氏阴性菌也有效。

二、抗菌药物选择原则

临床微生物实验室分离出病原体后，必须选择合适的抗菌药物和合适的方法进行药物敏感试验，抗菌药物的选择应遵循合理、科学的原则。

1. 根据抗菌药物的抗菌谱　每种抗菌药物都有一定的抗菌谱，药物的类型不同，其抗菌范围也不同。同类别,不同品种的药物,其作用也各有特点。如药敏试验中的青霉素 G 主要用于革兰氏阳性菌,妥布霉素主要用于革兰氏阴性菌。

2. 根据细菌的种属 抗菌药物对不同种属细菌的作用效果不同,因此应有针对性地选择抗菌药物进行敏感性试验。目前我国主要遵循美国临床实验室标准化委员会(clinical and laboratory standards institute,CLSI)推荐的抗菌药物选择方法,将测试药物根据细菌种属不同分为 5 组。

(1) A 组为常规药敏试验的首选药物,必须常规报告。

(2) B 组包含一些可用于首选的药物,但可以选择性报告;例如当细菌对 A 组同类药物耐药或过敏时,可以有选择地报告 B 组中的一些结果。其他可报告的情况包括:特定的标本来源(如三代头孢菌素对脑脊液中的肠道杆菌或甲氧苄啶-磺胺甲噁唑对泌尿道的分离菌株),多重细菌感染,多部位感染,对 A 组某种药物过敏、不耐受或无效,或以感染控制为目的。

(3) C 组为替代性或补充性药物,当对 A 组、B 组药物呈现多重耐药时选用。

(4) U 组为仅用于治疗尿路感染的抗菌药物。

(5) O 组抗菌药物对该组细菌有临床适应证,但一般不允许常规试验并报告的药物。

2018 年 CLSI 推荐的非苛养菌和苛养菌药敏试验和报告抗菌药物的建议分组见表 4-2、表 4-3 及表 4-4。其他细菌见 CLSI 文件。

表 4-2　2018 年 CLSI 非苛养菌常规药敏试验和报告抗菌药物的建议分组(1)

	肠杆菌科	铜绿假单胞菌	葡萄球菌属	肠球菌属
A 组 首选试验 常规报告	氨苄西林 头孢唑林 庆大霉素 妥布霉素	头孢他啶 庆大霉素 妥布霉素 哌拉西林-他唑巴坦	阿奇霉素或 克拉霉素或 红霉素 克林霉素 苯唑西林* 头孢西丁(替代苯唑西林) 青霉素 甲氧苄啶-磺胺甲噁唑	氨苄西林 青霉素
B 组 首选试验 有选择报告	阿米卡星 阿莫西林-克拉维酸 氨苄西林-舒巴坦 头孢他啶-阿维巴坦 Ceftolozane-他唑巴坦 哌拉西林-他唑巴坦 头孢呋辛 头孢吡肟 头孢替坦 头孢西丁 头孢噻肟或 头孢曲松 环丙沙星 左氧氟沙星 多尼培南 厄他培南 亚胺培南 美洛培南 甲氧苄啶-磺胺甲噁唑	阿米卡星 氨曲南 头孢吡肟 头孢他啶-阿维巴坦 Ceftolozane-他唑巴坦 环丙沙星 左氧氟沙星 多尼培南 亚胺培南 美罗培南	头孢洛林 达托霉素* 利奈唑胺 特地唑胺 多西环素 米诺环素 四环素 万古霉素* 利福平	达托霉素* 利奈唑胺 特地唑胺 万古霉素

	肠杆菌科	铜绿假单胞菌	葡萄球菌属	肠球菌属
C 组 补充试验 有选择报告	氨曲南 头孢他啶 头孢洛林 氯霉素 四环素		氯霉素 环丙沙星或 左氧氟沙星或 莫西沙星 庆大霉素 达巴万星 * 奥利万星 * 特拉万星 *	庆大霉素（仅用于筛选高水平耐药株） 链霉素（仅用于筛选高水平耐药株） 达巴万星 * 奥利万星 * 特拉万星 *
U 组 补充试验 仅用于尿路感染	头孢唑林（无并发症尿道感染的替代试验） 磷霉素 呋喃妥因 磺胺异噁唑 甲氧苄啶		呋喃妥因 磺胺异噁唑 甲氧苄啶	环丙沙星 左氧氟沙星 磷霉素 呋喃妥因 四环素

注：* 仅用于 MIC 法，纸片扩散法不可靠。

表 4-3　2018 年 CLSI 非苛养菌常规药敏试验和报告抗菌药物的建议分组（2）

	不动杆菌属	洋葱伯克霍尔德菌	嗜麦芽窄食单胞菌	其他非肠杆菌科菌
A 组 首选试验 常规报告	氨苄西林-舒巴坦 头孢他啶 环丙沙星 左氧氟沙星 多利培南 亚胺培南 美罗培南 庆大霉素 妥布霉素	左氧氟沙星 * 美罗培南 甲氧苄啶-磺胺甲噁唑	甲氧苄啶-磺胺甲噁唑	头孢他啶 庆大霉素 妥布霉素
B 组 首选试验 有选择报告	阿米卡星 哌拉西林-他唑巴坦 头孢吡肟 头孢噻肟 头孢曲松 多西环素 米诺环素 甲氧苄啶-磺胺甲噁唑	头孢他啶 米诺环素	头孢他啶 * 左氧氟沙星 米诺环素	阿米卡星 氨曲南 头孢吡肟 环丙沙星 左氧氟沙星 亚胺培南 美罗培南 哌拉西林-他唑巴坦 甲氧苄啶-磺胺甲噁唑
C 组 补充试验 有选择报告		氯霉素 *	氯霉素 *	头孢噻肟 头孢曲松 氯霉素
U 组 补充试验 仅用于泌尿道感染	四环素			磺胺异噁唑 四环素

注：* 仅用于 MIC 法，纸片扩散法不可靠。

表 4-4　2018 年 CLSI 苛养菌常规药敏试验和报告抗菌药物的建议分组

	流感嗜血杆菌和副流感嗜血杆菌	淋病奈瑟菌	肺炎链球菌	β-溶血性链球菌	草绿色溶血性链球菌
A 组 首选试验 常规报告	氨苄西林	头孢曲松 头孢克肟 环丙沙星 四环素	红霉素 青霉素(苯唑西林纸片) 甲氧苄啶-磺胺甲噁唑	克林霉素 红霉素 青霉素或 氨苄西林	氨苄西林* 青霉素*
B 组 首选试验 有选择报告	氨苄西林-舒巴坦 头孢噻肟或 头孢他啶或 头孢曲松 环丙沙星或 左氧氟沙星或 莫西沙星 美罗培南		头孢吡肟* 头孢噻肟* 头孢曲松* 克林霉素 多西环素 左氧氟沙星 莫西沙星 美罗培南* 四环素 万古霉素	头孢吡肟或 头孢噻肟或 头孢曲松 万古霉素	头孢吡肟 头孢噻肟 头孢曲松 万古霉素
C 组 补充试验 有选择报告	阿奇霉素 克拉霉素 氨曲南 阿莫西林-克拉维酸 头孢克洛 头孢丙烯 头孢地尼或 头孢克肟或 头孢泊肟 头孢洛林 头孢呋辛 氯霉素 厄他培南或 亚胺培南 利福平 四环素 甲氧苄啶-磺胺甲噁唑		阿莫西林* 阿莫西林-克拉维酸* 头孢呋辛* 头孢洛林 氯霉素 厄他培南* 亚胺培南* 利奈唑胺 利福平	头孢洛林 氯霉素 达托霉素* 左氧氟沙星 利奈唑胺 特地唑胺 达巴万星* 奥利万星* 特拉万星*	Ceftolozane-他唑巴坦 氯霉素 克林霉素 红霉素 利奈唑胺 特地唑胺 达巴万星* 奥利万星* 特拉万星*

注:* 仅用于 MIC 法,纸片扩散法不可靠。

3. **根据某些特殊的耐药机制**　一般情况下,报告的药物必须是做过药敏试验的,但如果一种药物的药敏结果可以推测另外一种或一类药物的结果则另当别论,如葡萄球菌对苯唑西林耐药,提示其对所有 β-内酰胺类抗菌药物均耐药。

4. **根据抗菌药物的药代动力学特点**　不同的药物在体内吸收、分布、代谢、排泄的过程各不相同,即使作用完全相同的药物,体内过程也往往有所差别,选择药物时应考虑这些因素,如尿液标本测试呋喃妥因和某几种喹诺酮类,脑脊液标本测试美罗培南、氯霉素等,而不测试氨基糖苷类、四环素等。

5. **根据流行病学资料**　不同地区、不同时间病原菌的分布和耐药情况各不相同,应根据本地区病原菌的耐药谱,咨询感染科医生,医院药事委员会及感染控制委员会的医生,以选择最适合于试验和报告的抗菌药物。

6. **所选药物具有代表性** 实验室不需要也不可能对每种抗菌药物均进行测试。原则上在各类抗菌药物中选择一种代表性药物做测试,可反映一类药物的耐药特性,如大环内酯类选红霉素,喹诺酮类选环丙沙星或氧氟沙星,头孢菌素类选一代、二代、三代头孢菌素的代表药物,选择药物时还需考虑价格因素。

第二节 抗菌药物敏感试验

抗菌药物敏感试验(antimicrobial susceptibility test,AST)是指在体外测定抗菌药物抑制或杀灭微生物能力的试验,简称药敏试验。其实际意义是:①预测和监控抗菌药物的治疗效果,指导临床医师选择用药;②发现或提示细菌耐药机制的存在,避免因用药不当产生或加重细菌的耐药;③了解本医院及本地区耐药菌的变迁,进行耐药菌监控,为流行病学调查提供资料;④对病原菌耐药谱进行分析和分型,可用于某些菌种的鉴定。

案例导学 4-1

病人,男,78岁,因"发热、右胸痛、咳黄色浓痰20d"就医,肺部闻及湿啰音,体温39.2℃,血常规:白细胞数 $19×10^9/L$,中性粒细胞占92%,临床医师怀疑病人肺部发生细菌感染,经验性选择左氧氟沙星进行治疗,效果不佳。

问题与思考:

1. 通过什么方法可确认何种细菌感染?

2. 从正确使用抗生素方面考虑,临床医师使用抗生素经验治疗效果不佳的可能原因是什么?应选择哪种抗生素针进行针对性治疗?

临床微生物实验室应选择先进、方便的方法进行常规的抗菌药物敏感试验。常用的药敏试验方法包括纸片扩散法、稀释法、抗菌药物梯度法(E-test)和自动化仪器法。稀释法包括宏量肉汤稀释法、微量肉汤稀释法及琼脂稀释法。药敏试验的结果判断的标准是每年最新公布的美国临床实验室标准化委员会(CLSI)标准。

1. **敏感(susceptible,S)** 敏感指受试菌株能被测试药物使用推荐剂量治疗时在感染部位可达到的抗菌药物浓度所抑制。

2. **中介(intermediate,I)** 中介指抗菌药物最低抑菌浓度接近血液和组织中通常可达到的浓度,疗效低于敏感菌株。还表示药物在生理浓集的部位具有临床效力(如尿液中的喹诺酮类和β-内酰胺类)或者可用高于正常剂量的药物进行治疗(如β-内酰胺类)。另外,中介还作为缓冲区,以防止微小的、未受控制的技术因素导致较大的错误结果。

3. **耐药(resistant,R)** 耐药指受试菌株不能被常规剂量抗菌药物达到的浓度所抑制和/或证明MIC或抑菌圈直径落在某些特殊的微生物耐药机制范围(如β-内酰胺酶),在治疗研究中表现抗菌药物对菌株的临床疗效不可靠。

4. **最低抑菌浓度(minimal inhibitory concentration,MIC)** 最低抑菌浓度是指能够抑制被测菌生长的最低药物浓度。一般用 μg/ml 或 U/ml 表示。

一、纸片扩散法

纸片扩散法又称 Kirby-Bauer(K-B)法,由于操作简单,可灵活选择抗菌药物,且花费低,是 WHO推荐的定性药敏试验的基本方法,目前在临床上广为应用。

(一)实验原理

将含有定量抗菌药物的纸片贴在已接种测试菌的琼脂平板上,纸片中所含的药物吸收琼脂中的水分溶解后,不断向纸片周围区域扩散,形成递减的梯度浓度。在纸片周围抑菌浓度范围内测试菌的生长被抑制,从而形成透明的抑菌圈。抑菌圈的大小反映测试菌对测定药物的敏感程度,并与该药对测试菌的最低抑菌浓度(MIC)成负相关关系,即抑菌圈越大,MIC越小。

（二）实验材料

1. 培养基　水解酪蛋白(Mueller-Hinton,M-H)培养基是美国临床实验室标准化委员会推荐采用的兼性厌氧菌和需氧菌药敏试验标准培养基,pH为7.2～7.4,对那些营养要求高的细菌如流感嗜血杆菌、奈瑟菌属、链球菌属等需加入补充物质。琼脂厚度要求为4mm。90mm内径的平板,可倾入25ml M-H琼脂。配制好的M-H平板当天使用或置塑料密封袋中4℃备用,使用前应将平板置35℃孵育箱孵育15min,使其表面干燥。

2. 抗菌药物纸片　选择直径6.35mm、吸水量为20μl的药敏专用纸片,用逐片加样或浸泡方法使每片含药量达到规定浓度。药敏纸片冷冻干燥后贮藏于密封瓶内,−20℃保存于无霜冷冻冰箱内,日常工作用的少量纸片可保存于4℃冰箱1周内使用。β-内酰胺类药敏纸片应冷冻储存,且不超过1周,否则效价降低。使用前将储存容器移至室温平衡1～2h,避免开启储存容器时产生冷凝水,使纸片潮解。

3. 菌液

（1）药敏试验标准比浊管制备:使用0.5麦氏标准比浊管标定接种菌液浓度。比浊管配制方法为:0.048mol/L(1.175%)氯化钡0.5ml加0.18mol/L(1%)硫酸溶液99.5ml充分混匀,其浊度为0.5麦氏比浊标准,相当于$1.5×10^8$CFU/ml的含菌量。分装试管,置室温下暗处保存。使用前应充分混匀,每半年重配一次。

（2）被检菌液制备:一般采用比浊法校正菌悬液浓度,有两种方法可以选择:

1）生长法:接种环挑取分纯的被检菌菌落4～5个,接种于3～5ml M-H肉汤,置35℃孵箱培养4h。用无菌生理盐水或肉汤校正菌液浓度至与0.5麦氏比浊标准相同。

2）直接调制法:用接种环挑取适量菌落,充分混匀在生理盐水中,或振荡混匀,将细菌悬液浓度校正至与0.5麦氏比浊标准相同。校正浓度后的菌液应在15min内接种完毕。

（三）实验方法

1. 接种　用无菌棉拭子蘸取菌液,在管内壁将多余菌液旋转挤去后,在M-H琼脂表面均匀涂抹接种3次,每次旋转平板60°,最后沿平板内缘涂抹1周。盖上皿盖,置室温放置3～5min,使平皿表面稍干。

2. 贴抗菌药物纸片　用纸片分配器或无菌镊子将选定的含药纸片紧贴于琼脂表面,用镊尖轻压纸片使其与琼脂紧贴。各纸片中心的距离>24mm,纸片距平板内缘>15mm,纸片贴上后不可再移动,因为纸片与培养基接触后其所含的药物已开始扩散到培养基中。

3. 培养　将贴好纸片的平板底部向上置35℃±2℃孵育箱,16～18h后判读结果。苛养菌应在含5% CO_2环境中培养20～24h。苯唑西林、甲氧西林、奈夫西林和万古霉素的药敏试验需培养24h。平板应单独平放,最多不超过两个叠放,使平板受热均匀。

（四）结果判断和报告

用游标卡尺或厘米尺量取抑菌圈直径(mm)(图4-1),肉眼观察无明显细菌生长的区域作为抑菌圈边缘。在抑菌圈边缘借助放大镜才能观察到的微小菌落生长可忽略不计。

依据美国临床实验室标准化委员会对细菌抑菌圈直径和最低抑菌浓度(MIC)解释标准为操作文件,对量取的抑菌圈直径做出"敏感""耐药"和"中介"的判断。部分细菌的抑菌圈直径和最低抑菌浓度(MIC)解释标准见表4-5、表4-6、表4-7及表4-8。

图片:抗菌药物敏感试验操作方法

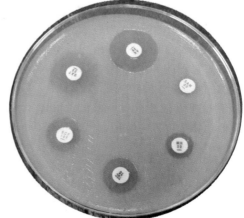

图4-1　K-B法抗菌药物敏感性试验结果

笔记

表 4-5 肠杆菌科细菌的抑菌圈直径及 MIC 折点

抗生素	纸片含量	抑菌圈直径/mm			MIC/(μg/ml)		
		S	I	R	S	I	R
氨苄西林	10μg	≥17	14~16	≤13	≤8	16	≥32
阿莫西林-克拉维酸	20/10μg	≥18	14~17	≤13	≤8/4	16/8	≥32/16
氨苄西林-舒巴坦	10/10μg	≥15	12~14	≤11	≤8/4	16/8	≥32/16
Ceftolozane-他唑巴坦	30/10μg	≥21	18~20	≤17	≤2/4	4/4	≥8/4
哌拉西林-他唑巴坦	100/10μg	≥21	18~20	≤17	≤16/4	32/4~64/4	≥128/4
头孢唑林	30μg	≥15	—	≤14	≤16	—	≥32
头孢吡肟	30μg	≥25	19~24	≤18	≤2	4-8	≥16
头孢噻肟或	30μg	≥26	23~25	≤22	≤1	2	≥4
头孢曲松	30μg	≥23	20~22	≤19	≤1	2	≥4
头孢西丁	30μg	≥18	15~17	≤14	≤8	16	≥32
头孢呋辛（注射用）	30μg	≥18	15~17	≤14	≤8	16	≥32
头孢他啶	30μg	≥21	18~20	≤17	≤4	8	≥16
氨曲南	30μg	≥21	18~20	≤17	≤4	8	≥16
多尼培南	10μg	≥23	20~22	≤19	≤1	2	≥4
厄他培南	10μg	≥22	19~21	≤18	≤0.5	1	≥2
亚胺培南	10μg	≥23	20~22	≤19	≤1	2	≥4
美洛培南	10μg	≥23	20~22	≤19	≤1	2	≥4
秦大霉素	10μg	≥15	13~14	≤12	≤4	8	≥16
妥布霉素	10μg	≥15	13~14	≤12	≤4	8	≥16
阿米卡星	30μg	≥17	15~16	≤14	≤16	32	≥64
阿奇霉素	15μg	≥13	—	≤12	≤16	—	≥32
四环素	30μg	≥15	12~14	≤11	≤4	8	≥16
多西环素	30μg	≥14	11~13	≤10	≤4	8	≥16
环丙沙星	5μg	≥21	16~20	≤15	≤1	2	≥4
环丙沙星（沙门氏菌）	5μg	≥31	21~30	≤20	≤0.06	0.12~0.5	≥1
左氧氟沙星	5μg	≥17	14~16	≤13	≤2	4	≥8
左氧氟沙星（沙门氏菌）	—	—	—	—	≤0.12	0.25~0.1	≥2
加替沙星	5μg	≥18	15~17	≤14	≤2	4	≥8
甲氧苄啶-磺胺异噁唑	1.25/23.75μg	≥16	11~15	≤10	≤2/38	—	≥4/76
呋喃妥因	300μg	≥17	15~16	≤14	≤32	64	≥128

表 4-6 铜绿假单胞菌抑菌圈直径及 MIC 折点

抗生素	纸片含量	抑菌圈直径/mm			MIC/（μg/ml）		
		S	I	R	S	I	R
哌拉西林	100μg	≥21	15～20	≤14	≤16	32～64	≥128
哌拉西林-他唑巴坦	100/10μg	≥21	15～20	≤14	≤16/4	32/4～64/4	≥128/4
头孢他啶-阿维巴坦	30/20μg	≥21	—	≤20	≤8/4	—	≥16/4
Ceftolozane-他唑巴坦	30/10μg	≥21	17～20	≤16	≤4/4	8/4	≥16/4
头孢他啶	30μg	≥18	15～17	≤14	≤8	16	≥32
头孢吡肟	30μg	≥18	15～17	≤14	≤8	16	≥32
氨曲南	30μg	≥22	16～21	≤15	≤8	16	≥32
多尼培南	10μg	≥19	16～18	≤15	≤2	4	≥8
亚胺培南	10μg	≥19	16～18	≤15	≤2	4	≥8
美罗培南	10μg	≥19	16～18	≤15	≤2	4	≥8
庆大霉素	10μg	≥15	13～14	≤12	≤4	8	≥16
妥布霉素	10μg	≥15	13～14	≤12	≤4	8	≥16
阿米卡星	30μg	≥17	15～16	≤14	≤16	32	≥64
环丙沙星	5μg	≥21	16～20	≤15	≤1	2	≥4
左氧氟沙星	5μg	≥17	14～16	≤13	≤2	4	≥8

表 4-7 不动杆菌属细菌抑菌圈直径及 MIC 折点

抗生素	纸片含量	抑菌圈直径/mm			MIC/（μg/ml）		
		S	I	R	S	I	R
氨苄西林-舒巴坦	10/10μg	≥15	12～14	≤11	≤8/4	16/8	≥32/16
哌拉西林-他唑巴坦	100/10μg	≥21	18～20	≤17	≤16/4	32/4～64/4	≥128/4
头孢他啶	30μg	≥18	15～17	≤14	≤8	16	≥32
头孢吡肟	30μg	≥18	15～17	≤14	≤8	16	≥32
头孢噻肟	30μg	≥23	15～22	≤14	≤8	16～32	≥64
头孢曲松	30μg	≥21	14～20	≤13	≤8	16～32	≥64
多利培南	10μg	≥18	15～17	≤14	≤2	4	≥8
亚胺培南	10μg	≥22	19～21	≤18	≤2	4	≥8
美罗培南	10μg	≥18	15～17	≤14	≤2	4	≥8
庆大霉素	10μg	≥15	13～14	≤12	≤4	8	≥16
妥布霉素	10μg	≥15	13～14	≤12	≤4	8	≥16
阿米卡星	30μg	≥17	15～16	≤14	≤16	32	≥64
环丙沙星	5μg	≥21	16～20	≤15	≤1	2	≥4
左氧氟沙星	5μg	≥17	14～16	≤13	≤2	4	≥8
甲氧苄啶-磺胺异噁唑	1.25/23.75μg	≥16	11～15	≤10	≤2/38	—	≥4/76

表 4-8 葡萄球菌属细菌抑菌圈直径及 MIC 折点

抗生素	纸片含量	抑菌圈直径/mm			MIC/(μg/ml)		
		S	I	R	S	I	R
青霉素	10 单位	≥29	—	≤28	≤0.12	—	≥0.25
苯唑西林(用于金葡萄球菌和路邓葡萄球菌)	30μg 头孢西丁[a](替代苯唑西林)	≥22	—	≤21	≤2(苯唑西林)≤4(头孢西丁)	—	≥4(苯唑西林)≥8(头孢西丁)
苯唑西林(用于伪中间葡萄球菌和施氏葡萄球菌)	1μg 苯唑西林	≥18	—	≤17	≤0.25	—	≥0.5
苯唑西林(用于 CoNS[b],路邓葡萄球菌、伪中间葡萄球菌和施氏葡萄球菌除外)	30μg 头孢西丁[c](替代苯唑西林)	≥25	—	≤24	≤0.25(苯唑西林)	—	≥0.5(苯唑西林)
头孢洛林	30μg	≥24	21~23	≤20	≤1	2	≥4
万古霉素(用于金黄色葡萄球菌)	—	—	—	—	≤2	4~8	≥16
万古霉素(用于 CoNS)	—	—	—	—	≤4	8~16	≥32
替考拉宁	—	—	—	—	≤8	16	≥32
庆大霉素	10μg	≥15	13~14	≤12	≤4	8	≥16
阿奇霉素或	15μg	≥18	14~17	≤13	≤2	4	≥8
克拉霉素或	15μg	≥18	14~17	≤13	≤2	4	≥8
红霉素	15μg	≥23	14~22	≤13	≤0.5	1~4	≥8
四环素	30μg	≥19	15~18	≤14	≤4	8	≥16
米诺环素	30μg	≥19	15~18	≤14	≤4	8	≥16
环丙沙星或	5μg	≥21	16~20	≤15	≤1	2	≥4
左氧氟沙星	5μg	≥19	16~18	≤15	≤1	2	≥4
莫西沙星	5μg	≥24	21~23	≤20	≤0.5	1	≥2
呋喃妥因	300μg	≥17	15~16	≤14	≤32	64	≥128
克林霉素	2μg	≥21	15~20	≤14	≤0.5	1~2	≥4
甲氧苄啶-磺胺异噁唑	1.25/23.75μg	≥16	11~15	≤10	≤2/38	—	≥4/76
氯霉素	30μg	≥18	13~17	≤12	≤8	16	≥32

注:a. 对于金黄色葡萄球菌和路邓葡萄球菌,苯唑西林纸片法不可靠,用头孢西丁作为替代药物试验并报告苯唑西林结果;用头孢西丁 MIC 法、头孢西丁纸片扩散法或苯唑西林 MIC 法检测耐药的葡萄球菌分离株均应报告为苯唑西林耐药;b. 凝固酶阴性的葡萄球菌;c. 对于除路邓葡萄球菌、伪中间葡萄球菌和施氏葡萄球菌以外的 CoNS,苯唑西林纸片法不可靠,用头孢西丁作为替代药物试验并报告苯唑西林结果。

某些细菌的抑菌圈在判读时有特殊要求:①葡萄球菌属对利奈唑胺以及肠球菌属对万古霉素的敏感试验,应用透射光判读(举起平板正对着光源),在抑菌圈内任何可辨别的菌落生长均提示为耐药;②某些细菌在抑菌圈内有散在菌落生长,提示可能是由菌液不纯引起的混合培养,必须再次分离鉴定及试验,也可能提示为高频突变株;③变形杆菌迁徙生长使抑菌圈内生成的薄层菌可忽略不计;④链球菌应检测生长抑菌圈而不是溶血圈;⑤由于培养基内可能存在拮抗剂,甲氧苄啶和磺胺类药物抑菌环内可允许出现菌株轻微生长,因此,在测量抑菌环直径时可忽视轻微生长(20%或较少菌苔生长),而测量较明显抑制的边缘。

（五）质量控制

1. 影响因素

（1）培养基：培养基 pH 超过规定范围,碱性可扩大氨基糖苷类药物的抑菌圈。酸性可扩大四环素族药物的抑菌圈,琼脂过厚、过硬会影响药物渗透,造成抑菌圈缩小。培养基过厚会使抑菌圈偏小,反之,过薄会使抑菌圈偏大。

（2）药敏纸片：纸片质量是影响药敏试验结果的主要因素,纸片含药量、吸水性直接影响抑菌圈的大小,纸片保存不当可使药效降低。β-内酰胺类药敏纸片应冷冻储存,且不超过1周,否则效价降低。

（3）细菌浓度：待检菌液的浓度、接种量应达到规定的麦氏比浊标准,菌液浓度过大可使抑菌圈缩小,反之可使抑菌圈扩大。

（4）操作方法：菌液配制好后放置过长时间、纸片贴放位置、纸片移动、孵箱内平板的放置方法等都将影响结果。

（5）培养条件、温度和时间的控制：置35℃孵育16～24h,量取抑菌圈直径。苯唑西林、甲氧西林、奈夫西林和万古霉素的药敏试验需培养24h。

（6）抑菌环测量工具的精度及测量方法：一般常用精确度为0.1mm的游标卡尺,测量范围以抑菌环边缘肉眼见不到细菌明显生长为限。根据抑菌环的直径,按照美国临床实验室标准化委员会标准判读,报告敏感、中介、耐药。

（7）质控标准菌株本身的药敏特性是否合格,有无变异。

2. 质量控制的要求

（1）质控菌：控制以上诸多影响药敏试验因素的主要措施是采用标准菌株进行质控。标准菌株来源于美国典型菌种保藏中心,如金黄色葡萄球菌 ATCC25923、大肠埃希氏菌 ATCC25922、铜绿假单胞菌 ATCC27853、粪肠球菌 ATCC29212 等。标准菌株应每周在 M-H 琼脂上传代一次,4℃保存。

（2）质控方法：在同一条件下,将新鲜传代质控菌株与临床待测菌株同时进行抗菌药物敏感试验,测定质控菌株的抑菌环,以对照监测。原则上要求每天做临床测定的同时做质控,在实验条件恒定的情况下,每周测2次即可。

（3）抑菌圈质控范围：标准菌株的抑菌圈应落在规定范围内,这个范围为95%的可信限,即日间质控得到的抑菌环直径在连续20个数值中仅允许1个超出这个范围。如果经常有质控结果超出该范围,则不应报告,应从上述影响因素中找原因,并及时纠正。每天标准菌株的测定结果的均值应接近允许范围的中间值,变化数不得超过2mm,否则说明操作中有不规范之处,应予以调整。纸片扩散法药敏试验质量控制要求见表4-9。

表 4-9　纸片扩散法药敏试验质量控制要求

细菌种类	培养基	菌悬液浓度	培养温度/℃	培养环境	培养时间/h	质控菌株
肠杆菌科	MHA	0.5麦氏	35±2	空气	16～18	ATCC 25922 ATCC 27853
铜绿假单胞菌	MHA	0.5麦氏	35±2	空气	16～18	ATCC 27853
不动杆菌属、嗜麦芽窄食单胞菌、洋葱伯克霍尔德菌	MHA	0.5麦氏	35±2	空气	20～24	ATCC 25922 ATCC 27853
葡萄球菌属[a]	MHA	0.5麦氏	35±2	空气	16～18	ATCC 25923 ATCC 29213
肠球菌属[b]	MHA	0.5麦氏	35±2	空气	16～18	ATCC 25923
流感嗜血杆菌、副流感嗜血杆菌	HTM[c]	0.5麦氏	35±2	5% CO_2	16～18	ATCC 49247 ATCC 49766 ATCC 35218[d]
淋病奈瑟菌	GC 琼脂基础+1%添加剂	0.5麦氏	36±1（不超过37）	5% CO_2	20～24	ATCC 49226
肺炎链球菌及其他链球菌、脑膜炎奈瑟菌	MHA+5%绵羊血	0.5麦氏	35±2	5% CO_2	20～24	ATCC 49619

注：a. 对于凝固酶阴性葡萄球菌,测头孢西丁纸片需24h；b. 对于肠球菌属细菌,测万古霉素需24h；c. HTM 为嗜血杆菌药敏试验培养基；d. 大肠埃希氏菌 ATCC35218 为监控 β-内酰胺/β-内酰胺酶抑制剂复合制剂纸片用。

二、稀释法

稀释法可直接定量检测抗菌药物在体外对病原菌的抑制或杀菌浓度,有利于临床根据 MIC、药物代谢等拟定合理的治疗方案,分为肉汤稀释法和琼脂稀释法。

(一)实验原理

将抗菌药物作系列稀释,然后接种定量待测菌并孵育,观察不同浓度的药物对细菌的抑菌(或杀菌)情况,可定量测定抗菌药物对该细菌的 MIC 或最低杀菌浓度(minimal bactericidal concentration, MBC)。根据美国临床实验室标准化委员会提供的 MIC 解释标准判断抗菌药物对细菌的敏感程度。

(二)实验方法

1. 肉汤稀释法

(1) 培养基:使用 M-H 液体培养基,需氧菌、兼性厌氧菌在此培养基中生长良好。在该培养基中加入补充成分可支持流感嗜血杆菌、链球菌生长。液体培养基配制完毕后 25℃校正 pH 至 7.2~7.4。

(2) 药物稀释:药物原液的制备和稀释遵照美国临床实验室标准化委员会的指南进行,有宏量稀释法和微量稀释法。宏量稀释法肉汤含量每管≥1.0ml(通常 2ml),微量稀释法每孔含 0.1ml。

(3) 菌种接种:配制 0.5 麦氏标准浊度的菌液,用肉汤(宏量稀释法)、蒸馏水或生理盐水(微量稀释法)稀释菌液。稀释菌液于 15min 内接种完毕,35℃孵育 16~20h。嗜血杆菌属、链球菌属孵育时间 20~24h。葡萄球菌属对苯唑西林和万古霉素、肠球菌属对万古霉素的药敏试验孵育时间为 24h。

(4) 结果判断:以在试管内或小孔内完全抑制细菌生长的最低药物浓度为 MIC 或 MBC。

微量肉汤稀释法是近年来临床微生物实验室应用较多的商品化的药敏试验法,优点是一块板可同时测定多种抗菌药物对细菌的抑菌情况,操作方便、结果可信赖。缺点是所含抗菌药物不一定完全适合实验室的具体需要。

2. 琼脂稀释法

(1) 培养基:配制 M-H 琼脂并校正 pH 至 7.2~7.4,将已稀释的抗菌药物按 1:9 加入预先在 45~50℃水浴中平衡融化的 M-H 琼脂中,充分混匀后倾入平皿,使琼脂厚度为 3~4mm,制成含递减浓度的抗菌药物琼脂平板。将室温凝固的含药 M-H 平板放入密封袋置于 2~8℃备用,贮存日期为 5d。易降解的抗菌药物在使用 48h 之内配制平板。

(2) 菌种接种:将 0.5 麦氏浊度菌液稀释 10 倍,以多点接种器吸取(约为 1~2μl)接种于琼脂表面,稀释菌液于 15min 内接种完毕,使平皿接种菌量为 $1×10^4$ CFU/点。35℃孵育 16~20h。嗜血杆菌属、链球菌属孵育时间 20~24h。

(3) 结果判断:将平板置于暗色、无反光的表面上判断终点,以抑制细菌生长的最低药物稀释度为终点。药敏试验结果可用 MIC(μg/ml)报告,也可对照美国临床实验室标准化委员会的标准用敏感(S)、中介(I)、耐药(R)报告。

该法的优点是:①可自由选择药物;②每个平板可同时测定多株细菌;③可观察被检菌落生长良好与否;④能发现污染的菌落。

三、E-test 法

E-test 法(epsilometer test)是一种结合了扩散法和稀释法的原理和优点,对抗菌药物直接测量 MIC 的药敏试验。

(一)实验原理

E-test 试条是一条宽 5mm、长 50mm 的无孔试剂载体,一面固定有一系列预先制备的、浓度呈连续指数增长的抗菌药物,另一面有所含药物浓度的刻度(μg/ml)。抗菌药物的梯度可覆盖有 20 个 MIC 对倍稀释浓度的宽度范围。当试条放在接种有细菌的琼脂平板上,抗菌药物从试条向周围扩散,经孵育后,围绕试条可见椭圆形抑菌环,环的边缘与试条相交的刻度即为该抗生素抑制该菌的 MIC。

(二)实验方法

将药敏纸条放置在已涂布细菌的 M-H 平板上,试条刻度面朝上,药物最高浓度处应靠平板边缘。用镊子轻压以驱赶其下方的气泡。90mm 平板上可放 E 试条 1~2 条,140mm 平板最多可放 6 条。置

35℃培养18~24h,观察结果(图4-2)。

（三）实验结果

培养后围绕试条可形成一个椭圆形的抑菌圈,在抑菌圈和试条的横切相交处试条上的读数刻度即是抗菌药物对被检菌的MIC。当无抑菌环时MIC≥最大浓度;当抑菌环延伸至试条下方,与试条无交点时,MIC≤最小浓度。

E-test法操作简单、影响因素少、结果直观准确、稳定性高,连续浓度梯度与琼脂稀释法相关性好。常用于苛养菌、厌氧菌、酵母菌、分枝杆菌的药物敏感试验。

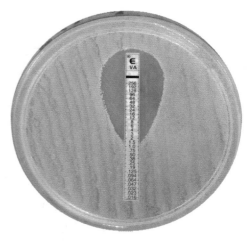

图4-2　E-test法抗菌药物敏感性试验结果

四、联合药物敏感试验

1. **试验目的**　①扩大抗菌谱,治疗混合感染;②预防或推迟细菌耐药性的发生;③联合用药可减少某些抗菌药物用量,以避免达到毒性剂量;④对某些耐药细菌引起的严重感染,联合用药可取得协同抗菌作用。

抗菌药物联合用药可出现4种结果。①无关作用:两种药物联合作用的活性等于其单独活性;②拮抗作用:两种药物联合作用显著低于单独抗菌活性;③累加作用:两种药物联合作用时的活性等于两种单独抗菌活性之和;④协同作用:两种药物联合作用显著大于其单独作用的总和。

2. **联合抑菌试验**　棋盘稀释法是目前临床实验室常用的定量方法,利用肉汤稀释法原理,首先分别测定拟联合的抗菌药物对检测菌的MIC。根据所得MIC,确定药物稀释度(一般为6~8个稀释度),药物最高浓度为其MIC的2倍,依次对倍稀释。两种药物的稀释分别在方阵的纵列和横列进行,这样在每管(孔)中可得到不同浓度组合的两种药物混合液。接种菌量为$5×10^5$CFU/ml,35℃ 18~24h后观察结果,测定两药联合时的MIC值。计算部分抑菌浓度(fractional inhibitory concentration,FIC)指数,以检测两种抗菌药物之间的药效相关性。

$$FIC \ 指数 = \frac{A \ 药联合时的 \ MIC}{A \ 药单测时的 \ MIC} + \frac{B \ 药联合时的 \ MIC}{B \ 药单测时的 \ MIC}$$

判断标准:FIC指数<0.5为协同作用;0.5~1为相加作用;1~2为无关作用;>2为拮抗作用。

第三节　细菌耐药性检测

一、细菌耐药性与耐药机制

细菌耐药性检查可通过纸片扩散法、肉汤稀释法和E-test试验测出细菌的抑菌圈直径、MIC,再根据美国临床实验室标准化委员会的标准判断细菌对抗菌药物的耐药性。

细菌的耐药机制主要有以下4种:

（一）**产生药物灭活酶**

细菌可产生一种或多种能引起药物灭活的酶,包括水解酶、钝化酶和修饰酶。

1. **水解酶**　细菌产生水解酶引起药物灭活是一种重要的耐药机制,主要指β-内酰胺酶,包括广谱酶、超广谱β-内酰胺酶(ESBLs)、金属酶、头孢菌素酶(AmpC酶)等。在临床上以革兰氏阴性杆菌产生的ESBLs最受重视。目前,碳青霉烯酶引起国际的广泛关注。鲍曼不动杆菌携带的碳青霉烯酶通常为OXA系列。铜绿假单胞菌可携带金属碳青霉烯酶,如IMP、VIM等。肠杆菌科细菌携带的碳青霉烯酶常见的有KPC、IMP、VIM、NDM-1等。

2. **钝化酶**　氨基糖苷类钝化酶是细菌对氨基糖苷类产生耐药的最重要原因,也属一种灭活酶,此外还有氯霉素乙酰转移酶、红霉素酯化酶等。

3. **修饰酶**　氨基糖苷类药物修饰酶催化氨基糖苷药物氨基或羟基的共价修饰,使得氨基糖苷类药物与核糖体的结合减少,促进药物摄取 EDP-Ⅱ 也被阻断,因而导致耐药。

（二）抗菌药物作用靶位改变

抗菌药物作用靶位包括青霉素结合蛋白位点、DNA 解旋酶、DNA 拓扑异构酶Ⅳ 等。β-内酰胺类抗菌药物必须与细菌菌体膜蛋白——PBP 结合,才能发挥杀菌作用。如果某种抗菌药物作用的 PBP 发生改变,影响其结合的亲和力,就会造成耐药。喹诺酮类药物作用于靶位 DNA 解旋酶、拓扑异构酶Ⅳ,如果细菌 DNA 解旋酶、拓扑异构酶Ⅳ结构发生改变,与喹诺酮类药物不能有效结合,就会造成细菌耐药。

（三）抗菌药物渗透障碍

细菌细胞膜是一种高选择性的渗透性屏障,控制着细胞内外物质交换,细胞膜的脂质双层结构可使亲脂性药物通过。脂双层中镶嵌的通道蛋白,是一种非特异性的、跨细胞膜的水溶性扩散通道,可使一些 β-内酰胺类抗菌药物通过通道蛋白进入细菌体内。细胞膜通道蛋白丢失和细菌生物被膜形成,都可使细菌细胞膜的通透性下降而导致耐药。

（四）药物的主动转运系统亢进

细菌对抗菌药物的主动转运(又称外排泵系统)是造成细菌耐药的又一机制。

在上述 4 种耐药机制中,第一、二种耐药机制具有专一性,第三、四种耐药机制不具有专一性。

二、耐药表型的检测

细菌的耐药表型是细菌耐药机制的外在表现,细菌的耐药机制主要有 4 种,但其外在表现却有很多种。临床重要的耐药细菌包括产超广谱 β-内酰胺酶的肠杆菌科细菌、耐甲氧西林葡萄球菌(methicillin resistant *Staphylococci*,MRS)、耐万古霉素肠球菌(vancomycin resistant *Enterococcus*,VRE)、耐碳青霉烯肠杆菌(carbopenem resistant *enterobacteriaceae*,CRE)、耐碳青霉烯鲍曼不动杆菌(carbopenem resistant *A. baumannii*,CRAB)、耐青霉素肺炎链球菌(penicillin resistant *Streptococcus pneumoniae*,PRSP)等。

文档：多重耐药菌、广泛耐药菌和泛耐药菌的定义

（一）β-内酰胺酶检测

β-内酰胺酶检测主要有头孢硝噻吩纸片法(nitrocefin test)、碘淀粉测定法(iodometric test)。头孢硝噻吩纸片法:对于革兰氏阳性球菌,直接用无菌牙签挑取 16~20h 的菌落或其细菌悬液涂抹头孢硝噻吩纸片;对于革兰氏阴性杆菌,提取细菌裂解液涂抹头孢硝噻吩纸片,8~10min 后观察结果,纸片由黄色变为红色为阳性,表明待检菌产生 β-内酰胺酶。如 β-内酰胺酶阳性,表示流感嗜血杆菌、淋病奈瑟菌和卡他莫拉菌对青霉素、氨苄西林、阿莫西林耐药;葡萄球菌和肠球菌对青霉素(包括氨基、羧基和脲基青霉素)耐药。

美国临床实验室标准化委员会在 2018 年推荐采用青霉素纸片扩散法抑菌圈-边缘试验检测金黄色葡萄球菌是否产生 β-内酰胺酶。对于青霉素 MIC≤0.12μg/ml 或抑菌圈≥29mm 的金黄色葡萄球菌,若 10 单位的青霉素纸片抑菌圈边缘锐利或如同"断崖状"提示菌株产生 β-内酰胺酶,抑菌圈边缘模糊或如同"沙滩样"提示菌株不产生 β-内酰胺酶。如果实验室用头孢硝噻吩纸片法检测金黄色葡萄球菌 β-内酰胺酶结果阴性时,应用青霉素纸片扩散法抑菌圈-边缘试验进一步确认。对于凝固酶阴性葡萄球菌,仅推荐基于头孢硝噻吩检测 β-内酰胺酶。

（二）超广谱 β-内酰胺酶检测

超广谱 β-内酰胺酶(extended spectrum beta lactamases,ESBLs)是一种质粒介导的能水解青霉素类、头孢菌素及单环 β-内酰胺类的酶,主要见于克雷伯菌属、大肠埃希氏菌等细菌,也可见于肠杆菌属、枸橼酸杆菌属、变形杆菌属、沙雷菌属等其他肠杆菌科细菌,以及不动杆菌、铜绿假单胞菌等。ESBLs 不能水解头霉素类、碳青霉烯类药物,能被克拉维酸、舒巴坦、他唑巴坦等 β-内酰胺酶抑制剂所抑制。目前,ESBLs 检测方法常用纸片扩散法、肉汤稀释法。

1. 纸片扩散法 纸片扩散法按照常规标准纸片扩散法进行初筛试验或确证试验操作,判断标准见表 4-10。ESBLs 纸片扩散法表型确证试验结果见图 4-3。

2. 肉汤稀释法

(1) 表型初筛试验:按照常规标准肉汤稀释法进行操作。①用肺炎克雷伯菌、产酸克雷伯菌、大肠埃希氏菌测定最低抑菌浓度,当头孢他啶、氨曲南、头孢噻肟、头孢曲松等任何一种药物的 MIC≥2μg/ml,头孢泊肟 MIC≥8μg/ml,提示菌株为初筛试验阳性;②测定奇异变形杆菌的最低抑菌浓度,当头孢他啶、头孢噻肟、头孢泊肟任何一种药物的 MIC≥2μg/ml,提示菌株为初筛试验阳性。

表 4-10 肺炎克雷伯菌、产酸克雷伯菌、大肠埃希氏菌和奇异变形杆菌 ESBLs 初筛和确证试验

初筛试验	确证试验
结果判断	肺炎克雷伯菌、产酸克雷伯菌、大肠埃希氏菌抑菌圈直径： 头孢泊肟（10μg）≤17mm 或 头孢他啶（30μg）≤22mm 或 氨曲南（30μg）≤27mm 或 头孢噻肟（30μg）≤27mm 或 头孢曲松（30μg）≤25mm 奇异变形杆菌抑菌圈直径： 头孢泊肟（10μg）≤22mm 或 头孢他啶（30μg）≤22mm 或 头孢噻肟（30μg）≤27mm 上述结果提示菌株可能产 ESBLs	头孢他啶（30μg） 头孢他啶/克拉维酸（30/10μg） 和 头孢噻肟（30μg） 头孢噻肟/克拉维酸（30/10μg） 两组中任何一组药物加克拉维酸与不加克拉维酸的抑菌圈相比，增大值≥5mm 时判断为产 ESBLs 菌株

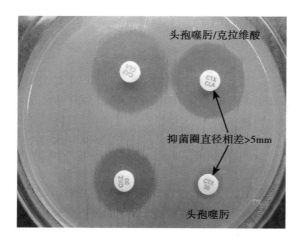

图 4-3 ESBLs 纸片扩散法表型确证试验结果

（2）表型确证试验：用头孢他啶（0.25～128μg/ml）与头孢他啶/克拉维酸（0.25/4～128/4μg/ml）复合药物、头孢噻肟（0.25～64μg/ml）与头孢噻肟/克拉维酸（0.25/4～64/4μg/ml）复合药物进行试验，当任何一个复合药物组的 MIC 小于或等于单独药物组 MIC 3 个倍比稀释度时，即判断为产 ESBLs 菌株。

（三）头孢菌素酶（AmpC 酶）检测

AmpC 酶是在革兰氏阴性菌中发现的由染色体或质粒介导的水解头孢菌素的 I 型 β 内酰胺酶，可分为诱导酶和非诱导酶。与 ESBLs 不同的是，AmpC 酶对三代头孢菌素耐药，但对四代头孢菌素敏感且不被酶抑制剂克拉维酸所抑制，但其酶活性可被氯唑西林和硼酸抑制。头孢西丁三维试验是检测 AmpC 酶的经典方法。除此之外，还有以硼酸化合物为抑制剂检测肺炎克雷伯菌和大肠埃希氏菌的 AmpC 酶、AmpC Disk、头孢西丁琼脂基础法等。

（四）耐甲氧西林葡萄球菌检测

耐甲氧西林葡萄球菌（MRS）检测方法有头孢西丁纸片扩散法、苯唑西林琼脂稀释法等。①耐甲氧西林金黄色葡萄球菌（MRSA）的检测：对 30μg 头孢西丁纸片的抑菌圈直径≤21mm，或苯唑西林 MIC≥4μg/ml 的金黄色葡萄球菌；②耐甲氧西林葡萄球菌（MRS）的检测：对 30μg 头孢西丁纸片的抑菌圈直径≤24mm，或苯唑西林 MIC≥0.5μg/ml 的凝固酶阴性葡萄球菌（除路邓葡萄球菌、伪中间葡萄球菌和施氏葡萄球菌以外）。

（五）D 试验-克林霉素诱导耐药试验

对大环内酯类耐药的葡萄球菌，可能对克林霉素耐药。纸片法 D 试验检测：使用 M-H 平板或血平板，对于葡萄球菌，距红霉素纸片（15μg/片）边缘 15～26mm 处放置克林霉素纸片（2μg/片）进行检测。对于肺炎链球菌和 β-溶血性链球菌，将红霉素（15μg/片）和克林霉素（2μg/片）贴在相邻位置，纸片边缘相距 12mm。在 35℃空气孵育 16～18h（肺炎链球菌和 β-溶血性链球菌在 35℃，5% CO₂ 环境中孵育 20～24h）后，邻近红霉素纸片一侧的克林霉素抑菌环出现"截平"现象为阳性（图 4-4），称为"D"抑菌环，提示存在

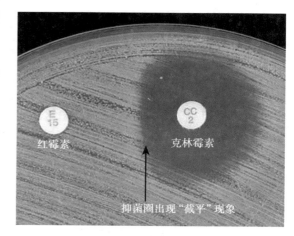

图 4-4 D 试验阳性结果

可诱导的克林霉素耐药,应报告菌株对其耐药。若无"截平"现象,应报告菌株对克林霉素敏感。

（六）氨基糖苷类高水平耐药和耐万古霉素肠球菌检测

1. 氨基糖苷类高水平耐药肠球菌（HLAR）检测　肠球菌对 120μg 庆大霉素纸片抑菌圈直径 ≤6mm 或 MIC≥500μg/ml 时,对 300μg 链霉素纸片抑菌圈直径≤6mm 或 MIC≥1 000μg/ml（肉汤稀释法）或 MIC>2 000μg/ml（琼脂稀释法）时,称为氨基糖苷类高水平耐药。

2. 耐万古霉素肠球菌（VRE）检测　肠球菌对 30μg 万古霉素纸片抑菌圈直径≤14mm 或 MIC ≥32μg/ml 时,称为万古霉素耐药。对于万古霉素抑菌圈为中介的菌株,应用 MIC 法检测。若万古霉素 MIC 值为 8~16μg/ml,应取 1~10μl 的 0.5 麦氏浊度肠球菌属菌液,涂布接种于含 6μg/ml 万古霉素的脑心浸液琼脂培养基表面,35℃孵育 24h,若有菌落生长则报告万古霉素对肠球菌耐药。

三、耐药基因型检测

耐药基因检测主要用于鉴别 MIC 处于临界点的细菌耐药机制的研究,早期提供临床感染和用药治疗信息,追踪病原菌的来源,可作为建立新的评价方法时的可靠方法。

（一）临床可检测的耐药基因

1. β-内酰胺类抗菌药物的耐药基因

（1）青霉素结合蛋白（PBP）基因:耐甲氧西林金黄色葡萄球菌是由 *mecA* 基因介导的耐药,肺炎链球菌对青霉素耐药是由于 PBP 基因突变而致。

（2）β-内酰胺酶基因:由革兰氏阴性菌的质粒介导产生,种类繁多,如 *blaTEM*、*blaSHV*、*blaCTX-M*、*blaOXA*、*blaPER*、*blaVEB* 基因等。

2. 糖肽类抗菌药物耐药基因　肠球菌对糖肽类抗菌药物的耐药由 *vanA*、*vanB*、*vanC*、*vanD* 等基因介导,测定这些基因可以预测对万古霉素和替考拉宁的耐药性。

3. 大环内酯类抗菌药物耐药基因　红霉素甲基酶 *erm* 基因、大环内酯类泵出基因 *mefA*、*mefE*、*msrA* 等基因参与了红霉素的耐药。

4. 喹诺酮类抗菌药物耐药基因　主要耐药机制是由于 DNA 螺旋酶和拓扑酶的突变,常与 *gyr* 和 *par* 基因突变有关。

5. 分枝杆菌耐药基因　对利福平的耐药与 *rpoB* 基因变异有关,对异烟肼的耐药与 *katG* 基因和 *inhA* 基因有关。

（二）检测耐药基因的方法

主要有 PCR、多重 PCR、实时荧光 PCR、限制性片段长度多态性分析（PCR-RFLP）、单链构象多态性分析（PCR-SSCP）、PCR-线性探针分析、基因芯片技术、自动 DNA 测序等。

本章小结

为了指导临床合理选用抗菌药物,临床微生物实验室必须准确报告病原微生物对抗菌药物的敏感性。药物敏感试验主要方法有纸片扩散法、稀释法、E-test 法等。其中纸片扩散法被世界卫生组织（WHO）推荐为定性药敏试验基本方式,通过此试验可以向临床报告抗生素对细菌的敏感、耐药、中介。稀释法和 E-test 法既可报告抗生素对细菌的敏感、耐药、中介,也可报告对某一细菌的 MIC,但 E-test 法操作简单。

药物敏感试验对抗菌药物的选择,主要遵循美国临床实验室标准化委员会推荐的方法,A 组为常规首选药物,需常规报告,B 组在 A 组药物耐药或过敏和无效时选择性报告,C 组在 A、B 组药物过敏或耐药时选用,U 组药物仅用于治疗尿路感染。

细菌在抗菌药物的选择压力下会产生耐药性,细菌的耐药机制包括:①产生药物灭活酶;②改变抗菌药物作用靶位;③降低细菌细胞膜的通透性;④细菌外排系统的过度表达。细菌的耐药表现形式很多,对细菌耐药表型的检测,也是微生物实验室的重要工作。

（陈　静）

扫一扫,测一测

思考题

1. 临床常用的抗菌药物敏感性试验方法有哪些?

2. 药敏试验纸片扩散法的操作步骤是什么? 影响因素有哪些?

3. 纸片扩散法做药物敏感试验时,待检菌液的浓度为什么必须为 0.5 麦氏比浊标准?

第五章	常见病原性球菌

05章PPT

学习目标

1. 掌握葡萄球菌属、链球菌属、肠球菌属和奈瑟菌属的微生物学检验,各菌属主要菌种的鉴定依据和鉴别要点。
2. 熟悉葡萄球菌属、链球菌属、肠球菌属和奈瑟菌属的主要生物学特性。
3. 了解葡萄球菌属、链球菌属、肠球菌属和奈瑟菌属的临床意义。
4. 具有正确采集和处理常见病原性球菌检验标本及进行相关检测的能力。
5. 能正确选择试验项目对常见病原性球菌进行检验,能正确判断结果并发出检验报告。

对人致病的球菌称为病原性球菌,该类细菌主要引起化脓性炎症,故又称为化脓性球菌。根据革兰氏染色性的不同,将常见病原性球菌分为革兰氏阳性和革兰氏阴性两类。前者主要包括葡萄球菌属、链球菌属及肠球菌属等,后者包括奈瑟菌属和卡他莫拉菌等。

案例导学 5-1

将一份脓汁标本接种于血琼脂平板,经35℃培养18~24h,平板上出现中等大小、表面光滑、凸起,边缘整齐、湿润不透明的菌落,在菌落周围有宽而透明的溶血环。取菌落少许进行革兰氏染色,镜下观察到直径约为1mm、紫色、呈葡萄串状排列球菌。触酶试验阳性(该试验方法是将新鲜配制的3% H_2O_2 直接滴加在血琼脂平板的菌落上,即刻出现大量的气泡)。

问题与思考:

1. 根据菌落特征及镜检结果,对该菌做出初步检验报告。
2. 上述操作过程是否存在问题?若存在,请分析原因。
3. 若要进一步鉴定,还需进行什么试验?

第一节　葡萄球菌属

葡萄球菌属(*Staphylococcus*)是一类触酶试验阳性的革兰氏染色阳性球菌,包括金黄色葡萄球菌、表皮葡萄球菌、溶血葡萄球菌、腐生葡萄球菌、人葡萄球菌、施氏葡萄球菌等45个种,21个亚种,因其在多个平面分裂,不规则簇状排列似葡萄串状而得名。广泛分布于自然界,大多数无致病性,并构成人体的正常菌群。有些人体的皮肤和鼻咽部可带有致病菌株,特别是医务工作者带菌率高达70%以

笔记

上。金黄色葡萄球菌是葡萄球菌属主要代表菌种,也是重要的致病菌,是引起医院内感染常见的微生物。

一、生物学特性

(一)形态与染色

革兰氏阳性,呈圆球形,直径 0.5~1.5μm,在固体培养基上成堆排列,形似葡萄串状(图 5-1)。在液体培养基或脓汁标本中可见成单、成双或短链状排列,易与链球菌混淆。葡萄球菌无鞭毛,无芽孢,某些菌株可形成荚膜。当细菌衰老、死亡、被吞噬后菌体可呈革兰氏阴性。在青霉素等药物作用下可裂解或形成 L 型细菌。

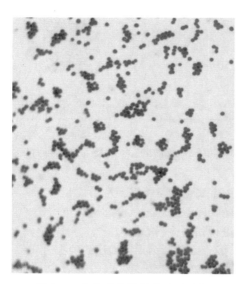

图 5-1　葡萄球菌菌落革兰氏染色
镜检

(二)培养特性

需氧或兼性厌氧,营养要求不高,在普通培养基上生长良好,最适 pH 为 7.4,最适温度为 35~37℃。在固体培养基上培养 24~48h 后,可形成直径 2~3mm,圆形、凸起、表面光滑、边缘整齐、湿润不透明的菌落,不同菌株可产生不同脂溶性色素,如金黄色、白色、柠檬色色素。某些菌株耐盐性强,能耐受 10%~15%氯化钠,在高盐甘露醇平板上呈淡橙黄色菌落。金黄色葡萄球菌在羊血琼脂平板上的典型菌落为金黄色、光滑整齐、微隆起、不透明菌落,其周围有明显 β-溶血环(图 5-2),其中有小菌落变异株,生长缓慢,菌落较小,易与 β-溶血性链球菌的菌落相混淆。在液体培养基中呈均匀混浊生长。

(三)生化反应

触酶阳性,氧化酶阴性。多数菌株分解葡萄糖、麦芽糖和蔗糖,产酸不产气。致病菌株可分解甘露醇产酸,产生血浆凝固酶,耐热 DNA 酶阳性。

(四)抗原构造

葡萄球菌的细胞壁抗原主要有蛋白抗原和多糖抗原两种。蛋白抗原为完全抗原,有种属特异性,主要存在于葡萄球菌表面,具有抗吞噬作用,称为葡萄球菌 A 蛋白(staphylococcal protein A,SPA)。SPA 可与人类 IgG 的 Fc 段非特异性结合,而不影响 Fab 段与特异性抗原结合的功能,故可用之作为检测多种微生物抗原的实验室诊断技术的重要试剂,可进行简单、快速的协同凝集试验。

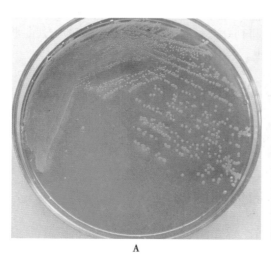
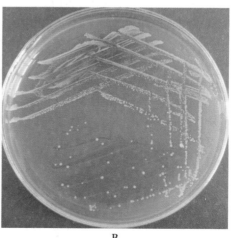

图 5-2　葡萄球菌在血琼脂平板上 24h 的菌落
A. 金黄色葡萄球菌;B. 表皮葡萄球菌。

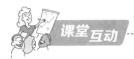

文档:课堂互动分析

葡萄球菌 A 蛋白(SPA)在微生物检验中有何重要作用?

（五）分类

根据是否产生凝固酶,将葡萄球菌分为凝固酶阳性葡萄球菌(主要是金黄色葡萄球菌)和凝固酶阴性葡萄球菌(coagulase negative staphylococcus,CNS)两大类。亦可根据噬菌体分型、质粒谱分型、血清学分型、抗生素分型和细菌染色体指纹图谱分析等进行分型。葡萄球菌属 DNA G+C mol% 含量为30%~39%。

（六）抵抗力

对理化因素抵抗力强,耐热,耐干燥,耐高盐,是无芽孢细菌中抵抗力最强的。加热 60℃ 1h 或80℃ 30min,才能被杀灭。在已干燥的脓、痰、血中仍可存活 2~3 个月,对碱性染料敏感,1∶100 000~1∶200 000 甲紫溶液可抑制其生长,50g/L 苯酚、1g/L 升汞溶液中 15min 死亡。对多种抗菌药物敏感,但由于近年来抗菌药物的广泛使用,耐药菌株迅速增多,尤其是耐甲氧西林金黄色葡萄球菌(methicillin resistant staphylococcus aureus,MRSA)已成为医院内感染的最常见的致病菌。

二、临床意义

本属细菌以金黄色葡萄球菌致病力最强,它能产生多种致病物质,产生的毒素包括葡萄球菌溶血毒素、杀白细胞素、耐热肠毒素、表皮剥脱毒素、毒素休克综合征毒素等,产生的酶包括血浆凝固酶、耐热 DNA 酶等。主要通过外源性或内源性感染两种途径引起下列疾病:

1. 化脓性感染 皮肤化脓性炎症:皮肤及软组织感染,如疖、痈、毛囊炎、中耳炎、蜂窝织炎和伤口化脓性感染;各种器官化脓性感染:支气管肺炎、肺炎、脓胸、骨髓炎、心内膜炎、脑膜炎等;全身性感染:败血症、脓毒血症等。

2. 毒素性疾病 食物中毒、急性胃肠炎、烫伤样皮肤综合征、毒性休克综合征等。

凝固酶阴性的葡萄球菌是人体皮肤黏膜的正常菌群,已成为重要的条件致病菌,也是医院内感染的主要病原菌之一。最常见的凝固酶阴性葡萄球菌是表皮葡萄球菌和腐生葡萄球菌。表皮葡萄球菌可引起人工瓣膜感染性心内膜炎、静脉导管感染、腹膜透析性腹膜炎和人工关节感染和女性尿路感染等。从临床标本中分离到金黄色葡萄球菌一般考虑是致病菌,从输液导管、人工植入组织中分离出表皮葡萄球菌和从脓尿标本中分离出腐生葡萄球菌应视为病原菌。

当临床上检测出 MRSA,即使对头孢菌素类的体外药敏试验表现为"敏感"时,也不宜将这种假象向临床报告,以免造成错误导向。因为体内活性试验已证实头孢菌素类对 MRSA 无效,而且 MRSA 对所有的青霉素类、头孢菌素类、碳青霉烯类和 β-内酰胺/β-内酰胺酶抑制剂复合抗菌剂及其相关抗菌药物等耐药,对氨基糖苷类和大环内酯类抗菌药物常协同耐药。治疗 MRSA 所致感染可选用万古霉素、利奈唑胺、达托霉素和替加环素等新药。

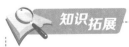

耐甲氧西林金黄色葡萄球菌（MRSA）

随着青霉素的广泛使用,有些金黄色葡萄球菌产生 β-内酰胺酶,能水解 β-内酰胺环,从而对青霉素耐药。科学家研究出了新的能耐青霉素酶的半合成青霉素,如甲氧西林、氟氯西林等。1959 年,甲氧西林应用于临床后曾有效地控制了金黄色葡萄球菌产酶株的感染。但是,1961 年,英国 Jevons 首次发现了耐甲氧西林的金黄色葡萄球菌,MRSA 从发现至今造成的人类感染几乎遍及全球,耐甲氧西林金黄色葡萄球菌是医院感染中最常见的致病菌。

三、微生物学检验

（一）标本采集

根据感染部位采集不同标本,标本类型主要有血液、尿液、痰液、脑脊液、穿刺液和脓液等,在采集标本时应注意避免病灶周围正常菌群的污染。

（二）检验程序

葡萄球菌属检验程序见图 5-3。

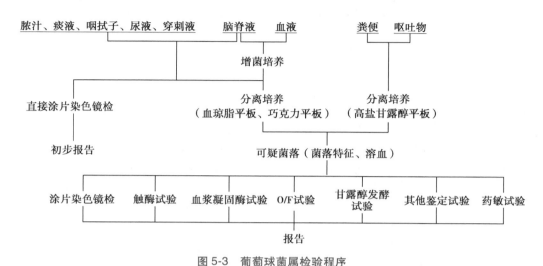

图 5-3　葡萄球菌属检验程序

（三）检验方法

1. 直接检查

（1）形态检查:标本或增菌液直接涂片,革兰氏染色镜检见革兰氏阳性呈葡萄串状排列球菌,即可做出"查见革兰氏阳性球菌,葡萄串状排列,疑为葡萄球菌"的初步报告。

正常情况下,无菌状态的体液标本如脑脊液、浆膜腔积液和关节腔抽出液等,直接涂片检查具有重要价值,其他体液标本伴有炎症细胞也有参考价值。

（2）抗原检查:可通过血清学试验检测 SPA 和荚膜抗原。

（3）核酸检测:采集新鲜标本,即时进行基因检测。

2. 分离培养与鉴定

（1）增菌培养:血液、脑脊液等标本接种增菌培养基进行增菌,增菌液如发生混浊、内有胶冻样凝块等现象,可进一步转种血琼脂平板进行分离培养。如无细菌生长,需培养 5d,再转种血琼脂平板确定有无细菌生长。

（2）分离培养:脓汁、咽拭子、尿道分泌物等标本可直接分离培养于血琼脂平板。经 24~48h 培养可形成直径 1~3mm 或更大、不同色素的菌落。金黄色葡萄球菌在血琼脂平板上菌落为金黄色,周围有明显的 β-溶血环,部分菌落可呈灰白色或柠檬色。尿标本必要时作细菌菌落计数。

粪便、呕吐物或剩余的食物标本接种于高盐甘露醇平板或卵黄高盐平板。金黄色葡萄球菌在高盐甘露醇平板上呈淡橙黄色菌落,表皮或腐生葡萄球菌呈白色或柠檬色菌落。金黄色葡萄球菌在卵黄高盐平板上其菌落周围形成白色沉淀环,而表皮或腐生葡萄球菌则无此现象。

（3）鉴定:鉴定试验主要有触酶试验、血浆凝固酶试验、甘露醇分解试验、肠毒素试验等。

1）触酶试验:有三种方法,分别是玻片法、平板法和肉汤法,均为阳性。

2）血浆凝固酶试验:可用玻片法检测结合型凝固酶(凝聚因子)和试管法检测游离型凝固酶。金黄色葡萄球菌凝固酶阳性,而表皮葡萄球菌、腐生葡萄球菌、溶血性葡萄球菌等阴性。用快速乳胶凝集试验和红细胞凝集试验,可快速鉴定金黄色葡萄球菌。基本原理是在纸板或玻片上滴加包被有人类纤维蛋白原和抗金黄色葡萄球菌单克隆 IgG 抗体的胶乳颗粒或红细胞,然后用接种环挑取待鉴定葡萄球菌的新鲜培养物与之混匀,出现肉眼可见凝集现象为阳性。此方法不仅可检测金黄色葡萄球菌结合的凝固酶,还可检测葡萄球菌 A 蛋白。

3)甘露醇分解试验:金黄色葡萄球菌阳性。

4)肠毒素检测:用 ELISA 方法可快速检测肠毒素,用特异性核酸杂交或 PCR 技术可检测肠毒素基因。

5)其他鉴定:用核酸分析为基础进行菌株鉴定,亦可用质谱技术进行菌株鉴定。

(4)鉴别:与其他革兰氏阳性球菌鉴别。

1)与微球菌的鉴别:见表 5-1。

表 5-1　葡萄球菌与微球菌鉴别要点

鉴定项目	葡萄球菌	微球菌
形态、排列	球菌以葡萄状排列为主	球菌以四联排列为主
发酵葡萄糖产酸	+	-
杆菌肽(0.04U/片)	耐药	-
呋喃唑酮(100μg/片)	耐药	+

2)与链球菌、奈瑟菌的鉴别:见表 5-2。

表 5-2　葡萄球菌与链球菌、奈瑟菌鉴别要点

鉴定项目	葡萄球菌	链球菌	奈瑟菌
革兰氏染色	G⁺球菌	G⁺球菌	G⁻球菌
触酶	+	-	+
氧化酶	-	-	+

3)临床常见葡萄球菌的鉴别:见表 5-3。

表 5-3　常见临床有意义葡萄球菌属的主要鉴别要点

菌名	凝固酶	凝聚因子	耐热 DNA 酶	脲酶	甘露醇	新生霉素耐药	多黏菌素 B 耐药
金黄色葡萄球菌	+	+	+	d	+	-	+
表皮葡萄球菌	-	-	-	+	-	-	+
溶血葡萄球菌	-	-	-	-	d	-	-
腐生葡萄球菌	-	-	-	+	-	+	-
人葡萄球菌	-	-	-	+	-	-	-
施氏葡萄球菌	-	+	+	-	d	-	-

注:d. 不定。

第二节　链球菌属

链球菌属(Streptococcus)是一大群触酶试验阴性,在液体培养基中常呈链状排列的革兰氏阳性球菌,广泛分布于自然界、人及动物肠道和健康人的鼻咽部,大多数不致病,为正常菌群。对人类致病的主要是链球菌属中的 A 群、B 群链球菌和肺炎链球菌。

一、生物学特性

(一)形态与染色

革兰氏阳性,呈圆形或卵圆形,直径 0.5 ～ 1.0μm。在液体培养基中呈链状排列,长短不一,

视频:金黄色葡萄球菌的鉴定

与细菌的种类和生长环境有关。在固体培养基或脓汁标本中,呈短链、成双或单个散在排列(图5-4A),易与葡萄球菌混淆。本菌属无鞭毛、无芽孢,某些菌株在血清肉汤中培养2~4h可形成荚膜,随着培养时间延长,细菌产生透明质酸酶而使荚膜消失。肺炎链球菌菌体较其他链球菌大,呈矛头状,成双排列(图5-4B),钝端相对,尖端向外。很少排成链状,在营养较丰富培养基中可形成荚膜。

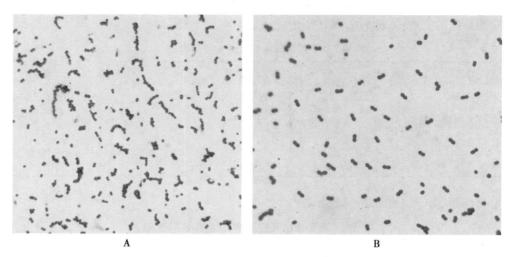

图 5-4　链球菌菌落革兰氏染色镜检
A.链球菌;B.肺炎链球菌。

（二）培养特性

大多数为兼性厌氧,少数专性厌氧。营养要求高,普通培养基中不生长,在含血液、血清或腹水的营养培养基中生长良好。最适 pH 为 7.4~7.6,最适温度为 35~37℃,在 5%~10% CO_2 环境中生长更好。

在液体培养基如血清肉汤中,溶血性菌株呈絮状或颗粒状沉淀生长,不溶血菌株则均匀混浊生长。在固体培养基如哥伦比亚血琼脂平板上,经35℃培养18~24h形成直径0.5~1.0mm灰白色/乳白色、圆形、凸起、表面光滑、半透明或不透明的菌落。不同菌种在菌落周围出现不同溶血现象(图5-5),溶血现象和菌落的大小有利于鉴别链球菌。

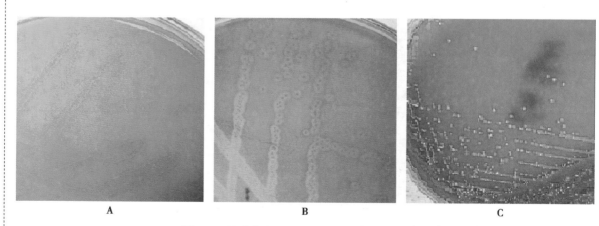

图 5-5　链球菌在血琼脂平板上不同的溶血现象
A.甲型溶血性链球菌(α-溶血);B.乙型溶血性链球菌(β-溶血);C.丙型溶血性链球菌(γ-溶血)。

肺炎链球菌在新鲜的血琼脂平板上经35℃培养18~24h可形成细小、中央呈脐窝状、灰色扁平的菌落,周围形成草绿色溶血环(图5-6)。在液体培养中呈混浊生长,培养时间过长,可因产生自溶酶导致细菌自溶而使培养基变澄清,管底沉淀。

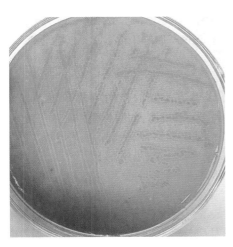

图 5-6 肺炎链球菌在血琼脂平板上 18~24h 菌落

0505

图片:链球菌杆菌肽敏感试验、CAMP试验和胆汁七叶苷试验

（三）生化反应

触酶阴性,氧化酶阴性,PYR 多数阴性,LAP（亮氨酸氨基肽酶）阳性,对万古霉素敏感。

A 群链球菌对杆菌肽敏感,PYR 试验阳性,B 群链球菌 CAMP 试验阳性,D 群链球菌七叶苷试验阳性,甲型溶血性链球菌不分解菊糖,对 Optochin 耐药,肺炎链球菌分解菊糖,对 Optochin 敏感,胆盐溶菌试验阳性,荚膜肿胀试验阳性。

（四）抗原构造

链球菌抗原结构较复杂,其中多糖抗原具有群的特异性,蛋白质抗原具有型特异性。

1. 多糖抗原 多糖抗原又称 C 抗原,具有群的特异性,是细胞壁上的多糖成分。多糖抗原是链球菌血清学分群的依据。

2. 蛋白质抗原 蛋白质抗原又称表面抗原,具有型特异性,位于 C 抗原表面,是细胞壁上的蛋白质成分。与人类致病性有关的是 M 抗原,它是 A 群链球菌的主要致病物质,还是引起超敏反应性疾病的异嗜性抗原。

肺炎链球菌有毒菌株有荚膜多糖抗原,存在于荚膜中,与毒力有关。

（五）分类

常用的链球菌分类方法有 2 种,即按在血琼脂平板上的溶血现象分类和按多糖抗原分类。

1. 根据链球菌在血琼脂平板上形成的溶血现象不同分类 分为 β-溶血和非 β-溶血 2 类。

（1）β-溶血性链球菌:也称为化脓性链球菌,菌落周围形成宽大（2~4mm）透明的溶血环,主要是此菌产生溶血毒素导致红细胞完全溶解（图 5-5B）。此型链球菌致病性强,常引起人类和动物多种疾病。

（2）非 β-溶血性链球菌:包括肺炎链球菌和草绿色链球菌。肺炎链球菌呈 α-溶血的细小菌落,灰白色、圆形、表面光滑、边缘整齐、半透明,培养初始扁平,24h 后中央塌陷呈脐窝状,继续培养形成灰色扁平的菌落,之后发生自溶,会有残存菌落痕迹。草绿色链球菌包括大多数 α-溶血、γ-溶血（无溶血）（图 5-5A、5-5C）,甚至一些 β-溶血针尖样菌落链球菌。α-溶血菌落是由于链球菌产生的代谢产物氧化红细胞中的血红蛋白,导致培养基中红细胞不完全溶解,在菌落周围出现 1~2mm 宽的草绿色溶血环。γ-溶血性链球菌是指不溶血性链球菌,如 D 群链球菌的某些菌株。

2. 根据链球菌多糖抗原分类（即 Lancefield 分类） Lancefield 将乙型溶血性链球菌分成 A~H、K~V 等 20 群。对人类致病的链球菌株 90% 属 A 群,B、C、D、F、G 群致化脓性感染疾病较少见,在血琼脂平板上多呈现 β-溶血现象。

（六）抵抗力

本菌对外界抵抗力不强,对各种的常用消毒剂敏感,60℃ 30min 即可将其杀死。β-溶血性链球菌对青霉素、红霉素、四环素和磺胺类药物均敏感。

（七）变异性

有荚膜的肺炎链球菌经人工传代培养后可发生 S-R 的变异,同时随着荚膜的消失,毒力也随之减弱。

二、临床意义

（一）β-溶血性链球菌

化脓性链球菌是人类重要致病菌,其中 A 群、B 群链球菌是 2 种重要致病菌。

1. A 群链球菌 是致病性极强的一种链球菌,无论从何种临床标本中分离出来均应及时报告。它能产生多种毒素,如溶血毒素和红疹毒素。产生导致细菌扩散蔓延的侵袭性酶,如透明质酸酶（扩散因子）、链激酶（溶纤维蛋白酶）和链道酶（脱氧核糖核酸酶）。还有自身的致病因子,如 M 蛋白和脂

笔记

磷壁酸等。通过直接接触、呼吸道、皮肤黏膜伤口或污染的食品由消化道感染,可引起下列疾病:

（1）化脓性感染:如急性咽炎、丹毒、脓疱疮、医源性伤口感染和产后感染等。

（2）毒素样疾病:如猩红热。

（3）超敏反应性疾病:如风湿热和急性肾小球肾炎等。

A 群链球菌产生的溶血毒素,具有溶解红细胞、杀白细胞及毒害心脏的作用。主要有 O 与 S 两种。①溶血毒素 O(SLO):SLO 溶血活性易被氧灭活。其免疫原性强,可刺激机体产生抗"O"抗体,检测抗"O"抗体可辅助诊断链球菌引起的超敏反应性疾病,如风湿热和链球菌感染后的肾小球肾炎;②溶血毒素 S(SLS):SLS 对氧稳定,无免疫原性,血琼脂平板的 β 溶血现象是由 SLS 所引起。

2. B 群链球菌（无乳链球菌）　　正常寄居于阴道和人体肠道,带菌率可达 30% 左右,也可寄居在健康人鼻咽部,其致病物质与 A 群链球菌相似,是引起产妇产褥期脓毒血症、新生儿肺炎、菌血症、败血症和脑膜炎的常见菌,对成人侵袭力较弱,主要导致肿瘤病人及免疫力低下者的感染。

治疗 β-溶血性链球菌感染的首选药物是青霉素和氨苄西林,窄谱的头孢菌素、红霉素或万古霉素是首选替代药物。

（二）非 β-溶血性链球菌

1. 肺炎链球菌　　肺炎链球菌是正常人体口腔、鼻咽部正常菌群,仅少数带有荚膜的菌株对人致病。当机体抵抗力下降时,如受寒、感冒或病毒感染后,可引起大叶性肺炎、支气管炎,还可引起化脓性脑膜炎、中耳炎、鼻窦炎等疾病。

2. 草绿色链球菌　　常为口腔和鼻咽部的正常菌丛,其毒力虽低,但可因刷牙、拔牙等原因造成局部损伤后侵入血流,是引起心瓣膜异常病人亚急性细菌性心内膜炎最常见的病原菌,还可引起龋齿。严重感染病人如中性粒细胞减少病人,草绿色链球菌可导致致命性休克,以及肺部感染和继发感染。

青霉素是治疗青霉素敏感的肺炎球菌和其他 α-溶血性链球菌感染的优选药物。治疗肺炎链球菌首选药物有青霉素、广谱头孢菌素、大环内酯类、氟喹诺酮和万古霉素。从正常无菌部位如 CSF 和血液中分离到草绿色链球菌,应用 MIC 法检测青霉素敏感性。对于青霉素和氨苄西林中介的分离菌株应联合氨基糖苷类抗菌药物治疗。

三、微生物学检验

（一）标本采集

根据感染部位采集不同标本。标本类型主要有脓汁、鼻咽拭子、血液、尿液、痰液、脑脊液、穿刺液等。妊娠期妇女感染 B 群链球菌应在妊娠 35~37 周时,采集阴道分泌物。超敏反应性疾病可采集血清标本进行抗链球菌溶血毒素 O 抗体检测。

（二）检验程序

链球菌属检验程序见图 5-7。

（三）检验方法

1. 直接检查

（1）显微镜检查:脓性标本或增菌液直接涂片,革兰氏染色镜检见革兰氏阳性呈链状排列球菌,或见革兰氏阳性矛头状球菌成双排列,有透明荚膜,即可做出"查见革兰氏阳性球菌,链状排列,疑为链球菌";或"查见革兰氏阳性矛头状球菌,成双排列,疑为肺炎链球菌"的初步报告。

（2）抗原检查:可通过 Lancefield 分群血清检测链球菌多糖抗原和荚膜肿胀试验检测肺炎链球菌的荚膜抗原。还可用凝集试验或 ELISA 方法检测咽拭子的 A 群链球菌和女性生殖道标本中的 B 群链球菌。

2. 分离培养与鉴定

（1）分离培养:根据标本中的菌量多少分别进行增菌培养或分离培养。

1）增菌培养:血液等标本接种增菌培养基进行增菌,增菌液如发生上层澄清、下层沉淀生长、红细胞出现溶血,或呈均匀混浊,或有绿色荧光等现象可进一步转种血琼脂平板进行分离培养。如无细菌生长,需培养 5d 后报告为阴性。疑为草绿色链球菌引起的亚急性心内膜炎标本,增菌培养应延长

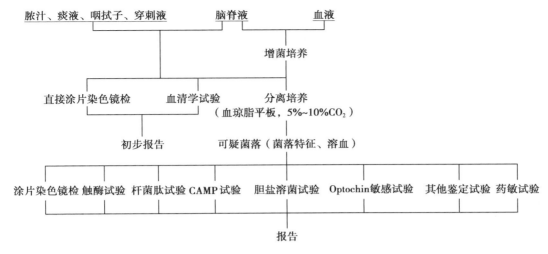

图 5-7 链球菌属检验程序

至 4 周。

2）分离培养：脓汁、鼻咽拭子等标本可直接接种于血琼脂平板，经 24~48h 培养可形成直径 0.5~0.75mm 的细小、灰白色或乳白色、圆形、表面光滑、半透明或不透明的菌落。根据溶血现象不同，可区分 α-溶血、β-溶血性和 γ-溶血性链球菌。

（2）鉴定：链球菌触酶试验阴性。

1）β-溶血性链球菌鉴定

①A 群链球菌（化脓性链球菌）：杆菌肽敏感、PYR 试验阳性。PYR 试验：化脓性链球菌可产生吡咯烷酮酰胺酶，能水解 L-吡咯烷酮 β-萘酚酰胺（PYR）基质，产生 β-萘酚酰胺，加入 N、N-二甲氨基肉桂醛试剂后产生桃红色复合物。方法：用接种环将待检菌涂擦在含有 PYR 纸片上，然后 35℃ 孵育 5mim，在纸片上滴加 PYR 试剂，观察纸片颜色的改变，如果纸片呈红色反应为阳性，不变色为阴性。本试验是一种快速筛选鉴定试验，可用于鉴别能产生吡咯烷酮芳基酰胺酶的细菌如肠球菌、A 群化脓性链球菌和某些凝固酶阴性的葡萄球菌等。

②B 群链球菌（无乳链球菌）：CAMP 试验阳性；

③C 群链球菌：CAMP 试验、6.5%NaCl 耐盐试验均为阴性，杆菌肽耐药。

2）α-溶血性链球菌鉴定

①甲型溶血性链球菌：胆汁溶菌试验阴性、Optochin 敏感试验阴性，不存在 B、D 抗原，6.5% NaCl 耐盐试验阴性，PYR 试验阴性，10℃、45℃ 不生长，胆汁七叶苷阴性，对万古霉素敏感。

②肺炎链球菌：分解菊糖产酸不产气，Optochin 敏感试验阳性，胆盐溶菌试验阳性。

③D 群链球菌：具有 D 群多糖抗原，胆汁七叶苷试验阳性，PYR 试验阴性，6.5% NaCl 耐盐试验阴性。

3）血清学试验：检测链球菌抗体有助于链球菌感染后疾病的辅助诊断，抗体滴度有 4 倍以上增长具有诊断意义。

4）其他鉴定：采用表型试验和 MALDI-TOF MS 鉴定 β-溶血性链球菌，脉冲场凝胶电泳（PFGE）与多位点基因分型（MLST）可快速检测临床分离菌株。

（3）鉴别：与肠球菌属细菌鉴别，以及种内细菌鉴别。

1）与肠球菌属鉴别：见表 5-4。

表 5-4 常见不同菌属链球菌鉴别要点

菌属	杆菌肽敏感试验	PYR 试验	6.5% NaCl 生长	45℃ 生长
链球菌属	S/R	-	-	-
肠球菌属	R	+	+	+

2）β 溶血性链球菌的鉴别：见表 5-5。

表 5-5 常见有临床意义的 β 溶血性链球菌的鉴别

Lancefield 抗原群	杆菌肽敏感	CAMP 试验	PYR 试验
A 群	+	−	+
B 群	−	+	−
C 群	−	−	−

视频:肺炎链球菌的鉴定

3）α-溶血性链球菌的鉴别：见表 5-6。

表 5-6 α-溶血性链球菌的鉴别

菌种	α-溶血	Optochin 敏感性	胆盐溶菌	胆汁七叶苷
肺炎链球菌	+	+	+	−
甲型溶血性链球菌	+	−	−	−
D 群链球菌	+/−	−	−	+

4）甲型溶血性链球菌群间鉴别：见表 5-7。

表 5-7 甲型溶血性链球菌群间鉴别

菌群	甘露醇	山梨醇	七叶苷	VP	精氨酸	脲酶
缓症链球菌群	−	−	−	−	−	−
咽峡炎链球菌群	−	−	+	+	+	−
变异链球菌群	+	+	+	+	−	−
唾液链球菌群	−	−	+	+	−	d

注:d. 不定。

视频:乙型溶血性链球菌的鉴定

第三节 肠球菌属

案例导学 5-2

将一脓汁标本接种于血琼脂平板,经 35℃培养 18~24h 后,平板上出现 0.5~1.0mm 大小、有 β-溶血环、光滑、湿润的灰白色菌落。取菌落作革兰氏染色,镜检发现 G⁺球菌,有的呈葡萄串状排列,有的呈链状排列,该菌在 6.5%Nacl 肉汤中能生长。

问题与思考:

1. 该菌可能是什么菌？

2. 要鉴定此菌还应做哪些试验,并写出这些试验的原理,操作步骤。

肠球菌属（Enterococcus）也是一群绝大多数触酶试验阴性,单个、成双或短链状排列,革兰氏阳性球菌。广泛分布在自然界,是人类和动物肠道中的正常菌群,既往认为肠球菌对人类无致病作用,现为医院内感染重要的致病菌。

一、生物学特性

（一）形态与染色

革兰氏阳性球菌,直径 0.6~2.0μm,呈单、成双或短链状排列,在液体培养中呈卵圆形、链状排列。无芽孢,无荚膜,大多数无鞭毛（某些菌种有稀疏鞭毛）。

（二）培养特性

需氧或兼性厌氧，营养要求高，最适生长温度为 35℃，大多数菌株在 10℃ 和 45℃ 均能生长。在血琼脂平板上经 35℃ 培养 18~24h 后，可形成灰白色、直径 0.5~1.0mm 大小的圆形、不透明、表面光滑的菌落，不溶血或 α-溶血，少数出现 β-溶血。某些菌株可在选择性培养基如 SS 平板、麦康凯平板和中国蓝平板上生长，但菌落小。在高盐（6.5% NaCl）、碱性（pH 9.6）、高胆汁（40%）培养基上能生长，可与链球菌鉴别。

（三）生化反应

触酶阴性，能分解多种糖类产酸不产气，多数肠球菌 PYR 试验阳性，LAP 试验阳性，胆汁七叶苷试验阳性。

（四）分类

肠球菌属归类链球菌科，在 Lancefield 血清分类上属于 D 群。肠球菌 DNA G+C mol% 含量 32%~44%，代表菌种为粪肠球菌。肠球菌根据甘露醇、山梨醇和精氨酸试验可分为 5 个群，临床标本分离的肠球菌多属于肠球菌属 II 群，分离率最高的是粪肠球菌，其次是屎肠球菌。

（五）抵抗力

肠球菌抵抗力弱，对多种抗生素如头孢菌素、氨基糖苷类（除高浓度筛选耐药外）、林可霉素、复方磺胺甲噁唑呈现天然耐药。而对氨基糖苷类药物高水平耐药和对万古霉素、替考拉宁高度耐药呈现获得性耐药。

二、临床意义

肠球菌是胃肠道和女性泌尿生殖道的正常菌群，但它含有多种潜在性毒力因素如黏附素、溶细胞因子等，通过带菌病人、医务工作者以及被其污染的食物、水源、医院环境传播，主要是引起医院内感染，最常见的是尿路感染，多与尿路器械操作、留置导尿管和病人的尿路结构异常等有关。其次为腹部、盆腔等部位的创伤和外科术后感染。肠球菌亦是引起老年病人和严重基础疾病病人败血症的常见病原菌。肠球菌败血症通常起源于泌尿生殖道感染、腹腔感染、胆管炎和血管内导管感染等原发感染灶，与多器官性转移性脓肿和高死亡率相关。

对常规抗生素都具有耐药性是肠球菌的显著特点，耐药性分天然耐药和获得性耐药，绝大多数肠球菌存在天然耐药，与其自身的染色体编码特性有关，天然耐药涉及的抗生素主要有 β-内酰胺类和氨基糖苷类。获得性耐药可能与 DNA 突变或者通过质粒或转座子获得新的耐药基因有关，近年来对氨基糖苷类、β-内酰胺类高水平耐药（HLR）以及万古霉素耐药报道越来越多，使肠球菌所致重症感染的治疗成为临床非常棘手的问题。

对天然耐药的肠球菌不宜做药敏试验，天然耐药的肠球菌对标准浓度的氨基糖苷类、头孢菌素、克林霉素、甲氧苄啶-磺胺甲噁唑在体外显示活性，但临床上无效，不能报告肠球菌对这些药物敏感。对于抗菌药物的选择应依据最新指南进行常规药敏试验后作出报告。

三、微生物学检验

（一）标本采集

根据感染部位采集不同标本。标本类型有血液、尿液、创伤标本、脓性分泌物等。

（二）检验程序

肠球菌属检验程序见图 5-8。

（三）检验方法

1. 形态检查　脓性标本、创伤标本或增菌液直接涂片，革兰氏染色镜检见革兰氏阳性呈单、成双或短链状排列球菌，做出"查见革兰氏阳性球菌"的初步报告。

2. 分离培养与鉴定

（1）分离培养

1）增菌培养：血液等标本接种增菌液培养基进行增菌，24h 培养后每天观察增菌液变化。如无变化，培养至 5d。如发生混浊生长现象可进一步转种血琼脂平板进行分离培养。

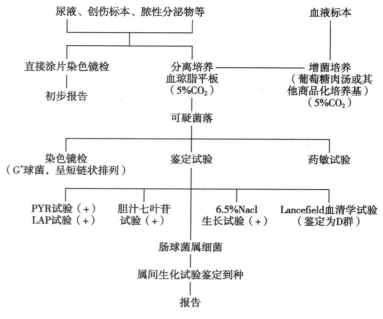

图 5-8 肠球菌属检验程序

2）分离培养：脓汁、创伤标本、尿液标本可直接接种于血琼脂平板或选择性培养基（叠氮钠胆汁七叶苷平板）、麦康凯平板或中国蓝平板等。

（2）鉴定

1）常规鉴定：触酶试验阴性，氧化酶试验阴性，分解甘露醇、蔗糖、精氨酸，PYR 试验阳性，LAP 试验阳性，胆汁七叶苷试验阳性，6.5% NaCl 培养基上可生长，在 10℃ 和 45℃ 均能生长。与 Lancefield 血清 D 群抗血清发生凝集。

2）其他鉴定：①采用商业化仪器系统进行鉴定；②采用基质辅助激光解吸电离-飞行时间质谱法进行鉴定：目前主要有两大 MALDI-TOF（MS）平台，Microflex LT Biotyper 质谱系统和 Vitek MS 系统，它们都能够准确鉴定所有肠球菌菌株；③应用分子生物学技术进行鉴定：分子生物学方法，比如 DNA-DNA 杂交和 16SrRNA 基因测序快速鉴定。

（3）鉴别

1）与 D 群链球菌（非肠球菌）鉴别：肠球菌 6.5% NaCl 耐受试验阳性，D 群链球菌阴性。

2）常见肠球菌属种间鉴别：见表 5-8。

表 5-8 临床标本常见肠球菌属种间鉴别

试验	山梨醇	阿拉伯糖	丙酮酸盐
粪肠球菌	+	-	+
尿肠球菌	-	+	-

第四节 奈 瑟 菌 属

奈瑟菌属（Neisseria）是一群专性需氧革兰氏阴性球菌，奈瑟菌属中对人致病的只有脑膜炎奈瑟菌和淋病奈瑟菌，分别引起流行性脑脊髓膜炎和淋病。

一、脑膜炎奈瑟菌

脑膜炎奈瑟菌可定植在人类的鼻咽部和口腔黏膜上，在人群中约有 8%~20% 健康带菌者，经飞沫空气传播，主要引起流行性脑脊髓膜炎（简称流脑）。

笔记

（一）生物学特性

1. **形态与染色** G⁻球菌，呈肾形或咖啡豆形，成双排列，两菌接触面较平坦或略向内陷，直径 $0.6\sim1.5\mu m$。在脑脊液中本菌常位于中性粒细胞内，培养物涂片可呈圆形、卵圆形，成双或不规则排列，无芽孢、无鞭毛，有菌毛，有多糖成分的荚膜。

2. **培养特性** 营养要求高，为苛养菌，在含有血清、血液或多种氨基酸、无机盐培养基上才能生长。初次培养需供给 $5\%\sim10\%$ CO_2，并要保持一定湿度（50%）。低于30℃或高于40℃均不能生长，最适生长温度为 $35\sim37$℃，最适 pH 为 $7.4\sim7.6$。在血琼脂平板、巧克力平板经 $35\sim37$℃培养 $18\sim24h$ 可见直径约 $1\sim2mm$，光滑湿润、灰色、半透明、边缘整齐、有光泽的圆形凸起的菌落，在血琼脂平板上不溶血。在卵黄双抗（EPV）平板（含多黏菌素 B 和万古霉素，可抑制一些 G⁺和 G⁻菌）上菌落较大。菌落在盐水中易乳化。在血清肉汤中呈混浊生长，培养时间过长，可因产生自溶酶而发生自溶现象。

3. **生化反应** 绝大多数菌株能分解葡萄糖和麦芽糖产酸不产气，不分解乳糖、甘露醇、半乳糖和果糖。氧化酶试验阳性，触酶试验阳性。

4. **抗原构造和分类** 主要有荚膜多糖抗原、外膜蛋白抗原、脂多糖抗原和核蛋白抗原 4 种抗原。特别是荚膜多糖抗原具有群特异性，据此可将本菌分为 A、B、C、D、H、I、K、L、X、Y、Z、W-135、29E 共 13 个血清群，最常见的是 A、B、C、Y 和 W-135。对人类致病的多属于 A、B、C 群，我国流行的菌株以 A 群为主，95% 以上病例由它引起，偶见 B 群、C 群及 Y 群引起散发病例。

5. **抵抗力** 对理化因素的抵抗力很弱，尤其对寒冷、干燥和热抵抗力弱，室温中仅存活 3h，55℃ 5min 即死亡。对化学消毒剂极为敏感，1% 苯酚溶液、75% 乙醇或 0.1% 苯扎溴铵溶液均可迅速使之死亡。对青霉素等敏感。

（二）临床意义

脑膜炎奈瑟菌仅在人类检出，常寄居于人的鼻咽部、口腔黏膜上，婴幼儿携带率仅为百分之几，而青少年和青年则超过 30%，携带率与年龄显著相关。脑膜炎奈瑟菌通过口咽部分泌物和飞沫（空气微滴核经呼吸道传播）传播，反复密切接触增加传播机会，冬末春初为流行性脑脊髓膜炎流行高峰。6 月龄至 2 岁儿童的免疫力较低，是易感人群，发病率较高。脑膜炎奈瑟菌的主要致病物质是荚膜、菌毛和内毒素。大部分感染者仅表现为上呼吸道感染，少数可发展为菌血症或败血症，最后发展成化脓性脑脊髓膜炎。少数可引起骨髓炎、关节炎、心内膜炎和肺炎（Y 血清群）。

对儿童注射脑膜炎奈瑟菌荚膜多糖疫苗，常用 A、C 二价或 A、C、W 和 Y 四价多糖疫苗，流行期间可口服磺胺类药物等预防。治疗首选青霉素 G，剂量要大，青霉素过敏者可选用红霉素。

（三）微生物学检验

1. **标本采集** 可采集血液、瘀斑渗出液、脑脊液、鼻咽分泌物等标本。由于本菌能产生自溶酶，且对低温和干燥敏感，故标本采集后应注意保温、保湿并及时送检，或床边接种，培养基要预加温，标本不宜置冰箱中保存。处理脑膜炎奈瑟菌的标本及其培养物应在生物安全柜中进行，防止气溶胶带来的危害。

2. **检验程序** 脑膜炎奈瑟菌检验程序见图 5-9。

3. **检验方法**

（1）直接检查

1）形态检查：取脑脊液直接涂片或离心后沉淀物涂片或刺破瘀斑血或组织液印片，革兰氏染色镜检，发现中性粒细胞内、外革兰氏阴性双球菌，呈肾形成双排列，可做出"查见革兰氏阴性球菌，疑似脑膜炎奈瑟菌"的初步报告。

2）抗原检查：用乳胶凝集试验、协同凝集试验及 ELISA 等可检测常见血清型的荚膜多糖，可做出快速诊断。

（2）分离培养与鉴定

1）分离培养

①增菌培养：血液或脑脊液先在葡萄糖肉汤中增菌（避免使用血培养瓶，因它含有聚茴香脑磺酸

图片:氧化酶试验（试纸法）

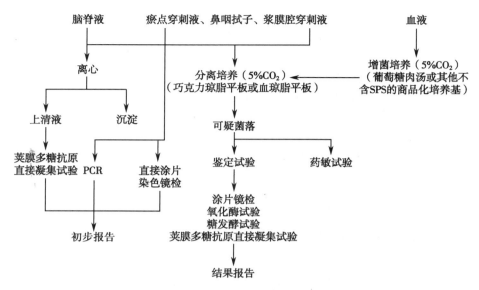

图 5-9　脑膜炎奈瑟菌检验程序

钠,对脑膜炎奈瑟菌有毒害作用),24h 培养后,每日观察增菌液变化。如无变化,培养至第 5d,如仍无细菌生长,报告阴性。如发生混浊生长现象,可转种在巧克力平板中进行分离培养。

②分离培养:其他标本直接分离于预加温的血琼脂平板、巧克力平板或 EPV 平板,置 5%~10% CO_2 环境中,经 35~37℃ 培养 18~24h 后观察菌落特征。取菌落涂片革兰氏染色镜检,可见革兰氏阴性双球菌。

2) 鉴定

①常规鉴定:氧化酶阳性,触酶阳性,分解葡萄糖、麦芽糖产酸不产气。

②血清学试验鉴定:荚膜多糖抗原直接凝集试验阳性。用脑膜炎奈瑟菌群抗体血清与待检菌进行直接凝集试验,再用单价血清鉴定型别。

③其他鉴定:采用基质辅助激光解吸电离-飞行时间质谱法进行奈瑟菌属菌种鉴定。

3) 鉴别:①奈瑟菌属与其他相似菌属的鉴别见表 5-9;②奈瑟菌与卡他莫拉菌鉴别见表 5-10;③脑膜炎奈瑟菌与淋病奈瑟菌的鉴别。前者发酵麦芽糖、触酶试验(30%过氧化氢)不活泼,而后者不发酵麦芽糖、触酶试验(30%过氧化氢)活泼。

表 5-9　奈瑟菌属与其他相似菌属的鉴别

菌属	形态	菌落特征	氧化酶	触酶	葡萄糖产酸	硝酸盐还原
奈瑟菌属	球形	灰白色,湿润	+	+	+	−
莫拉菌属	球杆状	灰白色,湿润	+	+	−	−
不动杆菌属	球杆状	灰白色,湿润	−	+	+	−
金氏菌属	球杆状	米黄色/灰棕色,湿润	+	−	+	+

表 5-10　奈瑟菌与卡他莫拉菌鉴别要点

菌名	菌落特征	荚膜	自凝	DNA 酶	葡萄糖产酸	硝酸盐还原
奈瑟菌	灰白色,湿润,边缘整齐	+	−	−	+	−
卡他莫拉菌	灰白色或红棕色,较干燥,边缘不整齐,用接种环推之,易移动、触之易碎	−	+	+	−	+

视频:脑膜炎
奈瑟菌的鉴
定

笔记

卡他莫拉菌对糖类不分解,可作为与奈瑟菌的鉴别依据之一。卡他莫拉菌为革兰氏阴性双球菌,多呈肾形,直径约0.6~1.0μm,无芽孢,无鞭毛,形态上不易与脑膜炎奈瑟菌鉴别,专性需氧,营养要求不高,在普通培养上18~20℃即可生长,借此可与脑膜炎奈瑟菌鉴别。需氧,菌落光滑,直径约1~3mm,不透明,灰白色,菌落用接种环推移,易移动,盐水中易乳化。氧化酶、触酶阳性,DNA酶、丁酸酯酶、乙酰酯酶阳性,大部分菌株还原硝酸盐为亚硝酸盐,借此可与奈瑟菌属相鉴别。卡他莫拉菌主要寄居在人的鼻咽腔,健康成人分离率低(1.5%~5.4%),儿童和老年人呼吸道携带率高,为条件致病菌,可致中耳炎、鼻窦炎、支气管炎和肺炎,也可引起菌血症、心内膜炎和脑膜炎等疾病。

二、淋病奈瑟菌

淋病奈瑟菌简称淋球菌,是人类淋病的病原体,主要引起人类泌尿生殖系统黏膜急、慢性化脓性感染。人类是唯一的天然宿主和传染源。

案例导学 5-3

病人李某,男,28岁,有不洁性生活史,因尿痛、尿道口有脓性分泌物就诊。1周前开始有尿道口瘙痒感,伴尿急、尿痛、尿道口发红,分泌物由浆液性逐渐变成黄色黏稠脓性。取分泌物作革兰氏染色,镜检发现大量中性粒细胞,胞内外可见大量的G⁻双球菌。

问题与思考:
1. 李某可能患什么疾病?
2. 引起感染最可能的微生物是哪种?
3. 应如何鉴定该微生物?

（一）生物学特性

1. **形态与染色**　G^-球菌,球形或肾形,成双排列,钝端相对,形似咖啡豆,直径0.6~0.8μm。急性病人脓汁标本中,此菌通常位于中性粒细胞内,而在慢性淋病病人标本中,常位于中性粒细胞外。无芽孢、无鞭毛,从病人体内新分离菌株有荚膜和菌毛。

2. **培养特性**　营养要求比脑膜炎奈瑟菌高,需半胱氨酸和硫酸盐,只能在巧克力平板和专用选择性培养基上生长,初次分离需提供5%~10% CO_2,最适生长温度为35~37℃,最适pH为7.5。经18~24h培养后,可见直径约0.5~1mm,光滑湿润、灰白色、半透明、边缘整齐的圆形凸起的菌落,部分菌株可在血琼脂平板上生长,不溶血。经传代菌落增大变扁平,淋病奈瑟菌可产生自溶酶,引起菌落自溶。

3. **生化反应**　只分解葡萄糖产酸不产气,不分解其他糖类。氧化酶试验阳性,触酶试验阳性。

4. **抗原构造**　主要有菌毛蛋白质抗原,脂多糖抗原和外膜蛋白抗原。

5. **抵抗力**　对外界抵抗力极低,对干燥、温度和消毒剂极为敏感。

（二）临床意义

淋病奈瑟菌是性传播疾病—淋病的病原菌,其致病物质主要有菌毛、外膜蛋白、内毒素、IgA1蛋白酶等,通过性接触传播,也可通过毛巾、浴缸间接传播和母婴传播,引起下列疾病:

1. **泌尿生殖道炎症**　主要引起男性尿道炎,如不及时治疗,可出现附睾炎、前列腺炎和尿道狭窄。主要引起女性尿道炎和子宫内膜炎,并发盆腔炎。女性无症状病人较男性为多。

2. **口咽部及肛门直肠病**　通常无症状,前者为慢性咽炎,通过咽拭子分离培养而确诊。后者可出现局部灼痛和脓血便。

3. **淋球菌性眼结膜炎**　多见于新生儿,分娩时通过患病产妇产道而感染。实验室工作者在操作过程中,偶然不慎感染淋病奈瑟菌可导致眼部疾患,若不予以及时适当治疗,可导致溃疡性角膜炎、角膜穿孔和失明。

4. 播散性淋病奈瑟菌感染 只有0.5%~3%病人出现此感染,表现为多关节肿痛、化脓性关节炎或脑膜炎。

耐青霉素、四环素和氟喹诺酮类药物的淋病奈瑟菌愈来愈多见,除体外药敏试验证实敏感,一般不使用上述药物治疗。目前用于淋病治疗的主要抗菌药物为头孢曲松,亦可用头孢克肟、头孢噻肟、头孢布烯、头孢唑兰或大观霉素等,但大观霉素对淋球菌性咽炎疗效不佳,不推荐使用。对于本菌的临床分离株应做药敏试验,有助于指导临床合理用药,根据美国临床实验室标准化委员会推荐的K-B药敏试验结果进行选药,美国临床实验室标准化委员会进一步推荐琼脂稀释法检测药物的MIC。鉴于E-test易于使用,目前成为常用的、可靠的替代试验。

(三)微生物学检验

1. 标本采集 可无菌采集泌尿生殖道脓性分泌物、尿道拭子、宫颈口表面分泌物、结膜分泌物、血液和咽拭子等。无菌拭子建议采用涤纶或人造丝做成的棉签,或用商品化半固体转运培养基。注意保温、保湿并及时送检,或床边接种,培养基要预加温,标本不宜置冰箱中保存。

2. 检验程序 淋病奈瑟菌检验程序见图5-10。

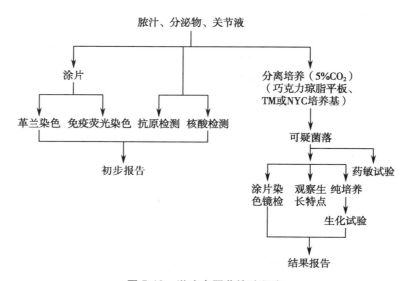

图5-10 淋病奈瑟菌检验程序

3. 检验方法

(1)直接检查

1)显微镜检查:将脓性分泌物等标本直接涂片、革兰氏染色镜检,如在中性粒细胞内发现革兰氏阴性双球菌时,结合临床症状可以做出初步鉴定。

2)核酸检测:应用分子生物学方法检测,现有商品试剂盒可进行核酸的杂交试验和核酸扩增试验,这两种方法检测临床标本中淋病奈瑟菌具有快速、敏感性高的特点,可用于快速诊断和流行病学调查。

(2)分离培养与鉴定

1)分离培养:细菌培养仍是目前世界卫生组织推荐的筛选淋病病人的方法。采集的标本应及时接种在预加温的巧克力平板或Thayer-Martin(T-M)、改良的T-M培养基、改良GC-Lect琼脂、NewYorkCity培养基,置于5%~10% CO_2环境中,经35℃培养24~72h后,取灰白色、小而不透明、有光泽、凸起、易乳化菌落进一步鉴定。

2)鉴定:①常规生化试验鉴定:氧化酶阳性,触酶阳性,分解葡萄糖产酸;②血清学试验鉴定:用协同凝集试验、直接荧光免疫显微技术可检测标本中的淋病奈瑟菌;③其他鉴定:快速碳水化合物试验检测:现在有现成的商品试剂盒包括API NH试剂盒和RapID NH试剂盒,可在4h内出结果。采用基质辅助激光解吸电离-飞行时间质谱法进行奈瑟菌属菌种鉴定。

3)鉴别:同脑膜炎奈瑟菌。

本章小结

　　对人致病的球菌称为病原性球菌,主要引起化脓性炎症,故又称为化脓性球菌。根据革兰氏染色性的不同,分为革兰氏阳性和革兰氏阴性两类。前者主要包括葡萄球菌属、链球菌属及肠球菌属等,后者包括奈瑟菌属和卡他莫拉菌等。

　　金黄色葡萄球菌是葡萄球菌属中最常见的致病菌。临床上主要依据镜下形态学特征、培养特征,以及血浆凝固酶试验、甘露醇发酵、触酶试验等加以鉴定。

　　链球菌属种类多,形态与培养特征与葡萄球菌属相似,两者可借触酶试验进行鉴别。

　　链球菌属营养要求高,分离培养常用血液琼脂平板。根据链球菌在血琼脂平板上的溶血现象可分为甲型溶血性链球菌、乙型溶血性链球菌和丙型链球菌。根据链球菌多糖抗原可将其分为A、B、C等群。杆菌肽试验、CAMP试验、BGUR试验有助于A、B、C群链球菌的鉴定。胆盐溶菌试验、菊糖发酵试验、Optochin敏感试验有助于肺炎链球菌和甲型链球菌的鉴别。

　　肠球菌属是医院内感染的重要致病菌,实验室鉴定主要依据触酶试验、PYR试验、LAP试验、胆汁七叶苷试验和6.5% NaCl耐盐试验等生化试验。

　　奈瑟菌属主要致病菌有脑膜炎奈瑟菌和淋病奈瑟菌,临床常通过染色镜检,以及氧化酶、糖类发酵和血清学试验等方法进行鉴定,麦芽糖分解和30%触酶试验可鉴别此两种菌。奈瑟菌属对外界抵抗力弱,尤其对寒冷、干燥和热更为敏感,因此在采集和运送标本时需保温、保湿送检,培养基预加温,最好床边接种。

（郑韵芳）

扫一扫,测一测

思考题

1. 金黄色葡萄球菌的鉴定依据包括哪些?
2. 疑为猩红热的病人,如何进行细菌学检查确诊?
3. 肠球菌的鉴定依据包括哪些?
4. 脑膜炎奈瑟菌的鉴定依据包括哪些?
5. 对疑为淋病的病人,如何进行细菌学检查确诊?

学习目标

> 1. 掌握肠杆菌科细菌的共同生物学特性,常见肠杆菌科细菌的生物学性状、微生物学检验方法及鉴定依据。
> 2. 熟悉肠杆菌科常见菌属之间的鉴别。
> 3. 了解肠杆菌科细菌的临床意义。
> 4. 具有正确采集和处理常见肠杆菌科细菌检验标本及进行相关检验的能力。
> 5. 能正确选择试验项目对常见肠杆菌科细菌进行检验,能正确判断结果并发出检验报告。

第一节　概　　述

肠杆菌科(*Enterobacteriaceae*)是一大群形态和生物学性状相似的革兰氏阴性杆菌,广泛分布于自然界,常寄居于人与动物肠道,多数是肠道正常菌群的重要成员。临床常见的菌属为埃希氏菌属、沙门氏菌属、志贺氏菌属、克雷伯菌属、肠杆菌属、枸橼酸杆菌属、爱德华菌属、沙雷菌属等。

（一）生物学特征

1. **形态与染色**　革兰氏阴性杆菌或球杆菌,无芽孢,多数有周身鞭毛,致病性菌株常有菌毛。

2. **培养特性**　需氧或兼性厌氧,营养要求不高,在普通琼脂平板和血平板上生长的菌落大多为灰白、湿润、光滑、凸起、边缘整齐的菌落,部分属种可在血平板上产生溶血反应。在肠道选择性培养基上,如麦康凯平板(MacConkey,MAC)、伊红亚甲蓝平板(eosin-methylene blue,EMB)、SS(Salmonella-Shigella)平板上,肠杆菌科不同菌属细菌对乳糖分解能力不同,其菌落亦呈现不同颜色。乳糖发酵试验可用于肠杆菌科致病与非致病菌的初步鉴别。

3. **生化反应**　生化反应活跃,发酵葡萄糖产酸或产酸产气,氧化酶阴性,触酶阳性,还原硝酸盐为亚硝酸盐。临床常见肠道杆的主要生化特征见表6-1。

4. **抗原构造**　肠杆菌科细菌抗原主要包括菌体(O)抗原、鞭毛(H)抗原、表面(K)抗原、菌毛抗原等,O抗原和H抗原是肠杆菌科血清学分群及分型的主要依据。表面抗原可阻断O抗原与相应抗体的反应,加热或传代可去除表面抗原的阻断作用。

5. **变异性**

（1）S-R变异:初次分离的细菌,菌体抗原上都有特异性多糖链,菌落为光滑型。在人工培养基中反复传代时,细胞壁上特异性多糖链消失而核心多糖仍保留,菌落变为粗糙型。

（2）H-O变异:有鞭毛的细菌,失去鞭毛,动力也随之消失,称H-O变异,有时见于新分离的菌株中。

表 6-1　肠杆菌科常见属种的主要生化鉴定特征

	KIA	GAS	H₂S	IND	MR	VP	CIT	MOT	URE	PAD	LYS	ORN	ARG	ONPG
埃希氏菌属														
大肠埃希氏菌	A(K)	A	+	−	+	+	−	−	+	−	+	+/−	−/+	+
沙门氏菌属														
多数沙门氏菌种	K	A	+	−		−	+	+		−	+	+	+/−	
志贺氏菌属														
A、B、C 群	K	A		−	−/+	+	−	−	−		−	−			+
D 群	K	A		−	+				−		−	+			+
克雷伯菌属														
肺炎克雷伯菌	A	A	++	−		+		+	+	−		+	−		+
产酸克雷伯菌	A	A	++		+	+		+	+	−		+	+		+
肠杆菌属														
产气肠杆菌	A	A	++	−	−	+	+	+	−		−	+	+	−	+
阴沟肠杆菌	A	A	++	−	−	+	+	+	+/−		−	+	+	+	+
变形杆菌属														
奇异变形杆菌	K	A	+	−		+	+/−	+/−	+	+[a]	++	+	−	+	+/−	
普通变形杆菌	K	A	+	+	+	+				−	+[a]	++	+	−		
枸橼酸菌属														
弗劳地枸橼酸菌	A(K)	A	+	+		+	+	+		+		−/+	+/−	+
异型枸橼酸菌	K	A	+	−	+	+		+	+		+	−		+/−	+
沙雷菌属														
黏质沙雷菌	A(K)	A	+	−		−/+	+	+	−	−	+		+	+	−	+
多源菌属														
聚团多源菌	A	A	−/+	−		−/+	−/+	+/−	+/−	−	−/+	−/+		+	+	+
爱德华菌属														
迟钝爱德华菌	K	A	+	+	+	+	−	−	−	+	−	+	+	+	−

注:克氏双糖:KIA;产气:GAS;硫化氢:H₂S;吲哚:IND;甲基红:MR;枸橼酸盐:CIT;动力:MOT;脲酶:URE;苯丙氨酸脱氨酶:PAD;赖氨酸脱羧酶:LYS;鸟氨酸脱羧酶:ORN;精氨酸双水解酶:ARG;β-半乳糖苷酶:ONPG;A,产酸;K,产碱;++,强阳性;+,90%以上菌株阳性;−,90%以上菌株阴性;+/−,50%~90%菌株阳性;−/+,50%~90%菌株阴性;a.迁徙现象;b.22~25℃;阳性,35℃阴性。

　　6. 抵抗力　肠杆菌科细菌抵抗力不强,加热60℃、30min 可被杀死,对低温耐受,对干燥、化学消毒剂(漂白粉、酚类、甲醛和戊二醛等)敏感。对胆盐耐受,并在一定程度上抵抗多种染料的抑菌作用,这些特性被应用于制备肠道选择性培养基。

　　(二)微生物学检验

　　1. 标本　肠道外标本包括血液、中段尿、痰液、穿刺液、伤口分泌物等,采集后置于无菌容器中尽快送检。肠道标本应采集新鲜脓血便及粪便的黏液部分,及时送检,如不能及时送检,可将粪便置于运送培养基或甘油缓冲盐水中冷藏保存。

　　2. 检验程序　见图6-1。

　　3. 检验方法　常规生化鉴定为实验室最常用的方法,某些引起腹泻的病原菌尚需用血清学分型作为最终鉴定。一般先根据葡萄糖氧化发酵试验、氧化酶试验、菌体形态和有无鞭毛等特征,将肠杆

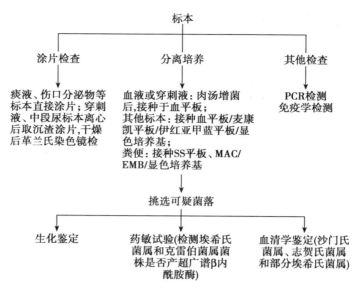

图 6-1 肠杆菌科细菌检验程序

菌科与其他革兰氏阴性杆菌区分开(表6-2)。再根据不同属种细菌的生物学特性、血清学特征等,将肠杆菌科细菌鉴定到属、种、群、型、株等。

表 6-2 肠杆菌科与其他革兰氏阴性杆菌的主要鉴别试验

	葡萄糖氧化/发酵试验	氧化酶试验	形态	鞭毛
肠杆菌科	发酵	−	杆状	周鞭毛或无
弧菌科	发酵	+	弧状、杆状	单鞭毛
非发酵革兰氏阴性杆菌	氧化或不分解	+*	杆状	单、丛、周鞭毛或无
巴斯德氏菌科	发酵	+	球杆状	无鞭毛

注:*不动杆菌、嗜麦芽窄食单胞菌氧化酶试验为阴性。

（三）临床意义

1. **致病物质** 肠杆菌科的毒力因子主要包括菌毛、荚膜或微荚膜、外膜蛋白、内毒素及外毒素等。

2. **所致疾病**

（1）肠道感染:埃希氏菌属、沙门氏菌属、志贺氏菌属、耶尔森菌属部分菌种可引起急慢性肠道感染、食物中毒等。

（2）肠道外感染:志贺氏菌属较少引起肠道外感染,其他肠杆菌科细菌大多可引起肠道外多个部位感染,如呼吸道、泌尿系统、伤口等感染,也可引起全身感染,如败血症等。

3. **耐药性** 由于临床抗菌药物的大量使用,肠杆菌科细菌的耐药性越来越严重,如埃希氏菌属和克雷伯菌属产超广谱β-内酰胺酶（ESBL）、肠杆菌属产头孢菌素酶（AmpC 酶）菌株的比例不断增加,耐多种药物的多重耐药菌株也相继出现,所以临床应根据药敏试验的结果合理使用抗菌药物。

第二节 埃希氏菌属

埃希氏菌属（Escherichia）DNA G+C mol% 为 48%～59%,包括大肠埃希氏菌（E. coli）、蟑螂埃希氏菌、弗格森埃希氏菌、赫尔曼埃希氏菌、伤口埃希氏菌等。本节主要叙述大肠埃希氏菌。

（一）生物学特性

1. **形态与染色**　革兰氏阴性杆菌（图6-2），直短杆状，多数有鞭毛，能运动，部分菌株有菌毛。

2. **培养特性**　兼性厌氧，营养要求不高，在肠道选择性培养基上能发酵乳糖产酸，培养基内指示剂不同可形成不同颜色的菌落。

3. **生化反应**　见表6-1。

4. **抗原构造**　大肠埃希氏菌的抗原主要包括菌体（O）抗原、表面（K）抗原和鞭毛（H）抗原等，血清型命名一般按 O∶K∶H 三种抗原的顺序排列，字母后分别加相应抗原的型别序号表示，如 O111∶K58∶H2、O157∶H7等。

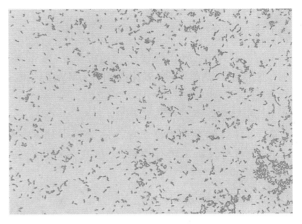

图6-2　大肠埃希氏菌（革兰染色，×1 000）

（二）临床意义

1. **主要致病物质**

（1）侵袭力：K 抗原可抗吞噬或抵抗抗体和补体的作用，菌毛可黏附于宿主黏膜表面定植，继而侵犯宿主引起感染。

（2）内毒素：引起宿主发热、休克、弥散性血管内凝血（DIC）等反应。

（3）肠毒素：产生不耐热肠毒素（LT）和耐热肠毒素（ST），引起肠道细胞中 cAMP 水平升高，分泌大量肠液而导致腹泻。

2. **所致疾病**

（1）**肠道外感染**：大肠埃希氏菌是临床分离的革兰氏阴性杆菌中最常见的病原菌，也是医院内感染常见的病原菌，可引起人体多个部位感染，以尿路感染最常见，其次为胆囊炎、新生儿脑膜炎、菌血症、脓毒血症等。

（2）**肠道内感染**：多为外源性感染，引起腹泻的大肠埃希氏菌常见的有以下五种类型：

1）肠产毒素性大肠埃希氏菌（enterotoxigenic *E. coli*，ETEC）是引起"旅游者腹泻"和婴幼儿腹泻的重要病原菌，导致恶心、腹痛、低热和类似轻型霍乱的急性水样腹泻。

2）肠致病性大肠埃希氏菌（enteropathogenic *E. coli*，EPEC）是婴儿腹泻的重要病原菌，可导致发热、呕吐、严重水泻，粪便中含有黏液但无血液。

3）肠侵袭性大肠埃希氏菌（enteroinvasive *E. coli*，EIEC）可引起类似志贺氏菌属所致肠炎的症状，如发热、腹痛、水泻、里急后重等症状，粪便常为脓血黏液便。

4）肠出血性大肠埃希氏菌（enterohemorrhagic *E. coli*，EHEC），临床常见血清型为 O157∶H7，引起出血性结肠炎，腹痛、水泻、血便，多无发热，主要见于婴幼儿，可出现暴发流行。O157∶H7感染者中2%～7%的病人可发展为溶血性尿毒症综合征，主要表现为溶血性贫血、血小板减少性紫癜和急性肾功能不全，出现溶血性尿毒症综合征的病人病死率为3%～5%。

5）肠聚集性大肠埃希氏菌（enteroaggregative *E. coli*，EaggEC）主要引起婴儿急性或慢性水样腹泻，严重者可伴脱水，偶有腹痛、发热和血便。

大肠埃希氏菌随粪便排出体外，污染周围环境、水源、食品等。样品中大肠埃希氏菌越多，表示样品被粪便污染越严重，也表明可能存在肠道致病菌。故卫生细菌学以"大肠菌群数"作为饮水、食品、饮料等的卫生细菌学检查的指标之一。我国《生活饮用水卫生标准》（GB 5749—2006）规定，在每100ml 饮用水中，不得检出大肠菌群。

目前大肠埃希氏菌、肺炎克雷伯菌、肠杆菌属细菌是最常见的产生超广谱 β-内酰胺酶（ESBLs）的细菌，对头孢菌素类（头孢噻肟、头孢他啶、头孢哌酮、头孢曲松等）、氨曲南及青霉素类药物耐药，有的细菌甚至产生多重耐药。故应根据药物敏感试验合理用药，避免细菌产生耐药性。

目前尚无应用于人群免疫的疫苗，菌毛疫苗可用于防止家畜腹泻。

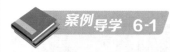 案例导学 6-1

病人,女,7岁,外出就餐后腹痛腹泻,大便带血。取粪便标本作细菌培养,培养出革兰氏阴性杆菌,发酵葡萄糖和乳糖,氧化酶阴性,IMViC 结果为++--,并能和 O157:H7 诊断血清发生凝集。

问题与思考:

1. 病人感染的病原体是什么?

2. 该种细菌感染的特点与其他型别的大肠埃希氏菌有何区别?

3. 如何对该细菌进行检验?

（三）微生物学检验

1. 肠道外感染大肠埃希氏菌鉴定　大肠埃希氏菌发酵乳糖产酸,在伊红亚甲蓝平板上为紫黑色有金属光泽的菌落,在麦康凯平板或 SS 平板上为红色或粉红色菌落(图6-3)。在中国蓝平板上显示蓝色菌落。

大肠埃希氏菌的典型生化反应特征为氧化酶试验阴性,硝酸盐还原试验阳性,发酵乳糖、葡萄糖产酸产气,一般不产生 H_2S,在克氏双糖铁琼脂(KIA)上培养的结果常为 AA+-(图6-4);IMViC 结果为++--;动力试验阳性,脲酶阴性,在动力-吲哚-脲酶培养基(MIU)的结果常为++-。

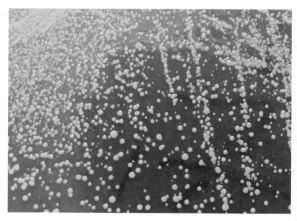

图6-3　大肠埃希氏菌在 SS 肠道选择培养基上生长的菌落现象

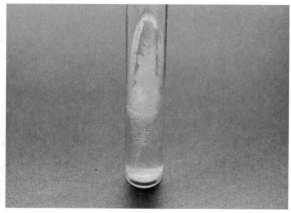

图6-4　大肠埃希氏菌的 KIA(AA+-)结果

2. 肠道内感染大肠埃希氏菌鉴定与鉴别　引起腹泻的大肠埃希氏菌主要包括肠产毒素性大肠埃希氏菌、肠致病性大肠埃希氏菌、肠侵袭性大肠埃希氏菌、肠出血性大肠埃希氏菌又称 Vero 毒素大肠埃希氏菌、肠聚集性大肠埃希氏菌又称肠黏附型大肠埃希氏菌。上述大肠埃希氏菌的基本生物学特性与肠道外大肠埃希氏菌的相似,但乳糖发酵实验有的为阴性,分别有特殊的血清型、毒力因子,鉴定到大肠埃希氏菌种后,还要进一步用血清学方法鉴定群、型。

（1）ETEC 鉴定:生化反应加血清分型加肠毒素测定,生化反应符合大肠埃希氏菌,有特有的血清型。需测定不耐热肠毒素(heat labile toxin,LT)和耐热肠毒素(heat stable toxin,ST),可选用兔肠结扎试验、乳鼠灌胃试验、细胞培养等生物学方法,也可用免疫学、分子生物学方法。

（2）EPEC 鉴定:生化反应加血清分型。取乳糖阳性的菌落用 EPEC 分型血清进行 O:H 分型,也可用酶联免疫吸附试验(ELISA)或细胞培养方法。

（3）EIEC 鉴定:生化反应加血清分型加毒力测定,常用 EIEC 分型血清进行 O:H 分型,利用豚鼠眼结膜试验检测毒力。EIEC 生化特性与志贺氏菌相似,如动力试验阴性,不发酵或迟缓发酵乳糖,赖氨酸脱羧酶阴性。常用醋酸钠、葡萄糖铵利用和黏质酸盐产酸试验区分 EIEC 和志贺氏菌,EIEC 三者均阳性,而志贺氏菌属均为阴性。豚鼠眼结膜实验毒力测定阳性。

（4）EHEC 鉴定:血清分型加生化反应,除不发酵或迟缓发酵山梨醇外,常见生化特性与其他大肠埃希氏菌相似。常用 EHEC 分型血清进行 O:H 分型,目前 O157:H7 血清型是临床实验室常规检测项目。

 笔记

（5）EaggEC 鉴定：不能用血清学分型，常用凝集试验检测 EaggEC 对细胞的黏附性。

第三节　志贺氏菌属

志贺氏菌属（*Shigellae*）是人类及灵长类动物细菌性痢疾最常见的病原菌，又被称为痢疾杆菌。

（一）生物学特性

1. **形态与染色**　革兰氏阴性杆菌，菌体短小，无芽孢，无荚膜，无鞭毛，有菌毛。

2. **培养特性**　因不发酵乳糖在肠道选择性培养基上为无色透明或半透明菌落。

3. **生化反应**　见表 6-1。

4. **抗原构造**　志贺氏菌属有菌体抗原，无鞭毛抗原，部分菌株有 K 抗原。根据生化反应特征和 O 抗原不同可将志贺氏菌属分为 4 群，即痢疾志贺氏菌群（A 群）、福志贺氏菌群（B 群）、鲍志贺氏菌群（C 群）和宋内志贺氏菌群（D 群）。共 40 余个血清型（含亚型）。

（二）临床意义

1. **致病物质**

（1）侵袭力：志贺氏菌通过菌毛黏附于肠黏膜上皮细胞，并穿入上皮细胞内生长繁殖，引起炎症反应。

（2）内毒素：志贺氏菌产生的内毒素作用于肠黏膜，使其通透性增高，促进对内毒素的吸收，导致发热、神志障碍、中毒性休克等中毒症状。内毒素破坏肠黏膜导致出现脓血黏液便，作用于肠壁自主神经系统使肠功能紊乱，出现腹痛、里急后重等症状。

（3）外毒素：A 群志贺氏菌 Ⅰ 型和 Ⅱ 型能产生志贺氏毒素（Shiga toxin，ST），又称 Vero 毒素（Vero toxin，VT）。ST 的生物学活性包括：①肠毒素性，功能类似大肠埃希氏菌和霍乱弧菌肠毒素，导致疾病早期出现水样腹泻；②神经毒性，可作用于家兔或小鼠中枢神经系统，引起四肢麻痹、死亡；③细胞毒性，对人肝细胞、猴肾细胞和 HeLa 细胞均有毒性。

2. **所致疾病**　细菌性痢疾是常见的肠道传染病，以夏秋季节多见。传染源是病人和带菌者，通过污染的食物、水源等经口感染，潜伏期一般 1~3d。人类对志贺氏菌普遍易感，少量志贺氏菌即可引起痢疾。痢疾志贺氏菌感染病情较重，宋内志贺氏菌引起的感染较轻，福氏志贺氏菌感染介于二者之间，但易转为慢性。

（1）急性细菌性痢疾：包括典型菌痢、非典型菌痢和中毒型菌痢。典型菌痢临床症状典型，病人先出现腹痛、发热、水样便，然后转为脓血黏液便，伴里急后重。非典型菌痢临床症状不典型，易漏诊。中毒型菌痢多见于小儿病人，发病急，常在腹痛、腹泻出现前，呈现严重的全身中毒症状，病死率较高。

（2）慢性细菌性痢疾：病程在 2 个月以上的为慢性菌痢，特点为迁延不愈或反复发作。急性菌痢治疗不彻底、机体抵抗力低、营养不良或伴有其他慢性病时易转为慢性。

（3）带菌者：有恢复期带菌者及健康带菌者。带菌者具有高度传染性，是主要传染源，故菌痢带菌者不能从事餐饮业或保育工作。

3. **耐药性**　临床分离的志贺氏菌耐药性不断增高，对磺胺类、四环素、氨苄西林产生耐药，常分离出多重耐药菌，故临床应重视，对疑为菌痢病人及时采集粪便标本进行培养鉴定及药敏试验，根据药敏结果合理使用抗菌药物。

病后免疫力不牢固，主要依靠肠道黏膜表面 SIgA 的作用，病后 3 天左右出现，但维持时间短，不能防止再次感染。本属菌型多，各型间无交叉免疫。志贺氏菌一般不侵入血液，故血清型抗体（IgM、IgG）不能发挥作用。

（三）微生物学检验

1. **标本采集**　采集粪便或肛拭标本，由于本属细菌对理化因素的抵抗力较其他肠杆菌科细菌低，对酸较敏感，因此应在使用抗菌药物前采集新鲜粪便中脓血、黏液部分，床边接种或立即送检，如不能及时送检，可将标本置于甘油保存液或 Cary-Blair 运送培养基内保存并尽快送检。

2. **检验方法**

（1）显微镜检查：涂片革兰氏染色镜检为革兰氏阴性杆菌。

（2）分离培养：将标本接种于 SS 平板/麦康凯平板或伊红亚甲蓝平板，如肠道选择性平板有不发酵乳糖的无色透明或半透明菌落生长,则需进一步鉴定。

(3)生化鉴定:志贺氏菌属典型的生化反应为:氧化酶阴性,硝酸盐还原阳性,在克氏双糖(KIA)斜面产碱(图6-5)、底层产酸,不产气,H₂S 为阴性,IMViC 结果为 -/++--,MIU 为 --/+-,赖氨酸脱羧酶阴性。

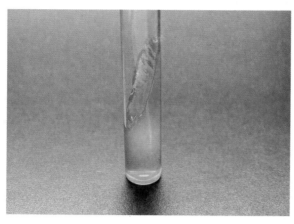

图6-5 志贺氏菌属的 KIA(KA--)结果

宋内志贺氏菌个别菌株迟缓发酵乳糖,福氏6型发酵葡萄糖产酸及少量气体。

(4)血清学鉴定:先用志贺氏菌属4种多价诊断血清(A 群 1、2 型、B 群 1~6 型、C 群 1~6 型和 D 群)做玻片凝集试验。如凝集再进一步用单价诊断血清定型。

如生化特征符合志贺氏菌属,而与4种多价诊断血清不凝集,则可能为 K 抗原阻断所致,可通过加热破坏 K 抗原,再进行凝集试验,如仍不凝集,则可能为 EIEC 菌株,需进一步鉴别。

3. 鉴别要点

(1)志贺氏菌属与肠侵袭性大肠埃希氏菌(EIEC)鉴别:志贺氏菌属与 EIEC 血清学上有交叉反应,生化特征也相近。志贺氏菌属分解葡萄糖产酸不产气,动力试验、赖氨酸脱羧酶、醋酸钠及黏液酸盐产酸试验均为阴性,可与 EIEC 鉴别。

(2)志贺氏菌属与类志贺邻单胞菌鉴别:可用氧化酶、动力试验区别,志贺氏菌属为阴性,后者为阳性。

(3)志贺氏菌属与伤寒沙门氏菌鉴别:可用动力试验、H₂S 和沙门氏菌因子血清鉴别,志贺氏菌属均为阴性,而伤寒沙门氏菌为阳性。

4. **免疫学检测** 乳胶凝集试验、免疫荧光技术等可快速检测志贺氏菌属抗原。

案例导学 6-2

病人,男,5岁,高热、抽搐,面色苍白,心率加快,血压下降,无明显的腹泻症状。血常规显示白细胞升高,大便常规检测有白细胞。取粪便标本,接种在 SS 培养基上培养,发现不分解乳糖的无色菌落,取菌落作革兰氏染色,发现革兰氏阴性杆菌。该菌在克氏双糖(KIA)斜面产碱、底层产酸,不产气,H₂S 为阴性,IMViC 结果为 -/++--,MIU 为 --/+-。

问题与思考:

1. 患儿最可能感染的病原菌是什么?
2. 该细菌感染的临床类型有哪些?
3. 如何对该微生物进行检验?

第四节 沙门氏菌属

沙门氏菌属(Salmonella)细菌 DNA G+C mol% 为 50%~53%,有多种血清型,其致病性有种系特异性,人类是伤寒沙门氏菌、甲型副伤寒沙门氏菌、肖氏伤寒沙门氏菌(乙型副伤寒沙门氏菌)、希氏伤寒沙门氏菌(丙型副伤寒沙门氏菌)的天然宿主,有些沙门氏菌属细菌专对动物致病,有些对人和动物都致病。

沙门氏菌属分类复杂,按 Kauffman-White 分类标准,有多种血清型。沙门氏菌属分为6个亚属,临床分离的沙门氏菌株99%以上为亚属1,包括伤寒沙门氏菌、猪霍乱沙门氏菌、副伤寒沙门氏菌、鸡沙门氏菌。

（一）生物学特性

1. **形态与染色** 沙门氏菌为革兰氏阴性杆菌，多数有周鞭毛，能运动，无荚膜，无芽孢。

2. **培养特性** 兼性厌氧菌，营养要求不高。因不发酵乳糖，在肠杆菌科选择性培养基上为透明或半透明的菌落，大多数菌株产生 H_2S，在 SS 平板上菌落中心常为黑色。

3. **生化反应** 沙门氏菌属大多数血清型的主要生化反应见表 6-1。

4. **抗原构造** 沙门氏菌抗原主要包括菌体（O）抗原、鞭毛（H）抗原和表面（Vi）抗原，均具有分类鉴定意义。

O 抗原共有 58 种，是沙门氏菌分群的依据，耐受高热不被破坏。每个沙门氏菌的血清型可具有 1 种或数种 O 抗原，将具有共同抗原成分的血清型归纳为一个群，临床上常见的是 A~F 群。机体对 O 抗原产生的抗体以 IgM 为主，与相应抗血清反应可产生颗粒状凝集。

H 抗原是沙门氏菌分型的依据，为不耐热的蛋白抗原。H 抗原分 2 个相，第一相为特异相，用小写英文字母 a、b、c、d 等表示，z 以后用 z 加阿拉伯数字表示。第 2 相为沙门氏菌共有的非特异相，用 1、2、3、4 等数字表示。沙门氏菌具有两相 H 抗原的称为双相菌，具一相 H 抗原的为单相菌。

表面抗原 Vi 常存在于伤寒沙门氏菌、希氏沙门氏菌、部分都柏林沙门氏菌中，为不稳定抗原。Vi 抗原能阻断 O 抗原与相应抗体的凝集反应，加热可将其破坏，人工传代也可消失。沙门氏菌属常见菌种抗原构造见表 6-3。

表 6-3 沙门氏菌属常见菌种抗原构造

组	菌名	O 抗原	H 抗原 第 1 相	H 抗原 第 2 相
A	甲型副伤寒沙门氏菌	1、2、12	a	—
B	肖氏沙门氏菌	1、4、5、12	b	1、2
	鼠伤寒沙门氏菌	1、4、5、12	i	1、2
C	希氏沙门氏菌	6、7、Vi	c	1、5
	猪霍乱沙门氏菌	6、7	c	—
D	伤寒沙门氏菌	9、12、Vi	d	—
	肠炎沙门氏菌	1、9、12	g、m	—
E	鸭沙门氏菌	3、10	e、h	1、6
F	阿伯丁沙门氏菌	11	i	1、2

（二）临床意义

1. **致病物质** 有表面抗原（Vi）的沙门氏菌具有侵袭力，沙门氏菌穿过小肠上皮到达固有层，被吞噬细胞吞噬，Vi 抗原能保护细菌不被破坏，细菌可在细胞内继续生长繁殖，并被携带到机体其他部位。沙门氏菌死亡时释放的内毒素可引起机体发热、白细胞变化（有时为降低）、中毒性休克等病理生理反应。某些沙门氏菌如鼠伤寒沙门氏菌能产生肠毒素。

2. **所致疾病** 沙门氏菌主要通过被污染的食品或水源经口感染，引起人和动物沙门氏菌病，主要表现为以下几种类型。

（1）急性胃肠炎或食物中毒：最为常见的沙门氏菌感染。如鼠伤寒沙门氏菌、猪霍乱沙门氏菌等可引起轻型或暴发型腹泻，伴低热、恶心、呕吐等症状。

（2）菌血症或败血症：由猪霍乱或 C 组副伤寒沙门氏菌等引起，多有高热、寒战等症状，常伴发胆囊炎、肾盂炎、骨髓炎等局部感染，血培养常为阳性。

（3）伤寒与副伤寒：由伤寒及副伤寒沙门氏菌引起。两类菌发病机制和临床症状基本相似，副伤寒的病情较轻，病程较短。细菌随污染的食物或饮水进入人体后，在淋巴组织大量繁殖后，进入血流引起第一次菌血症，此时约在病程的第 1 周，临床表现为发热、不适等症状。细菌随血流进入肝、脾、胆囊、肾脏、骨髓、肠壁与淋巴结中大量繁殖后，再次进入血流，此时约在病程的第 2~3 周，病人常出现寒战、持续高热、肝脾肿大，可出现全身中毒症状、皮肤玫瑰疹、迟发型超敏反应等症状。并发症包括肠穿孔、血栓性静脉炎和心内膜炎等。胆囊中的细菌随胆汁进入肠腔可经粪便排出,肾脏中的细菌随尿排出体外。本病潜伏期7~20d,典型病程为3~4周,严重感染可危及生命。感染后能获得牢固免疫,极少发生再次感染。

伤寒病人治愈后部分病人可成为带菌者,其粪便可持续排菌达1年或更长时间,为重要的染源。

3. **耐药性** 近年来,沙门氏菌属细菌已出现对多种抗菌药物的耐药现象,鼠伤寒沙门氏菌耐药性最为突出,多重耐药菌比例最高。临床分离的沙门氏菌常对氯霉素、链霉素、呋喃类、磺胺类、氨苄西林和四环素耐药,应根据培养鉴定和药敏试验结果合理使用抗菌药物。

(三)微生物学检验

1. **标本采集** 根据不同疾病、不同病程取不同标本,在使用抗菌药物前采集。疑为伤寒沙门氏菌感染可于第1周采集血液,第2、3周采集粪便,第3周采集中段尿,全病程可采集骨髓做培养。血清学诊断应在病程的不同时期分别采集2~3份标本。

2. **检验方法**

(1) 显微镜检查:标本涂片染色镜检为革兰氏阴性杆菌。

(2) 分离培养:血液标本可接种增菌肉汤进行增菌培养,中段尿标本定量接种于血平板及麦康凯平板上。粪便标本如量较少,可先用亚硒酸盐增菌肉汤增菌后再接种平板,也可直接接种肠道选择性平板如麦康凯平板、伊红亚甲蓝平板、SS平板。如麦康凯平板或伊红亚甲蓝平板上生长出无色透明或半透明的菌落,或SS平板上生长出无色透明或半透明中心呈黑色的菌落,则高度怀疑为沙门氏菌属,可进一步用生化反应和血清凝集试验鉴定到种或型。

(3) 生化反应:沙门氏菌属典型生化反应为氧化酶阴性,硝酸盐还原阳性,在KIA中,斜面产碱、底层产酸、产气或不产气(图6-6),H_2S多为阳性,IMViC结果为-+-+/-,MIU结果为+--,赖氨酸脱羧酶阳性。伤寒沙门氏菌、鸡沙门氏菌可出现发酵葡萄糖不产气,甲型副伤寒沙门氏菌可出现H_2S阴性,甲型副伤寒沙门氏菌、猪霍乱沙门氏菌可出现赖氨酸脱羧酶阴性,猪霍乱沙门氏菌、伤寒沙门氏菌可出现枸橼酸盐阴性。

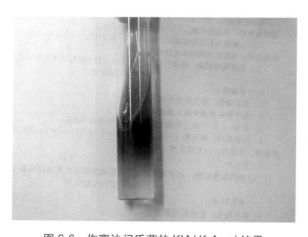

图6-6 伤寒沙门氏菌的KIA(K A-+)结果

(4) 血清分型鉴定:常用沙门氏菌O多价血清和O、H、Vi因子血清与疑为沙门氏菌属的细菌进行血清凝集试验。从临床标本中分离出的沙门氏菌95%以上属于A~F群,故先用A~F多价O血清进行玻片凝集,确定为A~F群后,用单价O诊断血清鉴定到具体的群,再用H因子血清第一相(特异相)定型,最后用H因子血清第二相(非特异相)辅助定型。如果细菌的生化反应符合沙门氏菌,但与A~F多价O诊断血清不产生凝集现象,则可能有表面抗原(Vi)存在,可通过加热或传代培养去除Vi抗原后再进行凝集试验。如去除Vi抗原后仍不凝集,则可能为A~F以外菌群。

3. **免疫学诊断** 肥达试验(Widal test)是用已知伤寒沙门氏菌O抗原、H抗原、副伤寒沙门氏菌H抗原,检测受检血清中有无相应抗体的半定量凝集试验,可辅助诊断伤寒和副伤寒。O抗原刺激机体产生IgM抗体,出现较早,在血清中存在时间较短,H抗原刺激抗体产生IgG,出现较迟,持续时间较长。

凡血清最高稀释度出现明显凝集者为凝集效价,一般伤寒沙门氏菌O凝集效价≥80,H效价≥160,副伤寒A、B、C的H效价≥80才有临床意义。应在疾病早期及中后期分别采集两次血清,第二份血清比第一份的效价增高4倍以上有诊断意义。一般O、H凝集效价均升高,则伤寒、副伤寒可能性大;O不高而H高可能为感染过、预防接种或回忆反应等;O高而H不高则可能为感染早期或与伤寒沙门氏菌O抗原有交叉反应的其他沙门氏菌感染等,可于1周后复查,如H升高则具有诊断意义。

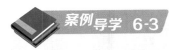

病人,男,25岁,发热、不适、全身疼痛,继而高热(39~40℃),肝脾肿大,皮肤出现玫瑰疹。血常规:白细胞 $3.8×10^9/L$,取病人血液作细菌培养,2d 后有革兰氏阴性杆菌生长,进一步作生化试验,乳糖阴性,H_2S 试验阳性,该细菌与沙门氏菌 A~F 多价诊断血清及 O9 单价诊断血清凝集。

问题与思考:

1. 该病人患哪种感染性疾病?病原体是什么?

2. 如何对该病原体进行微生物检验?

3. 如何预防此种细菌的感染?

第五节 其他肠杆菌科细菌

一、耶尔森菌属

耶尔森菌属(*Yersinia*)中,人类常见致病菌为鼠疫耶尔森菌、小肠结肠炎耶尔森菌和假结核耶尔森菌。

(一)鼠疫耶尔森菌

鼠疫耶尔森菌是鼠疫的病原菌,俗称鼠疫杆菌。鼠疫严重危害人类健康,历史上曾发生过三次世界性大流行,造成大批病人死亡。鼠疫是一种主要在野生啮齿类动物间传播的烈性传染病,人通过与感染动物接触或鼠蚤叮咬而感染。

1. 生物学特性

(1)形态与染色:革兰氏阴性短小杆菌,两极浓染。有荚膜,无鞭毛,无芽孢。鼠疫耶尔森菌在不同检材标本及培养基中表现为不同的形态,在鼠疫死亡者的尸体或动物新鲜内脏制备的切片或涂片中形态典型,在陈旧培养物、腐败材料及高盐培养基上则呈多形态性,可见球形、球杆状、哑铃状等,或见到着色极浅的细菌轮廓,称为菌影。

(2)培养特性:为兼性厌氧,最适温度为 25~28℃,在普通营养琼脂平板上可生长,但生长缓慢。在血平板上生长良好,48h 后形成柔软、黏稠、粗糙状菌落,在麦康凯平板上菌落较小、无色。在肉汤培养基中开始为混浊生长,24h 后为沉淀生长,48h 后形成菌膜,摇动后菌膜下沉呈钟乳石状,此特征具有鉴别意义。

(3)生化反应:鼠疫耶尔森菌典型的生化反应为氧化酶阴性,硝酸盐还原试验阳性。在 KIA 中斜面产碱、底层产酸,不产气,H_2S 为阴性。IMViC 结果为 −+−−,MIU 中的结果为 −−−。赖氨酸、鸟氨酸脱羧酶、苯丙氨酸脱氨酶均为阴性,不液化明胶。

2. 临床意义 鼠疫耶尔森菌的致病性主要与 FI 抗原(封套抗原)和 V/W 抗原、外膜抗原及鼠毒素等有关。

鼠疫耶尔森菌引起鼠疫,少量细菌即可使人致病,鼠疫传染性强,病死率高。临床常见类型包括腺鼠疫、败血型鼠疫和肺鼠疫。腺鼠疫以淋巴结炎为主要特点,主要表现为局部淋巴结肿胀、坏死和脓肿,多为腹股沟和腋下淋巴结。肺鼠疫可由吸入含细菌的尘埃引起,也可以由腺鼠疫、败血型鼠疫继发,病人出现高热、咳嗽、痰中带血,多因呼吸困难或心力衰竭死亡,死亡的病人皮肤常呈紫黑色,故有"黑死病"之称。肺型鼠疫通过呼吸道在人与人之间传播,可引起人类鼠疫大流行。败血型鼠疫是由细菌侵入血流大量繁殖所致,病人可出现高热,皮肤黏膜出现小出血点,全身中毒症状和神经症状明显,心血管、淋巴系统和实质器官表现出特有的出血性炎症,病死率高。

鼠疫病痊愈者可获得持久性免疫力,很少再次感染。针对地方性感染区域的活动者以及实验室研究人员可以选择减毒或灭活疫苗接种。发现疑为鼠疫耶尔森菌感染病人,应立即向当地疾病预防控制中心报告,并将标本送到疾病预防控制中心专业实验室进一步鉴定。对确诊鼠疫病人立即进行

笔记

隔离治疗,常用氨基糖苷类、磺胺类抗生素。对疫区及与病人接触人员立即采取有效的预防隔离和监测,防止疫情扩散。

3. 微生物学检验

(1)标本采集:取疑为鼠疫病人的淋巴结穿刺液、血液或痰等标本。尸检常取心、肝、肺和淋巴结等病变组织,对腐烂尸体可取骨髓或脑脊髓。小鼠标本采集前,应严格消毒小鼠体表,再进行采集。

鼠疫是法定甲类传染病,传染性极强,标本采集时要严格无菌操作,加强生物安全防护,标本必须送到符合生物安全要求的实验室进行检验。

(2)检验方法

1)显微镜检查:标本涂片革兰氏染色镜检,可见革兰氏阴性球杆菌,两极浓染,无芽孢。本菌在慢性病灶或陈旧培养物内可呈多形态,在动物体内可形成荚膜。

2)分离培养:未污染的标本接种血平板,污染标本可接种龙胆紫、亚硫酸钠琼脂等选择性平板,27~30℃培养24~48h后,挑取可疑菌落进一步鉴定到属和种。

3)血清学试验:用ELISA等方法可检测鼠疫耶尔森菌的抗原,亦可检测鼠疫病人血清中的抗体效价。

4)核酸检测:PCR技术测鼠疫耶尔森菌核酸可用于流行病学调查和快速检测。

(二)小肠结肠炎耶尔森菌

小肠结肠炎耶尔森菌是引起人类腹泻的常见病原菌,可寄居在鼠、家畜和兔等多种动物体内,人可通过污染的食物和饮水,或因接触感染病原菌的动物而感染。

1. 生物学特性

(1)形态与染色:革兰氏阴性球杆状,无芽孢,无荚膜。25℃培养有周鞭毛,37℃时培养该菌无鞭毛。

(2)培养特性:为兼性厌氧,耐低温,4℃可生长,最适温度为20~28℃。在普通营养琼脂平板上生长良好,某些型别的菌株在血平板上菌落周围可出现溶血环,在麦康凯平板或耶尔森菌选择性琼脂平板上,通常不发酵乳糖,菌落无色、半透明,但有乳糖阳性菌株存在。

(3)生化反应:见表6-1。

2. 临床意义 该菌具有侵袭性及产毒性,部分菌株能产生耐热性肠毒素,与大肠埃希氏菌肠毒素ST相似。某些菌株的菌体(O)抗原与人体组织有共同抗原,刺激机体产生自身抗体,引起自身免疫性疾病。

该菌为人畜共患病原菌,常通过污染的食物或饮水感染人类引起肠道疾病,临床表现以小肠炎、结肠炎多见,严重者可引起菌血症。病人可出现发热、腹痛、黏液便或水样便,易与菌痢相混淆。该菌感染还可引起结节性红斑、关节炎等自身免疫性疾病。

3. 微生物学检验

(1)标本采集:常采集粪便及食物,也可采集血液、尿液等标本。

(2)检验方法:①标本直接涂片革兰氏染色镜检可见革兰氏阴性球杆菌。②标本接种血平板、麦康凯平板或耶尔森菌专用选择性培养基(CIN),25℃培养。在CIN平板上的分离效果较好,培养48h后,菌落为粉红色,偶见有一圈胆盐沉淀。还可对标本进行冷增菌,如粪便标本或食物标本置于1/15M磷酸盐缓冲液(PBS,pH 7.4~7.8),4℃增菌培养,于第7、14、21d取冷增菌培养物接种于上述平板。③小肠结肠炎耶尔森菌典型的生化反应为:氧化酶阴性,硝酸盐还原阳性;在KIA中斜面产碱或产酸、底层产酸,不产气,H_2S为阴性。枸橼酸盐阴性,脲酶阳性,吲哚试验阴性或阳性,鸟氨酸脱羧酶阳性。动力试验、VP试验结果与孵育温度有关:25℃阳性,37℃阴性。

二、枸橼酸杆菌属

枸橼酸杆菌(Citrobacter)是人类肠道正常寄居菌。常见的菌种有弗劳地枸橼酸杆菌(C. freumdii)、丙二酸盐阴性枸橼酸杆菌(C. amalonaticus)等。

(一)生物学特性

1. 形态与染色 革兰氏阴性杆菌,无荚膜,周鞭毛,无芽孢,有菌毛。

笔记

2. 培养特性 兼性厌氧。在普通培养基上的菌落一般直径 2~4mm,光滑、低凸、湿润、半透明或不透明,灰色,表面有光泽,边缘整齐。偶尔可见黏液或粗糙型菌落。

3. 生化反应 见表 6-1。

（二）临床意义

枸橼酸杆菌属是条件致病菌,是医院内感染中的常见细菌,常见于土壤、水、污水和食物中。可引起呼吸道感染、创面感染、腹泻、尿路感染、脑膜炎、中耳炎、胆囊炎及败血症等。本菌常用来作为粪便污染水源的卫生学检查指标菌之一。

（三）微生物学检验

标本涂片革兰氏染色可查见革兰氏阴性杆菌,血液或穿刺液标本常接种增菌液,其他标本接种血平板和麦康凯平板,35℃孵育 18~24h,观察菌落,挑取可疑菌落涂片革兰氏染色镜检,并进一步鉴定到属和种。生化鉴定包括氧化酶阴性,触酶阳性。发酵葡萄糖、乳糖产酸产气,甲基红试验阳性,VP 试验阳性。能利用柠檬酸盐作为唯一碳源,硝酸盐还原试验阳性,赖氨酸脱羧酶阴性,苯丙氨酸脱氨酶、明胶酶、脂肪酶和 DNA 酶阴性。弗劳地枸橼酸杆菌 H_2S 试验阳性,与沙门氏菌属的细菌鉴别点可参考赖氨酸脱羧酶试验及其他生化试验。

三、克雷伯菌属

克雷伯菌属（*Klebsiella*）主要包括肺炎克雷伯菌、产酸克雷伯菌、解鸟氨酸克雷伯菌、植生克雷伯菌和土生克雷伯菌。临床感染中以肺炎克雷伯菌多见,肺炎克雷伯菌包括肺炎亚种、臭鼻亚种和鼻硬结亚种。

（一）生物学特性

1. 形态与染色 革兰氏阴性杆菌,卵圆形或球杆状,常成双排列,菌体外有明显的荚膜。无鞭毛,无芽孢,有菌毛。

2. 培养特性 为兼性厌氧,营养要求不高,在血平板上形成较大灰白色、不溶血、黏液状菌落,用接种环蘸菌落可拉起长丝。在肠道选择性平板如麦康凯平板或 SS 平板上因发酵乳糖产酸,形成较大、红色、黏稠菌落。

3. 生化反应 见表 6-1。

（二）临床意义

克雷伯菌属为条件致病菌,是医院内感染中常见的细菌。肺炎克雷伯菌可引起典型的原发性肺炎,也可引起其他各部位感染。臭鼻亚种可引起臭鼻症。鼻硬结亚种可使人鼻咽、喉等呼吸道器官发生慢性肉芽肿病变和硬结形成,导致组织坏死。产酸克雷伯菌可引起人体各部位感染。植生克雷伯菌和土生克雷伯菌常分离出多重耐药菌。

肺炎克雷伯菌产超广谱 β-内酰胺酶（ESBL）比例不断增高,产酶株对青霉素类、第 1、2、3 代头孢菌素及单环 β-内酰胺类抗菌药物均产生耐药,仅对头霉素类、碳青霉烯类及酶抑制剂敏感,应根据药敏结果合理使用抗菌药物。

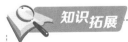

肺炎克雷伯菌的耐药性

肺炎克雷伯菌（KPN）临床分离率较高,是医院内感染的重要病原菌之一,随着 β-内酰胺类及氨基糖苷类等抗生素的广泛使用,细菌易产生超广谱 β-内酰胺酶（ESBLs）和头孢菌素酶（AmpC 酶）以及氨基糖苷类修饰酶（AMEs）,对常用药物呈现出严重的多重耐药性。肺炎克雷伯菌引起的医院内感染率近年逐年增高,多重耐药性菌株的不断增加常导致临床抗菌药物治疗的失败和病程迁延。肺炎克雷伯菌耐药机制主要包括产生 β-内酰胺酶、生物被膜的形成、外膜孔蛋白的缺失、抗菌药物主动外排等,抗菌药物耐药基因水平播散也是多重耐药菌株耐药性加剧的重要原因。

（三）微生物学检验

标本涂片革兰氏染色可查见革兰氏阴性短杆菌,菌体边缘有明显荚膜。将血液或穿刺液标本常接种肉汤增菌液,其他标本接种血平板和麦康凯平板,35℃孵育18~24h,观察菌落,挑取可疑菌落涂片革兰氏染色镜检,并进一步鉴定到属和种。

生化鉴定包括氧化酶阴性,硝酸盐还原阳性;在KIA斜面产酸、底层产酸产气,H_2S为阴性;吲哚试验大多为阴性,但产酸克雷伯菌和解鸟氨酸克雷伯菌阳性;IMViC为-/+-++,MIU中的反应为--/++,葡萄糖酸盐阳性,鸟氨酸脱羧酶阴性。

四、变形杆菌属

变形杆菌属(*Proteus*)广泛存在于自然界和动物、人体肠道中,包括普通变形杆菌、奇异变形杆菌、产黏变形杆菌和潘氏变形杆菌等。

(一)生物学特性

1. **形态与染色**　革兰氏阴性杆菌,呈多形性,有周身鞭毛,运动活泼,无芽孢、无荚膜。

2. **培养特性**　兼性厌氧,生长要求不高,在普通营养平板和血平板上,普通变形杆菌和奇异变形杆菌大多数菌株在普通琼脂平板和血琼脂平板上呈扩散性生长,形成以细菌接种部位为中心的厚薄交替同心圆形的层层波状菌苔,即迁徙生长现象。在肠道选择性培养基如麦康凯和SS平板上,因不发酵乳糖而形成无色透明或半透明的菌落,产硫化氢的菌株在SS平板上菌落中心可呈黑色。

3. **生化反应**　见表6-1。

4. **抗原构造**　变形杆菌X_{19}、X_2、X_k等菌株的O抗原与立克次氏体有共同抗原成分,可发生交叉反应,用变形杆菌的O抗原代替立克次氏体的抗原,与疑为立克次氏体病病人的血清进行凝集试验,即外斐反应(Weil-Felix reaction),可辅助诊断立克次氏体病。

(二)临床意义

临床分离的变形杆菌属中以奇异变形杆菌和普通变形杆菌为主,可引起人体多个部位感染,常见于尿路感染,也可引起腹泻、食物中毒等。脲酶可分解尿素产氨,使尿液pH升高呈碱性环境。

临床分离的变形杆菌属对磺胺类、四环素、氨苄西林和羧苄西林的耐药率均较高,对喹诺酮类、2代头孢菌素类、3代头孢菌素类、氨基糖苷类药物敏感率较高,应根据变形杆菌药敏试验结果合理使用抗菌药物。

(三)微生物学检验

1. **检验方法**

(1) 显微镜检查:涂片革兰氏染色镜检为革兰氏阴性杆菌,鞭毛染色可见周身鞭毛。

(2) 分离培养:血液和穿刺液标本先用肉汤增菌培养,其他标本接种血平板、麦康凯平板或SS平板,35~37℃孵育18~24h后,挑取迁徙生长的菌苔,继续鉴定到属和种。

(3) 生化鉴定:变形杆菌属的典型生化反应为氧化酶阴性,硝酸盐还原阳性。在KIA中斜面产碱、底层产酸,产气,H_2S为阳性,IMViC结果为-/++--,MIU结果为+-/++,苯丙氨酸脱氨酶阳性。普通变形杆菌吲哚试验阳性、鸟氨酸脱羧酶试验阴性,而奇异变形杆菌相反。

2. **鉴别要点**　变形杆菌属、普罗威登斯菌属和摩根菌属均为肠道正常菌群,是医院内感染中常见的条件致病菌,具有一些共同的生化反应特征,如不发酵乳糖、葡萄糖酸盐阴性、苯丙氨酸脱氨酶阳性,主要鉴别试验见表6-4。

表6-4　变形杆菌属、普罗威登斯菌属和摩根菌属的主要鉴别试验

	变形杆菌属	普罗威登斯菌属	摩根菌属
迁徙生长	+	-	-
硫化氢试验	+	-	-
明胶液化试验	+	-	-
脂酶试验	+	-	-
西蒙枸橼酸盐试验	V	+	-
鸟氨酸脱羧酶试验	V	-	+

注:+,≥90%的菌株阳性;V,10%~90%的菌株阳性;-,≥90%的菌株阴性。

五、肠杆菌属

肠杆菌属(*Enterobacter*)中临床上常见的有产气肠杆菌、阴沟肠杆菌和阪崎肠杆菌。

（一）生物学特性

1. **形态与染色**　肠杆菌属为革兰氏阴性杆菌,较粗短。有周身鞭毛,运动活泼,无芽孢。

2. **培养特性**　兼性厌氧菌,营养要求不高。在麦康凯平板和 SS 平板上因发酵乳糖,形成较大的红色菌落。

3. **生化反应**　见表 6-1。

（二）临床意义

肠杆菌属在环境菌群中常见,是肠道正常菌群,是医院内感染常见的病原菌。临床分离的肠杆菌属中最常见的为阴沟肠杆菌和产气肠杆菌,可引起人体多个部位感染,如泌尿道、呼吸道和伤口感染,亦可引起菌血症。阪崎肠杆菌常分布在土壤、水和日常食品中,能引起新生儿脑膜炎和败血症,病死率较高。

临床分离的肠杆菌属细菌耐药性不断增高,常分离出产头孢菌素酶(AmpC 酶)菌株,尤以阴沟肠杆菌多见。AmpC 酶属于 Bush Ⅰ型 β-内酰胺酶(亦称诱导酶或 C 类头孢菌素酶),导致阴沟肠杆菌对 1~3 代头孢菌素、单环 β-内酰胺类、头霉素类及含酶抑制剂的复合制剂耐药。针对产 AmpC 酶菌株,临床首选 4 代头孢(头孢吡肟)和碳青霉烯类抗菌药物。

（三）微生物学检验

1. **检验方法**

（1）显微镜检查:标本涂片革兰氏染色镜检为革兰氏阴性粗短杆菌。

（2）分离培养:血液和穿刺液标本先用肉汤增菌培养,其他标本接种血平板、麦康凯平板,35~37℃孵育 18~24h 后,挑取可疑的菌落,继续鉴定到属和种。

（3）生化鉴定:肠杆菌属典型的生化反应为:氧化酶阴性,硝酸盐还原阳性;KIA 斜面产酸、底层产酸,产气,H_2S 为阴性;IMViC 结果为--++,MIU 中的结果为+-/+,脲酶因不同菌种有差异。

2. **鉴别要点**　通过 IMViC 试验与大肠埃希氏菌鉴别,大肠埃希氏菌为++--,肠杆菌属多数为--++。通过动力试验和鸟氨酸脱羧酶试验与肺炎克雷伯菌鉴别,肺炎克雷伯菌均为阴性,肠杆菌属多数为阳性。

本章小结

　　肠杆菌科是一大群寄生于人类和动物肠道中的生物学性状相似的革兰氏阴性杆菌,其共同的生物学特性包括:革兰氏阴性杆菌,多数有周身鞭毛,能运动,无芽孢,致病菌株大多有菌毛。营养要求不高,在普通培养基上形成光滑、灰白色的中等大小菌落,在液体培养中呈均匀混浊生长。生化反应活泼,能分解多种糖,氧化酶阴性,硝酸盐还原试验阳性,发酵葡萄糖,肠道非致病菌多数能分解乳糖。抗原构造复杂,都有菌体(O)抗原,多数有鞭毛(H)抗原,此外,伤寒沙门氏菌还有 Vi 抗原、大肠埃希氏菌有 K 抗原。

　　大多数肠杆菌科细菌是正常菌群的一部分,引起内源性或机会性感染。埃希氏菌属的细菌多为肠道正常菌群,可引起肠道外或肠道内的感染。志贺氏菌属的细菌主要引起痢疾,为肠道致病菌。沙门氏菌属的细菌部分可以引起伤寒、副伤寒、食物中毒等。克雷伯菌属和变形杆菌属及肠杆菌属等均为肠道正常菌群,可导致条件致病。

　　肠杆菌科细菌的检验方法主要有:直接涂片形态检查,可发现革兰氏阴性杆菌或球杆菌。运用选择培养基可分离鉴别肠杆菌科细菌,乳糖发酵试验是区别致病菌和条件致病菌的重要手段。系统生化反应可鉴定肠杆菌科细菌,必要时可作血清学鉴定及毒素检测。

（孙运芳）

扫一扫,测一测

思考题

1. 肠杆菌科细菌有哪些共同的生物学特性?

2. 引起肠道感染的大肠埃希氏菌有哪几种血清型? 各有什么致病特点?

3. 志贺氏菌的致病物质有哪些?

4. 疑似伤寒病人在病程不同阶段应采集何种标本进行微生物学检验?

5. 什么是肥达试验? 有何意义? 分析结果时应注意哪些问题?

第七章	非发酵革兰氏阴性杆菌

学习目标

1. 掌握铜绿假单胞菌的主要生物学特性、微生物学检验方法及鉴定依据。
2. 熟悉不动杆菌属和产碱杆菌属主要生物学特性、微生物学检验方法及鉴定依据。
3. 了解常见非发酵革兰氏阴性杆菌的临床意义。
4. 具有正确采集和处理常见非发酵革兰氏阴性杆菌检验标本及进行相关检测的能力。
5. 能正确选择试验项目对常见非发酵革兰氏阴性杆菌进行检验,能正确判断和分析试验结果并发出检验报告。

非发酵革兰氏阴性杆菌是一群不能利用葡萄糖或仅以氧化形式利用葡萄糖的需氧或兼性厌氧、无芽孢的革兰氏阴性杆菌。在分类学上分别属于不同的属和种,但生化特征十分相似。非发酵革兰氏阴性杆菌包括的菌属较多,主要包括假单胞菌属、不动杆菌属、产碱杆菌属、莫拉菌属等。这些细菌多为条件致病菌,近年来从住院病人的痰液、尿液、血液、体液标本中的分离率日渐增高,已成为引起医院内感染的重要致病菌。同时由于非发酵菌对抗菌药物的耐药率日益增高,给临床治疗带来困难,已引起临床高度重视。

第一节　假单胞菌属

假单胞菌属(*Pseudomonas*)是一类无芽孢、散在排列的革兰氏阴性杆菌,菌体直或微弯,有单鞭毛或丛鞭毛,运动活泼。专性需氧,最适生长温度为35℃,少数菌种能在4℃或42℃生长,营养要求不高,普通培养基上均能生长。假单胞菌属是假单胞菌科的代表菌属,广泛分布于土壤、水和空气等自然界,包括200多个菌种,属于条件致病菌。人感染主要来源于环境、污染的医疗器械、输液或注射等,成为医院内感染的主要病原菌。在人类非发酵菌感染中,假单胞菌属占70%~80%,主要为铜绿假单胞菌,其次为恶臭假单胞菌、荧光假单胞菌等。

假单胞菌属的鉴定主要根据形态与染色、培养特性和生化反应。假单胞菌属与其他菌属的鉴别见表7-1。

一、铜绿假单胞菌

铜绿假单胞菌(*P. aeruginosa*)是假单胞菌属的代表菌种,由于在生长过程中能产生水溶性色素绿脓素,故又称绿脓杆菌。铜绿假单胞菌广泛分布自然界、人的体表、胃肠道、呼吸道、泌尿生殖道等处,为条件致病菌,一般为继发性感染,如大面积烧伤的创面感染、中耳炎、尿路感染,并可经血液传播,导

笔记

113

致菌血症和败血症,是医院内感染最常见病原菌之一,常引起 ICU、血液科病房及神经内科病房病人的感染。

表 7-1 主要非发酵革兰氏阴性杆菌属生化特征

菌属	氧化酶	葡萄糖 O/F	悬滴动力	触酶	硝酸盐还原	麦康凯培养基生长
假单胞菌属	+	O/-	+	+	+/-	+
不动杆菌属	-	O/-	-	+	-	+
产碱杆菌属	+	-	+	+	+/-	+
莫拉菌属	+	-	-	+	+/-	-
黄杆菌属	+	O/F	-	-	-	+/-

注:O:氧化;F:发酵;+:90%以上阳性;-:90%以上阴性;+/-:70%以上阳性。

案例导学 7-1

病人,男,70岁,4d 前睡觉时因橡胶热水袋老化破裂导致右侧胸腹部被热水烫伤,在当地卫生院抗感染治疗,3d 后体温升高,创面感染,转院治疗。体格检查:体温 39.8℃,急性发热面容,精神差,右侧胸腹部可见约 18cm×30cm 左右不规则烫伤创面,表面有黄绿色分泌物,其他未见异常。取创面分泌液涂片镜检发现革兰氏阴性杆菌。

问题与思考:
1. 该病人可能感染了哪种病原微生物?
2. 如何对该微生物进行检验?
3. 鉴定该微生物的依据有哪些?

图片:铜绿假单胞菌显微镜下形态特征

(一)生物学特性

1. **形态与染色** 革兰氏阴性杆菌,球杆状或长丝状,菌体大小(0.5~1.0)μm×(1.5~5.0)μm,长短不一,单个、呈双或短链状排列。无芽孢,有荚膜,一端有单鞭毛,运动活泼,临床分离株常有菌毛。

2. **培养特性** 专性需氧菌,部分菌株兼性厌氧,营养要求不高,在普通培养基和 SS 琼脂平板上生长良好,可生长的温度范围为 25~42℃,最适生长温度为 35℃,4℃不生长而 42℃生长是该菌的鉴别特点之一。

铜绿假单胞菌在普通琼脂培养基上有典型的生姜气味,可产生多种色素,主要为绿脓素和荧光素,绿脓素可溶于水和氯仿,荧光素只溶于水,从临床标本中分离的铜绿假单胞菌约有 80%~90%产生绿脓素和荧光素;在血琼脂培养基上可形成不同形态的菌落,典型菌落为灰绿色,大小不一,扁平湿润,边缘不规则,呈伞状伸展,表面常可见金属光泽,常可见透明溶血环;在麦康凯培养基上形成细小无光泽半透明菌落;在 SS 培养基上可形成类似沙门氏菌的菌落;在液体培养基中呈混浊生长,表面可形成菌膜。

3. **生化反应** 氧化酶阳性,氧化分解葡萄糖、木糖产酸不产气,能液化明胶,还原硝酸盐并产生氮气,能利用枸橼酸盐,精氨酸双水解酶阳性,乙酰胺酶阳性,液化明胶,吲哚试验阴性。

4. **抗原构造** 铜绿假单胞菌有菌体(O)抗原和鞭毛(H)抗原。O 抗原有两种成分:一种是外膜蛋白,为保护性抗原,免疫原性强,具有属特异性;另一种为脂多糖(LPS),具有型特异性,可用于细菌分型。H 抗原也具有特异性,根据抗原成分可将铜绿假单胞菌分为 20 个血清型。

5. **抵抗力** 铜绿假单胞菌对外界因素的抵抗力比其他无芽孢菌强,在潮湿的环境中能长期生存。对干燥、紫外线有抵抗力,但对热抵抗力不强,56℃ 30min 可被杀死。对某些消毒剂敏感,1%苯酚处理 5min 即被杀死。临床分离菌株对多种抗菌药物不敏感。

图片:铜绿假单胞菌常见菌落形态特征

(二)临床意义

1. **主要致病物质** 铜绿假单胞菌有多种致病因子,包括结构成分、毒素和酶。

(1)酶类物质:菌毛的神经氨酸酶分解上皮细胞表面的神经氨酸促进细菌侵入。弹性蛋白酶有

笔记

丝氨酸蛋白酶和锌金属蛋白酶两种,均能降解弹性蛋白,引起肺实质损伤和出血;磷脂酶 C 能分解脂质和卵磷脂,损伤组织细胞。

（2）表面结构:多糖荚膜样物质,有抗吞噬作用,多糖层使细菌定植在细胞表面。细菌表面还有另一种非菌毛样黏附素。绿脓菌素为绿色色素,具有氧化还原活性,能催化超氧化物和过氧化氢产生有毒氧基团,引起组织损伤。

（3）毒素:铜绿假单胞菌有类似白喉毒素的外毒素 A,能阻止真核细胞蛋白质的合成,外毒素 S 干扰吞噬杀菌作用。铜绿假单胞菌也有内毒素,与致病有关。

2. 所致疾病　铜绿假单胞菌为条件致病菌,广泛存在环境中,也存在于正常人体的肠道、皮肤及外耳道,当宿主正常防御机制被改变或损伤时,如烧伤、留置导尿管、气管切开插管等,以及免疫机制缺损时,如肿瘤病人、器官移植病人等,可导致皮肤、呼吸道、泌尿道、眼部及烧伤创面等感染,亦可导致菌血症、败血症、心内膜炎、囊性纤维变性及婴幼儿严重腹泻等。在假单胞菌属感染中,由铜绿假单胞菌引起的约占 70%。

3. 免疫特点　铜绿假单胞菌感染时,中性粒细胞的吞噬起重要作用。铜绿假单胞菌具有很强的免疫原性,感染后可以刺激机体免疫系统产生特异性体液免疫,具有一定的抗感染作用。

4. 药物敏感性　该菌对抗假单胞菌青霉素类、氨基糖苷类、环丙沙星、头孢吡肟、头孢他啶、美罗培能、亚胺培南敏感。医院获得性铜绿假单胞菌较社区分离株有较高的耐药性,常显示多重耐药。

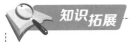
知识拓展

铜绿假单胞菌性角膜炎

铜绿假单胞菌性角膜炎是一种极为严重的急性化脓性角膜溃疡,发病急,来势猛,病情发展快,潜伏期短(6~24h),角膜溃疡形成迅速,带有黄绿色黏脓性分泌物、前房反应重,常在极短时间内席卷整个角膜而导致毁灭性的破坏。病人感觉眼部剧烈疼痛、羞明流泪,视力急剧减退,后果极其严重,一经发生,必须立即抢救。如未能得到及时有效治疗,大部分角膜将坏死,脱落,导致穿孔,进一步引起眼内炎,甚至全眼球炎。即使溃疡治愈,也可形成粘连性角膜白斑或角膜葡萄肿而导致失明。部分病例经积极抢救而保存眼球后通过角膜移植术,可保存部分视力。

（三）微生物学检验

1. 标本采集　根据疾病及检查目的分别采集不同的临床标本,如血液、痰液、脑脊液、胸(腹)水、尿液、脓液、分泌液、粪便等。医院环境检测可从空气、水、物体表面等处采样。

2. 检验程序　见图 7-1。

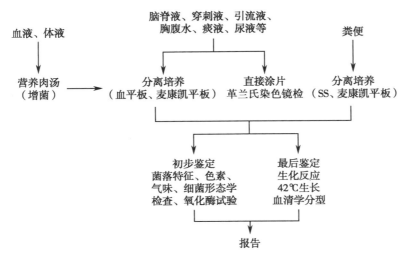

图 7-1　铜绿假单胞菌检验程序

3. 检验方法

（1）显微镜检查：脑脊液、胸腹水离心后取沉淀物涂片，绿色脓汁、分泌物直接涂片革兰氏染色镜检。为革兰氏阴性杆菌，有鞭毛。

（2）分离培养：血液和体液标本可先增菌后再转种于血琼脂平板和麦康凯平板；脓液、分泌物、中段尿等可直接接种上述培养基。铜绿假单胞菌在普通琼脂平板上生长良好，经18~24h培养可形成伸展和扁平、大小不一、边缘不整齐、光滑、湿润、且常呈融合状态的菌落。琼脂被其产生的水溶性色素染成绿色。还可出现多种形态的菌落，如黏液性菌落等。在血琼脂平板上经18~24h培养，菌落周围有透明溶血环。在麦康凯琼脂平板上经18~24h培养可形成微小、无光泽、半透明菌落，48h后菌落中心常呈棕绿色。有特殊的生姜气味。

（3）生化鉴定：氧化酶阳性，氧化分解葡萄糖产酸不产气，液化明胶，还原硝酸盐并产生氮气，能利用枸橼酸盐，精氨酸双水解酶阳性。

4. 鉴别要点　铜绿假单胞菌与其他假单胞菌的鉴别见表7-2。

表7-2　铜绿假单胞菌与其他假单胞菌的鉴别要点　　　　　　　　　　　　　　　　　单位：%

	铜绿假单胞菌	荧光假单胞菌	恶臭假单胞菌	产碱假单胞菌	韦龙氏假单胞菌
氧化酶	99	97	100	96	100
溴化-16-烷基-3-甲胺生长	94	89	87	15	ND
6.5%氯化钠生长	65	43	100	41	ND
42℃生长	100	0	0	0	0
硝酸盐还原	98	19	0	54	100
青脓素	65	96	93	0	100
精氨酸双水解酶	100	97	100	12	100
尿素水解	57	52	75	0	25
明胶水解	82	100	0	0	13
葡萄糖产酸	97	100	100	0	100
枸橼酸盐	95	93	100	65	ND

注：数字是阳性菌株百分比；ND：无数据。

二、其他假单胞菌

假单胞菌属中，与人类关系密切的除铜绿假单胞菌以外，还有荧光假单胞菌、恶臭假单胞菌、产碱假单胞菌等，虽然其他假单胞菌在临床标本中分离比较少见，但也与某些感染相关，尤其是菌血症病人。来自血液、无菌体液的假单胞菌，排除污染的情况下，有临床意义。

（一）荧光假单胞菌

荧光假单胞菌（P. fluorescens）属于假单胞菌属，为革兰氏阴性杆菌，大小为（0.7~0.8）μm×（2.3~2.8）μm，有鞭毛，无芽孢，有数根极生鞭毛。需氧，最适生长温度是25~30℃，4℃生长，42℃不生长，在血平板上30℃孵育24h后形成灰白色、扁平稍隆起、湿润、光滑、边缘整齐的菌落，无溶血，挑取菌落呈黏丝状。能分泌黄绿色荧光色素发出荧光，能产生抗生素、水解酶等代谢产物。

该菌广泛分布于自然界，如土壤、水、植物及动物活动环境中，在4℃时繁殖速度很快，荧光假单胞菌是奶类、蛋类在低温条件下保存导致腐败变质的主要细菌之一，作为嗜冷菌是牛奶中危害最大的微生物。

荧光假单胞菌具有嗜冷性，可在血库储存的血中繁殖，若输入含有此种细菌的库存血液或血制品，可导致败血症、感染性休克或血管内凝血等严重后果，其内毒素的磷脂部分，可导致输血后不可逆的休克。可从病人伤口、痰、胸水、尿和血液中分离出荧光假单胞菌，由于现有的许多抗生素对荧光假单胞菌都不敏感，所以一旦感染此菌，病死率很高。

荧光假单胞菌生化能力活跃，氧化酶阳性，触酶阳性，能利用葡萄糖和果糖，有些菌株能从蔗糖合

0703

图片：荧光假单胞菌显微镜下形态特征

成果聚糖,液化明胶。在4℃生长和液化明胶(4~7d),这两个特性可与恶臭假单胞菌相鉴别,后者均阴性。荧光假单胞菌与其他假单胞菌的鉴别见表7-2。

(二)恶臭假单胞菌

恶臭假单胞菌(*P. putida*)为革兰氏阴性杆菌,有些菌株为卵圆形,单端丛毛菌,运动活泼。专性需氧,最适生长温度25~30℃,4℃和42℃均不生长,在血平板上形成光滑、湿润、边缘整齐的灰色菌落,不溶血,菌落与铜绿假单胞菌相似,但只产生荧光素,不产生绿脓素,借此可与铜绿假单胞菌相区别,其陈旧培养物有腥臭味。

恶臭假单胞菌为鱼的一种致病菌,常从腐败的鱼中检出,可作为人类咽部的正常菌群,是人类少见的条件致病菌,偶从人类尿道感染、皮肤感染和骨髓炎标本中分离出,分泌物有腥臭味。恶臭假单胞菌感染通常病情较重,因为该菌自溶后释放出内毒素而致中毒症状。

恶臭假单胞菌氧化酶、过氧化氢酶、枸橼酸盐利用阳性,精氨酸双水解酶阳性,硝酸盐还原、鸟氨酸脱羧酶、赖氨酸脱羧酶、明胶酶、脲酶、VP试验、吲哚反应阴性。鉴定中注意与其他假单胞菌区别,只产生荧光素不产生绿脓素,42℃不生长可与铜绿假单胞菌区别;不液化明胶、不产生卵磷脂酶、陈旧培养物上有腥臭味,有别于荧光假单胞菌。对诺氟沙星、妥布霉素、卡那霉素、庆大霉素敏感。恶臭假单胞菌与其他假单胞菌的鉴别见表7-2。

(三)产碱假单胞菌

产碱假单胞菌(*P. alcaligenes*)为革兰氏阴性杆菌,直径0.5μm×(2~3)μm;有极生单鞭毛,最适生长温度为35℃,专性需氧,在血平板上形成圆形,边缘整齐,隆起,表面光滑,湿润的菌落。

产碱假单胞菌为自然界腐生菌,对常用抗生素均耐药,可从塘水、河水和游泳池中分离出来,广泛存在于多种水源中,是医疗用水污染的主要原因,如污染新生儿温箱湿化用水和氧气湿化用水,极容易导致新生儿呼吸道感染甚至败血症等。产碱假单胞菌还可引起化脓性脑膜炎、尿道炎、肺炎、心内膜炎、新生儿败血症、脓胸、眼部感染及脓肿等感染性疾病。

产碱假单胞菌与其他假单胞菌的鉴别见表7-2。

第二节　其他非发酵革兰氏阴性杆菌

一、不动杆菌属

不动杆菌属(*Acinetobacter*)为一群不发酵糖类,氧化酶阴性,无动力的革兰氏阴性杆菌。广泛存在于自然界,是引起医院内感染的病原菌之一。根据DNA杂交技术,不动杆菌属至少可分为32个基因型。已命名的有6个种,即醋酸钙不动杆菌(*A. calcoaceticus*)、洛菲不动杆菌(*A. lwoffii*)、溶血不动杆菌(*A. haemolytius*)、鲍曼不动杆菌(*A. baumanii*)、琼氏不动杆菌(*A. junii*)、约翰逊不动杆菌(*A. johnsonii*)。临床标本中分离到的不动杆菌绝大多数是鲍曼不动杆菌,其他菌种引起的感染相对较少。

(一)生物学特性

1. 形态与染色　革兰氏阴性杆菌,菌体大小1.2μm×2.0μm,多为球杆状,有时可成丝状或链状。革兰氏染色不易脱色,无芽孢,无鞭毛,黏液型菌株有荚膜。

2. 培养特性　专性需氧菌,对营养要求不高,在普通培养基及麦康凯琼脂平板上生长良好。最适生长温度为35℃。在血琼脂平板上形成灰白色、2~3mm大小、圆形凸起、光滑、边缘整齐的菌落,部分菌落呈黏液状;溶血不动杆菌可产生清晰的β-溶血环;洛菲不动杆菌菌落较小。一般不产色素。在麦康凯琼脂平板上形成粉红色菌落。

3. 生化反应　氧化酶阴性,触酶阳性,硝酸盐还原阴性,O/F为氧化型。动力试验、甲基红试验、VP试验、H$_2$S试验和硝酸盐还原试验阴性。不同的菌种对糖的氧化分解能力不同,醋酸钙不动杆菌、鲍曼不动杆菌氧化分解葡萄糖和乳糖产酸,多数菌种能利用枸橼酸盐。

4. 抗原构造　抗原结构复杂,有菌体抗原、荚膜抗原和K抗原。应用血清学方法可将醋酸钙不动杆菌分为30个血清型,洛菲不动杆菌分为10个血清型,约翰逊不动杆菌分为26个血清型,鲍曼不动杆菌分为34个血清型。

（二）临床意义

1. **主要致病物质** 不动杆菌感染的致病机制尚不完全清楚,未发现不动杆菌能分泌毒素或细胞溶解素,其致病力主要由荚膜、菌毛、产物酶、脂质及载体等组成。

2. **所致疾病** 本属细菌为条件致病菌,在非发酵菌中本菌的分离率仅次于铜绿假单胞菌,也是医院内感染的主要病原菌之一,常引起呼吸道、消化道及泌尿生殖道感染。

3. **药物敏感性** 不动杆菌均对青霉素、氨苄西林和头孢拉定耐药;大多数菌株对氯霉素耐药,不同菌株对二代和三代头孢菌素的耐药性不同。对复方新诺明、哌拉西林/他唑巴坦、多西环素和氟喹诺酮类较敏感。

（三）微生物学检验

1. **标本采集** 对呼吸道、泌尿道及化脓感染的病人可采集尿液、痰液及脓液等标本;对疑为菌血症和脑膜炎的病人可采集血液和脑脊液标本。

2. **检验方法**

（1）显微镜检查:临床标本采集后先做涂片,革兰氏染色后镜检,为革兰氏阴性球杆菌,常成双排列,有荚膜,有菌毛。

（2）分离培养:尿液、痰液及脓液标本直接接种血琼脂平板和麦康凯琼脂平板进行培养;血液及脑脊液增菌后再分离培养。在血琼脂培养基上培养18~24h,醋酸钙不动杆菌菌落较大,洛菲不动杆菌菌落较小,圆形、凸起、表面光滑、边缘整齐、灰白色、有黏性的β溶血菌落。在麦康凯琼脂平板上培养18~24h,醋酸钙不动杆菌形成粉红色的菌落,而洛菲不动杆菌形成黄色菌落。在肉汤培养基培养18~24h,呈均匀混浊,有菌膜和少许沉淀。

（3）生化反应:一般不产生色素,少数菌株可产生色素,氧化酶阴性,动力阴性,硝酸盐还原试验阴性,触酶阳性。

3. **鉴别要点** 不动杆菌属主要菌种的鉴别要点见表7-3。

表7-3 不动杆菌属主要菌种的鉴别要点

	醋酸钙不动杆菌	鲍曼不动杆菌	溶血不动杆菌	琼氏不动杆菌	约翰逊不动杆菌	洛菲不动杆菌
葡萄糖氧化	+	+	+/−	−	−	−
木糖氧化	−	+	+/−	−	−	−
乳糖氧化	+	+	−	+	+	+
精氨酸双水解酶	+	+	+	+	−/+	−
鸟氨酸脱羧酶	+	+	−	−	−	−
苯丙氨酸脱氨酶	+	+	−	−	−	−
丙二酸盐利用试验	+	+	+	−	−/+	−
柠檬酸盐利用试验	−	+	−	+/−	+	−
明胶液化	−	−	−	−	−	−
37℃生长	−	+	+	+	−	+
42℃生长	−	+	−	−	−	−

注:+:全部阳性;−:全部阴性;+/−:70%以上阳性;−/+:70%以上阴性。

二、产碱杆菌属

产碱杆菌属(*Alcaligenes*)在《伯杰氏系统细菌学手册》中被分为2个种:粪产碱杆菌(*A. faecalis*)和木糖氧化产碱杆菌(*A. xylosoxidans*);后者又分为2个亚种:木糖氧化产碱杆菌木糖氧化亚种(*A. xylosoxidans subsp. xylosoxidans*)和木糖氧化产碱杆菌脱硝亚种(*A. xylosoxidans subsp. denitrifi-*

笔记

cans）。有医学意义的产碱杆菌除上述三种菌外,尚有皮氏产碱杆菌(*A. piechaudii*)。典型菌种是粪产碱杆菌。

（一）生物学特性

1. **形态与染色**　革兰氏阴性杆菌,大小为(0.5~1.0)μm×(0.5~2.6)μm,常成单、双或链状排列,具有周鞭毛,无芽孢,多数菌株无荚膜。

2. **培养特性**　专性需氧,最适生长温度25~35℃,营养要求不高,在普通培养基上生长良好,麦康凯平板和SS平板亦可生长。

3. **生化反应**　氧化酶阳性,触酶阳性,不分解糖类,O/F为产碱型,利用枸橼酸盐,部分菌株能还原硝酸盐。

图片:粪产碱杆菌显微镜下形态特征

（二）临床意义

1. **主要致病物质**　本属中临床分离最常见的是粪产碱杆菌,主要来自潮湿环境,如雾化器、呼吸机和灌洗液等。血液、痰液、尿液、脑脊液等标本中常可检出该菌,是医院内感染的病原菌之一。其致病物质主要是菌体成分,如内毒素等。

2. **所致疾病**　可致抵抗力低下的病人发生菌血症,也可引起呼吸道、泌尿道及中枢神经系统感染。

3. **药物敏感性**　药物敏感试验的药物选择与假单胞菌相同。临床治疗可用哌拉西林及替卡西林,其他根据药敏试验结果用药。

（三）微生物学检验

1. **标本采集**　根据临床疾病不同采集不同的标本,如血液、尿液、痰液、脓汁、脑脊液等。

2. **检验方法**

（1）显微镜检查:脑脊液、尿液离心取沉淀涂片,脓汁和痰液可直接涂片革兰氏染色镜检,本菌为革兰氏阴性短杆菌,有周鞭毛。

（2）分离培养:血液、脑脊液标本需肉汤增菌后再转种于固体培养基,脓汁、分泌物、尿液可直接接种血平板和麦康凯平板。经18~24h培养后,在血平板上可形成大小不等、灰白色、扁平、边缘稍薄的湿润菌落,粪产碱杆菌部分菌株有水果香味;在麦康凯平板和SS平板上形成无色透明菌落;在液体培养基中呈均匀混浊生长,表面形成菌膜,管底有黏性沉淀。在含有蛋白胨的肉汤培养基中产氨,使pH上升至8.6,为本菌的鉴别特征。

（3）生化反应:不分解任何糖类,O/F培养基上不分解糖类呈碱性,氧化酶阳性,触酶阳性,分解胺类产碱。

3. **鉴别要点**　常见产碱杆菌的特性鉴别见表7-4。

表7-4　常见产碱杆菌的特性鉴别

	粪产碱杆菌	皮乔特产碱杆菌	粪产碱杆菌Ⅱ型	木糖氧化产碱杆菌
42℃生长	-	-	-	+
亚硝酸盐还原	+	-	-	+
硝酸盐还原	-	+	-	+
丙二酸盐	+	+	-	+
木糖	-	-	-	+

注:+:全部阳性;-:全部阴性。

除上述两类非发酵革兰氏阴性杆菌外,临床上还可见到其他非发酵革兰氏阴性杆菌,如莫拉菌属(*Moraxella*)、金黄杆菌属(*Chryseobacterium*)、伯克霍尔德菌属(*Burkholderia*)、丛毛菌属(*Comamonas*)、食醋菌属(*Acidovorax*)、寡养单胞菌属(*Stenotrophamonas*)等,它们的主要特性见表7-5。

表7-5　其他非发酵革兰氏阴性杆菌　　　　　　　　　　　　　　　　单位:%

	莫拉菌属	金黄杆菌属	伯克霍尔德菌属	丛毛菌属	食醋菌属	寡养单胞菌属
氧化酶	100	100	72	100	100	0
麦康凯平板生长	40	90	91	100	100	100
42℃生长	33	50	35	68	50	48
硝酸盐还原	55	33	65	96	100	39
硝酸盐产气	0	0	33	0	33	0
精氨酸双水解酶	0	0	50	0	67	0
赖氨酸脱羧酶	0	0	20	0	0	93
鸟氨酸脱羧酶	0	100	15	0	0	1
H_2S	67	98	V	0	100	95
水解尿素	10	60	60	7	83	3
水解明胶	0	60	70	0	33	93
葡萄糖产酸	0	80	100	0	100	85
乳糖产酸	0	70	67	0	0	60
枸橼酸盐利用	0	60	V	47	33	34
动力	0	0	77	100	100	100

注:数字是阳性菌株百分比;V,10%~90%的菌株阳性。

本章小结

　　非发酵革兰氏阴性杆菌是一群不能利用葡萄糖或仅以氧化形式利用葡萄糖的需氧或兼性厌氧、无芽孢的革兰氏阴性杆菌,多为条件致病菌,已成为引起医院内感染的重要致病菌。

　　铜绿假单胞菌是假单胞菌属的代表菌种,可导致皮肤、呼吸道、泌尿道、眼部及烧伤创面等感染,亦可导致菌血症和败血症,是医院内感染最常见的病原菌之一,常引起 ICU、血液及神经内科等重症病房病人感染。铜绿假单胞菌培养物有典型的生姜气味,可产生多种色素,主要为绿脓素和荧光素;有较高的耐药性,常显示多重耐药。主要依据菌落特征、色素、生姜气味及生化反应进行鉴定,氧化酶阳性,氧化分解葡萄糖产酸不产气,液化明胶,还原硝酸盐并产生氮气,能利用枸橼酸盐,精氨酸双水解酶阳性为其生化反应特征。

　　不动杆菌属在临床标本中的分离率仅次于铜绿假单胞菌,临床分离到的绝大多数是鲍曼不动杆菌,也是医院内感染的主要病原菌之一,常引起呼吸道、消化道及泌尿生殖道感染。一般不产生色素,氧化酶阴性,动力试验阴性,硝酸盐还原试验阴性为其生化反应特征。

　　产碱杆菌属中临床分离最常见的是粪产碱杆菌,血液、痰液、尿液、脑脊液等标本中常可检出该菌,是医院内感染的病原菌之一。不分解任何糖类,O/F 培养基上不分解糖类呈碱性,氧化酶阳性,触酶阳性,分解胺类产碱为其生化反应特征。

（胡生梅）

扫一扫,测一测

思考题

1. 简述铜绿假单胞菌的培养特性。
2. 铜绿假单胞菌在我国引起医院内感染的现状及耐药性如何?
3. 如何鉴别铜绿假单胞菌与大肠埃希氏菌?

笔记

第八章	弧菌科

 学习目标

1. 掌握霍乱弧菌的生物学特性、临床意义、微生物学检验方法及鉴定依据。
2. 熟悉副溶血性弧菌的生物学特性、临床意义、微生物学检验及鉴定依据。
3. 了解气单胞菌属和邻单胞菌属的生物学特性、临床意义及微生物学检验。
4. 具有正确采集和处理常见弧菌科细菌检验标本及进行相关检测的能力。
5. 能正确选择试验项目对常见弧菌科细菌进行检验,能正确判断结果并发出检验报告。

弧菌科(*Vibrionaceae*)细菌是一类氧化酶阳性,菌体短小、弯曲成弧形或直杆状、具有单端鞭毛、运动活泼的革兰氏阴性细菌。弧菌科细菌广泛分布于自然界,以水中最多见,包括弧菌属(*Vibrio*)、气单胞菌属(*Aeromonas*)、邻单胞菌属(*Plesiomonas*)和发光杆菌属(*Photobacterium*)四个菌属,其中发光杆菌属主要存在于海水中,对人类不致病,本章主要叙述弧菌属、气单胞菌属和邻单胞菌属,其主要特性见表8-1。

表 8-1 弧菌科三个菌属的特性

特性	弧菌属	气单胞菌属	邻单胞菌属
氧化酶	+	+	+
葡萄糖发酵	+	+	+
甘露醇产酸	+/-	+	-
明胶液化	+	+	-
鸟氨酸	+/-	-	+
精氨酸	+/-	+	+
O/129 敏感	S	R	S
TCBS 生长	+	-	-
嗜盐性	+/-	-	-

注:S:敏感;R:耐药;+/-:90%阳性。

 笔记

第一节 弧 菌 属

弧菌属(*Vibrio*)细菌是一大群短小、弯曲呈弧形的革兰氏阴性菌。广泛分布于自然界,以水中最多。根据细菌抗原性、生化反应、DNA 同源性、致病性及耐盐性等不同将弧菌分为四类:O1 群霍乱弧菌、不典型 O1 群霍乱弧菌、非 O1 群霍乱弧菌、其他弧菌。本属细菌共有 36 种,其中至少有 12 种与人类疾病有关,主要有霍乱弧菌和副溶血弧菌,分别引起霍乱和食物中毒。

案例导学 8-1

病人,男,43 岁,因腹泻 10h 入院。病人在 10h 前开始出现腹泻,大便 10 余次,为米泔水样便。无发热、腹痛及里急后重感。既往体健。查体:病人神志清,疲倦面容,皮肤弹性差,口唇干燥,眼窝凹陷,肠鸣音活跃,血压 80/60mmHg。实验室检查:WBC:$12×10^9$/L,粪便涂片镜检发现"鱼群状"排列的革兰氏阴性细菌。

问题与思考:
1. 该病人可能感染了哪种病原微生物?
2. 如何对该微生物进行检验?
3. 鉴定该微生物的依据有哪些?

一、霍乱弧菌

霍乱弧菌(*V. cholera*)是人类霍乱的病原体。霍乱为一种消化道烈性传染病,曾在世界上引起多次大流行,发病急,传染性强,死亡率高,主要表现为剧烈的呕吐、腹泻、失水。

霍乱弧菌包括两个生物型:古典生物型(classical biotype)和埃尔托生物型(El Tor biotype)。自 1817 年以来,全球已发生过 7 次世界性霍乱大流行,前 6 次均起源于印度恒河三角洲,其流行菌株为霍乱弧菌古典生物型;1961 年开始的第 7 次大流行起源于印尼的苏拉威西岛,由霍乱弧菌 El Tor 生物型引起。1992 年 10 月在印度东南部又发现了一个引起霍乱流行的新血清型菌株(O139),它引起的霍乱在临床表现及传播方式上与古典生物型霍乱完全相同,但不能被 O1 群霍乱弧菌诊断血清所凝集,抗 O1 群的抗血清对 O139 菌株无保护性免疫作用。在水中的存活时间较 O1 群霍乱弧菌长,因而有可能成为引起世界性霍乱流行的新菌株。

(一)生物学特性

1. 形态与染色 新分离的菌体弯曲呈弧形或逗点状,菌体一端有一根单鞭毛,运动活泼,鱼群状排列,有菌毛,个别有荚膜,无芽孢。取霍乱病人米泔水样粪便或培养物作活菌悬滴观察,可见细菌运动极为活泼,呈流星穿梭运动。液体培养物涂片染色镜检,可见排列如"鱼群状"的革兰氏阴性弧菌。

2. 培养特性 本菌营养要求不高,兼性厌氧,在普通培养基上生长良好。耐碱不耐酸,在 pH 8.4~9.2 碱性蛋白胨水或碱性琼脂平板上生长迅速。在碱性蛋白胨水中经 35℃ 培养 6~9h,在液体表面大量繁殖形成菌膜。在碱性琼脂平板上,经 35℃,18~24h 培养,形成较大、圆形、扁平、湿润、无色透明的"水滴状"菌落。在硫代硫酸盐-柠檬酸盐-胆盐-蔗糖琼脂平板(TCBS)上,因发酵蔗糖产酸而形成黄色菌落。在含亚碲酸钾琼脂平板上,因还原亚碲酸钾盐生成金属碲而使菌落中心呈灰褐色。能在无盐培养基上生长,在血琼脂平板上菌落较大,El Tor 生物型可形成 β 溶血环。

3. 生化反应 本菌动力阳性,赖氨酸、鸟氨酸脱羧酶阳性,精氨酸双水解酶阴性。能分解甘露醇、葡萄糖、蔗糖、麦芽糖,产酸不产气,迟缓发酵乳糖,不分解阿拉伯糖。触酶、氧化酶、明胶酶试验和 ONPG 试验均阳性。能产生靛基质,霍乱红反应(即亚硝基靛基质试验)阳性。

4. 抗原结构与分型 霍乱弧菌有耐热的 O 抗原和不耐热的 H 抗原。H 抗原为弧菌属所共有,无特异性。O 抗原特异性高,具有群特异性和型特异性,是分群和分型的基础。根据 O 抗原的不同将霍乱弧菌分为 155 个血清群,其中 O1 群、O139 群引起霍乱,O2 群~O138 群只引起人类胃肠炎等疾病,称

图片:霍乱弧菌显微镜下形态特征

之非 O1 群霍乱弧菌。根据 O1 群霍乱弧菌菌体抗原含有 A、B、C 三种抗原因子的不同,又可将其分为小川型、稻叶型和彦岛型三个血清型(表 8-2)。小川型和稻叶型为常见流行型。

表 8-2　O1 群霍乱弧菌血清型

血清型	O1 群多价血清	O1 群单价血清		
		A	B	C
小川型	+	+	+	-
稻叶型	+	+	-	+
彦岛型	+	+	+	+

根据霍乱弧菌在生物学特性上的差异,分为古典生物型和 El Tor 生物型两个生物型(表 8-3),两个生物型的抗原同属 O1 群霍乱弧菌。

表 8-3　霍乱弧菌的生物分型

生物学特性	古典生物型	El Tor 生物型
VP 试验	-	+
羊红细胞溶血	-	+
鸡红细胞凝集	-	+
多黏菌素 B 敏感试验	S	R
IV组噬菌体裂解	+	-
V组噬菌体裂解	-	+

注:S:敏感;R:耐药。

5. 抵抗力　霍乱弧菌古典生物型对环境抵抗力较弱,El Tor 生物型抵抗力较强,在河水、井水、海水中可存活 1~3 周,在鲜鱼,贝壳类食物上存活 1~2 周。霍乱弧菌对热、干燥、日光及一般消毒剂均很敏感,耐低温,耐碱。经干燥 2h 或加热 55℃15min 即可死亡,煮沸立即死亡;对酸敏感,在正常胃酸中仅能存活 4min;在 0.1% 漂白粉中 10min 内即可死亡,可用漂白粉处理病人的排泄物或呕吐物,可达到消毒目的。对链霉素、氯霉素和四环素敏感,对庆大霉素耐药。

(二)临床意义

霍乱弧菌引起烈性肠道传染病霍乱,霍乱为我国法定的甲类传染病。人类是唯一易感者,传染源是病人和带菌者。

细菌通过污染的水或食物经口进入机体而感染,进入人体小肠内的霍乱弧菌借助其鞭毛的运动及弧菌黏蛋白溶解酶和黏附素的作用穿过黏液层,并通过菌毛黏附于肠黏膜上皮细胞上,大量繁殖,产生霍乱肠毒素,该毒素作用于肠黏膜表面受体,使肠黏膜细胞的分泌功能亢进,造成肠液的大量分泌,致使病人出现剧烈腹泻与呕吐,泻出物与呕吐物呈米泔水样,可致严重脱水、电解质紊乱和代谢性酸中毒。

霍乱病后可获得牢固免疫力,主要是体液免疫。发病数天后,血液和肠腔中出现保护性抗体,同时小肠内出现 SIgA,保护肠黏膜免受霍乱弧菌及肠毒素的侵袭。

改善卫生条件,加强水源、食品、粪便的卫生管理,不生食贝壳类水产品等是预防霍乱弧菌感染和霍乱流行的重要措施。加强国境检疫,同时有计划地进行疫苗接种,提高人群免疫力,及时发现、隔离、治疗病人。治疗的关键是补液,纠正水、电解质紊乱,预防大量失水导致的低血容量休克和酸中毒,同时使用有效抗菌药物进行治疗。

(三)微生物学检验

1. 标本采集　标本以粪便为主,在发病早期,尽可能在病人用药之前采集标本。可用无菌棉拭子采取自然排出的新鲜粪便,亦可采取呕吐物或采取肛门拭子。采集的标本应及时接种于碱性蛋白胨水增菌。不能及时接种者,应将标本置于文-腊二氏保存液或 Cary-Blair 运送培养基中由专人运送。

2. 检验方法 主要从以下几个方面进行检验。

（1）直接涂片染色镜检：取标本直接涂片革兰氏染色，油镜下观察到呈鱼群状排列的革兰氏阴性弧菌可初步报告。

（2）动力及制动试验：取病人粪便制成悬滴（或压滴）标本，观察细菌动力，见穿梭或流星样运动，O1 群霍乱弧菌多价血清制动试验阳性，可早期报告。

（3）分离培养：将粪便标本经过碱性蛋白胨水增菌后，用 TCBS 琼脂和碱性琼脂平板分离培养，挑取可疑菌落进行鉴定。

（4）鉴定：霍乱弧菌的鉴定按以下三个步骤进行：①确定血清群：取可疑菌落与 O1 群多价抗血清做凝集试验，确定属于 O1 群还是非 O1 群霍乱弧菌；②确定血清型：若为 O1 群霍乱弧菌，再取菌落分别与 O1 群单价分型血清 A、B、C 做凝集试验，确定血清型（表 8-7）；③生物分型：根据生物学特性，做生化试验进行生物分型，确定是古典生物型还是 El Tor 生物型（表 8-3）。

3. 鉴别要点 从腹泻病人粪便中分离的细菌，若菌落形态和初步生化反应与霍乱弧菌相似，还需与弧菌科其他细菌相鉴别。

（1）菌落涂片染色镜检为革兰氏阴性弧菌或杆菌，动力检查运动活泼，制动试验阳性，氧化酶试验、靛基质试验和黏丝试验阳性，且与 O1 群霍乱弧菌多价诊断血清发生明显凝集反应，可确定为霍乱弧菌，可进一步用霍乱弧菌单价诊断血清进行血清学分型，必要时还可进行生物分型和噬菌体分型。

（2）如果与 O1 群霍乱弧菌多价诊断血清不发生明显凝集反应，应根据生物学特性进一步鉴定是否为非 O1 群霍乱弧菌或弧菌科其他菌种（表 8-4）。

表 8-4 弧菌属的分群鉴定

试验	1 群		2 群	3 群	4 群	5 群			6 群			
	霍乱弧菌	拟态弧菌	麦氏弧菌	辛辛那提弧菌	霍利斯弧菌	海鱼弧菌	河弧菌	弗尼斯弧菌	溶藻弧菌	副溶血弧菌	创伤弧菌	鲨鱼弧菌
氧化酶	+	+	−	+	+	+	+	+	+	+	+	+
硝酸盐	+	+	−	+	+	+	+	+	+	+	+	+
精氨酸	−	−	+/−	−	−	+	+	+	−	−	−	−
赖氨酸	+	+	−/+	−/+	−	+/−	−	−	+	+	+	+
鸟氨酸	+	+	−	−	−	−	−	−	+/−	+	+/−	−
肌醇	−	−	−	+	−	−	−	−	−	−	−	−
0% NaCl 中生长	+	+	−	−	−	−	−	−	−	−	−	−
1% NaCl 中生长	+	+	+	+	+	+	+	+	+	+	+	+

注：+：90% 以上为阳性；−：90% 以上为阴性；+/−：大多数阳性；−/+：大多数阴性。

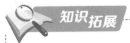

知识拓展

美国首次批准上市霍乱疫苗

2016 年 6 月 12 日，美国食品药品监督管理局（FDA）首次批准上市了一种预防霍乱的疫苗，世界卫生组织统计的年度霍乱报告指出，当前全球仍处于霍乱第七次大流行中，每年约有 300 万至 500 万起霍乱病例，其中有 10 万到 12 万人因此丧命。而本次 FDA 批准的霍乱疫苗 Vaxchora 是一种口服减毒活疫苗，能有效针对 O1 型霍乱弧菌（全球霍乱的主要病因），并为 18～64 岁的成年人提供良好的保护。临床试验研究发现在口服疫苗 10d 后，就有 90% 的志愿者对霍乱弧菌产生了抵抗力；即便接种已有 3 个月之久，依旧有 80% 的志愿者能有效防止感染。此外，Vaxchora 之前曾获得了 FDA 颁发的快速通道与优先审评资格，其安全性也得到了认可。

二、副溶血性弧菌

副溶血性弧菌(*V. parahemolyticus*)是一种嗜盐性弧菌。常存在于海水、海底沉淀物、鱼虾类、贝类等海产品及盐渍食品中,主要引起食物中毒,是我国沿海地区食物中毒最常见的病原菌。

案例导学 8-2

2017 年的一天,由泰国飞厦门的一架航班抵达厦门高崎机场。机场检疫人员注意到通道上有两名异常旅客,他们相互搀扶,步履蹒跚,手捧着腹部,表情痛苦。检疫人员遂将这 2 名旅客带到医学检查室进行医学检查和流行病学调查,了解到两名旅客为情侣,1 周前去泰国旅游。回国前一晚,两人在曼谷进食海鲜、豆奶等食物,约 3h 后均出现腹痛、腹泻、呕吐,脐部附近剧烈绞痛等症状。现场检疫人员采集了粪便样本,送厦门国际旅行保健中心实验室,检测报告结果显示两份粪便样本均呈副溶血性弧菌阳性,结合医学排查和流行病学调查结果,确诊为副溶血性弧菌感染性腹泻病例。

问题与思考:
1. 病人是如何感染副溶血性弧菌的?
2. 如何对副溶血性弧菌进行检验?
3. 鉴定副溶血性弧菌的依据有哪些?

(一)生物学特性

1. **形态与染色** 副溶血性弧菌为革兰氏阴性菌、直或微弯的杆菌,在不同培养基上菌体形态差异较大,有卵圆形、棒状、球杆状、梨状、弧形等多种形态。无芽孢、无荚膜。该菌两极浓染。有单鞭毛,运动活泼。

2. **培养特性** 本菌营养要求不高,需氧或兼性厌氧,具有嗜盐性,在无盐培养基中不生长,最适生长温度为 35℃,最适 NaCl 浓度为 3.5%,最适 pH 为 7.7～8.0,pH 9.5 时仍能生长。在碱性蛋白胨水中经 6～9h 增菌形成菌膜。在 3.5%NaCl 琼脂平板上呈蔓延生长,菌落边缘不整齐,凸起、光滑湿润,不透明;在羊血琼脂平板上,形成 2～3mm、圆形、隆起、湿润、灰白色菌落,某些菌株可形成 β 溶血;在 SS 平板上不生长或长出 1～2mm 扁平无色半透明的菌落,不易挑起,挑起时呈黏丝状;在 TCBS 琼脂上形成 1～2mm、不发酵蔗糖而呈蓝绿色的菌落,与霍乱弧菌相区别。

3. **生化反应** 本菌在 3.5% NaCl 培养基中生长,在无盐和 10%NaCl 培养基中不生长。从粪便中分离的致病菌株能使人或兔红细胞发生溶血,对马红细胞不溶血,称神奈川现象(Kanagawa phenomenon,KP)。副溶血性弧菌的生化特性见表 8-5。

表 8-5 副溶血性弧菌的生化特性

生化试验	结果	生化试验	结果
氧化酶	+	葡萄糖	+
吲哚	+	乳糖	−
甲基红	+	麦芽糖	+
VP 试验	−	蔗糖	−
枸橼酸盐利用	−	甘露醇	+
脲酶	+/−	阿拉伯糖	+/−
硫化氢	−	0%NaCl 中生长	−
精氨酸双水解酶	−	1%NaCl 中生长	+
鸟氨酸	+	7%NaCl 中生长	+
赖氨酸	+	10%NaCl 中生长	−

注:+:90%以上为阳性;−:90%以上为阴性;+/−:大多数阳性。

4. 抵抗力　本菌抵抗力弱,不耐热,90℃ 1min 即死亡。耐碱不耐酸,在 1%醋酸或 50%食醋中 1min 死亡。在淡水中生存不超过 2d,但在海水中能存活 47d 以上。

（二）临床意义

致病性副溶血性弧菌能产生两种致病因子,一种是耐热直接溶血素（TDH）,动物实验表明此毒素具有溶血毒、细胞毒、心脏毒和肠毒素等作用;另一种是耐热相关溶血素（TRH）,其功能与 TDH 相似。此外,黏附素与黏附素酶也与致病性有关。

人因食入烹饪不当的海产品或污染本菌的盐腌渍食物而感染,导致食物中毒。主要症状有腹痛、腹泻、呕吐和低热,粪便呈水样或糊状,偶有血便,病程 2~3d,恢复较快。

（三）微生物学检验

1. 标本采集　可采集病人的粪便、肛门拭子和可疑食物。采集的标本应及时送检,如不能及时送检,应将标本置于 3.5%NaCl 蛋白胨水或 Cary-Blair 运送培养基中送检。

2. 检验方法　主要从以下几个方面进行检验。

（1）增菌培养:取标本 0.5~1ml 接种于 3.5% NaCl 蛋白胨水中,35℃培养,若有本菌存在,一般数小时后会出现明显混浊,即可分离培养。

（2）分离培养:将标本或增菌培养物接种于 TCBS 平板或 3.5%NaCl 琼脂培养基,35℃培养 18~24h 观察结果。副溶血性弧菌在 TCBS 平板上因不发酵蔗糖,形成 1~2mm、绿色或蓝绿色、不透明的菌落。

（3）鉴定:根据其形态、染色性、多形性、运动活泼等特点,以及在选择培养基上的菌落特征,取可疑菌落通过生化试验进行鉴定（表 8-5）。

3. 鉴别要点　溶藻弧菌亦为嗜盐性弧菌,也可从腹泻病人粪便中分离得到,其生化反应与副溶血性弧菌非常相似,应注意鉴别（表 8-6）。

表 8-6　副溶血性弧菌与溶藻弧菌的鉴别

鉴别要点	副溶血性弧菌	溶藻弧菌
蔗糖发酵试验	-	+
VP 试验	-	+
7%NaCl 中生长试验	+	+
10%NaCl 中生长试验	-	+

第二节　气单胞菌属与邻单胞菌属

一、气单胞菌属

气单胞菌属（*Aeromonas*）为一群氧化酶试验阳性、发酵葡萄糖的革兰氏阴性杆菌。广泛分布于自然界中,可从水源、土壤以及人类粪便中分离,当机体抵抗力低下时,可引起人类腹泻及肠道外感染。

目前该属共有 10 个种,即嗜水气单胞菌、豚鼠气单胞菌、温和气单胞菌、杀蛙气单胞菌、中间气单胞菌、维隆气单胞菌、嗜泉气单胞菌、舒伯特气单胞菌、简达气单胞菌和易损气单胞菌等,除杀蛙气单胞菌、中间气单胞菌和嗜泉气单胞菌外,其余 7 种均有临床意义。

（一）生物学特性

1. 形态与染色　为革兰氏阴性直杆菌,有时呈球杆状或丝状,大小（0.3~1.0）μm×（1.0~3.5）μm,无芽孢,无荚膜,除杀蛙气单胞菌外,均有单端鞭毛,运动极为活泼。

2. 培养特性　需氧或兼性厌氧,营养要求不高,在普通培养基上经35℃,24~48h 形成 1~3mm 大小、微白色半透明的菌落;在血琼脂上形成大而扁平的 β 溶血性菌落,但也有不溶血的菌株;在肠道选择培养基上,形成扁平无色的乳糖不发酵菌落;在 TCBS 琼脂上生长不良;液体培养基中呈均匀混浊生长。

3. 生化反应　发酵葡萄糖产酸,氧化酶和触酶试验阳性,在 6.5%NaCl 中不生长。主要生化反应见表 8-7。

表 8-7　气单胞菌属主要菌种生化特性

试验	嗜水气单胞菌	豚鼠气单胞菌	温和气单胞菌	维隆气单胞菌	舒伯特气单胞菌	简达气单胞菌	易损气单胞菌
动力	+	+	+	+	+	+	+
吲哚	+	+	+	+	−	+	+
VP 试验	+	−	+	+		+	−
七叶苷	+	+	−	+	+	−	+
葡萄糖产气	+		+		+	+	+
乳糖		+					
蔗糖	+	+		+		+	
阿拉伯糖	+		+		+		+
甘露醇	+	+	+	+	+	+	+
肌醇	−		−				
精氨酸	+	+		+	+		+
赖氨酸			+		+	+	+
鸟氨酸							
β 溶血(羊血)	+	−	+	+	V	+	V
头孢噻吩	R	R	R	S	S	S	R
氨苄西林	R	R	R	R	R	R	S

注:S:敏感;R:耐药;V:不定。

（二）临床意义

本属细菌自然栖生于水中,在人类主要引起肠道内感染和肠道外感染,肠道内感染主要表现为胃肠炎,病人通常呈症状较轻的水样腹泻,是夏季腹泻的常见病原菌之一,主要致病物质为溶血毒素和细胞毒素;肠道外感染主要为皮肤及软组织感染,机体免疫力低下时,也可引起眼部感染、脑膜炎、肺炎、骨髓炎、胸膜炎、腹膜炎、关节炎、血栓性静脉炎和胆囊炎等。

绝大多数气单胞菌产生 β-内酰胺酶,对青霉素、氨苄西林、羧苄西林、替卡西林耐药,但对广谱的头孢菌素、氨基糖苷类抗生素、氯霉素、四环素、甲氧苄啶-磺胺甲噁唑和喹诺酮类药物敏感。

（三）微生物学检验

1. 标本采集　腹泻病人采集粪便或肛门拭子,肠道外感染采集血液、脓液、脑脊液或尿液标本。

2. 检验方法　主要从以下几个方面进行检验。

（1）直接涂片:取标本直接涂片革兰氏染色镜检,可见革兰氏阴性短杆菌。悬滴法可见细菌运动活泼。

（2）分离培养:血液标本经肉浸液或胰化酪蛋白大豆肉汤增菌后转种于血琼脂平板;脓汁、分泌物等直接接种血琼脂平板;粪便标本接种肠道选择培养基;另一部分标本可接种于磷酸盐缓冲液（PBS）,置 4℃冷增菌后,分别于第 1、3、5、7、14d 移种分离平板上,经 35℃培养 24~48h,观察菌落。

（3）鉴定:根据形态、染色性、动力等特点,以及在培养基上的菌落特征,取可疑菌落做氧化酶、吲哚、硝酸盐还原及 O/F 等生化试验进行鉴定（表 8-7）。

3. 鉴别要点　本菌属首先注意与肠杆菌科细菌以及非发酵菌区别,然后与弧菌科的其他菌属区别。

（1）与肠杆菌科及非发酵菌区别:本属细菌氧化酶阳性,能发酵葡萄糖,据此可与氧化酶阴性的肠杆菌科及不发酵葡萄糖的非发酵菌相鉴别。

（2）与弧菌属其他菌属区别:本属细菌对 O/129 耐药、TCBS 平板上不生长、无盐培养基上生长,可与弧菌属和邻单胞菌属鉴别（表 8-1）。

二、邻单胞菌属

邻单胞菌属(Plesiomonas)只有一个菌种,即类志贺邻单胞菌(P. shigelloides),普遍存在于水和土壤中,可寄生于淡水鱼、贝壳类、蟾蜍、蛇、家禽等。

（一）生物学特性

1. 形态与染色　为革兰氏阴性直杆菌,可成双或短链状排列,有 2~5 根极端鞭毛,运动活跃。

2. 培养特性　对含菌量少的标本可先用碱性蛋白胨水或胆汁蛋白胨肉汤增菌。生长温度范围广,可在 8~45℃生长,在 0%~5%的 NaCl 中可生长,pH 范围为 4.0~8.0。类志贺邻单胞菌在肠道选择性培养基上生长,形成乳糖发酵或迟缓发酵的菌落;在血平板上生长良好,形成灰色、光滑、不透明、不溶血的小菌落;在含氨苄西林的培养基中不生长。

3. 生化反应　本菌氧化酶和触酶阳性,硝酸盐还原试验阳性,发酵葡萄糖产酸不产气,吲哚阳性;另外,本菌有一套特殊的生化反应:赖氨酸脱羧酶阳性、鸟氨酸脱羧酶阳性、精氨酸双水解酶和肌醇阳性。

本菌对 10μg 和 50μg 的 O/129 均敏感,肌醇阳性,可与气单胞菌属鉴别;本菌在不含盐的蛋白胨水中能生长,在 TCBS 上和 6%NaCl 中不生长,可与弧菌属鉴别;本菌氧化酶阳性,动力阳性,可与志贺氏菌属鉴别。

（二）临床意义

类志贺邻单胞菌主要引起胃肠炎和肠道外感染,人群中的带菌者很少,前者感染主要与食入生的海产品有关,流行以夏季为主,症状表现为短期的水样腹泻或病程较长的痢疾样腹泻,感染人群无年龄差别。后者多见于机体抵抗力下降的人群,主要引起败血症和脑膜炎,感染率低但死亡率很高。

本菌对绝大多数传统的抗生素如甲氧苄啶-磺胺甲噁唑、头孢菌素、氯霉素、喹诺酮类药物敏感。绝大多数菌株产生 β-内酰胺酶,对青霉素耐药,许多菌株对氨基糖苷类药物(除奈替米星)和四环素耐药。

（三）微生物学检验

1. 标本采集　根据不同疾病分别采取病人粪便、肛拭子、血液、伤口分泌物和脑脊液等标本。

2. 检验方法　类志贺邻单胞菌检验程序及鉴定方法同气单胞菌属。

3. 鉴别要点　根据革兰氏染色、细菌形态、运动活泼、菌落特征及生化反应等特性可作出初步鉴定。最后鉴定必须与相关细菌作进一步鉴别。与气单胞菌属细菌鉴别要点见表 8-8。

表 8-8　气单胞菌属和邻单胞菌属细菌的生化特征

试验	嗜水气单胞菌	豚鼠气单胞菌	维氏气单胞菌温和生物型	维氏气单胞菌维氏生物型	简氏气单胞菌	舒氏气单胞菌	脆弱气单胞菌	类志贺氏邻单胞菌
吲哚	+	+	+	+	+	−	+	+
精氨酸双水解酶	+	+	+	−	+	+	+	+
赖氨酸脱羧酶	+	−	+	+	+	+	+	+
鸟氨酸脱羧酶	−	−	−	+	−	−	−	−
V-P 试验	+	−	+	+	+	−	−	−
葡萄糖产气	+	−	+	+	+	−	−	−
阿拉伯糖	+	+	−	−	−	−	−	−
肌醇	−	−	−	−	ND	−	ND	−
甘露醇	+	+	+	+	−	−	−	−
水扬苷	+	−	−	−	−	−	−	+
纤维二糖	V	+	V	+	+	−	+	−
七叶苷水解	+	+	−	−	−	−	−	V
β 溶血（羊血）	+	−	+	V	−	−	+	−
头孢噻吩	R	R	S	+	−	−	−	−
氨苄西林	R	R	R	+	−	V	V	−
O/129	R	R	R	S	R	S	R	S

注:+,>90%阳性;−,<10%阳性;V,10%~90%阳性;ND,未定;S,敏感;R,耐药。

本章小结

　　弧菌科包括弧菌属、气单胞菌属、邻单胞菌属、发光杆菌属等。霍乱弧菌是引起霍乱的病原菌，在碱性条件下生长，可疑菌落应使用 O1 群和 O139 群霍乱弧菌多价和单价血清进行凝集试验，结合菌落特征和菌体形态，做出初步报告。依据全面生化、血清学分群和分型进行最后的鉴定。副溶血性弧菌具有嗜盐性，生长所需氯化钠的最适浓度为 3.5%，主要引起食物中毒。

　　气单胞菌属细菌广泛分布于自然界中，可从水源、土壤以及人类粪便中分离，当机体抵抗力低下时，可引起人类腹泻及肠道外感染。类志贺邻单胞菌普遍存在于水和土壤中，可寄生于淡水鱼、贝壳类、蟾蜍、蛇、家禽等，可引起人类胃肠炎和肠道外感染。

（胡生梅）

扫一扫,测一测

思考题

1. 简述霍乱弧菌所致的疾病及致病机制。

2. 简述霍乱弧菌的主要鉴定依据。

3. 如何预防副溶血性弧菌引起的食物中毒?

第九章　弯曲菌属与螺杆菌属

学习目标

1. 掌握螺杆菌属的生物学特性及微生物学检测方法。
2. 熟悉弯曲菌属的生物学特性、微生物学检测方法及螺杆菌属的临床意义。
3. 了解弯曲菌属、螺杆菌属的分类及弯曲菌属的临床意义。
4. 具有正确采集和处理常见弯曲菌和螺杆菌检验标本及进行相关检测的能力。
5. 能正确选择试验项目对常见弯曲菌和螺杆菌进行检验,能正确判断和分析试验结果并发出检验报告。

第一节　弯　曲　菌　属

弯曲菌属(*Campylobacter*)属于弯曲菌目、弯曲杆菌科,原归属于弧菌属,1973年正式命名为弯曲菌属。1984年《伯杰氏系统细菌学手册》将弯曲菌属分为5个种5个亚种,近年来分子生物学方法研究表明,至少有30个种和亚种。其中少数菌种可引起人类和动物的腹泻、胃肠炎及肠外感染。与人类感染有关的菌种以空肠弯曲菌、大肠弯曲菌和胎儿弯曲菌亚种常见。

一、生物学特性

弯曲菌为革兰氏阴性菌(图9-1),菌体细长弯曲,呈逗点状、弧形、螺旋形、S形或海鸥状(图9-2),

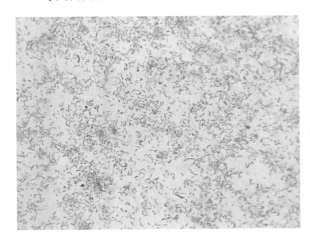

图9-1　空肠弯曲菌革兰氏染色(×1 000)

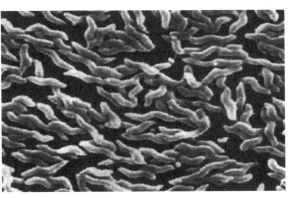

图9-2　空肠弯曲菌电镜图(×10 000)

陈旧培养物上可呈球形或长丝状。无芽孢,一端(胎儿弯曲菌亚种)或两端(空肠弯曲菌、大肠弯曲菌)有单鞭毛,运动活泼,呈"投镖式"或"螺旋式"运动。

弯曲菌为微需氧菌,初次分离时,需在含 5% O_2、10% CO_2、85% N_2 的气体环境中生长。最适生长温度随菌种而异,可用于菌种鉴别。空肠弯曲菌和大肠弯曲菌最适生长温度为 42℃,25℃ 不生长,一般培养 72h 后观察菌落;胎儿弯曲菌 25℃ 生长,42℃ 不生长,最适生长温度为 37℃,一般培养至少 72h 到 7d 后观察菌落。

弯曲菌营养要求高,需在含血液或血清的培养基中生长,为抑制肠道正常菌群的生长,培养基大多含有抗生素(主要为头孢哌酮)。常用的选择培养基有改良的 CAMP-BAP 和 Skirrow 等,在 CAMP-BAP 培养基上出现一种扁平、湿润、灰或蓝灰白色、边缘不整齐沿接种线扩散生长的菌落,亦可形成圆形、凸起、湿润、周围有黏液样外观的单个细小菌落,两种菌落均不溶血。布氏肉汤中呈混浊生长。

生化反应不活泼,氧化酶和触酶试验均阳性,还原硝酸盐,不分解糖类,不液化明胶,不分解尿素。本属细菌对外界抵抗力不强,在潮湿的环境中 4℃ 可存活数周,在室温下则迅速死亡,对热和消毒剂敏感,56℃ 经 5min 即被杀死。弯曲菌有耐热菌体(O)抗原、热不稳定抗原(HL)和鞭毛(H)抗原。根据 O 抗原不同,可将空肠弯曲菌和大肠弯曲菌分为 65 个血清型;根据 HL 系统将空肠弯曲菌、大肠弯曲菌和海鸥弯曲菌至少分为 160 个血清型。

二、临床意义

弯曲菌可借助鞭毛和特异性外膜蛋白与空肠、回肠上皮细胞结合,然后侵入上皮细胞生长繁殖,产生肠毒素、细胞毒素、内毒素等致病物质,引起人类肠道感染,感染多呈自限性,一般不需抗菌药物治疗,也可引起肠道外感染。被感染的人和动物粪便中的活菌可以污染环境,临床上未经处理的食物、水和生牛乳是人类感染的主要来源。空肠弯曲菌是散发性肠炎最常见的菌种之一,主要临床表现是腹泻。此外,还可引发吉兰-巴雷综合征和反应性关节炎。胎儿弯曲菌主要引起肠外感染,其中胎儿亚种是人类的主要致病菌,可引起菌血症、心内膜炎、活动性关节炎、脑膜炎、胸膜炎等。

感染弯曲菌后机体能产生特异性抗体,可通过调理作用和活化补体作用增强吞噬细胞的吞噬、杀灭细菌作用。早期血清中可查出 IgM,恢复期病人血清可检出 IgG 和 IgA。目前尚无特异性疫苗,通过注意饮水和食品卫生,加强人、畜、禽类的粪便管理进行预防。空肠弯曲菌、大肠弯曲菌对大环内酯类、喹诺酮类、氨基糖苷类、四环素类敏感。胎儿弯曲菌可选用红霉素、阿莫西林、氨基糖苷类和氯霉素治疗。

三、微生物学检验

(一)弯曲菌属

检验程序见图 9-3。

(二)标本采集

取腹泻病人新鲜粪便或肛拭子立即送检。如在 2h 内不能及时送检,粪便标本应接种入 Cary-Blair 运送培养基中,置 4℃ 保存,标本在 4℃ 可保存 3 周。血液或脑脊液标本应立即接种布氏肉汤增菌。本属细菌为微需氧菌,对理化因子抵抗力不强,故标本采集后应立即接种,尽量减少在空气中暴露。

(三)检验方法

1. 直接镜检 粪便和肛拭子可直接涂片革兰氏染色,菌体细长弯曲,呈逗点状、弧形、螺旋形、S 形或"海鸥状"的革兰氏阴性菌。悬滴法暗视野显微镜或相差显微镜观察有无"投镖式"或"螺旋式"运动的细菌。

2. 核酸检查 PCR 方法检测粪便中弯曲菌的核酸序列。

3. 分离培养 将粪便或肛拭子等标本直接接种于弯曲菌选择平板;血液或脑脊液标本应先接种

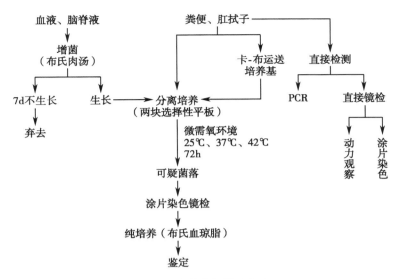

图 9-3 弯曲菌属检验程序

布氏肉汤增菌,然后转种于弯曲菌选择平板,根据培养条件进行培养。为避免漏检,临床标本需分别置于 37℃ 和 42℃ 培养。选取可疑菌落进行下一步鉴定。

4. 生化反应 不分解糖类,氧化酶和触酶试验均阳性,能还原硝酸盐。

5. 免疫学试验 特异性抗体包被乳胶颗粒,可鉴定空肠弯曲菌和大肠弯曲菌,也可采用酶免疫方法测定粪便中弯曲菌抗原进行诊断,血清中抗体的测定用于流行病学调查。

（四）鉴别要点

弯曲菌属主要致病菌种的鉴别特征见表 9-1。

表 9-1 弯曲菌属主要致病菌种的鉴别特征

种类	触酶	还原酸盐	产生脲酶	产生硫化氢	马尿酸水解	醋酸吲哚酚水解	生长温度 25℃	生长温度 42℃	3.5%氯化钠	1%甘氨酸	麦康凯琼脂	敏感性(30μg) 萘定酸	敏感性(30μg) 头孢菌素
胎儿弯曲菌													
胎儿亚种	+	+	−	−	−	−	+	V	−	+	V	V	S
性病亚种	V	+	−	−	−	−	+	−	−	−	V	V	S
空肠弯曲菌													
空肠亚种	+	+	−	−	+	+	−	+	−	+	−	V	R
多伊尔亚种	V	−	−	−	++	+	−	V	−	+	−	S	S
大肠弯曲菌	+	+	−	V	−	+	−	+	−	V	−	V	R

注:+:大部分菌株阳性;−:大部分菌株阴性;V:不定;S:敏感;R:耐药。

第二节 螺 杆 菌 属

螺杆菌属(*Helicobacter*)是一个新的菌属,属于弯曲菌目、螺杆菌科,目前发现至少有 23 个种,多数定居于哺乳动物的胃肠道,有 9 种可以从人体分离得到,与人类疾病密切相关的主要是幽门螺杆菌(*Helicobacter pylori*,Hp),Hp 感染与胃炎、消化性溃疡、十二指肠溃疡等疾病密切相关。本节重点叙述幽门螺杆菌。

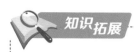

幽门螺杆菌的发现

　　澳大利亚珀斯皇家医院的研究人员 Warren 与消化科医生 Marshall 通过微需氧技术从慢性胃炎病人胃黏膜活检标本中分离出该菌,并证明该菌与人类慢性胃炎、胃溃疡和十二指肠溃疡有关。此菌原归属于弯曲菌属,因在胃窦部多见,故命名为幽门弯曲菌。1989 年 Goodwin 等根据电镜下的形态、超微结构、RNA 序列、生长条件、抗生素敏感性等不同于弯曲菌属的特点,从弯曲菌属中划分出来,为螺杆菌属,更名为幽门螺杆菌。Warren 与 Marshall 由此获得了 2005 年诺贝尔生理学或医学奖。

一、生物学特性

　　幽门螺杆菌为革兰氏阴性菌(图9-4),菌体细长弯曲,呈 S 形、螺旋形或海鸥展翅形(图9-5),陈旧培养物可呈球杆形,表明该菌处于休眠状态,在体外难以传代培养,但在体内适宜环境下可转化为螺旋形的繁殖体。一端有多根带鞘鞭毛(鞭毛起运动推进和定居锚定作用),运动活泼,在胃黏膜层中常呈鱼群样排列。无芽孢。

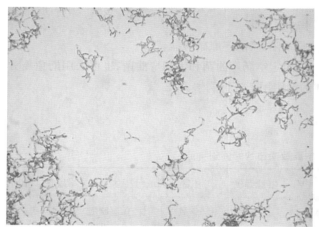

图9-4　幽门螺杆菌革兰氏染色

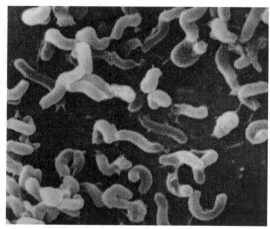

图9-5　幽门螺杆菌电镜图(×10 000)

　　本菌为微需氧菌,在含 5% O_2、10% CO_2 和 85% N_2 气体环境中生长良好,在大气中和绝对厌氧条件下不生长。最适温度为 37℃,最适 pH 为 7.0,生长时需要一定湿度,以相对湿度 98% 以上为宜。营养要求较高,普通培养基不能培养,一般需含血液或血清才能生长,且生长缓慢,培养 3d,可见圆形、凸起、针尖状、半透明菌落,有轻度的 β 溶血。生化反应不活跃,不能利用糖类,氧化酶和过氧化氢酶试验阳性,该菌可产生丰富的脲酶,可迅速分解尿素释放氨,脲酶试验呈强阳性,可作为鉴定的重要依据。幽门螺杆菌对酸敏感,但与其他细菌相比有一定的耐酸性,尿素对幽门螺杆菌可起到保护作用,1% 胆盐可抑制幽门螺杆菌生长。抵抗力弱,在空气中 3h 即死亡,对热和消毒剂敏感。

二、临床意义

　　幽门螺杆菌主要通过其特殊结构、毒力因子等损伤胃黏膜细胞而致病,确切致病机制目前尚不清楚,可能与下列因素有关:①该菌利用其特征性的螺旋形菌体和端鞭毛结构穿透胃黏膜层,并利用菌体表面菌毛样网状结构稳固定居于胃黏膜上皮细胞表面,引起炎症;②幽门螺杆菌具大量高活性的胞外脲酶,可迅速分解胃液中的尿素产生大量的 NH_3,中和菌体周围的胃酸,保护其不被胃酸杀灭,在菌体周围形成碱性微环境,有利于细菌定植,同时 NH_3 对组织细胞有毒性作用,加重了胃黏膜上皮细胞的损伤;③幽门螺杆菌产生细胞空泡毒素等,可损伤胃黏膜上皮细胞,形成溃疡;④幽门螺杆菌可将其产生的细胞毒素相关蛋白注入胃黏膜上皮细胞中,影响胃黏膜上皮细胞的基因表达,诱导上皮细胞产生多种细胞因子,促使炎症细胞释放多种酶类导致胃组织损伤;⑤研究表明细胞毒素相关蛋白与消化道溃疡以及胃癌的发生密切相关。

幽门螺杆菌是一种专性寄生于人胃黏膜上的革兰氏阴性细菌,感染非常普遍,全球50%以上人口被 Hp 感染,发展中国家的感染比发达国家高,有些地区感染率可达90%,我国人群感染率达60%以上,研究表明该菌感染存在地区差异,与经济条件、生活习惯、职业等因素有关。幽门螺杆菌为一种只能生活于胃黏膜的细菌,存在于胃黏膜上皮表面和黏液底层,胃窦为定植的最佳部位,数量较多,胃体和胃底较少。幽门螺杆菌的传染源主要是人,主要是通过粪-口途径传播,幽门螺杆菌的感染与萎缩性胃炎或慢性浅表性胃炎之间的病因关系已确立,流行病学资料表明该菌的感染与胃窦和胃体部位的胃腺癌密切相关。1994 年世界卫生组织国际癌症研究机构将其列为Ⅰ类致癌原。此外,幽门螺杆菌还和胃黏膜相关 B 细胞淋巴瘤密切关联,针对该菌的治疗可以使淋巴瘤得到缓解。

感染幽门螺杆菌后,机体可产生 IgM、IgG 和 IgA 型抗体,但是否有保护作用尚不清楚。目前尚无有效的预防措施,因脲酶和热休克蛋白是唯一表达在细菌表面的蛋白,以其作为抗原开发的疫苗正在研制中。治疗时选用一种质子泵抑制剂(PPI)或一种胶体铋剂加上克拉霉素、阿莫西林(或四环素)、甲硝唑(或替硝唑)三种抗菌药物中的两种,组成三联疗法,也可用 PPI、胶体铋剂联合两种抗生素的四联疗法。

三、微生物学检验

(一)检验程序

见图 9-6。

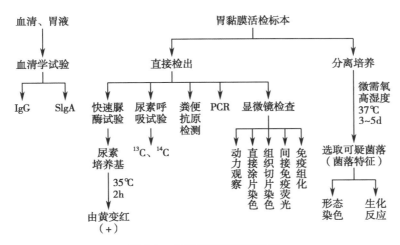

图 9-6 幽门螺杆菌检验程序

(二)标本采集与处理

通过胃镜用活检钳于近幽门部、胃窦部或病变的邻近处采取多位点胃黏膜活检标本,立即接种或置运送培养基如 Stuart 转运培养基内(防止干燥)送检,4℃中保存不超过 5h。组织标本也可放入含20%甘油的半胱氨酸 Brucella 肉汤中−70℃冷冻保存。受检者需术前停服铋剂或抗菌药物 1 周。活检组织标本应切碎并研磨均匀。

(三)检验方法

1. **直接显微镜检查** 包括:①将活检的组织切碎并研磨均匀,涂片或悬滴,置暗视野或相差显微镜下观察,Hp 形态典型,呈典型"投镖样"运动;②直接涂片染色镜检:将活检的黏膜组织涂片后,革兰氏染色镜检,发现典型形态的 Hp 即可诊断;③组织切片染色镜检:组织块经固定、切片后经 W-S 银染色、

Giemsa 染色、HE 染色和荧光染色等染色后镜检 Hp；④免疫组化检查：可检出胃黏膜组织切片中完整的 Hp 及破碎的菌体或抗原成分。

2. 快速脲酶试验　将研磨均匀的活检组织标本种入尿素培养基，阳性者培养基由黄变红。

3. 尿素呼气试验　给病人服用含同位素 ^{13}C 或 ^{14}C 的尿素，Hp 产生的丰富脲酶可以使尿素分解产生标有同位素的 CO_2，后者存在于受试者呼出的气体中，可通过仪器检测到，这是一个敏感而特异的用于监测 Hp 感染和治疗的试验方法。

4. 粪便抗原检测　可采用酶免方法直接测定粪便标本中的抗原。适用于不能进行胃镜检查和 ^{13}C 或 ^{14}C 标记尿素呼吸试验的病人。

5. PCR 检查　从克隆的 Hp 染色体 DNA 的特异性片段中构建引物或从 Hp 脲酶 A 基因序列中构建引物，用 PCR 扩增并结合限制性酶切多态性分析技术鉴别 Hp，可检测出不能分离培养的 Hp。

6. 分离培养　宜用新鲜配制的培养基，非选择性培养基可用巧克力琼脂和含 5%～10% 羊血的 Brucella 琼脂，选择培养基可用 Skirrow 琼脂和改良的 Thayer-Martin 琼脂。将研磨均匀的标本接种培养基后在微需氧、湿润的环境中培养 72～96h，可见圆形、凸起、针尖状、半透明的光滑菌落。

7. 生化反应　氧化酶和触酶试验均阳性，脲酶试验呈强阳性。

8. 免疫学试验　采用 ELISA、间接免疫荧光法等免疫学方法检测病人血清中幽门螺杆菌抗体，可帮助临床诊断或流行病学调查。

（四）鉴别要点

主要根据生长培养特点、菌落特征、典型的菌体形态与染色性、氧化酶和触酶均阳性、脲酶强阳性、对萘啶酸耐药、头孢噻吩敏感等进行鉴定。幽门螺杆菌主要鉴定特征见表 9-2。

表 9-2　幽门螺杆菌生物学特征

鉴定试验（快速）	脲酶	氧化酶	触酶	硫化氢	G+C mol%	形态	硝酸盐还原	马尿酸水解	头孢噻吩敏感	萘啶酸敏感	42℃	37℃	25℃	醋酸吲哚酚水解
结果	+	+	−	−	37	弧形或螺形	V	−	+	−	V	+	−	−

注：+:阳性结果；−:阴性结果；V:可变的结果。

本章小结

弯曲菌属与螺杆菌属的形态和培养特性相似，均为弯曲呈逗点状、S 形、螺旋形或海鸥展翅形的革兰氏阴性杆菌，无芽孢，有动力，胎儿弯曲菌亚种一端有单鞭毛，空肠弯曲菌、大肠弯曲菌两端有单鞭毛，幽门螺杆菌菌体一端或两端可有多根带鞘鞭毛。均在微需氧（5% O_2、10% CO_2 和 85% N_2）环境中生长（幽门螺杆菌需高湿度环境）。营养要求高，常规培养基不能培养，一般需含血液或血清才能生长，且生长缓慢，需 3d 以上。

弯曲菌属能引起动物与人类的腹泻、胃肠炎和肠道外感染等疾病。对人致病的主要有空肠弯曲菌（引起散发性细菌性肠炎的最常见菌种之一）、大肠弯曲菌和胎儿弯曲菌（主要引起肠外感染）等，可根据生长温度、生化反应结果进行鉴定。

幽门螺杆菌(Hp)是引起胃部疾病的重要病原体，与胃窦炎、胃溃疡、十二指肠溃疡、胃腺癌和胃黏膜相关 B 细胞淋巴瘤(MALT)的发生密切相关。该菌感染与人类慢性胃炎、胃溃疡和十二指肠溃疡有关。可产生大量高活性的脲酶，临床可通过快速测定脲酶的活性或代谢产物帮助诊断幽门螺杆菌感染。常用的 Hp 感染的检测方法有快速脲酶试验、胃黏膜淋巴组织切片染色、Hp 培养、^{13}C 和 ^{14}C 标记的尿素呼气试验及测定血清中抗 Hp 抗体等。

（谢　春）

扫一扫,测一测

思考题

1. 弯曲菌属的鉴别要点是什么?

2. 鉴定幽门螺杆菌时主要采集什么标本,如何处理?

3. 幽门螺杆菌与哪些疾病密切相关,如何鉴定幽门螺杆菌?

笔记

第十章　其他革兰氏阴性杆菌

学习目标

1. 掌握嗜血杆菌属、鲍特菌属、军团菌属、布鲁氏菌属的鉴别要点。
2. 熟悉流感嗜血杆菌、布鲁氏菌的主要生物学特性及临床意义。
3. 了解鲍特菌属、军团菌属的主要生物学性状及临床意义。
4. 具有正确采集和处理常见苛养菌检验标本及进行相关检测的能力。
5. 能正确选择试验项目对常见苛养菌进行检验，能正确判断结果并发出检验报告。

近年来，随着学科的发展及分离培养鉴定技术的提高，检测难以培养和检出的革兰氏阴性杆菌受到重视。临床上常见的革兰氏阴性苛养菌有流感嗜血杆菌、军团菌、布鲁氏菌、鲍特菌、弗朗西斯菌等。

苛养菌是指对营养要求苛刻，在普通培养基上不生长或难以生长，体外培养需添加特殊因子或其他营养成分才能生长的一类细菌。不同的实验室对这一类细菌的分离能力不同，苛养菌的分离是衡量一个临床微生物实验室技术水平的重要标志之一。

判断革兰氏阴性苛养菌的依据有：①在血琼脂平板上菌落细小，在麦康凯平板、伊红亚甲蓝平板和中国蓝琼脂平板上不生长，则提示为苛养菌；②革兰氏阴性杆菌在血琼脂平板上 18~24h 不生长，放置 48~72h 才生长则提示为苛养菌；③临床表现疑似细菌感染，但普通培养不生长（排除厌氧菌），则应怀疑为苛养菌。苛养菌应采用高营养培养基，延长培养时间。标本初次培养或次代培养一定要置于 CO_2 环境，保持一定湿度。

第一节　嗜血杆菌属

嗜血杆菌属（*Haemophilus*）隶属于巴斯德氏菌科，因在人工培养时必须提供新鲜血液或血液成分才能生长，故名"嗜血杆菌"。目前该属内有 21 个种，与临床相关的菌种有 9 种：流感嗜血杆菌、副流感嗜血杆菌、溶血嗜血杆菌、副溶血嗜血杆菌、杜克雷嗜血杆菌、埃及嗜血杆菌、嗜沫嗜血杆菌、副嗜沫嗜血杆菌、惰性嗜血杆菌。代表菌种为流感嗜血杆菌。

一、生物学特性

嗜血杆菌为革兰氏阴性短小球杆菌，有时呈双球形、短丝状或多形态（图 10-1）。无芽孢，无鞭毛，多数有荚膜，毒力较强，大部分感染均由荚膜菌株引起。需氧或兼性厌氧，最适生长温度为 35℃，pH 7.6~7.8，在补充 5%~10% CO_2 的大气中生长良好。杜克雷嗜血杆菌最佳生长温度为 33℃。对营养

笔记

有特殊要求,生长需要X因子(氯化血红素)、V因子(NAD、辅酶Ⅰ或二磷酸吡啶核苷酸)或两者之一。血细胞中含有X因子、V因子,但V因子处于抑制状态,80~90℃ 5~15min可破坏细胞膜上的抑制物释放V因子,因此嗜血杆菌最佳培养基是巧克力色血平板。葡萄球菌和肠球菌也可在血平板释放V因子,在血琼脂平板上点种葡萄球菌或肠球菌也可促进嗜血杆菌属生长。嗜血杆菌抵抗力较弱,加热50℃,30min被杀死。在人工培养基上易死亡,应每隔4~5d转种一次,室温保存比在4℃或37℃下存活时间更长。

流感嗜血杆菌根据其对吲哚、脲酶及鸟氨酸脱羧酶试验的反应不同可分为8个生物型(生化型)。根据荚膜多糖抗原的不同分为a、b、c、d、e、f共6个血清型,其中b型的致病性最强,f型次之。

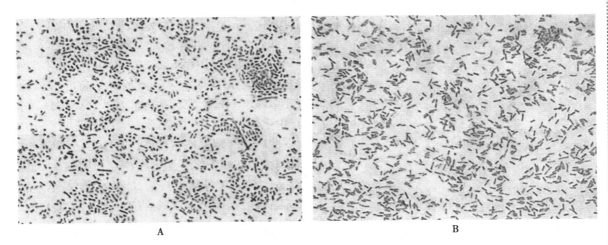

A　　　　　　　　　　　B

图10-1　嗜血杆菌纯培养物显微镜下形态
A.流感嗜血杆菌形态;B.副流感嗜血杆菌形态

二、临床意义

嗜血杆菌属细菌存在于正常人上呼吸道,定植率可达正常人群的50%。其中有荚膜的b型定植较少,在健康儿童中定植约3%~5%。该菌属可引起上呼吸道、尿路感染及脑膜炎、菌血症等感染性疾病。

三、微生物学检验

（一）标本采集
可采取血液、脑脊液、鼻咽分泌物、痰、脓液等标本。

（二）检验方法
1. 形态检查　痰、脓或鼻咽分泌物可直接涂片,脑脊液可离心后取沉渣涂片,革兰氏染色显微镜检查,查到革兰氏阴性短小杆菌或多形态杆菌,结合临床症状,可做初步诊断。

2. 抗原检查　可以直接检测标本中的抗原成分或用培养物做荚膜肿胀试验,可采用酶联免疫的方法检测其抗原成分。

3. 核酸检查　采用DNA杂交的方法检查核酸,在囊性纤维化病人的痰中,可用DNA杂交及单克隆标记法检查流感嗜血杆菌的外膜蛋白。比传统免疫学检验方法检出率高。

4. 分离培养　临床标本中往往含有大量杂菌,所以在巧克力琼脂中加入抗菌药物万古霉素、杆菌肽、克林霉素等,可提高该菌属的检出阳性率。经35~37℃,含5% CO_2湿润的气体环境中孵育18~24h,可形成直径为1~2mm、浅灰色、圆形、光滑、半透明的小菌落,其中,有荚膜的菌株呈黏液样,无荚膜菌落更小、浅黄色(图10-2)。在液体培养基中,有荚膜的菌株均匀混浊生长,而无荚膜的菌株呈颗粒状沉淀生长。

当流感嗜血杆菌与金黄色葡萄球菌一起培养时,可见到靠近葡萄球菌菌落的流感嗜血杆菌菌落较大,而远离葡萄球菌菌落的流感嗜血杆菌菌落较小或不生长,这种现象称为"卫星现象"(satellite phenomenon)(图10-3)。这一试验也称为"卫星试验"。

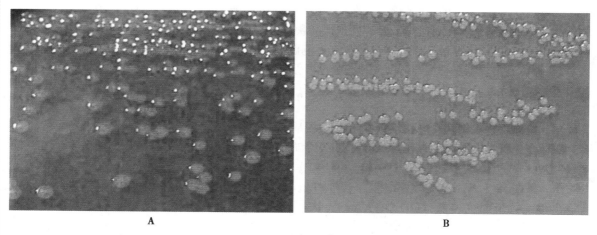

图 10-2 嗜血杆菌的菌落形态
A. 流感嗜血杆菌菌落；B. 副流感嗜血杆菌菌落

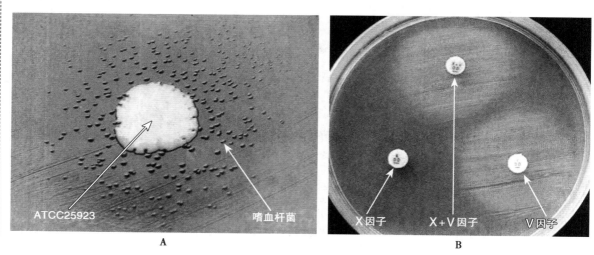

图 10-3 嗜血杆菌卫星试验结果
A. 点种金黄色葡萄球菌卫星试验结果；B. 流感嗜血杆菌纸片法卫星试验结果

（三）鉴别要点

常见嗜血杆菌属菌种的鉴别见表 10-1。

表 10-1 嗜血杆菌属菌种的鉴别

嗜血杆菌	因子		β-溶血	发酵					触酶	CO_2 促进生长	ONPG	H_2S
	X	V		葡萄糖	蔗糖	乳糖	甘露醇	木糖				
流感嗜血杆菌	+	+	−	+	−	−	−	+	+	−	−	−
埃及嗜血杆菌	+	+	−	+	−	−	−	−	+	−	−	−
溶血嗜血杆菌	+	+	+	+	−	−	−	+	+	−	−	+
杜克雷嗜血杆菌	+	−	−	−	−	−	−	−	−	−	−	−
副流感嗜血杆菌	−	+	−	+	+	−	−	−	v	−	v	+
嗜沫嗜血杆菌	w	−	−	+	+	+	+	−	−	+	+	+

注：v：不同结果；w：弱发酵反应；ONPG：O-硝基酚-β-D 半乳糖吡喃苷。

治疗因流感嗜血杆菌引起的感染性疾病，若 β-内酰胺酶阴性，则首选氨苄西林、阿莫西林，次选磺胺及增效剂（TMP-SMZ）、第二、三代头孢菌素、红霉素及氨曲南等。而阿莫西林/克拉维酸、阿奇霉素、克拉霉素、头孢克洛、头孢曲松都是口服药物,可用于治疗嗜血杆菌属引起的呼吸道感染。

第二节 鲍 特 菌 属

鲍特菌属(*Bordetella*)包括百日咳鲍特菌(*B. pertussis*)、副百日咳鲍特菌(*B. parapertussis*)、支气管败血鲍特菌(*B. bronchiseptica*)、鸟鲍特菌(*B. avium*)、欣氏鲍特菌(*B. hinzii*)、霍氏鲍特菌(*B. holmesii*)、创口鲍特菌(*B. trematum*),其中前三种 DNA 的同源性高达 72%~94%,是临床常见的致病菌,可引起急性呼吸道感染,其他鲍特菌较少引起人类感染。本节主要介绍百日咳鲍特菌。

一、生物学特性

百日咳鲍特菌属为革兰氏阴性小杆菌,无芽孢,有荚膜,某些菌种有鞭毛。专性需氧,最适生长温度为 35~37℃,最适 pH 6.8~7.0。初次分离对营养要求较高,需用含甘油、马铃薯、血液的鲍-金培养基。35℃培养 2~3d 可形成细小、光滑、灰色不透明的露滴状菌落,并有 β 溶血环,在液体培养基中呈均匀混浊生长,管底有少量沉淀。不发酵糖类,过氧化氢酶阳性,吲哚、枸橼酸盐、脲酶均为阴性。

抵抗力不强,对一般消毒剂和抗生素敏感,但对青霉素不敏感,在培养基中加入青霉素可抑制杂菌生长。

新分离的百日咳鲍特菌有荚膜,毒力强,菌落光滑,称Ⅰ相菌,具有耐热的菌体抗原(O 抗原)和不耐热的荚膜表面抗原(K 抗原)。O 抗原为本菌属的共同抗原,K 抗原由多种凝集因子组成,其中因子 7 为百日咳鲍特菌、副百日咳鲍特菌和支气管败血鲍特菌所共有。三种常见鲍特菌的抗原因子见表 10-2。

表 10-2 三种常见鲍特菌的抗原因子

	种特异因子	其他因子
百日咳鲍特菌	1	2、3、4、5、6、7
副百日咳鲍特菌	14	8、9、11、7
支气管败血鲍特菌	12	8、9、10、11、7

二、临床意义

百日咳鲍特菌是百日咳的病原菌,细菌首次感染人体后黏附于支气管和支气管上皮细胞上迅速繁殖,干扰纤毛运动并产生毒素,引起局部炎症、坏死,上皮细胞纤毛运动受抑制或破坏,黏稠分泌物增多不能及时排出,导致剧烈咳嗽。整个病程中百日咳鲍特菌不进入血流。

百日咳鲍特菌可通过飞沫传播,引起百日咳,一年四季均有散发,冬春季节发病较多,儿童多见,病人是唯一的传染源。

隐性感染、病后及预防接种后可产生较持久的免疫力,再次感染少见。气管黏膜局部的 SIgA 的抗感染作用比血清中的抗体更为重要。

副百日咳鲍特菌也可引起百日咳与急性呼吸道感染,但症状较轻,病程持续时间短。支气管败血鲍特菌主要引起动物的呼吸道感染,人接触感染动物后亦能引起百日咳。

百日咳鲍特菌的临床治疗首选红霉素、氨苄西林等,次选氨曲南及磺胺增效剂(SMZ-TMP),对青霉素不敏感。该菌的感染控制以预防接种为主。

三、微生物检验

(一)标本采集

在感染的早期采集标本可提高阳性率。采集法:①咳碟法,将鲍-金培养基平板打开,病人对准培养基平板咳嗽数次,直接收集病人咳出的飞沫进行培养;②鼻咽拭子法,固定患儿头部,将拭子通过鼻孔入鼻咽部采集标本。

（二）检验方法

1. 形态检查　可取病人鼻咽分泌物与咳痰标本直接涂片革兰氏染色镜检,但阳性率低,临床标本直接染色镜检意义不大,仅做参考。

2. 分离培养与鉴定

（1）分离培养:将标本接种在鲍-金培养基35℃培养,注意保持湿度。大部分百日咳鲍特菌3~5d可检出菌落,副百日咳鲍特菌2~4d可检出,3~5d形成小、光滑、隆起(似汞滴)、有特征型珠光色泽、乳酪样黏稠的菌落(图10-4)。涂片染色,按其生物学特性进行鉴定。若无菌落长出,至少需要孵育7d才可报告阴性。挑取可疑菌落。

（2）鉴定:有以下数种方法。

1）直接荧光抗体检查法:在荧光显微镜下,外周呈绿色荧光,中心暗的球杆菌为阳性。

2）单克隆抗体检测:采用 ELISA 的方法可检测百日咳鲍特菌的可溶性抗原毒素 FHA(丝状血细胞凝集素)、PT(百日咳毒素)及特异性脂多糖。

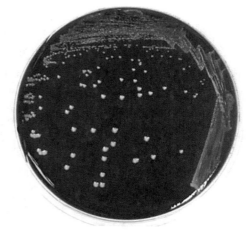

图 10-4　百日咳鲍特菌,CHB 琼脂,10d

3）抗体检查:用 ELISA 检查病人血清中所含该菌的 FHA 和 PT 的抗体(IgM 及 IgA),其中 IgA 在感染早期出现,不受接种疫苗干扰,利于早期诊断。

4）生化反应:触酶阴性,不发酵糖类,分解蔗糖和乳糖,产酸不产气,吲哚、枸橼酸盐、脲酶均为阴性。

5）核酸检查:百日咳鲍特菌的 DNA 有高度特异性,16SrRNA 测序可有效用于菌株的鉴定。

（三）鉴别要点

6 种不同致病性的鲍特菌生化鉴定特征见表10-3。

表 10-3　引起热类疾病的 6 种常见鲍特菌

	动力	氧化酶	脲酶	枸橼酸盐利用	硝酸盐还原
百日咳鲍特菌	−	+	−	−	−
副百日咳鲍特菌	−	−	+	+	−
支气管炎鲍特菌	+	+	+	+	+
鸟鲍特菌	+	+	−	+	−
欣氏鲍特菌	+	+	−	+	−
霍氏鲍特菌					

第三节　军 团 菌 属

军团菌属(*Legionella*)属于军团菌科(*Legionellaceae*),该菌属比较复杂,现有 58 种,其中超过一半的细菌与人类疾病有关,绝大多数病例均由嗜肺军团菌引起。

一、生物学特性

革兰氏阴性杆菌,着色浅,菌体形态易变,在组织中呈短杆状(图10-5),人工培养基上呈多形性。常用 Dieterle 镀银染色(菌体呈黑褐色)或 Giemsa 染色(菌体呈红色)。无芽孢,无荚膜,有 1 根或数根端鞭毛或侧鞭毛。专性需氧,2.5%~5% CO_2 可促进生长。最适生长温度为35℃,最适 pH 6.7~7.0。营养要求苛刻,生长缓慢,生长环境中必须含半胱氨酸和铁。触酶阳性,氧化酶阳性,可液化明胶,能水解马尿酸,不分解糖类,脲酶阴性,不还原硝酸盐,不分解糖类。本菌具有 O 抗原和 H 抗原,O 抗原

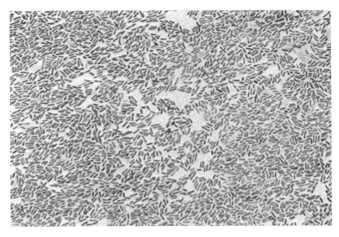

图 10-5　嗜肺军团菌显微镜下形态

有特异性,H 抗原无特异性,根据 O 抗原可将嗜肺军团菌分成 15 个血清型,我国分离较多的嗜肺军团菌为 1 型和 6 型。

嗜肺军团菌的生存能力较强,在蒸馏水中可存活 100d 以上,在下水道污水中可存活 1 年,医院空调冷却水中常存在此菌。对热和常用化学消毒剂敏感,1% 甲酚处理数分钟可被杀死,但对酸的抵抗力强。

二、临床意义

致病物质主要是产生的多种酶类、毒素和溶血素,直接损伤宿主。

该菌存在于水和土壤中,可经供水系统、溶洞和雾化吸入而引起肺炎型和非肺炎型军团病。肺炎型(重症)主要由嗜肺军团菌(LP),特别是 LP1、LP6 血清型及米克戴德军团菌引起,潜伏期 2~10d,除呼吸道症状外还有明显的多器官损害,头痛、畏寒、发热、伴消化道及神经系统症状及体征,致死率高。非肺炎型症状较轻,其临床表现为肌肉痛、发热、寒战、头痛等,症状持续 3~5d,预后良好。

军团病的临床表现多种多样,高发于夏秋季节,易侵犯患有慢性器质性疾病或免疫功能低下病人,如恶性肿瘤、慢性支气管炎或肺气肿等病人,以及使用激素及免疫抑制剂者。嗜肺军团菌也是医院内感染的病原菌之一,医院中央空调冷却塔污染的循环水形成气溶胶是病菌的主要来源。

由于军团菌是胞内感染菌,能在巨噬细胞内繁殖,所以其免疫主要是细胞免疫。

治疗首选红霉素,对治疗效果不佳者可联合使用利福平及其他抗生素。

三、微生物检验

(一)标本采集

临床标本以痰、气管分泌物、血液和胸腔积液为主。其中除血液和胸腔积液外,均混有正常菌群及其他病原菌,从临床或环境分离军团菌时,需先对标本做酸处理(军团菌耐酸而其他杂菌易被酸杀灭),并使用含抗生素的选择培养基(在 BCYE 琼脂平板上加入抗菌药物等抑制杂菌)。病理组织标本,如尸体或活检及实验动物的肝、脾等标本必须制成悬液,再进行涂片和分离培养。环境污染标本、水标本应先浓缩再接种,土壤标本加入无菌水中振荡 30min 取水样,参照水标本处理。

(二)检验方法

1. 形态学检查　涂片革兰氏染色为革兰氏阴性小杆菌,苏丹黑染色可显蓝黑色或蓝灰色脂肪滴。

2. 核酸检查　采用 DNA 探针及 PCR 扩增 rRNA 的方法均可用于军团菌的快速诊断。原位杂交技术可利用特异性核酸作为探针对组织细胞进行杂交,以确定有无军团菌感染。

3. 分离培养与鉴定

(1)分离培养:在活性炭-酵母浸液琼脂培养基(BCYE)上 3~5d 形成直径为 1~2mm 的光泽菌

落。在 F-G(Feeley-Garman)琼脂培养基上,生长缓慢,3~5d 可见针尖大小的菌落,直径 1~2mm,颜色多变,有光泽,湿润,半透明,有特殊臭味,在紫外线照射下可产生荧光。

（2）鉴定

1）色素产生试验:军团菌在 MH-LH 琼脂上可产生褐色色素。

2）抗体检查:检查病人血清中抗军团菌 IgM 及 IgG 抗体可以做出特异性诊断。IgM 抗体为近期感染,IgG 抗体可在体内持续数月,供流行病学调查用。常采用的方法包括免疫荧光法(IFA)、微量凝集试验(MAA)、血试管凝集试验(TAT)、ELISA 法等。

（三）鉴别要点

常见军团菌主要特征见表 10-4。

表 10-4　常见军团菌主要特征

	嗜肺军团菌	米克戴德军团菌	长滩军团菌	瓦兹俄斯军团菌	佐丹军团菌	博杰曼军团菌	杜莫夫军团菌	高曼军团菌	安绥军团菌
氧化酶	+	+	+	−	+	+/−	−	−	−
触酶	+	+	+	+	+	+	+	+	+
明胶酶	+	+	+	+	+	+	+	+	+
血琼脂生长									
BCYE 生长	+	+	+	+	+	+	+	+	+
半胱氨酸需要	+	+	+	+	+	+		+	+
马尿酸水解	+	−	−	−	−	−	−	−	−
β 内酰胺酶	+	−	+/−	+	+	+/−	+	+	+
自发荧光	−	−	−	−	−	+	+	+	+

第四节　布鲁氏菌属

布鲁氏菌属(*Brucella*)是人畜共患感染性疾病的病原菌,包括羊布鲁氏菌(又称马尔他布鲁氏菌)、牛布鲁氏菌(又称流产布鲁氏菌)、猪布鲁氏菌、绵羊布鲁氏菌、狗布鲁氏菌、木鼠布鲁氏菌 6 种。但经 DNA-DNA 杂交研究证明本属只有一个种,其他均为生物变种。我国流行的主要有羊、牛、猪 3 种布鲁氏菌,尤以羊布鲁氏菌最常见。

案例导学 10-1

病人,女,41 岁,因发热、头晕,并伴有左膝关节疼痛等症状入院。采集病人血液进行细菌培养,5d 后培养物变混浊,取培养物涂片染色,镜检发现革兰氏阴性小球杆菌,病人血清中布鲁氏菌特异性抗体阳性。

问题与思考:

1. 该病人可能感染何菌? 该取何标本进行检查? 为什么?

2. 如何对该微生物进行检验?

一、生物学特性

革兰氏阴性球杆菌或短杆菌,两端钝圆,偶见两极浓染。无动力,无芽孢,光滑型有微荚膜,常单个存在,很少成对或成短链(图 10-6)。革兰氏染色着色不佳,可被碱性染料染色,用柯兹罗夫斯基染

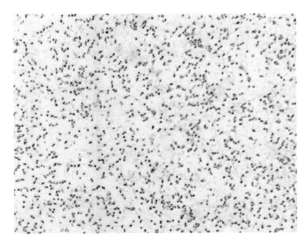

图 10-6　羊他布鲁氏菌镜下形态

色法染色,布鲁氏菌呈鲜红色,背景呈绿色。专性需氧,初次分离培养时需 5% ~ 10% 的 CO_2,最适生长温度为 35~37℃,最适 pH 6.7。营养要求较高,培养基中宜含有维生素 B_1、烟酸、生物素等物质。生长缓慢,初代分离更为迟缓,强毒株比弱毒株生长慢。分解葡萄糖产酸,不分解阿拉伯糖,多数布鲁氏菌触酶、氧化酶阳性,能还原硝酸盐,脲酶阳性。布鲁氏菌抵抗力较强,在土壤、毛皮、病畜的脏器和分泌物、肉和乳制品中可生存数周至数月。对日光、热、常用消毒剂均较敏感。

布鲁氏菌属抗原结构复杂,目前临床用于诊断的主要有 A 抗原和 M 抗原,两种抗原在各种布鲁氏菌种含量不同:羊布鲁氏菌以 M 抗原为主(A:M 约为1:20);牛布鲁氏菌以 A 抗原为主(A:M 约为20:1),猪布鲁氏菌介于二者之间(A:M 约为2:1)。

二、临床意义

布鲁氏菌不产生外毒素,但有较强的内毒素,是多糖类脂蛋白复合物,可以引起发热反应。布鲁氏菌有较强的侵袭力,细菌可以通过完整的皮肤和黏膜进入宿主体内,并在体内有很强的繁殖和扩散能力,这与产生的透明质酸酶和过氧化氢酶有关。

布鲁氏菌的动物宿主广泛,包括家畜、家禽及野生动物。本病一年四季均可发病,但以家畜分娩季节为多。流行区在发病高峰季节(春末夏初)可呈点状暴发流行。人类患病与职业有密切关系,畜牧兽医工作人员、屠宰场工人、皮毛工等明显高于一般人群,发病年龄以青壮年为主。人类对布鲁氏菌普遍易感,病畜的分泌物、排泄物、流产物及乳汁中含有大量病菌,是人类最危险的传染源。病人也可以从粪便、尿液、乳汁向外界排菌,但人传人的实例很少见,因此,布鲁氏菌主要通过接触病畜及其分泌物或被污染的畜产品,经皮肤、呼吸道、消化道、眼结膜、生殖道等多种途径感染。由于布鲁氏菌对人有极强的致病力,常导致实验室获得性感染,所有标本处理应在生物安全 2 级以上水平实验室中进行。

布鲁氏菌侵入人体后,出现菌血症,临床表现为轻度发热。随后病菌进入肝、脾、骨髓、淋巴结等处繁殖并多次进入血液循环。如此反复形成的菌血症,使病人的发热型呈波浪式,临床上称波状热。病程一般持续数周至数月。感染可在全身各处引起迁徙性病变,体征有肝、脾大,肌肉与关节疼痛,少数病人尚可出现心血管症状等。本病潜伏期相对较长,易转为慢性,常反复发作。

布鲁氏菌进入人体后,被中性粒细胞和巨噬细胞吞噬,成为胞内寄生菌,故以细胞免疫为主,但特异性 IgM 和 IgG 可发挥免疫调节作用。布鲁氏菌属各菌种或生物型的抗体有交叉保护作用。初期的免疫为有菌免疫,但随着免疫力不断增强,可转变为无菌免疫。

布鲁氏菌病为乙类传染病,一旦发现,应在 24h 内向有关部门报告。治疗原则为早期应用足量抗菌药物,疗程较长,必要时可重复疗程。临床治疗首选利福平与多西环素联合使用,或利福平与四环素联合使用;神经系统受累者可联合使用四环素与链霉素,同时应采用支持疗法和对症处理。对慢性病病人,抗生素治疗仍然有效,同时应辅以免疫增强剂并配合综合治疗措施,可明显提高治愈率。

三、微生物检验

(一)标本采集

常用血液标本,发热的血液标本培养阳性率很高。急性、亚急性和慢性期病人均可取骨髓分离。此外,尿液、关节液、脑脊液、乳汁等也能分离到布鲁氏菌,也可采集病畜的羊水、子宫分泌物,流产动物的肝、脾、淋巴结、骨髓等标本进行检验。

（二）检验方法

1. 形态检查　临床标本直接染色镜检,但意义不大。

2. 分离培养与鉴定

（1）分离培养:在血琼脂平板培养5~7d可形成微小、不溶血菌落。菌落为无色、半透明、圆形、表面光滑、边缘整齐、中央稍凸起、直径约2~3mm,有时可出现黏液样或干燥的硬皮样菌落(图10-7)。液体培养呈轻度混浊有沉淀,不形成菌膜。如未生长,应延长培养时间超过30d才能报告。布鲁氏菌分离培养物涂片染色可见革兰氏阴性小球杆菌,布鲁氏菌因不能很好被碱性复红染色,着色弱,呈现细砂状。

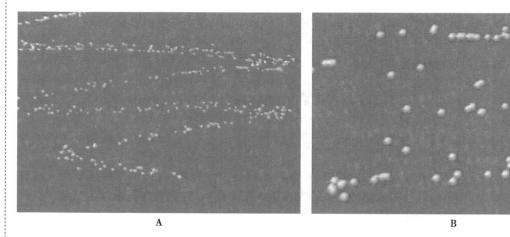

图10-7　羊布鲁氏菌菌落形态
A. SBA,5d;B. SBA,10d

（2）鉴定:有以下数种鉴定方法。

1）抗原检测:采用玻片凝集及试管凝集法,此法敏感性高,但特异性低。

2）生化反应:多数布鲁氏菌触酶、氧化酶阳性,分解葡萄糖产酸,能还原硝酸盐,脲酶阳性。

3）血清学检查:血清学检查是诊断布鲁氏菌常用的方法,特别是对于慢性病病人,不仅可以诊断,还可以确定是否复发。人感染布鲁氏菌后,发病2周后血中开始出现抗体,因为是不完全抗体需要用抗人球蛋白检查,且在病程进展中不断升高。发病3周后出现IgG抗体,此时可用补体结合试验检查抗布鲁氏菌IgG抗体,其特异性较高,也可用荧光免疫技术及ELISA检查抗体。

4）PCR检测:布鲁氏菌的DNA检测是近年来建立的诊断方法。

（三）鉴别要点

布鲁氏菌属主要菌种鉴别要点见表10-5。

表10-5　布鲁氏菌属主要菌种鉴别要点

菌种	触酶	氧化酶	糖分解			精氨酸脱羧酶	硝酸盐还原	脲酶	H₂S产生	染料的耐受	
			葡萄糖	半乳糖	阿拉伯糖					硫堇	复红
羊布鲁氏菌	+	+	+	−	−	−	+	v	−	+	+
牛布鲁氏菌	+	+	+	+	+	+	+	+	+	−	+
猪布鲁氏菌	+	+	+	+	+	+	+	+	(−)	+	−
森林鼠布鲁氏菌	+	−	+	+	+	+	+	+	−	+	+
绵羊布鲁氏菌	+	−	−	−	−	−	−	−	−	+	(−)
犬布鲁氏菌	+	+	+	+	+	+	+	+	−	+	−

注:+:阳性;−:阴性;v:不定;(−):大部分菌株阴性。

本章小结

　　革兰氏阴性苛养菌对生长环境、营养要求比较苛刻,标本初次培养或次代培养一定要置于CO_2环境,保持一定湿度。

　　流感嗜血杆菌中侵袭性(b型)流感嗜血杆菌是引起儿童细菌性脑膜炎、肺炎的主要病原体,其生长需要X因子、V因子,与金黄色葡萄球菌一起在平板上培养时,可出现卫星现象,分离率的高低体现实验室的水平。

　　百日咳鲍特菌可引起百日咳,儿童多见。分离培养时间较长,临床常采用免疫学鉴定,抗原检测。其中IgA仅在早期出现,不受接种疫苗干扰。

　　嗜肺军团菌是医院内感染的病原菌之一,医院中央空调冷却塔污染的循环水气溶胶是病菌的主要来源。布鲁氏菌属是人畜共患感染性疾病的病原菌,常导致实验室获得性感染,应特别注意生物安全防护。

　　布鲁氏菌属为人畜共患病原菌,其感染与患病动物接触有关。

（邓晶荣）

扫一扫,测一测

思考题

1. 流感嗜血杆菌在血琼脂平板上,为什么会形成卫星现象?
2. 百日咳鲍特菌是怎样传播的?
3. 百日咳鲍特菌的致病性如何? 应如何预防?

学习目标

1. 掌握白喉棒状杆菌、炭疽芽孢杆菌和产单核细胞李斯特菌的生物学特性及临床意义。
2. 熟悉白喉棒状杆菌异染颗粒的染色方法和鉴定,炭疽芽孢杆菌与蜡样芽孢杆菌的鉴别。
3. 了解红斑丹毒丝菌的特点及与其他细菌的区别,阴道加特纳菌的特点和致病性。
4. 具有正确采集和处理革兰氏阳性需氧或兼性厌氧杆菌检验标本及进行相关检测的能力。
5. 能正确选择试验项目对革兰氏阳性需氧或兼性厌氧杆菌进行检验,能正确判断结果并发出检验报告。

　　革兰氏阳性需氧或兼性厌氧杆菌种类繁多,本章主要阐述临床常见的棒状杆菌属(*Corynebacterium*)中的白喉棒状杆菌,李斯特菌属(*Listeria*)中产单核细胞李斯特菌,丹毒丝菌属(*Erysipelothrix*)中红斑丹毒丝菌,加特纳菌属(*Gardnerella*)中的阴道加特纳菌,以及芽孢杆菌属(*Bacillus*)中的炭疽芽孢杆菌和蜡样芽孢杆菌。该类细菌广泛分布于水和土壤中,多为人和动物的正常菌群,其中某些为高致病性细菌。

第一节　革兰氏阳性无芽孢杆菌

一、白喉棒状杆菌

　　白喉是一种急性呼吸道传染病,由白喉棒状杆菌(*C. diphtheriae*)引起。该菌以外毒素致病,因该菌侵犯口咽、鼻咽等部位,并在局部形成灰白色假膜,故称为"白喉"。

　　(一)生物学特性

　　1. 形态与染色　革兰氏染色呈阳性,着色不均匀,菌体细长微弯曲,菌体一端或两端膨大呈棒状,排列不规则,常呈栅栏状或 V、Y、L 等字形排列。无芽孢、无鞭毛、无荚膜。常用奈瑟(Neisser)染色(菌体黄褐色,颗粒呈紫黑色)或阿氏(Albert)染色(菌体蓝绿色,颗粒呈蓝黑色)等方法进行染色,菌体一端、两端或中央可见明显浓染颗粒,称为异染颗粒(metachromatic granule)(图 11-1)。异染颗粒的主要成分是多偏磷酸盐与核糖核酸,是该菌贮存的养分,且为白喉棒状杆菌的鉴别特征。但异染颗粒可因菌龄老化消耗而不明显。

　　2. 培养特性　本菌为需氧或兼性厌氧菌,最适温度为35℃,最适 pH 为 7.2~7.8。对营养要求较严格,在一般培养基上生长不良,需一种或多种维生素、氨基酸、嘌呤及嘧啶,加有血清的培养基有助于生长。在吕氏血清培养基或鸡蛋斜面培养基上,生长迅速,形成细小(1~3mm)有光泽的圆形、灰白色、凸起、光滑的菌落,涂片染色菌体形态典型和异染颗粒明显。在含有 0.03%~0.04% 胱氨酸-亚碲酸钾血平板上,白喉棒状杆菌能使亚碲酸钾还原成元素碲,形成黑色或灰黑色菌落(图 11-2)。此培养基可用于选择和鉴别。在液体培养基上因型别不同而异,生长时重型倾向于形成膜状,轻型分散生长,中间型有颗粒沉淀。在麦康凯平板上不生长。

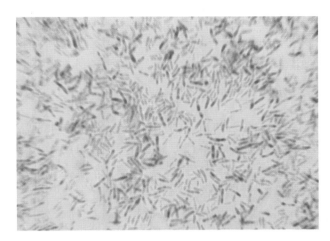

图 11-1　白喉棒状杆菌异染颗粒
(Albert 染色)

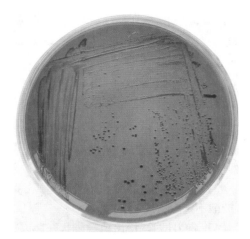

图 11-2　白喉棒状杆菌在亚碲酸钾
血平板上的菌落

3. 生化反应　触酶和硝酸盐还原试验阳性,氧化酶、脲酶、吲哚试验均阴性,发酵葡萄糖和麦芽糖,产酸不产气。

4. 抵抗力　白喉棒状杆菌对湿热抵抗力不强,煮沸 1min 即可死亡。对干燥、寒冷、紫外线的抵抗力较其他无芽孢细菌强,对常用消毒剂敏感。

(二)临床意义

1. 主要致病物质　致病物质主要是白喉外毒素。当 β-棒状杆菌噬菌体侵袭不产毒白喉棒状杆菌时,其编码外毒素的 tox^+ 基因与宿主菌染色体整合并表达,可使不产毒白喉棒状杆菌转变成为产毒素白喉棒状杆菌,从而产生白喉外毒素,引起中毒反应。

2. 所致疾病　白喉病人、恢复期带菌者或健康带菌者均为白喉传染源。产毒素的白喉棒状杆菌经飞沫或污染物品而传播,侵入上呼吸道,在鼻咽部黏膜繁殖并产生毒素,致使局部毛细血管扩张、充血,上皮细胞发生坏死,白细胞及纤维素渗出,形成灰白色膜状物,称之为"假膜"。如果假膜覆盖于喉部或脱落于气管内可引起窒息,为早期致死的主要原因。外毒素进入血流,迅速与易感组织结合,抑制细胞蛋白合成而导致细胞损害。通常侵入心肌及外周神经,以支配腭肌、咽肌的神经受损较多,临床上常引起心肌炎、软腭肌麻痹及肝、肾、肾上腺组织严重病变。白喉棒状杆菌一般不侵入血流,但产生的外毒素可自局部进入血流,形成毒血症。少数白喉棒状杆菌,可引起阴道炎。人类患白喉后具有终生免疫,以体液免疫为主。

3. 药物敏感性　棒状杆菌通常对 β-内酰胺类抗菌药物包括青霉素敏感,但对磺胺类耐药。

(三)微生物学检验

1. 标本采集　用无菌长棉拭子,取病人咽部、假膜边缘或其他可疑病灶处的分泌物,无假膜的疑似病人或带菌者可采集鼻咽部或扁桃体黏膜上的分泌物。如做分离培养,则应在用药前采集标本。标本不能及时检查时,应将标本浸于生理盐水或 15% 甘油盐水中保存。

2. 检验程序　参见图 11-3。

3. 检验方法

(1)直接涂片染色镜检:将标本直接制成两张涂片,分别做革兰氏染色和异染颗粒染色,镜检若出现革兰氏阳性棒状杆菌,形态典型,具有明显异染颗粒,即可初步报告为"直接涂片检出具有异染颗粒的革兰氏阳性杆菌"。

(2)分离培养:同时接种血平板及胱氨酸-亚碲酸钾血平板或吕氏血清斜面。35℃ 孵育 4~12h,

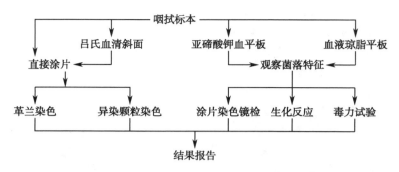

图 11-3　白喉棒状杆菌的检验程序

根据形态、染色性和排列方式,可做出快速诊断。培养 18~24h 可以看到典型菌落。培养至 48h 后该菌能还原碲盐为元素碲,呈现黑色或灰黑色菌落。挑取可疑菌落涂片,分别进行革兰氏染色和异染颗粒染色镜检。

（3）生化鉴定:触酶和硝酸盐还原试验阳性,氧化酶、脲酶、吲哚试验均阴性,发酵葡萄糖和麦芽糖,产酸不产气。

（4）毒力试验:检出白喉棒状杆菌,只有携带 β-棒状杆菌噬菌体毒力基因（tox^+）的菌株能产生毒素。毒素产生是决定菌种的毒力基础,可用 Elek 琼脂扩散法、SPA 协同凝集、对流电泳等体外试验或用实验动物（豚鼠、家兔）进行体内毒力测定。在进行毒力测定时,细菌混悬液应使用营养肉汤作为稀释液,细菌浓度为 9×10^8 CFU/ml（相当于 McFarland 的第 3 管）比较合适。

4. 鉴别要点　①革兰氏阳性,着色不均匀,菌体细长微弯曲,排列不规则,具有异染颗粒;②触酶试验阳性,无动力,无芽孢;③吕氏血清斜面为灰白小菌落,胱氨酸-亚碲酸钾血平板为黑色或灰黑色菌落。

二、产单核细胞李斯特菌

产单核细胞李斯特菌（*L. monocytogenes*）属于李斯特菌属。该菌属中还有伊氏李斯特菌（*L. ivanovii*）、无害李斯特菌（*L. innocua*）、威尔斯李斯特菌（*L. welshimeri*）、西尔李斯特菌（*L. seeligeri*）、格氏李斯特菌（*L. grayi*）、默氏李斯特菌（*L. murrayi*）6 种,其中仅有产单核细胞李斯特菌对人和动物有致病性。

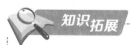

冰箱内的"隐形杀手"

产单核细胞李斯特菌是冷藏食品中威胁人类健康的主要病原菌之一,我国已经将其列入 21 世纪对中国人卫生健康重大影响的 12 种病原微生物之一。带菌较高的食品有:5%~10% 的牛奶和乳制品、30% 以上肉类（特别是牛肉）、蔬菜、水果、沙拉、海产品、冰激凌等。

产单核细胞李斯特菌主要通过食用被污染的食物而发生感染。感染者多出现高热、肌肉疼痛、呕吐、头疼、抽搐、颈部僵硬、昏迷以及死亡。孕妇感染后可以通过胎盘或产道感染胎儿或新生儿,引发流产或死胎。

该菌在 4℃ 环境下仍然能很好地生长繁殖,所以国家相关部门要求冰冻食品不得"裸奔"——即必须经过适当包装,才能进入流通环节,而且一定要充分加热后再食用,以确保饮食安全。

（一）生物学特性

1. 形态与染色　产单核细胞李斯特菌为革兰氏阳性短小杆菌或球杆菌,直或略弯,多数菌体一端膨大,似棒状,常呈 V 字形排列,偶可成双球状排列。陈旧培养后常呈阴性,并呈两极着色,容易误认为双球菌,应注意区分。无芽孢,有 1~5 根鞭毛,一般无荚膜,在含血清的葡萄糖蛋白胨水中会形成黏多糖荚膜。

2. 培养特性　本菌为兼性厌氧,最适生长温度为 $30\sim37℃$,$4℃$ 时仍可生长(冷增菌可提高检出率),对营养要求不高,普通培养基上可生长,但在含有血液、血清、腹水等成分的培养基上生长更好。血液琼脂平板上形成圆形、光滑而有狭窄 β-溶血环、较小的菌落;在液体培养基中呈均匀混浊生长,表面有薄膜形成;在半固体培养基中,$20\sim25℃$ 时,细菌沿穿刺线向外蔓延生长,呈"试管刷"状($37℃$ 时动力缓慢或无)。耐盐(200g/L NaCl 溶液中长期存活)、耐碱(25g/L NaOH 溶液中存活 20min)。

3. 生化反应　触酶试验阳性,氧化酶试验阴性,CAMP 试验阳性。可发酵多种糖类,如葡萄糖、麦芽糖、果糖等,产酸不产气,VP 试验和 M-R 阳性,能水解精氨酸产氨,能水解七叶苷,吲哚试验阴性,不还原硝酸盐,不液化明胶,不分解尿素,有时可产生 H_2S 。

（二）临床意义

1. 主要致病物质　主要由李斯特菌溶血素 O(LLO)、磷脂酰肌醇-特异性磷脂酶 C(PI-PLC)及表面侵袭蛋白(内在素)共同作用引起疾病。

2. 所致疾病　健康带菌者是本病的传染源。经粪-口途径传播,也可通过胎盘或产道感染新生儿。通常引起脑膜炎、脑炎、败血症,病死率甚高。与病畜接触可引起眼、皮肤感染。此外,还可引起成人的心内膜炎、局部脓肿、尿道炎等。该菌适应 $4℃$ 生长,容易污染食品(尤其是速冻食品),引起肠道感染。

3. 药物敏感性　体外药物敏感试验或动物实验模型显示,氨基糖苷类抗菌药物能增强青霉素对产单核细胞李斯特菌抗菌(杀菌)活性,故治疗首选氨基青霉素(如阿莫西林或氨苄西林)加庆大霉素,对头孢菌素、磷霉素及夫西地酸天然耐药。

（三）微生物学检验

1. 标本采集　可采集血液、脑脊液、分泌物以及病变组织等标本。

2. 检验方法

（1）直接涂片染色镜检:脑脊液等液体标本,离心弃去上清后取沉淀涂片,其他标本可直接涂片,革兰氏染色后镜检,在细胞内、外可见有革兰氏阳性球杆菌。

（2）分离培养:①血液标本,先增菌培养后,再接种血平板,于5% CO_2 环境中进行培养,或血培养仪进行培养;②脑脊液标本离心后弃去上清取其沉淀物,接种血琼脂平板,5% CO_2 $35℃$ 培养 $18\sim24h$ 观察结果;③咽拭子、组织和粪便等标本,则将其接种于肉汤培养基中,于 $4℃$ 冰箱中进行冷增菌,然后转种于血琼脂平板上培养、观察结果。

3. 鉴别要点　革兰氏阳性短杆菌,湿片中细菌可呈"翻筋斗"样运动,$20\sim25℃$ 时半固体中呈"试管刷"状生长,触酶试验阳性,胆汁七叶苷试验阳性,发酵葡萄糖产酸,M-R 和 VP 试验阳性。

三、红斑丹毒丝菌

丹毒丝菌属(*Erysipelothrix*)中有猪红斑丹毒丝菌(*E. rhusiopathiae*)和扁桃腺丹毒丝菌(*E. tonsillarum*),猪红斑丹毒丝菌为代表菌种,也是红斑丹毒丝菌病的病原菌。

（一）生物学特性

1. 形态与染色　无芽孢,无荚膜,无鞭毛,革兰氏染色呈阳性短小(0.2~0.5)μm×(0.8~2.5)μm 杆菌。

2. 培养特性　需氧或兼性厌氧菌,最适温度为 $30\sim35℃$;在血琼脂平板上 $35℃$ 24h,形成光滑型(S)(较小,毒力强)和粗糙型(R)(较大,毒力弱)两种菌落;光滑型菌落细菌呈杆形或球杆状,有时呈短链状,粗糙型菌落的菌体呈细纤丝形。耐 85g/L NaCl,无动力。

3. 生化反应　触酶、氧化酶试验均阴性。不水解七叶苷,发酵葡萄糖能力弱,不产气,分解乳糖、阿拉伯糖,M-R、VP 试验、靛基质、脲酶均阴性。红斑丹毒丝菌最显著特点是三糖铁培养基(TSI)上产 H_2S 。与芽孢菌种的鉴别主要从菌体形态、芽孢形成和触酶试验区分。

（二）临床意义

1. 主要致病物质　主要由外毒素致病。

2. **所致疾病** 红斑丹毒丝菌为红丹毒丝菌病的病原体,是一种急性传染病,主要发生在鱼类、家畜、家禽和兔类,人类也因接触患病的鱼、病兽经损伤的皮肤(刺伤、咬伤、擦伤)而引起感染。以局部感染为主,全身感染者少见。潜伏期 1~2d,感染局部的皮肤发红、肿胀、疼痛或有痒感,高热 39℃ 以上;继而可发展成淋巴管炎,可 1~2 周逐渐消退。若 2 周内未痊愈,则可转变成关节炎,也可引起败血症和心内膜炎。动物可表现为急性、亚急性和慢性 3 种类型。近年在发达国家有因污染奶制品而引起食物中毒的报道。细菌学检查是诊断该病的重要依据。

3. **药物敏感性** 该菌对头孢菌素、克林霉素、亚胺培南、四环素、氯霉素、红霉素等敏感,对氨基糖苷类、磺胺、万古霉素耐药。

(三)微生物学检验

1. **标本采集** 根据不同病例,采集血液、分泌物、渗出液标本。

2. **检验方法**

(1)直接涂片染色镜检:常用于败血型猪丹毒感染的标本。

(2)分离培养:局部感染可取病灶边缘组织碎块,直接接种在血平板上,或将标本接种于含 1% 葡萄糖肉汤中,初次培养时最好置厌氧或 CO_2 环境中,35℃进行增菌培养 24~48h,然后用含 5% 兔血的心浸液琼脂平板进行分离培养。选可疑菌落做涂片染色及进一步鉴定。如果形态染色、生化反应与本菌一致,尤其是 TSI 上产生 H_2S,可初步鉴定是红斑丹毒丝菌。

3. **鉴别要点** 血琼脂平板孵育 24h 的菌落,革兰氏染色阳性,但易脱色呈阴性,阳性菌体呈颗粒结节状,串珠样。光滑型菌落细菌呈杆形或球杆状,有时短链状,粗糙型菌落的菌体长细纤丝形,偶尔超过 60μm。触酶阴性,分解乳糖,TSI 中 H_2S 阳性(醋酸铅培养中为阴性)。

触酶、胆汁七叶苷、M-R 和 VP 试验均阴性,可与产单核细胞李斯特菌鉴别。

四、阴道加特纳菌

加特纳菌属(*Gardnerella*)只有阴道加特纳菌(*G. vaginalis*,GV)一个菌种,为阴道内正常菌群,是导致非特异性细菌性阴道病(bacterial vaginosis,BV)的病原菌。

(一)生物学特性

1. **形态染色** 本菌革兰氏染色染性有所不同,实验室保藏菌株趋向阴性,而临床新鲜标本的菌株趋向革兰氏阳性。含高浓度血清中生长的菌株呈革兰氏阳性。大小约 0.5μm×(1.5~2.5)μm,两端钝圆,无芽孢、无荚膜、无鞭毛,且易呈多形性。

2. **培养特性** 营养要求较高,最适 pH 6.0~6.5,大多数菌株为兼性厌氧,可在 25~42℃ 中生长,最适生长温度为 35~37℃,在 5% 人血琼脂平板上,置 3%~5% CO_2 35℃环境中培养 48h,可形成 0.3~0.5mm 针尖大小的菌落,呈圆形、光滑、不透明。在含人血和兔血琼脂平板上可出现 β-溶血环。在羊血琼脂平板上不溶血。

3. **生化反应** 能够水解淀粉和马尿酸,缓慢发酵葡萄糖、麦芽糖,其余试验均为阴性,具体参见表 11-1。

表 11-1 阴道加特纳菌主要生化试验

氧化酶	触酶	马尿酸	淀粉	葡萄糖	麦芽糖	棉子糖	肌醇	脱羧酶	VP	靛基质	明胶液化	H_2S	硝酸盐	甲硝唑(50μg/片)
−	−	+	+	+	+	−	−	−	−	−	−	−		敏感

4. **抵抗力** 本菌抵抗力不强,对热、一般消毒剂敏感,所有菌株对氨苄西林、羧苄西林、苯唑西林、青霉素、万古霉素和甲硝唑敏感,对萘啶酸、新霉素、黏菌素和磺胺嘧啶等耐药。

(二)临床意义

1. **主要致病物质** 阴道加特纳菌(GV)和厌氧菌在阴道内过度生长,造成阴道正常菌群微生态平衡失调,可引起非特异性细菌性阴道病(BV),属于条件致病。

2. **所致疾病** 病理表现以无炎症病变和白细胞浸润为特点,是厌氧菌和阴道加特纳菌为主的细菌取代乳酸杆菌,使阴道分泌物性质改变的一组综合征。健康妇女阴道微生态系统和生理状况随体内雌激素的变化而改变,雌激素是控制阴道细菌种类和数量的主要因素。BV 一般为混合感染,并非 GV 阳性者均发生 BV,20%~40% 的正常妇女阴道内也可检出本菌,因此,BV 诊断一般不需作 GV 的细菌分离培养。

细菌性阴道病可导致妇科多种炎症,如绒毛膜炎、羊水感染、早产、产后子宫内膜炎、子宫全切除术后感染等。部分还能引起新生儿败血症和软组织感染。

3. **药物敏感性**　所有菌株对氨苄西林、羧苄西林、苯唑西林、青霉素、万古霉素、多聚茴香脑磺酸钠(SPS)、甲氧苄氨嘧啶(TMP)、硫酰胺和甲硝唑敏感;对萘啶酸、新霉素、黏菌素和磺胺嘧啶等耐药。

（三）微生物学检验

1. **标本采集**　根据临床病程和感染部位不同,采取不同标本。疑为 BV 病人可借助窥阴器采集阴道分泌物。①用无菌棉拭取阴道后穹窿分泌物。②无菌棉拭取窥阴器下叶分泌物作 pH 测定或线索细胞(clue cell)检查。③必要时用特制器具如长柄小汤匙收集分泌物。④疑为子宫内膜感染者,行无菌术刮取内膜细胞进行培养;羊水感染者,用无菌术采取羊水培养等。

2. **检验程序**　见图 11-4。

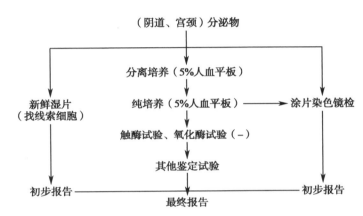

图 11-4　阴道加特纳菌的检验程序

3. **检验方法**　一般情况下不做细菌的分离培养和生化试验。

该菌触酶试验阴性,无动力,缓慢发酵糖类;大多数阴道加特纳菌能水解马尿酸钠,不还原硝酸盐,VP 试验阴性。

非特异性细菌性阴道病检验:

（1）**pH 测定**:测定阴道分泌物 pH>4.5 为可疑 BV。

（2）**胺试验**:阴道分泌物滴加 10% KOH,若发出腐败鱼腥样胺臭味即为阳性。

4. **鉴别要点**　以阴道分泌物革兰氏染色找到线索细胞,阴道分泌物 pH 测定>4.5,胺试验阳性,水解淀粉和马尿酸为主要鉴定依据。

第二节　革兰氏阳性需氧芽孢杆菌属

芽孢杆菌属(*Bacillus*)是一大群革兰氏阳性能产生芽孢的大杆菌,为需氧或兼性厌氧菌。细菌广泛存在于泥土、灰尘中,少数寄生于动物或昆虫体内并对人类及动物致病。本菌属炭疽芽孢杆菌(*B. Anthracis*)、蜡样芽孢杆菌(*B. cereus*)蕈状芽孢杆菌(*B. mycoides*)、巨大芽孢杆菌(*B. megaterium*)和苏云金芽孢杆菌(*B. thuringiensis*)等 5 种与医学相关。

一、炭疽芽孢杆菌

炭疽芽孢杆菌(*B. Anthracis*),主要引起动物和人类炭疽病。炭疽病是一种人畜共患的急性传染病。

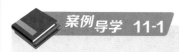

案例导学 11-1

病人,男,35岁,牧民,因右手前臂和左脚踝部位皮肤出现丘疹、斑疹,次日出现水疱,内含淡黄色液体,周围组织硬而肿胀,第3d硬肿中心区下陷,周围有成群小水疱,继而水肿区扩大,水疱随后破裂成浅小溃疡,血样分泌物结成黑色似炭块的干痂,前来就诊。体温38℃,脉搏98次/min。经询问发病前4d,发现自家的一只羊,左前蹄部位红肿、有水疱继而发黑,便为其涂药包扎。血常规:WBC $15×10^9$/L,中性粒细胞82%。

问题与思考:

1. 该病人可能感染了哪种病原体?

2. 如何对该微生物进行检验?

3. 鉴定该微生物的依据有哪些?

（一）生物学特性

1. 形态与染色　炭疽芽孢杆菌为致病性细菌中最大的革兰氏阳性杆菌,大小$(1\sim3)\mu m×(5\sim10)\mu m$,两端平切,在动物或人体标本中,呈单个或短链状排列,有明显荚膜,经培养后则呈长链如竹节状(图11-5)。无鞭毛。在有氧及温度适宜$(25\sim30℃)$的环境中,易形成椭圆形芽孢,位于菌体中央,折光性强。

2. 培养特性　需氧或兼性厌氧,最适生长温度为$30\sim35℃$。无毒株在营养琼脂培养基上形成灰色、扁平、干燥的粗糙型(R)菌落,低倍显微镜下观察,边缘呈卷发状。在血平板上菌落不溶血或轻度溶血(24h后)。产毒株在$NaHCO_3$血平板上$24\sim48h$形成黏液型(M)菌落,有荚膜,在液体培养中生长卷绕成团呈絮状沉淀物,液体澄清无菌膜。

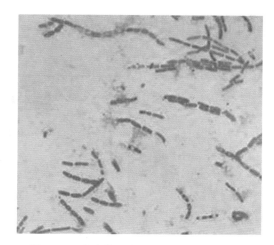

图 11-5　炭疽芽孢杆菌镜下形态($×1\,000$)

3. 生化反应　触酶阳性,能发酵葡萄糖、麦芽糖、海藻糖,产酸不产气,硝酸盐还原试验阳性,不产生靛基质和H_2S。枸橼酸盐试验、脲酶试验阴性。

4. 抵抗力　繁殖体抵抗力不强,加热60℃ 30min死亡,易被一般消毒剂杀灭。但芽孢的抵抗力很强,在自然条件下能存活数十年,耐受一般消毒剂,在5%苯酚中需2h才能杀灭。对碘和氧化剂较敏感。

（二）临床意义

1. 主要致病物质　炭疽芽孢杆菌主要为食草动物炭疽病的病原体,是人畜共患急性传染病。致病物质主要有荚膜与毒素。荚膜具有抗吞噬作用,毒素是由保护性抗原(PA)、致死因子(LF)和水肿因子(EF)三种蛋白质组成的外毒素复合体,也是造成感染者致病和死亡的主要原因。

2. 所致疾病　主要传播途径为摄入污染食物、吸入含炭疽芽孢杆菌的气溶胶或皮肤接触,因侵入途径不同而产生不同类型的炭疽病。①皮肤炭疽:最常见,细菌直接经皮肤小伤口进入,在局部形成小疖,中心有水疱,后化脓,最后形成黑色坏死焦痂。病人高热,寒战。轻者2~3周治愈。重症者可发展成为败血症甚至死亡。②肠炭疽:主要由食入未煮熟的病畜肉类而感染,病人症状有呕吐、便血、腹泻,排出水样便及中毒性麻痹,发病后2~3d可死于毒血症。③肺炭疽:由于吸入含芽孢气溶胶引起呼吸困难,痰内带血,甚至咳暗红色血块并伴有全身中毒症状,2~3d可死于中毒性休克。

炭疽是一种病死率很高的传染病,预防重点应放在家畜感染的防治和牧场的卫生防疫上。做好动物检疫,发现病畜立即隔离治疗;严禁食用病畜肉类,病畜尸体应焚烧或深埋于2m以下;对兽医、放牧者、屠宰场工作人员等有关接触者,应接种炭疽减毒活疫苗。患过炭疽病的人,可获得持久的免疫力。

3. 药物敏感性　该菌对青霉素、红霉素、庆大霉素、氯霉素、链霉素、环丙沙星、多西环素敏感,但对头孢菌素耐药。

笔记

（三）微生物学检验

1. **标本采集**　血液、呕吐物、痰液、脑脊液、动物尸体、肉类、毛皮或其他可疑污染物,水及土壤。

采取标本时必须遵循的原则:①注意生物安全,加强自我防护措施;②尽可能在抗菌药物治疗开始前采取标本;③不得用解剖的方式获取标本,所需的标本,均应以穿刺方式取得。

2. **检验程序**　参见图 11-6。

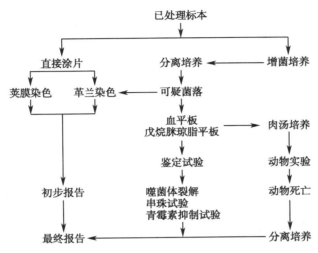

图 11-6　炭疽芽孢杆菌的检验程序

3. **检验方法**　进行芽孢杆菌鉴定之前,要首先确认待检菌株是否是需氧内生芽孢菌,可采用芽孢染色后油镜检查或相差显微镜直接检查法确认。

炭疽芽孢杆菌实验室检验工作要在三级生物安全实验室进行。检验时必须严格按照甲类传染病检验规则操作,如需要进一步鉴定,则应将标本送达有关专门实验室进行。

（1）**直接镜检**:用革兰氏染色、M'Fadyean 荚膜染色法和炭疽芽孢染色镜检。如新鲜标本可见竹节状的革兰氏阳性大杆菌,并有明显的荚膜,芽孢呈椭圆形,位于菌体中央。确切诊断为炭疽芽孢杆菌,必须经过培养及鉴定方可做出最后的判断。

（2）**分离培养**:炭疽芽孢杆菌的分离培养,应同时用血琼脂平板和选择性平板进行。一般采用血平板做常规分离培养,35℃ 培养 24h,观察菌落特点。污染严重的标本,最好用炭疽芽孢杆菌选择性培养基:为提高检出率,可先用 2% 兔血清肉汤增菌后转种于戊烷脒多黏菌素 B 培养基,培养时间稍长,菌落也较小。

（3）**鉴别试验**:可以选择串珠试验,炭疽芽孢杆菌在含有 0.05～0.5U/ml 青霉素的培养基中,35℃ 孵育 6h 可发生形态变异,显微镜下见大而均匀的圆球状并相连成串珠状排列(图 11-7),而类炭

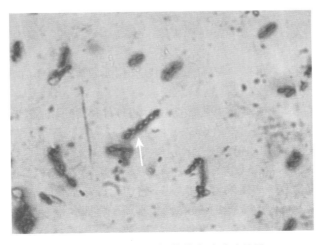

图 11-7　炭疽芽孢杆菌的串珠试验结果

疽杆菌及其他厌氧芽孢杆菌则无此现象。本试验有鉴别意义。

4. **鉴别要点** 根据菌落形态,涂片染色(长链如竹节状),如疑似炭疽芽孢杆菌,划线接种于普通营养琼脂平板上,在划线区内分别贴上浸有诊断用炭疽芽孢杆菌噬菌体和青霉素纸片,35℃孵育24h后,在噬菌体纸片的周围出现溶菌斑,青霉素纸片周围出现明显的抑菌环,即可判定为炭疽芽孢杆菌。

二、蜡样芽孢杆菌

蜡样芽孢杆菌因在营养琼脂培养基上形成似白蜡状粗糙菌落而得名。

（一）生物学特性

1. **形态与染色** 蜡样芽孢杆菌是革兰氏阳性大杆菌,菌体两端稍钝圆,单个或长链状排列,有鞭毛,无荚膜。芽孢椭圆形位于菌体中央或近端(生长6h即可见到)。

2. **培养特性** 在营养琼脂平板上生长的菌落呈乳白色,不透明,边缘不整齐,直径4～6mm,菌落常沿划线蔓延扩展成片如同白蜡。在血平板上菌落浅灰色,毛玻璃样,伴草绿色溶血或透明(β)溶血环(图11-8)。在卵黄培养基上培养3h,虽未见菌落,但能看到卵磷脂酶分解卵磷脂形成的白色混浊环,称之为乳光反应或卵黄反应。在液体培养中生长均匀混浊,有菌膜。

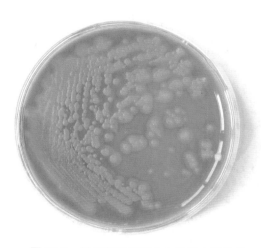

图 11-8 蜡样芽孢杆菌在血平板上的菌落

3. **生化反应** 能利用枸橼酸盐,产生淀粉酶,发酵葡萄糖、麦芽糖、蔗糖、水杨苷和海藻糖。VP试验阳性,不产生吲哚、H_2S。

（二）临床意义

1. **主要致病物质** 由外毒素致病,主要包括不耐热肠毒素(LT)和耐热肠毒素(ST)两类。

2. **所致疾病** 蜡样芽孢杆菌可引起败血症、心内膜炎、创伤和肺部感染、暴发性眼感染,以及食物中毒等,以夏秋季为多见。蜡样芽孢杆菌引起食物中毒必须达到一定的感染量,即食物中毒含菌量达 10^5 CFU/g(ml)以上才能发病。食物中毒分两种类型:

（1）呕吐型:由耐热的肠毒素引起,于进食1～6h发病,主要是恶心、呕吐,仅少数有腹泻。

（2）腹泻型:进食后发生胃肠炎症状,主要为腹痛、腹泻和里急后重,偶有呕吐和发热。

3. **药物敏感性** 蜡样芽孢杆菌对青霉素、氨苄西林、头孢菌素、甲氧苄啶等耐药,但对克林霉素、红霉素、氯霉素、万古霉素、氨基糖苷类、四环素、磺胺类等抗菌药物敏感,口服环丙沙星对蜡样芽孢杆菌引起的伤口感染有效,早期克林霉素联合庆大霉素对眼部感染效果最佳。

（三）微生物学检验

1. **标本采集** 可疑剩余食物、病人呕吐物、腹泻粪便等。

2. **检验方法**

（1）直接涂片染色镜检:将可疑食物、粪便或呕吐物用无菌盐水制成菌悬液直接涂片,染色镜检,观察形态特征。

（2）分离培养:将可疑食物或粪便制成无菌乳悬液,接种在营养琼脂平板上,呕吐物可直接接种,35℃培养18～24h,观察菌落特点。

（3）活菌计数:将残余食物用生理盐水稀释10～100倍。①涂布法:取各稀释液0.1ml分别接种于卵黄琼脂平板上,涂布均匀,置35℃孵育12h,本菌在该平板上产生有蜡样光泽的菌落。②平板倾注法:同上法稀释,将各稀释液0.1ml注入无菌平板中,将熔化冷却至50℃左右的营养琼脂倾入并立即混匀,冷凝后置35℃培养24～48h,每个稀释度做两个平皿。将两个平板计数得到的菌落(平均值)数乘以稀释倍数,即为每毫升或每克样品中所含活菌数。一般认为蜡样芽孢杆菌＞10^5 CFU/g 或＞10^5 CFU/ml 时,即有发生食物中毒的可能性。

3. 鉴别要点　根据菌落特征（白蜡状）、形态染色（G⁺大杆菌、中央或次极端芽孢）、生化反应（DNA 酶阳性，VP 试验阳性）等特点，做出鉴定。

本章小结

　　白喉棒状杆菌为白喉的病原体，只有整合有 β-噬菌体才会释放外毒素而致病——白喉。染色时着色不均，有异染颗粒，在亚碲酸钾血平板上，形成中心黑色或灰黑色菌落，是鉴定白喉棒状杆菌重要特征。

　　产单核细胞李斯特菌可用 4℃ 冰箱中进行冷增菌，提高检出率，20~25℃ 时动力明显，湿片中细菌可呈"翻筋斗"样运动。容易在冰冻食物中生长造成食物中毒。

　　红斑丹毒丝菌为红丹毒丝菌病的病原体，是一种急性传染病。培养可见光滑型和粗糙型两种菌落，在三糖铁培养基（TSI）上产 H_2S 为显著特点。

　　阴道加特纳菌为阴道内正常菌群，与其他厌氧菌过度生长共同引起非特异性细菌性阴道病（BV），可表现为妇科各种炎症（盆腔炎、宫内膜炎、卵巢炎等）。

　　炭疽芽孢杆菌为最大的革兰氏阳性杆菌，呈竹节状排列，两端平切，有荚膜，中央芽孢。炭疽是人畜共患急性传染病，主要波及食草类动物，人因接触、误食、吸入含有炭疽芽孢杆菌的物品而感染，检验时（三级生物安全实验室）应注意生物安全，加强防范措施。串珠试验阳性可与类炭疽芽孢杆菌区别。

　　蜡样芽孢杆菌可引起败血症、创伤和肺部感染，当食品中细菌量 $>10^5$ CFU/g 或 $>10^5$ CFU/ml 时可能引起食物中毒。

（张加林）

扫一扫，测一测

思考题

1. 写出白喉棒状杆菌的鉴定要点。
2. 炭疽病是如何传播给人类的？怎样预防？
3. 如何区分产单核细胞李斯特菌与红斑丹毒丝菌？

第十二章　分枝杆菌属、放线菌属与诺卡菌属

学习目标

1. 掌握结核分枝杆菌生物学特性,痰涂片抗酸染色方法及报告方式。
2. 熟悉结核菌素试验的临床意义,结核分枝杆菌、麻风分枝杆菌和星形诺卡菌的鉴别要点,诺卡菌与分枝杆菌、棒状杆菌的鉴别。
3. 了解结核分枝杆菌的致病物质,麻风分枝杆菌致病性,放线菌属的生物学特性、致病及免疫性。
4. 学会抗酸染色操作及结果报告。
5. 具备正确采集和处理结核分枝杆菌感染标本的能力。

　　分枝杆菌与放线菌都属放线菌目(Actinomycetates),分枝杆菌属(*Mycobacterium*)是一类细长略带弯曲有时呈分枝状生长的杆菌。本属细菌的主要特点是细胞壁含有大量脂类,这与其染色性、抵抗力、致病性等密切相关。因其具有抗酸性,一旦着色后能抵抗盐酸乙醇的脱色作用,故又称抗酸杆菌(acid-fast bacillus,AFB)。放线菌(Actiomycetes)是一群在生物学特性上与细菌同类的原核细胞型微生物,与分枝杆菌、棒状杆菌等有亲缘关系,对人致病的主要有放线菌属和诺卡菌属。

案例导学 12-1

　　病人,男,37岁,于半个月前受凉后出现午后低热,咳嗽,咳少量白色黏痰,无咯血和胸痛,常感乏力,有时伴夜间盗汗。既往体健,有肺结核接触史。查体:体温37.5℃,右上肺叩诊稍浊,可闻及支气管肺泡呼吸音和少量湿啰音。实验室检查:血常规、尿常规、大便常规均正常;PPD试验强阳性。胸部X线片:右上肺云絮状阴影,密度不均,边缘不清。

　　问题与思考:

1. 该病人可能感染了哪种病原微生物?
2. 如何对该微生物进行检验?
3. 鉴定该微生物的依据有哪些?

第一节　结核分枝杆菌

笔记

结核分枝杆菌(*Mycobacterium tuberculosis*,MTB)简称结核杆菌,是引起人和动物结核病的病原体。

包括人型结核分枝杆菌、牛型结核分枝杆菌、非洲型结核分枝杆菌、坎纳结核分枝杆菌和田鼠结核分枝杆菌等,前四种细菌对人类致病,其中人型结核分枝杆菌感染率最高。

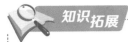

结核分枝杆菌的发现

1881 年,德国科学家 Robert Koch 赴伦敦出席国际医学会议,听到关于结核病猖獗蔓延的报告,于是开展了该病的病原学研究。他首先研究了结核病死亡者的肺组织,但是没有找到病原菌,可是当他把病人的肺组织磨碎擦在老鼠和兔子身上后,却让它们感染了结核病,因此,他意识到结核菌很可能是透明的,要对其染色才能观察到。于是他尝试不同染料的染色试验,并不断地改进方法,终于发现了染上红色染料、呈细分枝状的结核杆菌。凭此发现,Robert Koch 在 1905 年获得了诺贝尔生理学或医学奖。

一、生物学特性

(一)形态与染色

结核分枝杆菌(MTB)典型的形态是直或稍弯曲、两端钝圆、菌体细长[(0.3~0.6)μm×(1~4)μm]杆菌。单个散在或呈分枝状排列,菌体常聚集在一起呈绳索状、束状或堆积似"菊花冠"状菌团。无芽孢、无鞭毛,近年来发现有荚膜。革兰氏染色阳性,但不易着色。姜-纳(Ziehl-Neelsen,Z-N)抗酸染色后呈红色(图 12-1)。

(二)培养特性

结核分枝杆菌生长缓慢,在人工固体培养基内约需 15~20h 繁殖一代。该菌为专性需氧菌,培养时若给予 5%~10% CO_2 可刺激生长。35~40℃均可生长,最适温度为 35℃。生长时需一定湿度,固体培养基需要适量的凝固水,以保证其湿度。最适 pH 6.5~6.8。结核分枝杆菌营养要求较高且特殊,初次分离培养时,需用含鸡蛋、血清、马铃薯、氨基酸、甘油等有机物及少量无机盐类(如磷、钾、硫、镁等)培养基才生长。一般需培养 2~4 周始见菌落。在改良罗氏培养基(Löwenstein-Jensen medium,L-J)上菌落粗糙、凸起、呈颗粒状或结节状,边缘薄且不规则,乳白色或淡黄色,无可溶性色素(图 12-2)。在不含表面活性剂的液体培养基中结核分枝杆菌呈菌膜状生长,有毒菌株在液体培养基中呈索状生长。

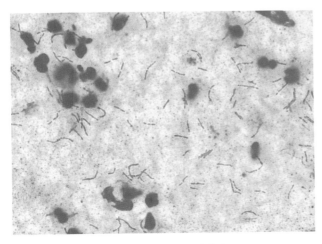

图 12-1 痰涂片抗酸染色

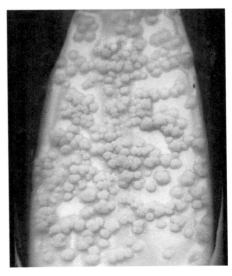

图 12-2 结核分枝杆菌 L-J 菌落(培养 30d)

（三）生化反应

不发酵糖类,硝酸盐还原试验阳性,耐热触酶、耐热磷酸酶试验均阴性(68℃加热后丧失活性),借此与非结核分枝杆菌相鉴别。烟酸合成试验、硝酸盐还原试验、吡嗪酰胺试验均阳性,可与牛型结核分枝菌鉴别。

（四）抵抗力

耐干燥,在干燥痰内可存活 6~8 个月,黏附在尘埃上的结核分枝杆菌 8~10d 还具有传染性。对湿热和紫外线敏感;对酸(3% HCl、6% H_2SO_4)、碱(4% NaOH)有较强的抵抗力;对 75% 的乙醇敏感,乙醇较易渗入脂质含量多的细胞壁将其杀死。异烟肼、利福平对细胞内、外的结核分枝杆菌均有快速强大的杀菌力;链霉素、卡那霉素对细胞外的结核分枝杆菌有杀灭作用。

（五）变异性

结核分枝杆菌可发生形态、菌落、毒力和耐药性等变异。在不良环境中菌落可由粗糙型变为光滑型。2/3 以上结核分枝菌对异烟肼、链霉素、利福平等较易形成耐药性,耐药菌株毒力减弱,但对人仍有一定的致病力。卡介苗(Bacillus Calmette-Guérin,BCG)就是牛型结核分枝杆菌毒力变异株,是 Calmette 与 Guérin 两人将有毒的牛型结核分枝杆菌接种于含有甘油、胆汁、马铃薯的培养基中经 13 年传种 230 代,获得的减毒活菌苗,现已广泛用于结核病的预防接种。

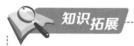

牛分枝杆菌

牛结核分枝杆菌是引起牛结核病的病原体。其生物学特性、化学组成及毒力等与人结核分枝杆菌极相似,该菌主要引起牛的结核感染,人因密切接触或食入未经消毒的污染有牛结核分枝杆菌的牛乳而被感染,引起人畜共患病。该菌一般不引起肺部感染,主要引起淋巴结感染和髋关节、膝关节及脊椎骨髓病变。但有时可经呼吸道吸入,发生与结核分枝杆菌相同的感染,难以区别,因此,预防牛结核分枝杆菌引起的感染关键是对已感染的牛进行控制,严格进行牛奶的消毒和管理。

二、临床意义

（一）致病物质

结核分枝杆菌不产生内毒素和外毒素,无侵袭性酶类。大量生长繁殖,以荚膜等引起机体的炎症,机体对菌体成分及其代谢产物诱发的超敏反应,导致一系列组织细胞学的变化。与致病性有关的致病物质主要有以下几种:

1. 脂质 脂质成分与毒力有关,尤其是糖脂更为重要。

（1）索状因子(cord factor):索状因子存在于有毒力的结核分枝杆菌细胞壁中,使细菌在液体培养基中能形成盘旋的索状生长现象;此因子与结核分枝杆菌的毒力密切相关。

（2）磷脂:磷脂能促进单核细胞增生,并使炎症灶中的巨噬细胞转变为类上皮细胞,从而形成结核结节。

（3）硫酸脑苷脂(sulfatides):硫酸脑苷脂是有毒株细胞壁的成分,能抑制溶酶体与吞噬体的结合,减缓溶酶体对结核分枝杆菌的分解、杀伤作用,使细菌得以在巨噬细胞内长期生存和繁殖。

（4）蜡质 D:蜡质 D 是一种肽糖脂和分枝菌酸的复合物,可激发机体产生迟发型超敏反应。

2. 蛋白质 本菌含有多种蛋白质成分,有抗原性,与蜡质 D 结合后能使机体发生超敏反应引起组织坏死与全身中毒,促进结核结节的形成。

3. 荚膜 主要是多糖成分,能够抵抗吞噬作用;还可防止某些有害物质进入细菌体内,增强抵抗力与耐药性。

（二）所致疾病及临床表现

结核分枝杆菌可通过多种途径,如呼吸道、消化道、皮肤黏膜损伤等方式侵入机体的肺、肠、肾、关节、神经系统、泌尿系统等。全身各器官组织均可累及,临床以肺结核最为常见,分为原发感染与继发感染两大类。

继发感染亦称复活感染,已痊愈的原发感染可以复活,成为活动性结核病。约2/3的活动性结核病是由继发感染所致,且多发生于25岁以上者。继发感染亦可由外界新入侵的结核分枝杆菌引起,其特征为慢性肉芽肿性炎症,形成结核结节、干酪化和纤维化,少数累及邻近淋巴结。

(三)免疫性与超敏反应

结核分枝杆菌是胞内感染菌,机体对其免疫主要是以T淋巴细胞为主的细胞免疫。结核的免疫属于带菌免疫,既当结核分枝杆菌或BCG成分在体内存在时,机体对再次入侵的结核分枝杆菌有免疫力,而当结核分枝杆菌或其成分从体内彻底消失后,机体的抗结核免疫也随之消失。

机体感染结核分枝杆菌后,虽然能产生多种抗体,如沉淀素、凝集素和补体结合抗体等,但这类抗体对机体无保护作用,与机体免疫程度也无平行关系,但高滴度的PPD抗体可作为结核病辅助诊断的依据。

(四)结核菌素试验

结核菌素即结核分枝菌蛋白质。目前推行纯化蛋白衍生物(purified protein derivative,PPD),皮内法以5个单位PPD作为使用的标准剂量,2单位丹麦研制的更纯、更浓的纯化蛋白衍生物结核菌素(PPD-RT23)相当于5个单位PPD。

1. **原理** 用结核菌素来测定机体对结核分枝杆菌有无迟发型超敏反应的一种皮肤试验,以判断机体对结核分枝杆菌有无免疫力。

2. **方法**

(1)在前臂屈侧皮内注射,先用酒精消毒皮肤。

(2)应用1ml一次性注射器,刻度和针孔斜面一致向上,与皮肤平行刺入皮内,缓慢准确地注射0.1ml(含5单位PPD),直径约为6~10mm大小白色凸疱,勿揉摩,待自行消退。

(3)72h(48~72h)后观察局部有无红晕硬结,测量局部硬结反应的横径和竖径。

3. **结果**

(1)硬结平均直径在5~15mm为阳性,表示曾有结核分枝杆菌感染或卡介苗接种成功,对结核分枝杆菌有迟发型超敏反应,且说明有特异性免疫力。

(2)硬结平均直径≥5mm,<10mm为一般阳性。

(3)硬结平均直径≥15mm为强阳性,常表示体内有活动性结核存在,应进一步检查。

(4)硬结平均直径<5mm为阴性,表示无结核分枝杆菌感染,对结核分枝杆菌亦无免疫力。但应考虑下述情况:①受试者处于原发感染的早期;②严重的结核病及各种危重病人;③应用糖皮质激素等免疫抑制药物或营养不良、麻疹、百日咳等病人;④其他如免疫系统缺陷病人(如艾滋病病人)或年老体衰者。

4. **意义**

(1)选择BCG接种对象及测定接种效果,结果阴性的正常人群应接种BCG。

(2)辅助诊断婴幼儿结核病。

(3)可在未接种BCG的人群中做结核分枝杆菌感染的流行病学调查。

(4)可用于测定肿瘤病人的细胞免疫功能。

三、微生物学检验

(一)标本

根据感染部位的不同采集不同标本。

1. **标本采集**

(1)痰:采用世界卫生组织(WHO)推荐的国际通用螺旋盖痰瓶,或用密封塑料盒、蜡纸盒(参考规格:高度2cm,直径4cm)收集痰标本。

采集方法:根据采集的时间,可将痰标本分为3类:

1)晨痰:病人晨起后立即用清水漱口,收集咳出的第2口、第3口痰液。

2)即时痰:就诊时深吸气后咳出的痰液。

3）夜间痰:送痰前一日,病人晚间咳出的痰液。

痰的性状:合格的痰标本应是病人深吸气后,由肺部深处咳出的分泌物,如干酪痰、血痰、黏液痰。

（2）其他标本:如脓液、创伤感染、穿刺液(脑脊液、胸腔积液、腹水、心包液、关节液、鞘膜液等)及胆汁引流、手术切除组织标本。

2. 废弃标本和污染物的处理

（1）痰盒和废弃标本等污染物,均需经高压蒸汽灭菌后,才能按照《医疗废物管理条例》进行处理或清洗,严禁不经灭菌随意处理。

（2）工作台面的消毒:痰标本的接种或涂片操作在生物安全柜内进行。操作完毕后以3%苯酚或其他可靠消毒液擦拭操作台面后,再用紫外线(距离≤1m)照射30min。

（二）形态检查

1. 抗酸染色镜检

（1）涂片:可采用直接涂片、离心沉淀集菌涂片和漂浮集菌涂片3种方法。

（2）染色:①涂片自然干燥后,火焰固定;②滴加苯酚复红染液初染,加热媒染;③滴加3%盐酸酒精脱色剂脱色;④滴加亚甲蓝复染液复染(详见第三章第一节抗酸染色)。

（3）镜检:在淡蓝色背景下,抗酸菌呈红色,其他细菌和细胞呈蓝色。

（4）报告:萋-纳染色时应仔细查遍整个涂片,观察至少300个视野,根据检查出的细菌个数作半定量报告,见表12-1。

表 12-1　萋-纳染色和荧光染色镜检结果分级报告标准

报告方式	镜检结果	
	齐-内抗酸染色镜检结果	荧光染色结果
–	仔细检查 300 个视野未发现抗酸杆菌	仔细检查 50 个视野未发现抗酸杆菌
阳性	300 个视野内发现 1~8 条抗酸菌	50 个视野内发现 1~9 条抗酸菌
1+	100 个视野内发现 1~3 条抗酸菌	50 个视野内发现 10~49 条抗酸菌
2+	10 个视野内发现 1~9 条抗酸菌	每个视野内发现 1~9 条抗酸菌
3+	每个视野内发现 1~9 条抗酸菌	每个视野内发现 10~99 条抗酸菌
4+	每个视野内发现 10 条以上抗酸菌	每个视野内发现 100 条以上抗酸菌

注:荧光染色报告 2+ 至少观察 50 个视野,3+ 及以上至少观察 20 个视野。

2. 荧光染色法

（1）涂片:参照 Z-N 染色法。

（2）染色:①涂片经火焰固定后加染色剂染色30min,用流动水自玻片一端轻缓冲洗去除染色液;②加脱色剂脱色至无色,流动水自玻片一端轻缓冲洗去除脱色液;③加复染剂复染 1~2min,流动水自玻片一端轻缓冲洗去除复染液后自然干燥,准备镜检。

（3）镜检:以 40×物镜、10×目镜进行镜检;在暗背景下,抗酸杆菌呈黄绿色或橙色荧光,细菌呈杆状稍微弯曲。

（4）报告方式:经过染色后在荧光显微镜下检查,判定方式与抗酸染色类似。具体标准见表12-1。

以 40×物镜检查细菌细胞形态(荧光染色镜检应在染色后 24h 内进行;如需放置较长时间后镜检,应将染片放置于 4℃保存)。

（三）分离培养

1. 改良罗氏培养基培养法　改良罗氏(Löwenstein-Jensen,L-J)培养基由国际防痨和肺部联合会(IUATLD)推荐,是长期以来广泛使用的传统分枝杆菌固体培养基。该培养基含有甘油能促进结核分枝杆菌生长。

（1）标本前处理:进行分枝杆菌 L-J 培养的临床标本通常需要进行标本前处理。其目的:一是除去分枝杆菌以外的杂菌(去污染),二是液化标本。在前处理过程中,同时也应尽可能地减少对分枝杆菌的损害,要严格掌握前处理时氢氧化钠的浓度和处理时间。前处理的方法很多,常用的有:

1）4% NaOH 法:取痰液 1 份加 2 份 4% NaOH 溶液,如本标黏稠,可适当增加 NaOH 量。充分搅拌或振荡,置 37℃ 水浴箱消化 15~30min,其间要振荡 2~3 次。以 3 000r/min 离心 15min,倾去上清液,沉淀物用于培养,也可将消化液接种于结核分枝杆菌固体培养基。

2）4% H₂SO₄ 法:此法多用于尿标本的前处理,取标本加 2~4 倍量的 4% H_2SO_4 溶液混合,置室温下作用 20min,其间振荡 2~3 次,促其液化即可接种培养基。

（2）接种、培养与观察:取前处理后的标本 0.1ml,无菌操作接种于培养基斜面上,每份标本同时接种两支。宜同时接种一支丙酮酸钠罗氏培养基(以利于牛结核分枝杆菌生长)。接种后的培养管在 35℃ 温箱孵育。如临床怀疑非结核分枝杆菌感染致病,相应标本经前处理接种后,应同时于 28℃ 温箱孵育 2 支培养管。

（3）结果:①3d 内有菌落,可报告非分枝杆菌(污染菌)生长;②7d 内有菌落生长,并经抗酸染色确认,可报告非结核分枝杆菌生长(快速生长型);③7d 以后有菌落生长,并经抗酸染色确认,方可报告分枝杆菌生长;④若满 8 周仍无菌落生长,方可报告培养阴性。观察时要注意菌落的外观和色素产生情况。

（4）报告:按表 12-2 进行报告。

表 12-2　结核分枝杆菌培养分级报告标准

报　　告	培　养　结　果
分枝杆菌培养阴性	斜面无菌落生长
分枝杆菌培养阳性(+)	菌落生长占斜面面积的 1/4
分枝杆菌培养阳性(++)	菌落生长占斜面面积的 1/2
分枝杆菌培养阳性(+++)	菌落生长占斜面面积的 3/4
分枝杆菌培养阳性(++++)	菌落生长布满整个斜面
培养基斜面上菌落数<20	报告菌落数

（5）注意事项:①所有标本瓶、接种物品及培养管等应尽量采用一次性物品,使用后高压灭菌,方可处置;②对非分枝杆菌生长的标本,进行革兰氏染色并报告,以供临床参考。

2. 分枝杆菌快速培养法　目前分枝杆菌快速培养检查系统除提供相应仪器、试剂以外,均根据系统制定了相应的临床标本前处理方法、接种、检测和报告结果的操作规程,故在进行相应的检查时,结果的重复性和可比性均能得到认可。

（四）其他诊断技术

1. 噬菌体鉴定法(PhaB)　噬菌体生物扩增法是由 Wilson 等在 1997 年建立的一种分枝杆菌快速检测新技术,其所应用的为分枝杆菌噬菌体 D29。

2. 分子生物学鉴定　包括 PCR 限制性片段长度多态性分析(PCR-RFLP)、PCR 单链构象多态性分析(PCR-SSCP)、核酸探针、核酸序列分析、多重 PCR、高效液相色谱(HPLC)检测分枝菌酸等方法。

第二节　麻风分枝杆菌

麻风分枝杆菌(*M.leprae*),简称麻风杆菌,首先由挪威学者 Armauer Hansen(1873 年)从麻风病人皮肤结节中发现。

一、生物学特性

（一）形态与染色

本菌为抗酸杆菌,但较结核分枝杆菌短而粗,抗酸染色阳性且着色均匀,呈束状或团状排列。麻风分枝杆菌是典型的胞内寄生菌,感染麻风分枝杆菌细胞的细胞质呈泡沫状,称为麻风细胞(图 12-3),须与结核分枝杆菌区别。本菌革兰氏染色阳性,无荚膜,无芽孢。

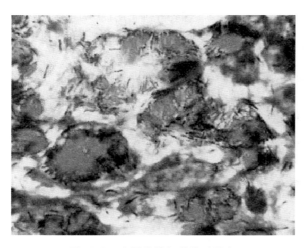

图 12-3　麻风分枝杆菌抗酸染色

（二）培养特性

因体外人工培养尚未成功，故目前可用动物犰狳接种建立动物模型，从而进行细菌鉴定、药物筛选及治疗方法等各种研究。

二、临床意义

麻风是一种慢性传染病，在世界各地均有流行，主要表现为皮肤、黏膜和神经末梢的损害，晚期可侵犯深部组织和器官，形成肉芽肿。细菌随病人分泌物通过直接接触或由飞沫传播。潜伏期较长，一般 6 个月至 5 年，长者可达数十年。根据临床表现、免疫病理变化和细菌检查结果等可将麻风分为 3 种临床类型。

1. 瘤型麻风　为进行性和严重的临床类型，占麻风病例的 20%~30%。病变主要侵犯皮肤、黏膜及各脏器，形成肉芽肿，病变组织内可见大量麻风分枝杆菌聚集，传染性强，称开放性麻风。病人的麻风菌素皮肤试验多为阴性，血清中自身抗体含量高，有免疫复合物沉积，形成结节性红斑或疣状结节，面部结节融合可呈"狮面"状。

2. 结核样型　约占本病的 60%~70%，常为自限性疾病，较稳定，病损可以自行消退。病变主要在皮肤，侵犯真皮浅层。麻风菌素试验多呈阳性，病人的细胞免疫力强，巨噬细胞将大量麻风杆菌杀灭，很少被检查出，传染性小，故称闭锁性麻风。

3. 界线类综合征　约占麻风病例的 5%，具有上述两个型的特点，可向两型转化。

该病防治特别要对密切接触者做定期检查。此病尚无特异性预防方法，应早期发现，早期隔离治疗，治疗药物主要有砜类（氨苯砜、苯丙砜、醋氨苯砜）、利福平、氯法齐明及丙硫异烟胺。目前多采用 2 种或 3 种药物联合应用，以减少细菌耐药性产生。

三、微生物学检验

（一）标本采集

根据病情采集活体组织或组织液。从病人眶上、额下、下颌、耳郭及鼻黏膜等处采取标本。步骤为消毒后切开表皮，深达真皮，用刀刮取组织液。

（二）检验方法

1. 涂片染色镜检　涂片检查仍是目前主要的诊断方法。取标本做涂片，火焰固定，抗酸染色镜检，麻风分枝杆菌呈红色，细胞呈蓝色。金胺"O"染色荧光显微镜检查，可提高阳性率，瘤型、界线类多为麻风杆菌阳性。在镜检时应注意与结核分枝杆菌形态相鉴别。

麻风分枝杆菌与结核分枝杆菌的鉴别（表 12-3）。

表 12-3　麻风分枝杆菌与结核分枝杆菌的鉴别

菌种	麻风分枝杆菌	结核分枝杆菌
形态	菌体粗直，两端尖细	菌体细长略带弯曲，且有分枝现象
排列	呈束状或成团聚集	多散在，偶有聚集
抗酸性	抗酸性弱	抗酸性强
标本种类	皮肤、黏膜和神经组织	全身各处，包括体液、组织等

2. 病理学检查　活体组织切片经抗酸染色及病理学检查。

第三节　非典型分枝杆菌

分枝杆菌属的细菌种类很多,除结核分枝杆菌和麻风分枝杆菌外,还有非典型分枝杆菌。非典型分枝杆菌分为光产色分枝杆菌(Runyon I 群)、暗产色分枝杆菌(Runyon II 群)、不产色分枝杆菌(Runyon III 群)和速生分枝杆菌(Runyon IV 群)4 群,常见的有耻垢分枝杆菌、堪萨斯分枝杆菌等。它们广泛分布于自然界中,多数对人类致病性较弱,可寄居于人体。非典型分枝杆菌与结核菌群的生物学性状相似,其中部分能引起人类或动物患病,当机体局部或全身抵抗力降低时,可致肺内、外或淋巴结类似结核的病变。结核分枝杆菌与非典型分枝杆菌的主要鉴别要点见表 12-4。

表 12-4　结核分枝杆菌与非典型分枝杆菌的主要区别

特点	结核分枝杆菌	非典型分枝杆菌
菌落色泽	乳酪色	黄色或橘红色
菌落形态	粗糙、颗粒或结节状	光滑或粗糙
索状因子	+	±
中性红试验	+	±
耐热触酶试验	−	+
豚鼠致病性	+	−

第四节　放线菌属与诺卡菌属

一、放线菌属

放线菌属(Actinomyces)为不含分枝菌酸的放线菌,能形成有分枝的长丝,缠绕成团,为微需氧或厌氧菌,致病性较弱,多引起内源性感染,且引起的疾病常呈慢性经过。

放线菌属有 35 种,正常寄居在人和动物口腔、上呼吸道、胃肠道和泌尿生殖道。致病的有衣氏放线菌(A. israelii)、牛放线菌(A. bovis)、内氏放线菌(A. naeslundii)、黏液放线菌(A. viscous)和龋齿放线菌(A. odontolyticus)等。其中对人致病性较强的是衣氏放线菌。

（一）生物学特性

1. 形态与染色　为革兰氏阳性、非抗酸性丝状菌,菌丝细长无隔,直径 0.5~0.8μm,有分枝,菌丝24h 后断裂成链球或链杆状,不形成气生菌丝,有的很像类白喉杆菌。无荚膜、芽孢和鞭毛。

2. 培养特性　放线菌培养比较困难,厌氧或微需氧。初次分离加 5% CO_2 可促进其生长,血琼脂平板上 37℃ 4~6d 可长出灰白色或淡黄色微小圆形菌落(1mm),不溶血,显微镜下可见菌落由长度不等的蛛网状菌丝组成。在含糖肉汤中生长成灰白色球形小颗粒沉淀物。

3. 生化反应　除黏液放线菌外,其他放线菌触酶试验均为阴性。衣氏放线菌分解葡萄糖、木糖、棉子糖、甘露糖和甘露醇,产酸不产气,不水解淀粉,能将硝酸盐还原为亚硝酸盐(80%阳性)。牛放线菌分解葡萄糖产酸不产气,分解木糖、棉子糖、甘露糖和甘露醇不产酸,水解淀粉,不能将硝酸盐还原为亚硝酸盐。

（二）临床意义

放线菌大多存在于正常人口腔等与外界相通的腔道中,属正常菌群。当机体抵抗力减弱、口腔卫生不良、拔牙或外伤时引起内源性感染,导致软组织的化脓性炎症。若无继发感染,大多呈慢性无痛性过程,并常伴有多发性瘘管形成,排出硫磺样颗粒为其特征,称为放线菌病。

根据感染途径和涉及的器官临床分为面颈部、胸部、腹部、盆腔和中枢神经系统等感染,大量应用免疫抑制剂是诱发因素。放线菌与龋齿和牙周炎有关。

机体对放线菌的免疫主要靠细胞免疫。

脓肿和瘘管应进行外科清创处理,同时应用大剂量青霉素较长时间治疗。对甲氧苄啶-磺胺甲噁唑敏感,亦可用克林霉素、红霉素或林可霉素等治疗。

（三）微生物学检验

1. 标本采集　瘘管、窦腔中的脓汁、痰液、渗出物病灶组织或活检组织等。

2. 检验方法

（1）直接涂片染色镜检:在病人病灶组织和瘘管流出的脓样物质中,可找到肉眼可见的黄色硫磺状小颗粒,称为硫磺样颗粒(sulfur granule)。它是放线菌在组织中形成的菌落(图 12-4A)。将硫磺样颗粒制成压片或组织切片,在显微镜下可见颗粒呈菊花状,核心部分由分枝菌丝交织组成,革兰氏染色阳性;菌丝末端因包有胶样物质的鞘而膨大成棒状(图 12-4B),革兰氏阴性。病理标本经苏木精伊红染色,中央部为紫色,末端膨大部为红色。

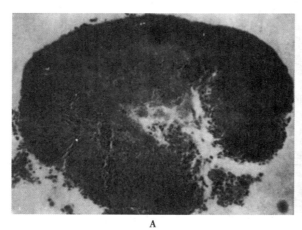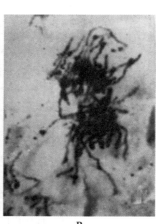

图 12-4　硫磺样颗粒
A. 病灶内硫磺样颗粒;B. 碾碎后颗粒革兰氏染色。

（2）分离培养:放线菌培养较困难,厌氧或微需氧,在有氧环境中一般不生长。将标本(硫磺样颗粒)以无菌操作捣碎,接种于葡萄糖肉汤,5% CO_2 厌氧环境中,37℃ 3~6d 观察生长特点。同时接种硫乙醇酸钠肉汤增菌,也可转种于不含抗菌药物的沙氏葡萄糖琼脂培养基或血液琼脂平板,1~2 周后可形成白色、干燥、边缘不规则的粗糙菌落。

（3）鉴定要点:革兰氏阳性丝状菌,无抗酸性,硫磺样颗粒,微小粗糙菌落(蛛网状菌丝)。分解葡萄糖,产酸不产气,衣氏放线菌能还原硝酸盐和分解木糖。

二、诺卡菌属

诺卡菌属是一群需氧、能形成菌丝、孢子的革兰氏阳性菌。诺卡菌属(*Nocardia*)包括 42 个种,其中与医学有关的有 13 个菌种。与人类疾病关系最大的是星形诺卡菌(*N. asteroides*)、豚鼠诺卡菌(*N. caviae*)和巴西诺卡菌(*N. brasiliensis*)。

（一）星形诺卡菌

1. 生物学特性

（1）形态与染色:革兰氏阳性,菌体为丝状,称为菌丝或菌丝体;有时呈杆状或球状。丝状体呈粗细不等的串珠状,形态与放线菌相似、但菌丝末端不膨大。革兰氏染色时着色不均匀,若将色素颗粒压碎,则镜下可见菌团:中心部位为革兰氏阳性,边缘的流苏样棒状体为革兰氏阴性。抗酸染色为弱阳性。不形成芽孢。

（2）培养特性:专性需氧菌,在沙氏葡萄糖琼脂培养基或营养琼脂培养基上,室温或37℃可缓慢生长。菌落表面有皱褶,颗粒状。初代分离时,平板须持续孵育 1 周,菌落呈黄色或深橙色,琼脂表面无白色菌丝。在液体培养基上形成膜状生长。该菌入肺后容易发生 L 型变异,需要反复检验才能证实。

（3）生化反应:触酶阳性,可分解糖类。

2. **临床意义** 星形诺卡菌主要通过呼吸道侵入肺部,引起化脓性炎症与坏死,出现类似肺结核的症状。肺部病灶向其他组织器官扩散,形成皮下脓肿、多发性瘘管、脑脓肿、腹膜炎等。组织病理变化主要表现为化脓性肉芽肿样改变,在感染的组织内及脓汁内也有类似"硫磺样颗粒",呈淡黄色、红色或黑色,称色素颗粒。磺胺或复方磺胺甲噁唑是治疗星形诺卡菌感染的首选药物。

3. **微生物学检验**

（1）标本采集:痰液、渗出物或脑脊液等。

（2）检验方法

1）直接涂片染色镜检:将病灶组织或渗出液标本置平皿内仔细检查带色素小颗粒,并置玻片上压碎、染色、镜检,可见色素颗粒呈菊花状,菌丝末端不膨大,革兰氏染色阳性。抗酸染色呈弱抗酸性,应注意与结核分枝杆菌区别。

2）分离培养:标本分别接种于 3 支不含抗菌药物的沙氏葡萄糖琼脂斜面培养基上,分别置于30℃、37℃和45℃环境下培养。因星形诺卡菌可在45℃时生长,故有初步鉴别意义。血液等液体标本应先接种于肉汤或心脑浸液中增菌培养,然后再转种于平板分离培养。

3）结果:培养24~48h 后,可有小菌落缓慢出现,淡黄色粗颗粒样,边缘陷入培养基中,表面干燥,呈白色或淡黄色。时间延长则菌落皱褶,堆叠如皮革样,坚硬不易乳化于生理盐水中,有泥土气味。有的菌落呈橘黄色、黄褐色或红色。涂片染色镜检,可见革兰氏阳性纤细分枝菌丝,陈旧培养物菌丝可部分断裂成链杆状或球杆状,呈 T 形或 V 形排列,可见类似关节孢子的链状排列。

4）鉴定要点

①本菌特征:革兰氏阳性,菌体为丝状,弱抗酸性,生长缓慢,菌落较小,分解葡萄糖,不分解酪蛋白、酪氨酸和黄嘌呤。

②与分枝杆菌的鉴别:星形诺卡菌革兰氏染色性强,抗酸染色性弱,盐酸乙醇易脱色,菌体呈丝状;分枝杆菌抗酸性强,不易脱色,革兰氏染色弱。

③与红球菌属的鉴别:星形诺卡菌对青霉素耐药,红球菌属则敏感。

④与棒状杆菌的鉴别:星形诺卡菌菌体呈丝状,而棒状杆菌属菌体一端或两端膨大呈棒状。

（二）巴西诺卡菌

巴西诺卡菌（*N. brasiliensis*）可侵入皮下组织,引起慢性化脓性肉芽肿,表现为肿胀、脓肿及多发性瘘管,好发于腿部,引起足分枝菌病（mycetoma）。多发于糖尿病、长期使用激素、免疫抑制剂或其他进行性疾病或免疫障碍性疾病的晚期。

该菌七叶苷、黄嘌呤、肌醇、甘露醇等试验均阳性,可与星形诺卡菌区别。

本章小结

结核分枝杆菌是引起人和动物结核病的病原菌,对结核病人的诊断主要是采集痰液等标本涂片、抗酸染色镜检找到结核分枝杆菌（抗酸杆菌呈红色）。金胺"O"荧光染色可提高阳性检出率。

结核分枝杆菌鉴定要点:菌体细长,抗酸染色阳性,培养时常用改良罗氏（L-J）培养基,pH 6.5～6.8,生长缓慢（1~8 周）,菌落呈干燥颗粒状,形似菜花状,不发酵糖类,脲酶、中性红试验阳性。

结核病通常伴发于 AIDS、免疫抑制剂使用或糖尿病等,以肺结核最为常见,也可波及全身各个系统,该菌易产生耐药性。

麻风分枝杆菌人工尚不能培养,主要引起人类麻风病。损害皮肤、黏膜和外周神经,致残率较高。

衣氏放线菌,厌氧和微需氧,引起化脓性慢性肉芽肿,可见"硫磺样颗粒",37℃ 4~6d 可长出微小菌落。

星形诺卡菌主要通过呼吸道入侵肺部,引起化脓性炎症与坏死,出现类似肺结核的症状;本菌特征:革兰氏阳性,菌体为丝状（45℃能生长）,抗酸染色弱阳性,生长缓慢,菌落较小,分解葡萄糖,不分解酪蛋白、酪氨酸和黄嘌呤。

（陈秀荣）

扫一扫,测一测

思考题

1. 结核分枝杆菌痰涂片抗酸染色镜检结果分级报告标准是什么？
2. 结核分枝杆菌的鉴定要点包括哪些？
3. 放线菌的培养特性主要有哪些？

第十三章　厌氧菌

学习目标

　　1. 掌握厌氧菌感染标本的采集与送检方法、检验程序;致病性厌氧芽孢梭菌主要的种类、生物学特性及鉴定要点。

　　2. 熟悉致病性厌氧芽孢梭菌的临床意义。

　　3. 了解无芽孢厌氧菌的生物学特性及临床意义。

　　4. 学会常见厌氧菌的检验方法。

　　5. 具备正确采集和处理常见厌氧菌检验标本及进行相关检测的能力。

第一节　厌氧菌概述

一、厌氧菌的概念、种类与分布

　　厌氧菌(anaerobic bacteria)是一大群只能在低氧分压或无氧条件下才能生长繁殖的细菌。根据其能否形成芽孢,厌氧菌分为有芽孢的厌氧菌和无芽孢的厌氧菌两大类,有芽孢的厌氧菌只有1个菌属,即梭状芽孢杆菌属。无芽孢的厌氧菌共有40多个菌属,300多个菌种和亚种。

　　厌氧菌广泛分布于自然界、人与动物的体表及与外界相通的腔道内,如皮肤、口腔、肠道、上呼吸道、泌尿生殖道黏膜等处,与需氧或兼性厌氧菌共同构成人体的正常菌群并保持其微生态平衡。在人体正常菌群中,厌氧菌占有绝对优势。

二、临床意义

　　厌氧菌在某些特定条件下,可引起内源性感染。当组织血液供给障碍(如外伤、肿瘤压迫、水肿)、皮肤黏膜受损(如烧伤),可导致组织缺氧或氧化还原电势(Eh)降低;各种原因引起机体免疫力下降(如接受免疫抑制剂治疗、放疗化疗、糖尿病等);菌群失调等状况下,容易引起厌氧菌感染。

　　当临床上出现黏膜附近的感染、感染局部产生大量气体、深部外伤、分泌物恶臭色暗、长期应用氨基糖苷类抗生素治疗无效者、胃肠术后感染、细菌性心内膜炎病人等情况,常规细菌培养呈阴性但镜检有菌,都应考虑厌氧菌感染。近年来,由于厌氧培养技术的不断发展与改进,使厌氧菌的检出率逐渐提高。

三、厌氧菌的微生物学检验

（一）标本采集与运送

标本的采集与运送是否符合要求,是厌氧菌培养成功的关键。厌氧菌标本的采集要遵循不能被正常菌群污染,尽量避免接触空气的原则。标本采集后应立即送检,运送至实验室后,应在30min内处理完毕,最迟不超过2h,以免其中的兼性厌氧菌过度生长而抑制厌氧菌的生长。运送厌氧菌感染标本的方法有针筒运送法、无氧小瓶运送法、标本充盈运送法、组织块运送法和厌氧袋运送法等。

（二）厌氧菌检验程序

临床标本厌氧菌检验程序见图13-1。

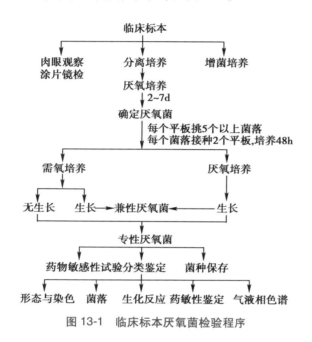

图13-1　临床标本厌氧菌检验程序

（三）检验方法

1. **直接镜检**　收到标本后应先观察其性状,包括气味,是否为脓性、血性,有无黑色坏死组织或黑色分泌物等。除血液标本外,各种临床标本在接种前均需直接涂片、革兰氏染色镜检,观察细菌的形态、染色特性及标本中的含菌量,以供进一步分离培养和判断结果时参考。

2. **分离培养**

（1）初代培养:临床标本中厌氧菌的初代培养比较困难,不仅要提供适合的厌氧环境,还要选择适当的培养基。常用的非选择性培养基有强化血琼脂平板(几乎能培养出所有的厌氧菌);选择性培养基有卡那万古冻溶血琼脂平板(适用于分离类杆菌属、普雷沃菌属和卟啉单胞菌属)、七叶苷胆汁平板(适于分离脆弱类杆菌)、CCFA培养基(适于分离艰难梭菌)以及卵黄平板和兔血平板(适用于分离产气荚膜梭菌)等。由于大多数厌氧菌的初代培养生长较缓慢,故37℃培养至少需要48h。若仍无生长现象,但直接镜检呈阳性,应继续培养5~7d。

（2）次代培养及厌氧菌确定:初代培养后,用放大镜观察平板上的菌落性状并记录,每个平板挑选4~6个不同性状的菌落,每个菌落分别接种2~3个平板。分别放入有氧和无氧环境培养48h进行耐氧试验,仅在无氧环境中生长则为专性厌氧菌。

3. **鉴定试验**

（1）形态与染色:根据厌氧菌的染色性、形态及某些特殊结构可作出初步鉴定,但由于培养基种类和培养时间不同,某些菌种的染色结果容易由革兰氏阳性转为革兰氏阴性。可用拉丝试验(方法是加30g/L氢氧化钾溶液1滴于载玻片上,用接种环挑菌与之混匀,1min后用接种环轻轻挑起,能拉起丝状的为革兰氏阴性菌,反之为革兰氏阳性菌)协助判断。

（2）菌落性状:根据菌落的基本性状及是否产生色素或荧光、是否溶血等特点可帮助鉴定。

（3）鉴定技术:可根据常规的生化反应鉴定,也可进行快速鉴定。由于细菌在代谢过程中所产生的酶可催化少量的基质迅速反应,在短时间内可判断结果。目前有专供厌氧菌鉴定的快速鉴定系统,如自动微生物鉴定系统 VITEK-ANI、MicroScan-ANI 等。另外,厌氧菌的鉴定可采用 PCR、基因探针和气液相色谱技术等快速鉴定方法。

4. **检验结果分析与报告**　根据革兰氏染色镜检、菌落性状及耐氧试验等发现厌氧菌可初步报告:"检出厌氧菌,形似×××菌";再根据生化反应及终末代谢产物作最终报告。

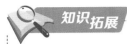

厌氧菌的分布与防治

在人体正常菌群中,厌氧菌占有绝对优势。如在人体肠道中,厌氧菌占到正常菌群的99%~99.9%,而大肠埃希氏菌只占0.1%。在皮肤、口腔、上呼吸道和阴道内的厌氧菌是其他细菌的5~100倍。根据临床资料统计,约60%的感染与厌氧菌有关,有些部位的感染(如脑脓肿、牙周脓肿及盆腔脓肿等)80%以上由厌氧菌感染所致。

目前,厌氧菌感染尚无特异性防治方法。手术时应注意体内无芽孢厌氧菌污染伤口,外科清创引流是预防厌氧菌感染的重要措施。厌氧菌通常对氨基糖苷类及四环素族抗生素不敏感,治疗时通常采用甲硝唑、替硝唑、青霉素、克林霉素、万古霉素等抗生素。

第二节 梭状芽孢杆菌属

梭状芽孢杆菌属(*Clostridium*)包括一群革兰氏阳性大杆菌,能形成芽孢,芽孢呈圆形或卵圆形,直径比菌体粗,使菌体膨大呈梭状。目前,在临床标本中可分离到梭状芽孢杆菌属中的20多个菌种。本菌属细菌对热、干燥和消毒剂均有较强的抵抗力,主要分布于土壤、人和动物肠道,多数为腐物寄生菌,少数为致病菌。致病菌通过分泌外毒素和侵袭性酶类致病。临床常见的致病性梭状芽孢杆菌包括破伤风梭菌、产气荚膜梭菌、肉毒梭菌和艰难梭菌等,能引起人类破伤风、气性坏疽、食物中毒及假膜性肠炎等疾病。

案例导学 13-1

病人李某,男,42岁,建筑工人,7d前在工地上干活,左脚底部刺入一根长约3cm的铁钉,自行拔除,经过简单包扎处理。6d后病人感觉颈部不适,并出现吞咽困难、牙关紧闭等症状,意识清楚,表情痛苦,立即入院治疗。

问题与思考:

1. 该病人可能感染了哪种病原微生物?

2. 如何对该微生物进行检验?

3. 鉴定该微生物的依据有哪些?

一、破伤风梭菌

破伤风梭菌(*C. tetani*)是引起破伤风的病原菌。该菌广泛存在于人和动物肠道,随粪便污染土壤,并能形成芽孢。

（一）生物学特性

1. 形态与染色 菌体细长呈杆状,长2~18μm,宽0.5~1.7μm。有周鞭毛,无荚膜。芽孢正圆形,大于菌体宽度,位于菌体顶端,呈鼓槌状,为本菌典型特征(图13-2)。初期培养物为革兰氏阳性,培养48h后,尤其芽孢形成后,细菌易转为革兰氏阴性。

2. 培养特性 专性厌氧,营养要求高,在普通培养基上不易生长。在血平板上可呈薄膜状生长,菌落扁平、半透明、灰白色、边缘疏松似羽毛状,伴β溶血。在庖肉培养基中,肉渣部分消化呈微黑色,产生少量气体,有腐

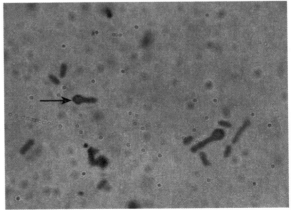

图13-2 破伤风梭菌

图片:破伤风芽孢梭菌

败性恶臭味。

3. **生化反应** 大多生化反应阴性,一般不发酵糖类,能液化明胶,产生 H_2S,多数菌株吲哚试验阳性,硝酸盐还原试验阴性。

4. **抵抗力** 该菌繁殖体与其他细菌相似,其芽孢抵抗力甚强,在土壤中可存活数十年,能耐干热 150℃ 1h,用高压蒸汽 121℃ 15~30min 或煮沸 100℃ 1h 可将其杀灭。其繁殖体对青霉素敏感。

（二）临床意义

破伤风梭菌引起破伤风感染,其主要致病物质是外毒素,又称破伤风痉挛毒素。痉挛毒素毒性极强,对人的致死量小于 1μg,易被蛋白酶分解。其感染的重要条件是局部伤口形成厌氧微环境。该菌由创伤处进入机体,细菌不侵入血流,但其分泌的外毒素（痉挛毒素）侵入血流,作用于脊髓前角运动神经细胞,该毒素能与神经细胞表面的神经节苷脂结合,封闭了脊髓抑制性突触,阻止抑制性突触末端释放神经递质,从而引起肌肉强直性痉挛,导致破伤风。

机体对破伤风的免疫主要是抗毒素免疫,属于体液免疫。一般预防破伤风应注射破伤风类毒素或百白破三联疫苗。紧急预防或治疗破伤风应注射破伤风抗毒素。

（三）微生物学检验

根据破伤风病人典型的临床表现和病史即可诊断,故一般不做细菌学检查。若有特殊需要,可做下列细菌学检查。

1. **标本采集** 从可疑的感染伤口处取脓汁、组织液或坏死组织块等。

2. **直接镜检** 取病灶处脓汁或坏死组织,直接涂片革兰氏染色,镜检见典型"鼓槌状"革兰氏阳性杆菌,可初步报告结果。

3. **分离培养** 将标本接种庖肉培养基,生长后转种至新鲜血平板,进行厌氧培养。在血平板上破伤风梭菌呈薄膜状迁徙生长。

4. **鉴定** 主要鉴定依据:涂片镜检见革兰氏阳性大杆菌,菌体呈典型的"鼓槌状";在庖肉培养基中,肉渣部分消化呈微黑色;厌氧血琼脂平板上呈薄膜状迁徙生长;生化反应特征为不发酵糖类,能液化明胶,产生 H_2S,多数菌株吲哚试验阳性,硝酸盐还原试验阴性。必要时做动物实验以做出最后鉴定。

5. **动物实验** 以培养滤液做小白鼠毒力试验和保护性试验,若毒力试验和保护性试验阳性,则证明培养滤液中有破伤风毒素存在。

案例导学 13-2

病人张某,男,50 岁,货运司机,车祸后左下肢严重挤压伤,外科处理后又因发热,左下肢肿胀、疼痛,继而局部皮肤变黑入院治疗。体检:局部皮肤紧张而发亮,按压皮肤有捻发音,并出现大小不等的水疱,水疱破溃处有棕黄色液体流出,恶臭。采集水疱液进行细菌学检查,见革兰氏阳性大杆菌,有荚膜和芽孢。

问题与思考:

1. 该病人可能感染了哪种病原微生物?

2. 如何对该微生物进行检验?

3. 鉴定该微生物的依据有哪些?

二、产气荚膜梭菌

产气荚膜梭菌（*C. perfringens*）是临床上引起气性坏疽的病原菌,在人体内形成荚膜。该菌广泛分布于自然界及人和动物肠道,其芽孢常存在于土壤中。

（一）生物学特性

1. **形态与染色** 本菌为革兰氏阳性粗大杆菌,长 3~19μm,宽 0.6~2.4μm。芽孢呈椭圆形,直径小于菌体宽度,位于中央或次极端。在无糖培养基中有利于芽孢形成,一般培养时不易形成芽孢。无鞭毛,在机体内可形成明显的荚膜（图 13-3）。

图片:产气荚膜梭菌

笔记

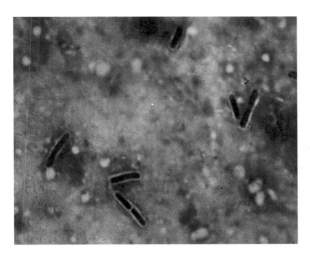

图 13-3　产气荚膜梭菌

2. 培养特性　非严格厌氧,在少量氧的环境下生长迅速,营养要求不高,在血琼脂平板上培养24h,形成直径2~4mm、圆形、凸起、表面光滑、边缘整齐的菌落。多数菌株有双层溶血环:内环是由 θ 毒素引起的狭窄的完全溶血环,外环是由 α 毒素引起的较宽的不完全溶血。在卵黄琼脂平板上,由于此菌能产生卵磷脂酶(α 毒素)分解卵黄中的卵磷脂,导致菌落周围出现混浊的乳白色环,若在培养基中加入 α 毒素的抗血清,则不出现混浊,该现象称为 Nagler 反应。在牛乳培养基中,能分解乳糖产酸使酪蛋白凝固,同时产生大量气体将凝固的酪蛋白冲成蜂窝状,并将液面上的凡士林层向上推挤,甚至冲开试管塞,气势凶猛,称为"汹涌发酵"现象,此为本菌主要特征之一。在疱肉培养基中生长迅速,产生大量气体,肉渣不被消化,变为粉红色。

3. 生化反应　所有菌株均能发酵葡萄糖、乳糖、麦芽糖和蔗糖,产酸产气,不发酵甘露醇或水杨苷,明胶液化试验阳性,H_2S 试验阳性,吲哚试验阴性,卵磷脂酶阳性。

4. 分型　根据产气荚膜梭菌产生外毒素种类的不同,可将其分为 A、B、C、D、E 5 个毒素型,对人致病的主要为 A 型和 C 型,其中 A 型最常见。

(二)临床意义

产气荚膜梭菌是气性坏疽的病原体,主要致病物质是外毒素、多种侵袭性酶类和荚膜。其外毒素有 α、β、γ 等 12 种,其中 α 毒素(卵磷脂酶)毒性最强,能分解人和动物细胞膜上的磷脂,破坏细胞膜,引起溶血、组织坏死及损伤,使血管通透性增加,导致组织水肿。同时,α 毒素还能促使血小板凝聚,导致血栓形成,局部组织缺血。

产气荚膜梭菌可导致:

1. 气性坏疽　是一种严重的创伤感染性疾病,多由 A 型引起。致病条件与破伤风梭菌相同,主要是大面积创伤,局部供血不足。临床表现为组织坏死、水肿胀气、有捻发音、恶臭、剧痛及全身中毒,好发于下肢,死亡率高达 40%~100%,创口常为两种以上细菌混合感染。

2. 食物中毒　主要由 A 型产气荚膜梭菌污染食物引起,临床表现为腹痛、腹泻、恶心、呕吐。1~2d 后自愈。

3. 坏死性结肠炎　C 型菌株污染食品产生 β 毒素引起坏死性结肠炎,此病发病急,有腹痛、腹泻、血便。

(三)微生物学检验

气性坏疽病情发展迅速,后果严重,应尽早作出细菌学报告。

1. 标本采集　一般采取创伤深部的分泌物、穿刺物、坏死组织块;坏死组织块等固体应研磨制成悬液。菌血症采集血液;食物中毒取可疑食物。由于本菌在组织中多不形成芽孢,故病理材料不需加热处理。

2. 直接镜检　从深部创口采集标本涂片染色,镜检见有荚膜的革兰氏阳性粗大杆菌;伴有其他杂菌(如葡萄球菌和革兰氏阴性杆菌);白细胞数较少且形态不规则,即可初步报告结果,对早期诊断有重要价值。

3. 分离培养　本菌在少量氧的环境下生长迅速,比较容易分离。标本可直接接种于血琼脂平板和卵黄琼脂平板,进行厌氧培养约18h;或在疱肉培养基增菌培养8~10h 后,再转种于上述平板培养。可观察菌落特点,并挑取菌落进行进一步鉴定。

4. 鉴定　主要鉴定依据:革兰氏阳性大杆菌,有荚膜,芽孢呈椭圆形,直径小于菌体宽度,位于中央或次极端。缺少芽孢;在牛乳培养基中出现"汹涌发酵"现象,为本菌鉴别的主要特征;厌氧血琼脂平板有双层溶血环;卵磷脂酶阳性;Nagler 反应阳性;发酵葡萄糖、乳糖、麦芽糖和蔗糖,产酸产气;不发酵甘露醇;明胶液化试验阳性;H₂S 试验阳性;吲哚试验阴性。主要代谢产物有乙酸和丁酸。必要时可做动物实验。

案例导学 13-3

病人黄某,男,38 岁,喜食发酵豆制品(臭豆腐、豆瓣酱等)。近日出现乏力、恶心、腹胀、头晕、声音嘶哑、吞咽困难,常出现复视等症状,入院治疗,体检斜视、眼睑下垂等。

问题与思考:

1. 该病人可能感染了哪种病原微生物?

2. 如何对该微生物进行检验?

3. 鉴定该微生物的依据有哪些?

三、肉毒梭菌

图片:肉毒梭菌

肉毒梭菌(*C. botulinum*)是引起肉毒中毒的病原菌,广泛分布于自然界,是一种厌氧性腐生菌。可产生毒性极强的肉毒毒素,通过污染的食品引起严重的神经中毒症状,死亡率极高。

（一）生物学特性

1. **形态与染色** 本菌为革兰氏阳性粗大杆菌,两端钝圆,长 4~6μm,宽 1~1.3μm。单独或成双排列,有时可见短链状。芽孢呈椭圆形,位于菌体次极端,大于菌体宽度,使菌体呈汤匙状或网球拍状(图 13-4)。有周身鞭毛,无荚膜。

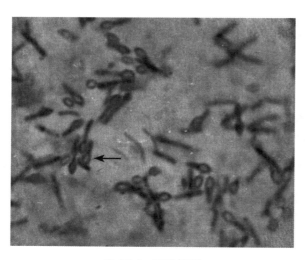

图 13-4 肉毒梭菌

2. **培养特性** 严格厌氧,营养要求不高,在普通琼脂平板上形成直径 3~5mm 不规则菌落,能产生脂酶,在血平板上有 β 溶血,在卵黄琼脂平板上,菌落周围出现混浊圈。常用庖肉培养基增菌,能消化肉渣,使之变黑,有腐败恶臭气味。

3. **生化反应** 生化特性随毒素型不同而有所差异。除 G 型外,各型均发酵葡萄糖和麦芽糖,不发酵乳糖,明胶液化试验阳性,H₂S 试验阳性,脂酶试验阳性,吲哚试验阴性。

4. **毒素与分型** 根据产生毒素的抗原特性的不同,肉毒梭菌分为 8 个型,以 A、B、C1、C2、D、E、F、G 表示。引起人类疾病的有 A、B、E、F 型,以 A、B 型常见,我国以 A 型多见。

5. **抵抗力** 肉毒梭菌芽孢的抵抗力很强,能耐热 100℃ 1h 以上。肉毒毒素不耐热,经 80~90℃加热 5~10min 或煮沸 1min 可灭活。

（二）临床意义

肉毒梭菌的主要致病物质是肉毒毒素,肉毒毒素是目前已知毒性最剧烈的外毒素,毒性比氰化钾强 1 万倍,纯结晶的肉毒毒素对人的致死量约为 0.1~1.0μg。肉毒毒素是一种神经毒素,作用于外周胆碱能神经,抑制神经肌肉接头处神经递质乙酰胆碱的释放,从而导致肌肉弛缓性麻痹。国外引起肉毒梭菌食物中毒的食品多见于腊肠、香肠或罐头等肉制品,国内 80% 是发酵的豆制品,其次是发酵的面制品。由肉毒梭菌引起的食物中毒胃肠道症状极少见,出现脑神经麻痹、眼部症状(眼复视、眼睑下

笔记

垂、斜视)、咽部肌肉麻痹(吞咽困难、语言障碍、声音嘶哑)、膈肌麻痹、呼吸困难。还可引起创伤感染中毒和婴儿肉毒中毒。防治该类疾病,应加强卫生管理和监督,食品应注意低温保存,加热食用。对肉毒毒素中毒的病人应尽早注射 A、B、E 三型多价抗毒素。

（三）微生物学检验

食物引起的肉毒中毒,其诊断主要依靠检出毒素。在检查毒素的同时进行细菌分离培养,并检测分离出的细菌是否产生毒素及毒素的型别。

1. 标本采集 及时获取可疑食品、早期病人的呕吐物、胃液、粪便及血清等,从病人血清中检出毒素是最直接、最有效的方法。外伤感染性肉毒中毒者的伤口坏死组织或渗出液也可作为检验标本。婴儿肉毒中毒的诊断必须在粪便中检出肉毒梭菌,并证实其产生毒素。

2. 直接镜检 为革兰氏阳性粗短杆菌,单独或成双排列,有时可见短链状。

3. 分离培养 严格厌氧培养,常用庖肉培养基增菌,以促进肉毒梭菌的生长和毒素的产生,再经动物接种和保护性试验,证明毒素的性质。若培养物中有毒素存在,可接种血琼脂和卵黄琼脂平板进行次代培养,厌氧培养 36~48h 后,取边缘有皱褶的可疑菌落做进一步生化鉴定和毒素检测。

4. 鉴定 涂片镜检为革兰氏阳性大杆菌,次极端芽孢,呈网球拍状;庖肉培养基中肉渣变黑,有腐败恶臭气味;肉毒毒素检测试验阳性。

5. 毒素检测 对可疑标本或培养物低温离心,取上清液进行毒素定性和型别鉴定,阳性可帮助诊断。

四、艰难梭菌

艰难梭菌(*C. difficile*)是人和动物肠道中的正常菌群。本菌对氧极为敏感,很难分离培养,故名艰难梭菌。近年来发现本菌与临床长期使用某些抗生素有关,可引起假膜性肠炎,目前已成为医院内感染的重要病原菌之一。

（一）生物学特性

1. 形态与染色 本菌为革兰氏阳性粗大杆菌,长 3.6~6.4μm,宽 1.3~1.6μm。有些菌株有周鞭毛,芽孢为卵圆形,位于菌体次极端,无荚膜。培养 2d 后常转为革兰氏阴性。

2. 培养特性 严格厌氧,最适生长温度为 30~37℃。在血琼脂、牛心脑浸液琼脂及 CCFA(环丝氨酸、头孢甲氧霉素、果糖和卵黄琼脂)等平板上,经 48h 培养后,菌落直径 3~5mm,圆形,略凸起,白色或淡黄色、不透明、边缘不整齐、表面粗糙。在血平板上不溶血,在卵黄琼脂平板上不形成乳浊环。CCFA 平板上生长的菌落在紫外线照射下可见黄绿色荧光。

3. 生化反应 发酵葡萄糖、果糖和甘露醇,不分解乳糖、麦芽糖与蔗糖,水解七叶苷,不分解蛋白质,明胶液化试验阳性,H_2S 试验阴性,吲哚试验阴性,硝酸盐还原试验阴性,不产生卵磷脂酶及酯酶。

（二）临床意义

艰难梭菌是人和动物肠道中的正常菌群,在幼儿的粪便中最常见。对氨苄西林、头孢菌素、红霉素、克林霉素等抗菌药物耐药,当临床长期使用这些抗菌药物后,导致肠道菌群失调,可引起抗菌药物相关性腹泻、假膜性结肠炎。艰难梭菌的主要致病物质是肠毒素和细胞毒素,可导致病人出现腹泻、腹痛,伴有发热、白细胞增多等全身中毒表现,严重者可危及生命。此外,艰难梭菌还可引起气性坏疽、菌血症、脑膜炎、肾盂肾炎、腹腔感染等。本菌对万古霉素和甲硝唑敏感。

（三）微生物学检验

1. 标本采集 应采集新鲜粪便标本或直肠拭子,立即送检。

2. 直接镜检 取标本直接涂片,革兰氏染色后镜检,镜下若见标本中有大量呈优势生长的革兰氏阳性粗长杆菌,结合病人长期大量使用抗生素的病史,可初步报告。

3. 分离培养 粪便标本可接种 CCFA 选择培养基,形成黄绿色荧光菌落,转种于庖肉培养基中进行纯培养,用于生化鉴定试验和毒素测定。

4. **鉴定** 本菌为革兰氏阳性粗大杆菌,芽孢卵圆形,位于菌体次极端;在 CCFA 平板上形成表面粗糙的黄色菌落;能发酵葡萄糖、果糖,不发酵乳糖,不分解蛋白质,H_2S 试验阴性,吲哚试验阴性,卵磷脂酶和酯酶阴性,毒素测定实验阳性。

5. **毒素检测** 取腹泻粪便标本,3 000r/min 离心 30min 后,取上清液过滤除菌,或庖肉培养基37℃ 4d 的培养液,离心沉淀,取上清液过滤除菌,进行细胞毒性试验、家兔肠祥试验及动物致死试验。除上述方法外,尚可用应用对流免疫电泳、ELISA 等直接测定毒素。

第三节　无芽孢厌氧菌

一、革兰氏阴性无芽孢厌氧杆菌

革兰氏阴性无芽孢厌氧杆菌是一大群不形成芽孢的厌氧杆菌,种类较多,包括类杆菌属、普雷沃菌属、紫单胞菌属和梭杆菌属等。它们属于人体的正常菌群,部分菌株可作为条件致病菌引起感染。

（一）脆弱类杆菌

1. **生物学特性** 脆弱类杆菌($B. fragilis$)是类杆菌属的代表菌种,为革兰氏阴性,长 $1.6\sim8.0\mu m$,宽 $0.8\sim1.3\mu m$。着色不均,两端圆而浓染,中间不着色或染色较浅,似空泡状。具有多形性。无鞭毛、无芽孢,可形成荚膜。严格厌氧,在血平板上经 $24\sim48h$ 厌氧培养后,菌落直径 $1\sim3mm$,圆形,微凸起,表面光滑,边缘整齐,半透明,灰白色,多数菌株不溶血。在胆汁七叶苷培养基中生长旺盛,菌落较大,能分解胆汁七叶苷,使培养基呈黑色,菌落周围有黑色晕圈。脆弱类杆菌能发酵葡萄糖、麦芽糖和蔗糖,水解七叶苷,耐 20% 胆汁,触酶试验阳性。主要代谢产物是乙酸、丙酸和琥珀酸,一般不产生丁酸。

2. **临床意义** 脆弱类杆菌占临床厌氧菌分离株的 25%,占类杆菌分离株的 50%,居临床厌氧菌分离株的首位。本菌是人和动物肠道等处的重要菌群,在一定条件下可引起人体内源性感染,如脑脓肿、腹膜炎、阑尾炎、女性生殖系统及盆腔感染。

3. **微生物学检验** 将临床标本革兰氏染色镜检,若发现革兰氏阴性杆菌,染色不均,具有多形性,疑为本菌。分离培养时可利用胆汁七叶苷平板和血平板接种标本,厌氧培养后观察菌落特征。结合发酵葡萄糖、麦芽糖和蔗糖,水解七叶苷,耐 20% 胆汁等生化试验做出鉴定。有条件时用气液相色谱检查其终末代谢产物,有助于快速诊断。

（二）产黑色素普雷沃菌

1. **生物学特性** 产黑色素普雷沃菌是普雷沃菌属的代表菌种,革兰氏阴性,球杆状,长 $1.0\sim3.5\mu m$,宽 $0.8\sim1.5\mu m$。排列成对或短链,两端钝圆,有浓染和空泡,呈多形性。无鞭毛、无芽孢、无荚膜。专性厌氧,在培养基中需加入氯化血红素和维生素 K 才能生长,$2\sim3d$ 后,菌落直径为 $0.5\sim3mm$,圆形、凸起、不透明,呈 β 溶血。菌落初形成时为灰白色,后呈黄色并逐渐呈浅棕色,$5\sim7d$ 由深棕色转为黑色。黑色素产生之前,用波长 366nm 紫外线照射菌落时,可见橘红色荧光。在溶血的培养基上,色素产生更快。本菌发酵葡萄糖、乳糖和蔗糖,触酶试验和脂酶试验阴性。

2. **临床意义** 产黑色素普雷沃菌主要寄居在正常人体的口腔、女性生殖道等部位,该菌是临床上较常见的条件致病菌,可引起内源性感染,常与其他厌氧菌、需氧菌或兼性厌氧菌引起混合感染。临床上是引起口腔、牙周感染及女性生殖系统感染常见菌之一。

3. **微生物学检验** 采集感染部位标本,涂片革兰氏染色镜检,若发现革兰氏阴性球杆菌,两端钝圆,着色不均,中间似有空泡,则接种血平板,厌氧培养 $2\sim7d$,观察其菌落形态。结合生化试验或气液相色谱检测其代谢产物,做出鉴定。

（三）不解糖紫单胞菌

1. **生物学特性** 不解糖紫单胞菌为紫单胞菌属(又称卟啉单胞菌属)的代表菌种,革兰氏阴性杆菌或球杆菌,长 $1.5\sim3.5\mu m$,宽 $0.8\sim1.5\mu m$。两端钝圆,着色不均匀。维生素 K_1 和氯化血红素可促进本菌生长及黑色素的产生,冻溶血较非冻溶血更有利于产生黑色素。在厌氧血琼脂平板上,35~37℃厌氧培养3~5d可形成1~2mm圆形、凸起、表面光滑、边缘整齐、棕色或黑色菌落。在未出现黑色素之前,用波长366nm的紫外线灯照射,可见红色荧光。不分解糖或弱分解糖,明胶液化阳性,吲哚试验阳性,触酶试验阴性,七叶苷水解和脂酶试验阴性。代谢产物为乙酸、丙酸和异戊酸等。

2. 临床意义 不解糖紫单胞菌主要分布于人类口腔、泌尿生殖道和肠道,在正常人体的检出率较低。主要引起人类牙周炎、牙髓炎、根尖周炎等口腔感染,也可引起胸膜炎、阑尾炎和细菌性阴道炎。

3. 微生物学检验 在病变部位采取标本,厌氧送检。镜检为革兰氏阴性杆菌或球杆菌,着色不均。接种血琼脂平板厌氧培养,观察其菌落形态。结合生化试验或气液相色谱检测其代谢产物,做出鉴定。

(四)具核梭杆菌

1. 生物学特性 具核梭杆菌属于梭杆菌属,是临床常见的革兰氏阴性无芽孢厌氧杆菌。菌体呈梭状,两端尖细,中间膨大,长5~10μm,宽1.0μm。有时菌体中有革兰氏阳性颗粒存在。无鞭毛,不能运动。严格厌氧,在血平板上生长良好。经48h培养后,菌落直径1~2mm,不规则圆形,略凸起,灰色、发光、透明。用透明光观察,菌落常显示珍珠光斑点,通常不溶血。生化反应不活泼。吲哚和DNA酶试验阳性,触酶试验阴性。硝酸盐还原试验阴性,在20%胆汁中不生长,脂酶试验阴性。主要代谢产物是丁酸。

2. 临床意义 具核梭杆菌为人体正常菌群,主要寄生于人类口腔、上呼吸道、肠道和泌尿生殖道,可与口腔中的奋森螺旋体混合感染,引起急性溃疡性咽峡炎,急性坏死牙龈炎。还可引起肺脓肿及胸腔等感染。

3. 微生物学检验 在感染部位取脓汁,菌血症病人取血液增菌培养。染色镜检为革兰氏阴性梭杆菌,两端尖细,中间膨大,似梭状。在20%胆汁中不生长,不发酵葡萄糖和甘露醇,不分解七叶苷,吲哚和DNA酶试验阳性。

二、革兰氏阳性无芽孢厌氧杆菌

革兰氏阳性无芽孢厌氧杆菌为人体皮肤、口腔、阴道、肠道的正常菌群,可引起内源性感染。包括丙酸杆菌属、乳杆菌属、双歧杆菌属、真杆菌属。

(一)生物学特性

本群包括丙酸杆菌属、乳杆菌属、双歧杆菌属、真杆菌属。为人体皮肤、口腔、阴道、肠道的正常菌群,可引起内源性感染。本群共同特点为革兰氏阳性,菌体与类棒状杆菌相似,两端可粗大,排列不规则,多呈"X""Y""人""川"等形状,大小不一、长短不等,有的出现分枝或分叉状,多形性明显。常见革兰氏阳性无芽孢厌氧杆菌的生化反应特征见表13-1。

表13-1 常见革兰氏阳性无芽孢厌氧杆菌的生化反应特征

生化反应特征	丙酸杆菌属	乳杆菌属	双歧杆菌属	优杆菌属
严格厌氧性	V	V	+	+
动力	−	−	−	V
触酶	V	−	−	−
吲哚	V	−	−	−
硝酸盐还原	V	−	−	V
主要代谢产物	丙酸	乳酸	乙酸+乳酸	丁酸

注:V表示11%~89%菌株阳性。

（二）临床意义

1. 丙酸杆菌属 丙酸杆菌属因发酵葡萄糖产生丙酮酸而得名。主要寄生在人体的皮肤与乳制品中。痤疮丙酸杆菌是皮肤上的优势菌，存在于毛囊、汗腺中，与痤疮、酒渣鼻有关，也可成为腰穿刺液、骨穿刺液的污染菌，其他菌种也可引起上颌窦、软组织感染。

2. 乳杆菌属 乳杆菌属因发酵糖类产生大量乳酸而得名。乳杆菌属是人肠道、阴道、口腔正常菌群，也广泛存在于乳制品中（如奶酪、酸奶）。一般不致病，并可抑制致病菌的生长。仅少数菌种具有致病性，可引起亚急性细菌性心内膜炎、败血症、盆腔脓肿等。此外，嗜酸乳杆菌还与龋齿的形成有关。在免疫功能低下时，乳杆菌可引起反复感染。

3. 双歧杆菌属 双歧杆菌属为人类和动物肠道内重要的正常菌群，在肠道正常菌群中占有很高比例，在婴儿尤为突出。在正常情况下，双歧杆菌与人类保持着和谐的共生关系，对人体的微生态平衡有重要调节作用，除齿双歧杆菌外，均不致病。

4. 真杆菌属 真杆菌属又称优杆菌属，是人和动物口腔和肠道正常菌群，对人体有营养、维持肠道生态平衡功能，少数菌种可致病。

（三）微生物学检验

确定为厌氧菌后，在排除芽孢存在的前提下，进行属间推断性鉴别（表13-2）。

表13-2 常见革兰氏阳性无芽孢厌氧杆菌菌属间和放线菌属推断性鉴别

菌属	主要特征	G+C %
丙酸杆菌属	主要代谢产物丙酸	53%~67%
乳杆菌属	唯一的代谢产物乳酸	32%~53%
双歧杆菌属	代谢产物乙酸>乳酸	55%~67%
真杆菌属	主要代谢产物乙酸、丁酸、甲酸	30%~40%
放线菌属	代谢产物琥珀酸、乳酸、少量乙酸和甲酸	57%~69%

三、厌氧球菌

厌氧球菌是临床厌氧感染的重要病原菌，约占临床厌氧菌分离株的25%，其中主要包括革兰氏阳性的消化链球菌属、消化球菌属和革兰氏阴性的韦荣球菌属。

（一）消化链球菌属

1. 生物学特性 革兰氏阳性，但易变为阴性，菌体呈圆形或卵圆形，大小不等，直径0.3~1.0μm，常成双或短链状排列。无鞭毛，无芽孢，无荚膜。专性厌氧，生长缓慢。最适生长温度为35~37℃，经48h培养，在血平板上形成灰白、不透明、边缘整齐、凸起、不溶血的小菌落。多数不发酵葡萄糖和乳糖，不产生吲哚，不产生脲酶，硝酸盐还原试验阴性。对多聚茴香脑磺酸钠敏感性高。

2. 临床意义 消化链球菌属是人和动物口腔、上呼吸道、肠道、女性生殖道等部位的正常菌群。代表菌为厌氧消化链球菌，可引起人体各部组织和器官的感染，在临床厌氧菌分离株中占比例较高，仅次于脆弱类杆菌，居第2位。临床上以混合感染多见，可与金黄色葡萄球菌或溶血性链球菌协同引起严重创伤感染。该菌还可导致细菌性心内膜炎。

3. 微生物学检验 从感染部位采集标本，做直接涂片镜检和分离培养。接种血琼脂平板及含血清硫乙醇酸盐培养基或庖肉培养基，厌氧培养2~4d后，培养物常有恶臭。根据菌落形态和革兰氏染色报告初步结果；结合生化反应、抗菌药物敏感试验及气液相色谱分析代谢产物做出鉴定。

（二）消化球菌属

1. **生物学特性** 革兰氏阳性球菌，直径 0.3~1.3μm，单个、成双、短链或成堆排列。无芽孢，无荚膜。专性厌氧，生长缓慢，厌氧培养 2~4d 形成黑色不溶血的小菌落，接触空气后染色变浅，传代后黑色消失，用庖肉培养基培养后又可产生黑色素。不发酵糖类，触酶试验阳性，凝固酶试验阴性，吲哚试验阴性，脲酶试验阴性，硝酸盐还原试验阴性。

2. **临床意义** 消化球菌属是人体正常菌群之一，黑色消化球菌是唯一菌种。黑色消化球菌常与其他细菌一起引发混合感染，包括腹腔感染，肝脓肿，外阴、阴道及盆腔感染，肺部和胸膜感染，口腔感染，颅内感染以及皮肤和软组织感染等。

3. **微生物学检验** 检查方法与消化链球菌基本相同。可通过形态、染色、培养特性和生化反应等与消化链球菌鉴别。

（三）韦荣球菌属

1. **生物学特性** 革兰氏阴性球菌，直径 0.3~0.5μm，可成双、聚集及短链状，近似奈瑟菌。无动力，厌氧生长，需要 CO_2。最适生长温度为 30~37℃，厌氧血琼脂上菌落细小、圆形、凸起、灰白色，紫外线照射显红色荧光。硝酸盐还原试验阳性，分解乳酸盐产生乙酸盐、丙酸盐、CO_2 和 H_2。氧化酶阴性，不分解碳水化合物。

2. **临床意义** 韦荣球菌属中以小韦荣球菌和产碱韦荣球菌最常见，是口腔、咽部、胃肠道和女性生殖道的正常菌群，为条件致病菌，引起人体内源性感染，感染多为混合感染。

3. **微生物学检验** 韦荣球菌的初步鉴定是根据菌落和镜检形态、荧光色素、对特定抗菌药物的敏感性和一些快速生化特性。确切鉴定依赖糖类发酵试验和气液相色谱分析。如发现细小的革兰氏阴性球菌，成双或短链状排列，硝酸盐还原试验阳性，对多黏菌素和卡那霉素敏感而对万古霉素耐药，厌氧血琼脂上菌落细小、圆形、凸起、灰白色，紫外线照射显红色荧光，可初步鉴定为韦荣球菌属。在常规鉴定工作中，分离出韦荣球菌，报告菌属即可。

本章小结

　　厌氧菌是一群专性厌氧，在无氧条件下才能生长的细菌。厌氧菌广泛分布于自然界、人与动物的体表及与外界相通的腔道内，如皮肤、口腔、肠道、上呼吸道、泌尿生殖道黏膜等处，与需氧或兼性厌氧菌共同构成人体的正常菌群，但也可成为条件致病菌。

　　厌氧菌标本的采集、运送过程中必须避免正常菌群污染，避免接触氧气，采集后应立即送检。运送厌氧菌感染标本的方法有针筒运送法、无氧小瓶运送法、标本充盈运送法、组织块运送法和厌氧袋运送法等。

　　根据其能否形成芽孢，厌氧菌分为有芽孢厌氧菌和无芽孢厌氧菌两大类。临床常见的致病性梭状芽孢杆菌包括破伤风梭菌、产气荚膜梭菌、肉毒梭菌和艰难梭菌等，能引起人类破伤风、气性坏疽、食物中毒及假膜性肠炎等疾病。鉴定主要通过涂片镜检、厌氧培养、毒性检测等。无芽孢厌氧菌鉴定根据染色镜检、菌落特征、生化反应和气液相色谱分析。

（龙小山）

扫一扫，测一测

思考题

1. 破伤风梭菌的形态染色特性及防治原则是什么？
2. 运送厌氧菌感染标本的常用方法有哪些？
3. 产气荚膜梭菌的主要鉴定依据是什么？

第十四章　其他原核细胞型微生物

学习目标

　　1. 掌握钩端螺旋体和梅毒螺旋体生物学特性及微生物学检验,支原体的生化反应鉴别及微生物学检验,衣原体的微生物学检验。

　　2. 熟悉支原体与 L 型细菌的区别,立克次氏体的微生物学检验。

　　3. 了解螺旋体、支原体、衣原体、立克次氏体的临床意义。

　　4. 具有正确采集和处理其他原核细胞型微生物标本并进行相关检测的能力。

　　5. 能正确选择试验项目对其他原核细胞型微生物进行检测并判断结果。

第一节　螺　旋　体

　　螺旋体(spirochete)是一类细长、柔软、弯曲、运动活泼,革兰氏染色阴性的原核细胞型微生物。其基本结构及生物学性状与细菌相似,故分类学上列入广义的细菌范畴。

　　螺旋体在自然界和动物体内分布广泛,种类繁多,包括 2 个科 7 个属,其中引起人类疾病的有钩端螺旋体属、密螺旋体属和疏螺旋体属。

一、钩端螺旋体

　　钩端螺旋体属(*Leptospira*)分为致病性(问号钩端螺旋体)和非致病性(双曲钩端螺旋体)两种,致病性钩端螺旋体引起人类和动物的钩端螺旋体病(简称钩体病)。

　　(一)生物学特性

　　1. **形态与染色**　钩端螺旋体长 6~12μm,宽 0.1~0.2μm,螺旋细密而规则,在光学显微镜下看不清螺旋,其特点是菌体一端或两端弯曲呈钩状,菌体呈问号状、C 形或 S 形。暗视野显微镜下,似细小珍珠样排列的细链,沿长轴旋转或扭转伸屈运动。可用免疫荧光检查,用 Fontana 镀银染色,钩端螺旋体被染成棕褐色(图 14-1)。

　　2. **培养特性**　营养要求较高,最适 pH 7.2~7.6,低于 pH 6.5 时死亡。最适生长温度为 28~30℃,生长缓慢,常用含 10%兔血清的柯氏(Korthof)培养基培养。在液体培养基中,28℃培养 1 周左右,肉眼可见半透明云雾状混浊;固体培养基上,28℃培养 2 周左右,可形成透明、不规则的扁平菌落。

　　3. **抗原构造**　钩端螺旋体主要有属特异性抗原、群特异性抗原和型特异性抗原。应用显微镜凝集试验(MAT)将钩端螺旋体属进行血清群及血清型的分类。

　　目前问号钩端螺旋体至少可分为 25 个血清群、273 个血清型,其中我国已至少存在 19 个血清群、

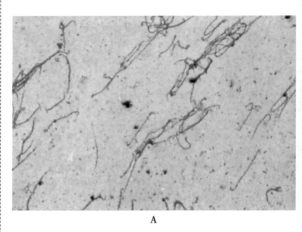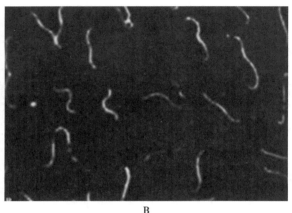

图14-1　钩端螺旋体
A.镀银染色(×1 000);B.暗视野显微镜(×1 500)

75个血清型。

4. **抵抗力**　对酸、碱敏感,对热抵抗力弱,60℃ 1min即死亡。1%苯酚经10~30min可杀灭。在夏秋季酸碱度中性的湿土或水中可存活20d以上,甚至数月,这在疾病的传播上有重要意义。

(二)临床意义

钩端螺旋体具有内毒素和溶血素等致病物质,引起人和动物钩端螺旋体病,是一种自然疫源性疾病。自然界中主要感染野生动物和家畜。鼠类和猪为重要的储存宿主和传染源,在其体内肾小管中长期繁殖,其血和粪、尿中含有大量钩端螺旋体,污染土壤和水源。人接触后,经破损皮肤伤口、眼结膜、鼻和口腔黏膜侵入而感染。本病特点是起病急,早期高热、疲乏无力、头痛、全身酸痛、眼结膜充血、腓肠肌压痛、浅表淋巴结肿大等。后期表现为肺、肝、肾等组织器官出血和坏死,病情较为凶险,甚至发生DIC或死亡。

病后对同型钩端螺旋体有持久的免疫力,以体液免疫为主。预防钩端螺旋体病,应积极防鼠、灭鼠,对带菌家畜加强管理。易感人群或流行疫区人群接种灭活多价钩端螺旋体疫苗,加强特异性预防。对病人治疗首选青霉素,其次为庆大霉素、多西环素等。

(三)微生物学检验

钩端螺旋体传染性较强,检验时要严格遵守消毒隔离规定,防止实验室感染。

1. **标本**　病原学检查时,发病7~10d内取外周血,两周后取尿液。有脑膜刺激症状者取脑脊液。血清学检查时,最好采取病程早、晚期双份血清,一般在发病初和发病后3~4周各采集一次。

2. **鉴定**　钩端螺旋体的鉴定包括直接镜检、分离培养、血清学检查和动物实验等。

(1) **直接镜检**:将标本离心后用暗视野显微镜检查,或经Fontana镀银染色用普通光学显微镜检查,亦可用直接免疫荧光法检查。

(2) **分离培养**:血、尿标本接种Korthof培养基,置28~30℃培养2~4周,每5~7d取培养物用暗视野显微镜检查有无生长。如有钩端螺旋体存在,用已知诊断血清鉴定其血清群和血清型。30d未生长者,可判为阴性。

(3) **血清学检查**:一般用发病初期和发病第3~4周双份血清,检测抗体效价的变化。常用显微镜凝集试验、间接红细胞溶解试验、乳胶凝集试验及凝集抑制试验检测,TR/Patoc Ⅰ特异性属抗原玻片凝集试验(双曲钩端螺旋体Patoc Ⅰ株经80℃加热10min后作为属特异性抗原,能与所有感染不同血清群、型致病性钩端螺旋体的病人血清中IgM抗体发生凝集反应)和ELISA可用于早期快速诊断。

显微镜凝集试验是灵敏度与特异度较高的试验,其基本方法是:用我国标准菌株或当地常见菌株型别的活钩端螺旋体做抗原,分别与不同稀释度病人血清(经56℃ 30min灭活)混合,28~30℃ 2h,然后用暗视野显微镜检查,若待检血清中有相应抗体存在时,则钩端螺旋体被凝集成团或如蜘蛛样。一般病人"++"凝集效价≥320或恢复期血清比早期血清效价≥4倍时有诊断意义。

(4) **动物实验**:是分离钩端螺旋体的敏感方法,尤其适用于有杂菌污染的标本。常用幼龄豚鼠或

6周龄金地鼠,将标本注入动物腹腔,一般3~7d内发病,观察动物体温、厌食、流泪、竖毛等症状。自第1周末起,取心血及腹腔液暗视野显微镜检查并作分离培养。动物病死后解剖,可见皮下和肺部有大小不等的出血灶,呈蝴蝶状,具有诊断价值。肝和脾脏组织显微镜下可见大量钩端螺旋体存在。

二、梅毒螺旋体

案例导学 14-1

病人,男,30岁,3个月前发现外生殖器有1cm大小的无痛性溃疡,较硬,未治自愈。近日,因出现不规则发热,躯干及四肢等处出现玫瑰色皮疹而就诊。查体:体温36.8℃,躯干及四肢近端对称分布玫瑰色皮疹,压之褪色,互不融合,腹股沟、腋窝等处淋巴结肿大,外生殖器检查未见皮损。

问题与思考:

1. 该病人可能感染了何种病原微生物?

2. 如何对该微生物进行检验?

梅毒螺旋体(*T. pallidum*,TP)属于密螺旋体属中苍白密螺旋体中的苍白亚种,是引起人类梅毒的病原体。

（一）生物学特性

1. **形态与染色** 梅毒螺旋体长6~15μm,宽0.1~0.2μm,有8~14个呈锐角弯曲且规则致密的螺旋,两端尖直,用暗视野观察其活泼运动方式,运动方式包括:①旋转式,围绕其长轴运动;②蛇行式,全身弯曲如蛇行;③伸缩式,伸缩螺旋间距离而移动。观察运动方式,有助于与其他螺旋体的鉴别。荧光抗体染色或用Fontana镀银染色,镀银染色呈棕褐色(图14-2)。

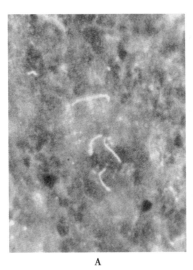 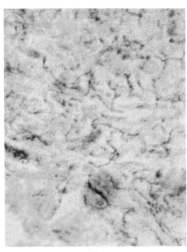

A　　　　　　　　　　　B

图14-2 梅毒螺旋体
A. 睾丸组织(荧光抗体染色);B. 病理组织(镀银染色×100)

2. **培养特性** 梅毒螺旋体不能在无生命人工培养基中生长繁殖。采用棉尾兔单层上皮细胞培养,可生长繁殖并保持其毒力。

3. **抵抗力** 梅毒螺旋体的抵抗力很弱,对干燥、热、冷及一般消毒剂敏感。离体后在外环境中干燥1~2h、50℃加热5min、4℃ 3d即可死亡。故血液置4℃存放3d可避免传染梅毒的危险。对青霉素、四环素、红霉素及砷制剂等敏感。

（二）临床意义

自然情况下,梅毒螺旋体只感染人,人是唯一的传染源。主要经过直接接触传播或间接接触(如输血)传播引起获得性梅毒,另外,也可经胎盘垂直传播,引起胎儿先天性梅毒。

1. **获得性梅毒** 分为三期,以反复、潜伏和再发为特点。

Ⅰ期梅毒:亦称初期梅毒,感染后3周左右局部出现无痛性硬下疳,多见于外生殖器,其溃疡渗出液中有大量梅毒螺旋体,传染性极强。经1个月左右,硬下疳自然愈合。进入血液中的螺旋体潜伏于体内,经2~3个月无症状的潜伏期后进入Ⅱ期。

Ⅱ期梅毒:发生于硬下疳出现后2~8周,主要表现为全身皮肤黏膜出现梅毒疹,全身淋巴结肿大,也可累及骨、关节、眼及其他脏器。梅毒疹及淋巴结中有大量梅毒螺旋体,有较强传染性。若不治疗,一般在3周~3个月后症状可消退,但常反复发作。经2年左右或更长时间潜伏,部分病人可发作进入Ⅲ期。

Ⅲ期梅毒:亦称晚期梅毒,发生于感染2年以后,亦可长达10~15年。病变累及全身组织和器官,基本病理性损害为慢性肉芽肿,局部因动脉内膜炎所引起的缺血而使组织坏死。主要表现为皮肤黏膜出现溃疡性坏死灶或内脏器官肉芽肿样病变(梅毒瘤)。严重者经10~15年后,引起心血管及中枢神经系统病变,导致动脉瘤、脊髓痨或全身麻痹等。此期病灶中不易找到梅毒螺旋体,传染性小,病程长,破坏性大,可危及生命。

2. **先天性梅毒** 先天性梅毒又称胎传梅毒,多发生于妊娠4个月,系母体梅毒螺旋体通过胎盘进入胎儿体内,可致胎儿全身感染,引起流产、早产或死胎。先天性梅毒患儿,常呈锯齿形牙、马鞍鼻、间质性角膜炎和先天性耳聋等特殊体征。

人体对梅毒无先天免疫力,机体对梅毒螺旋体的免疫主要是传染性免疫,即有螺旋体存在时就有免疫力,螺旋体消灭后免疫力也随之消失。预防重点是加强卫生宣传教育,梅毒确诊后,应及早进行彻底治疗,治疗主要选用青霉素。

(三)微生物学检验

1. **标本** 最适标本是硬下疳渗出液,其次是梅毒疹渗出液或局部淋巴结抽出液,可用暗视野显微镜作直接检查。血清学试验可采集血液,分离血清送检。

2. **鉴定** 梅毒螺旋体鉴定包括直接检查和血清学诊断试验等。

(1)直接检查:取Ⅰ、Ⅱ期病人病灶标本制成湿片,置暗视野显微镜检查,若见有运动活泼,呈现旋转、蛇行、伸缩等运动的螺旋体,即有诊断意义;或将标本制成干片,进行镀银染色,镜下可见棕褐色密螺旋体。组织块等标本也可用直接荧光抗体检测法,置荧光显微镜下,可见发荧光的梅毒螺旋体。

(2)血清学诊断试验:分为非梅毒螺旋体抗原血清试验和梅毒螺旋体抗原血清试验。

人体感染梅毒螺旋体后,机体对感染早期被损害的宿主细胞以及梅毒螺旋体细胞表面所释放的脂类物质发生免疫应答,经3~4周产生抗类脂抗体(反应素)。抗体主要为IgG和IgM,对机体无保护作用。未经治疗的病人,其血清内的反应素可长期存在,治疗后,抗体逐渐减少,故可用于观察疗效和判断预后。目前,非梅毒螺旋体抗原血清试验均是利用心磷脂、卵磷脂及胆固醇作为抗原的絮状凝集试验。梅毒螺旋体抗原血清试验是以梅毒螺旋体为抗原的特异性抗原抗体反应,用以检测梅毒抗体。

临床以非梅毒螺旋体抗原血清试验进行初筛试验,以梅毒螺旋体抗原血清试验做确认试验(表14-1)。

表14-1 梅毒螺旋体血清学常用试验

试验类型	试验名称(英文缩写)
非梅毒旋体抗原血清试验	性病研究实验室试验(VDRL)
	快速血浆反应素环状卡试验(RPR)
	甲苯胺红不加热血清试验(TRUST)
梅毒螺旋体抗原血清试验	梅毒螺旋体明胶颗粒凝集试验(TPPA)
	梅毒螺旋体血球凝集试验(TPHA)
	荧光梅毒螺旋体抗体吸收试验(FTA-ABS)
	梅毒螺旋体酶联免疫吸附试验(TP-ELISA)
	梅毒螺旋体蛋白质印迹法(TP-WB)

注:WHO推荐用VDRL、RPR法对血清进行初筛试验,阳性者用FTA-ABS、TPPA和ELISA等进行确认试验。

三、其他常见螺旋体

其他常见螺旋体,有伯氏疏螺旋体、回归热疏螺旋体和奋森疏螺旋体等。其主要特点参见表14-2。

表14-2　三种常见螺旋体主要特点

种类	形态特点	所致疾病	微生物学检验
伯氏疏螺旋体	有5~10个不规则的螺旋,两端稍尖	主要引起莱姆病,是一种自然疫源性传染病。贮存宿主主要是鼠和鹿,也可经蜱媒传播。以游走性红斑皮损为特征,可伴有头痛、发热、颈硬、肌痛和关节痛等	暗视野显微镜下可见滚动、扭曲或翻转运动的螺旋体。但不易检出。更多则用免疫荧光和ELISA检测特异IgM和IgG抗体;也可用PCR、蛋白质印迹法分析。从感染的蜱中分离较皮损中分离阳性率高
回归热疏螺旋体	与伯氏螺旋体相似,呈波状	以节肢动物为媒介引起人类回归热。分为流行性回归热和地方性回归热。症状为高热、头痛、肝脾肿大,持续1周消退,间隔1~2周发作,反复发作与缓解交替	发热时,取外周血制片暗视野或染色后见螺旋体可初步诊断。可用BSK培养基从蜱或病人血中培养出螺旋体
奋森疏螺旋体	形态纤细,有3~8个大而不规则的螺旋,两端4~6根鞭毛,运动活泼,革兰氏阴性	与梭杆菌共生,协同引起溃疡性牙龈炎或咽峡炎,溃疡面上有灰白色假膜。表现为牙龈肿痛、口臭、出血,颈部淋巴结肿大等	病灶标本涂片制成厚片,革兰氏染色,可见革兰氏阴性梭杆菌和螺旋体共存,奋森螺旋体有3~8个大而不规则的螺旋

第二节　支　原　体

支原体(mycoplasma)是一类无细胞壁,形态上呈多态性,能通过细菌滤器,在无生命培养基中生长繁殖的最小的原核细胞型微生物。

支原体在自然界分布广泛,已分离到150余种。人体支原体至少有15种,对人类致病的主要有肺炎支原体(*M. pneumoniae*)、人型支原体(*M. hominis*)、生殖道支原体(*M. genitalium*)和解脲脲原体(*U. urealyticum*)等。

一、生物学特性

（一）形态与染色

一般大小为0.2~0.3μm,很少超过1μm。因为没有细胞壁,呈高度多形态性,如球形、杆形、长丝形及分枝状。革兰氏染色阴性,但不易着色,常用吉姆萨(Giemsa)染色,呈淡紫色。

（二）培养特性

支原体的营养要求较一般细菌高,除基础培养基外,宜加入10%~20%灭活的小牛或马的血清提供胆固醇与其他长链脂肪酸、新鲜的酵母浸液、青霉素G及pH指示剂。对低渗透压敏感。最适pH 7.6~8.0(解脲脲原体最适pH为6.0~6.5),需氧或兼性厌氧,在含5%~10% CO_2或85%~90% N_2和5% CO_2厌氧环境培养生长较好。最适生长温度为37℃。生长较缓慢,人型支原体、解脲脲原体需培养2~4d,肺炎支原体通常需要21d或更久。

在含1.4%琼脂的固体培养基上培养,菌落呈圆形、光滑、边缘整齐,有时形成较为典型的"油煎蛋"样菌落(图14-3),其核心较厚,向下长入培养基,周边为一层薄薄的透明区。用肉汤培养基培养时,如果指示剂变色,应立即转种,以防其失去繁殖能力。

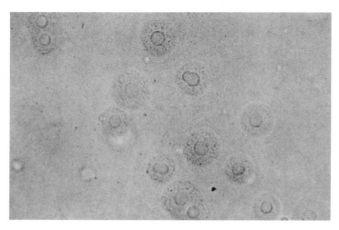

图 14-3　肺炎支原体"油煎蛋"样菌落

（三）生化反应

根据分解葡萄糖、利用精氨酸、水解尿素等可初步鉴定支原体（表 14-3）。

表 14-3　支原体生化反应鉴别

支原体种类	葡萄糖	精氨酸	尿素
肺炎支原体	+	−	−
人型支原体	−	+	−
生殖道支原体	+	−	−
解脲脲原体	−	−	+

（四）抵抗力

支原体对热、干燥、低渗及多种消毒剂敏感，但对醋酸、结晶紫和亚碲酸盐有较强耐受性，可用于分离培养时抑制其他细菌生长。耐冷，液氮或 −70℃ 能长期冻存，需要检验时置 35℃ 水浴中迅速融化。4℃ 放置不宜超过 3d。干燥标本中难以分离出支原体。

二、临床意义

支原体广泛存在于自然界中，常为哺乳类及禽类的口腔、呼吸道及泌尿生殖道定植的共生菌群。主要引起人类呼吸道、泌尿生殖道感染等。肺炎支原体的主要致病物质有 P_1 蛋白、糖脂抗原和荚膜多糖，可引起人类原发性非典型肺炎，主要通过呼吸道飞沫传播。人型支原体、解脲脲原体和生殖道支原体可通过性接触传播，引起人类非淋球菌性和非衣原体性泌尿生殖道感染，如尿道炎、睾丸附睾炎、慢性前列腺炎、阴道炎、宫颈炎等。

支原体无细胞壁，对青霉素、头孢菌素类抗菌药物不敏感，治疗常用红霉素、阿奇霉素、多西环素等。

支原体是细胞培养中常见的污染源，可影响培养的细胞生长，故在细胞培养时应注意支原体污染的监测。

三、微生物学检验

（一）标本

一般可用病人的痰、咽拭子、鼻咽洗液、支气管分泌物、穿刺液、尿道和子宫颈拭子及各种分泌物，因为支原体有黏附细胞作用，所以最好采用拭子标本。支原体对干燥敏感，注意即采即种或置于转运培养基（蔗糖磷酸盐缓冲液）。存 4℃ 冰箱不宜超过 72h，液氮或 −70℃ 可长期保存。

（二）肺炎支原体的鉴定

除根据形态、菌落和生化反应特征外，还可做以下试验帮助鉴定。

1. **溶血试验** 在生长有疑似肺炎支原体的专用平板上,加一层含 8%豚鼠红细胞琼脂,37℃孵育过夜,如在菌落周围出现溶血环者为阳性。

2. **生长抑制试验** 将含可疑肺炎支原体菌落琼脂块切下,转种于专用液体培养基中,孵育一星期后,吸取 0.3ml 培养液,涂布于专用固体平板上,待稍干后,再贴上浸有肺炎支原体抗体滤纸片,37℃孵育,平板上出现抑制生长环者为阳性,该试验特异度高于其他试验。

3. **冷凝集试验** 将病人血清稀释后与人 O 型 Rh 阴性血清在 4℃做凝集试验。约 50%肺炎支原体感染者为阳性(≥64),效价越高或双份血清呈 4 倍以上升高,则肺炎支原体近期感染的可能性越大。

（三）解脲脲原体的鉴定

解脲脲原体生物学特性对 pH 要求较低(6.0),可分解尿素产氨,使酚红指示剂变色,不分解葡萄糖、精氨酸,在鉴定中常用:

1. **代谢抑制试验** 解脲脲原体分解尿素,当加入特异性抗血清后,可抑制相对应血清型菌株生长,培养基中指示剂酚红不显色。

2. **生长抑制试验** 同肺炎支原体鉴定操作。其结果必须在低倍镜下,观察制片周围抑菌环及宽度,该方法特异度高,但灵敏度差。

（四）支原体与 L 型细菌鉴别

支原体应与 L 型细菌相区别(表 14-4),后者在去除诱因(如抗菌药物)后容易返祖为原细菌。

表 14-4 支原体与 L 型细菌生物学特性的异同点

生物学特性	支原体	L 型细菌
培养特性	在一般培养基中稳定	大多需高渗培养
菌落	菌落小,直径 0.1~0.3mm	菌落稍大,直径 0.5~1.0mm
形态与大小	多形态,大小基本一致	多形态,大小相差悬殊
细胞壁	无	无
细胞膜	含高浓度胆固醇	不含胆固醇
对低渗敏感	敏感	敏感

第三节 衣 原 体

衣原体(chlamydia)是一类严格细胞内寄生,有独特发育周期,能通过常用细菌滤器的原核细胞型微生物。其主要特征为专性细胞内寄生,革兰氏染色阴性并有近似的细胞壁结构,含 DNA 和 RNA 及核糖体,对多种抗菌药物敏感,有独立的生活周期,但酶系统不完善,必须依靠宿主细胞提供代谢能量。

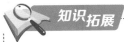

汤飞凡与沙眼衣原体

沙眼衣原体是沙眼的病原体,是我国学者汤飞凡(1897—1958)在 1955 年采用鸡胚卵黄囊接种法在世界上首次分离培养成功,为人沙眼的研究做出重大贡献,被称为"衣原体之父"。汤飞凡曾任国际微生物学会理事、中国微生物学会理事长、中国国家菌种保藏委员会主任委员。1981 年获国际沙眼防治组织追赠颁发的"沙眼金质奖章"。

衣原体广泛寄生于人类、哺乳动物及禽类,仅少数能致病,能引起人类疾病的衣原体主要有沙眼衣原体、肺炎衣原体和鹦鹉热衣原体。目前在发达国家由衣原体感染所致的性传播疾病增加很快,已超过淋病奈瑟菌感染。

衣原体属中按照抗原结构和 HNA 同源性等特点,分为沙眼衣原体、鹦鹉热衣原体、肺炎衣原体和兽类衣原体 4 种。

一、生物学特性

(一)形态、染色和生活周期

衣原体一般呈圆形或卵圆形,光学显微镜下勉强可见。Giemsa 染色呈淡蓝色或紫色。衣原体有独特的生活周期,以两种发育类型存在(图 14-4)。

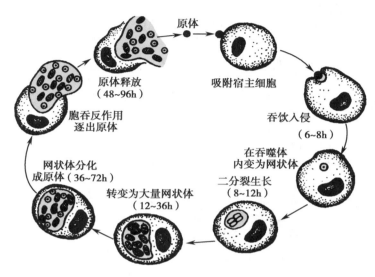

图 14-4 衣原体发育周期

1. **原体** 为细胞外存在形式,较小,卵圆形,中央有一致密的拟核,有感染性。

2. **始体或网状体** 较大,圆形或不规则形,中央呈纤细的网状结构,无致密拟核。为细胞内繁殖型,代谢活跃。不能在细胞外存活,无感染性。

原体进入细胞,经 12～36h 转变为始体,48～72h 原体释放,感染新的细胞,又开始新的生活周期。

衣原体感染人体细胞后,在胞质内形成特殊的块状物,即包涵体。不同种类衣原体的包涵体,其位置、形态和染色性各异,有助于衣原体鉴定。

(二)培养特性

衣原体的培养方法有细胞或组织培养、鸡胚培养和动物培养。动物培养一般只在研究中应用。目前最常用的方法是细胞培养法,是衣原体诊断的金标准。沙眼衣原体接种于经放线菌酮处理过的单层 McCoy 细胞,鹦鹉热衣原体和肺炎衣原体用 HeLa-299 细胞培养,置 35～37℃,培养 48～72h 后,将试验细胞进行包涵体染色鉴定。离心可提高衣原体感染细胞的检出率。

(三)抵抗力

衣原体抵抗力较弱,不耐热,56℃ 5～6min 灭活。对冷冻干燥有耐受性。不能用甘油保存。鹦鹉热衣原体较稳定,抵抗力稍强。四环素、大环内酯类抗菌药物或青霉素、利福平等对其有抑制作用。鹦鹉热衣原体对磺胺类药物耐药。

二、临床意义

沙眼衣原体感染范围较广,可侵害不同的系统和器官,主要导致沙眼、包涵体性结膜炎、泌尿生殖道感染(如宫颈炎、输卵管炎、附睾炎)、直肠炎、新生儿肺炎及中耳炎、性病淋巴肉芽肿等疾病。鹦鹉热衣原体的自然宿主为鸟类及低等哺乳动物的肠道,病原体随粪便排出污染环境,以气溶胶方式传播。人多因与家禽或家畜接触而感染,引起鹦鹉热,可表现为非典型肺炎。肺炎衣原体是重要的呼吸道病原体,引起急性呼吸道疾病,如肺炎、支气管炎、咽炎等,也可引起如慢性支气管炎、哮喘等慢性感染。

衣原体感染后,免疫力不强。预防应注意个人卫生,管理好家禽,取缔卖淫嫖娼等。对病人积极治疗,可选取青霉素、四环素、利福平等药物内服或局部外用。

三、微生物学检验

检验时应注意安全防护,尤其是操作鹦鹉热衣原体标本时,更应重视。

（一）标本

1. 沙眼衣原体　根据不同疾病采取不同标本。沙眼或结膜炎病人取眼结膜刮片,眼穹窿或眼结膜分泌物。泌尿生殖道感染者采用生殖道拭子、宫颈刮片、精液或尿液标本。性病淋巴肉芽肿病人取淋巴结脓液、生殖器或直肠溃疡的标本等。采集的标本加入蔗糖-磷酸盐-谷氨酸盐培养基置-70℃或液氮保存,或在含抗菌药物的蔗糖-磷酸盐输送培养基中快速送检。标本在2h内接种,阳性检出率较高。

2. 鹦鹉热衣原体　痰液和血液均可用于检查鹦鹉热衣原体,由于其培养分离物易受污染,所以在其培养基中应加入适当的抗菌药物(如链霉素)抑制其他病原菌的生长。

3. 肺炎衣原体　痰液、支气管肺泡灌洗液、鼻咽部拭子、耳或鼻咽部的吸取物、漱口液都可用于肺炎衣原体的检测。而血液标本,特别是外周血单核细胞用做肺炎衣原体的核酸诊断效果极佳。

（二）鉴定

衣原体的分离培养,需严格按生物安全要求进行,且受操作烦琐、费用高、时间长的限制,因此临床实验室多采用非培养的诊断方法。

1. 直接细胞学检查　①Giemsa染色:不同的发育阶段衣原体的染色性有所不同。成熟的原体,Giemsa染色为紫红色,与蓝色的宿主细胞质形成鲜明对比。始体被染成蓝色;②包涵体染色:沙眼衣原体在细胞质内形成不同形态、密集的包涵体,包涵体内含有糖原,用Lugol碘液染色呈棕褐色斑块(图14-5)。肺炎衣原体形成的包涵体呈致密的卵圆形,鹦鹉热衣原体在胞质中形成疏松包涵体,两者都不含糖原,碘染色阴性。直接免疫荧光染色(DFA)法检查,可分单克隆或多克隆两种。单克隆抗体是衣原体外膜蛋白(MOMP)抗体,具有型特异性。多克隆荧光抗体是衣原体脂多糖(LPS)抗体,只具有属的特异性,可用于在标本直接涂片染色,在荧光显微镜下检测衣原体。

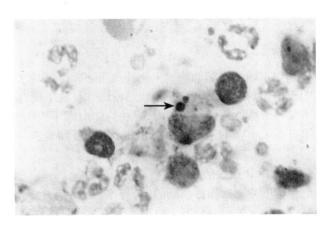

图14-5　沙眼衣原体包涵体(Giemsa染色)

2. 血清学检测　临床上多用商品诊断试剂盒,目前检测肺炎衣原体和鹦鹉热衣原体主要采用微量免疫荧光检测和酶免疫测定。应用单克隆或多克隆抗体酶免疫法检测沙眼衣原体的脂多糖。

3. 分子生物学检测　用核酸杂交技术、PCR检测技术,可提高检测的灵敏度和特异度。

第四节　立克次氏体

立克次氏体(Rickettsia)是一类严格细胞内寄生,以节肢动物为传播媒介,革兰氏阴性的原核细胞型微生物。

一、普氏立克次氏体

(一)生物学特性

1. 形态与染色　呈多形性,以短杆形为主,长 0.6~2.0μm,宽 0.3~0.8μm。常用 Giemsa 染色,将立克次氏体染成紫色或蓝色。

2. 培养特性　采用鸡胚、成纤维细胞、L929 细胞和 Vero 细胞进行分离和培养,最适温度为 37℃。二分裂繁殖,繁殖一代需要 6~10h。感染细胞后在胞质内分散存在。

3. 抗原构造　主要有群特异性抗原和种特异性抗原。某些立克次氏体与变形杆菌 OX_{19}、OX_2 和 OX_K 株有共同的抗原成分,可发生交叉反应(表14-5)。

表 14-5　主要立克次氏体与变形杆菌菌株抗原交叉现象

立克次氏体	变形杆菌菌株		
	OX_{19}	OX_2	OX_K
普氏立克次氏体	+++	+	-
莫氏立克次氏体	+++	+	-
恙虫病立克次氏体	-	-	+++
Q 热柯克斯体	-	-	-
五日热立克次氏体	-	-	-

(二)临床意义

普氏立克次氏体是流行性斑疹伤寒(虱传斑疹伤寒)病原体。病人是唯一的传染源,经虱-人-虱方式传播。虱叮咬病人后在虱肠管上皮细胞繁殖,叮咬人时,其粪便排在人皮肤上,人因搔抓破损而引起感染;也可通过呼吸道和眼结膜感染。经 2 周左右潜伏期后,骤然发病,常见高热、头痛、皮疹,可伴神经系统、心血管系统或其他脏器损害等症状。病后免疫力持久。采用四环素类抗菌药物和氯霉素治疗,禁用磺胺类药物。

(三)微生物学检验

1. 标本　一般在发病急性期,未用抗菌药物前采集外周血,必要时采集病人体虱进行分离培养。

2. 鉴定　普氏立克次氏体包括分离培养、分子生物学检测和血清学检查。

(1)分离培养:将标本接种于雄性豚鼠的腹腔内,接种后体温高于 40℃ 或阴囊有红肿,表示已发生感染,若无阴囊红肿而体温高于 40℃,则取动物脾组织接种鸡胚卵黄囊,培养后,用卵黄囊膜涂片检查。

(2)分子生物学检测:应用 PCR 或核酸探针检测。

(3)血清学检查:血清学诊断立克次氏体感染的“金标准”是用特异性外膜蛋白或脂多糖抗原通过间接免疫荧光法检测特异性抗体;亦可用 ELISA 检测抗体。此外可做外斐反应,即利用变形杆菌 X 菌株代替相应的立克次氏体抗原进行非特异性凝集反应,用于人或动物血清中相关抗体的检查。外斐反应用于辅助诊断立克次氏体病。与变形杆菌 OX_{19} 抗原相应的抗体效价 ≥160 或恢复期抗体效价比早期增高 4 倍以上为阳性。此外,用免疫荧光可检查脏器标本中的抗原。

二、斑疹伤寒立克次氏体

(一)生物学特性

斑疹伤寒立克次氏体形态和染色、培养特性、抗原构造等均与普氏立克次氏体相似或相同,在感染细胞内大多聚集成团分布在细胞质内,呈链状排列少见(图 14-6)。

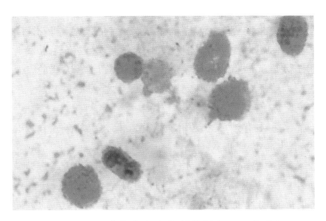

图 14-6 斑疹伤寒立克次氏体(Giemsa 染色)

（二）临床意义

斑疹伤寒立克次氏体是地方性斑疹伤寒(鼠型斑疹伤寒)的病原体。鼠是主要贮存宿主,经鼠蚤或鼠虱传播。当鼠蚤叮吮人血时,把立克次氏体传染给人。症状与流行性斑疹伤寒相似,但发病缓慢,病情轻,很少侵害神经系统、心肌等。

（三）微生物学检验

地方性斑疹伤寒病人的标本采集、病原学及血清学检查与流行性斑疹伤寒相似。大规模流行时可采集鼠蚤、鼠虱、人虱进行分离培养,以确定传染源。

可应用斑疹伤寒立克次氏体特异性引物的 PCR 或特异性核酸探针、种特异性抗原补体结合试验等与普氏立克次氏体相区别。此外,与普氏立克次氏体比较,斑疹伤寒立克次氏体标本接种的雄性豚鼠反应较重,有明显的阴囊红肿。

常用间接免疫荧光法进行血清学诊断。

三、恙虫病立克次氏体

恙虫病立克次氏体,1920 年 Hayashi 首先在日本发现,1930 年 Nagayo 分离成功,1931 年正式命名,现归属于东方体属,又称恙虫病东方体。

（一）生物学特性

恙虫病立克次氏体呈多形性,以短杆形或球杆状多见,Giemsa 染色呈紫色或蓝色。在感染细胞内密集分布于胞质内近核处。

可采用小鼠腹腔接种、鸡胚卵黄囊接种和细胞接种。常用的原代细胞有地鼠肾细胞、睾丸细胞等,传代细胞有 L929 细胞和 Vero 细胞。

（二）临床意义

恙虫病立克次氏体是恙虫病的病原体。主要流行于东南亚、西南太平洋岛屿,国内主要见于东南及西南地区。本病为自然疫源性传染病,传染源是鼠类(野鼠或家鼠)。恙螨是传播媒介又是贮存宿主。恙虫病立克次氏体寄居于恙螨体内,可经卵传代。病人被恙螨叮咬处出现红色丘疹,发展成水疱,破溃形成黑色焦痂,周有红晕,是恙虫病的特征之一。可引起高热、头痛、肌肉痛。严重时,全身淋巴结肿大,伴发肝、肾、肺等多个内脏器官损害,局部和弥漫性的小血管炎是其特征性病变。

（三）微生物学检验

一般在发热期间,未用抗菌药物前采取外周血标本进行接种小鼠。小鼠濒死前处死,观察小鼠发病、内脏病变并制备腹膜涂片观察病变细胞。

常用间接免疫荧光试验、PCR 或核酸探针检测。发病中晚期可进行外斐反应,与变形杆菌 OX_K 抗原相应的抗体效价≥160 或恢复期抗体效价比早期增高 4 倍以上有诊断意义。

本章小结

　　钩端螺旋体导致钩端螺旋体病;梅毒螺旋体导致梅毒;伯氏疏螺旋体引起莱姆病;回归热疏螺旋体引起回归热。几种螺旋体鉴定主要靠镜检和血清学检查。梅毒螺旋体血清学诊断试验以非梅毒螺旋体抗原试验进行初筛试验,以梅毒螺旋体抗原试验做确认试验。

　　支原体是最小的可人工培养的原核细胞型微生物,鉴定主要靠形态、菌落、生化反应和生长抑制试验及代谢抑制试验等。

　　引起人类疾病的衣原体主要有沙眼衣原体、肺炎衣原体、鹦鹉热衣原体。鉴定包括直接细胞学检查、血清学检测和分子生物学检测。

　　立克次氏体可引起流行性斑疹伤寒、地方性斑疹伤寒和恙虫病。血清学诊断立克次氏体感染的“金标准”是用特异性外膜蛋白或脂多糖抗原通过间接免疫荧光法检测特异性抗体。普氏立克次氏体和斑疹伤寒立克次氏体与变形杆菌 OX_{19} 和 OX_2 株有共同的耐热多糖抗原,恙虫病立克次氏体与普通变形杆菌 OX_K 有共同多糖抗原,可用外斐反应诊断立克次氏体病。

（曹德明）

扫一扫,测一测

思考题

1. 支原体和 L 型细菌相似,但无细胞壁的机制及培养方面为何不同?
2. 如何区分梅毒血清学诊断试验的初筛试验和确认试验? 临床常选用哪些项目?
3. 外斐反应的理论依据是什么? 为何不是诊断立克次氏体病的金标准?

笔记

第二篇 真菌检验

第十五章　真菌概述

学习目标

1. 掌握真菌的基本性状及真菌感染的检验方法。
2. 熟悉抗真菌药物敏感试验方法。
3. 了解真菌的致病性和免疫性。
4. 具有正确认识和分析真菌检验技术的能力。
5. 能选择合适的方法对真菌感染进行微生物学检验。

真菌(fungus)是一大类真核细胞型微生物,具有典型细胞核和完整细胞器,不含叶绿素,无根、茎、叶,细胞壁由几丁质或纤维素组成。真菌在自然界分布广,种类多,目前已发现的真菌有1万余属,10万余种,其中大多数对人类有益,如发面、酿酒、制药等。少数真菌可引起人和动植物疾病。

真菌是一个独特的生物类群,即真菌界(fungi 或 mycota),分为 4 个门,即子囊菌门、担子菌门、接合菌门及壶菌门。与医学有关的真菌包括:

1. **子囊菌门**　具有子囊和子囊孢子,是真菌最大的一个门,约 3 200 属 64 000 种。常见菌属包括可引起原发感染的球孢子菌属、芽生菌属、组织胞浆菌属;可引起浅部感染的小孢子菌属和毛癣菌属以及引起深部感染的假丝酵母菌属、曲霉菌属、铲刀菌属等。

2. **担子菌亚门**　具有担子和担孢子,约有 22 000 种。如食用菌蘑菇、灵芝以及致病性真菌,如隐球菌属、毛孢子菌属等。

3. **接合菌门**　具有接合孢子,绝大多数为无隔、多核菌丝体,约有 175 属 1 020 种。如毛霉属、根霉属等。

图片:真菌

第一节　真菌的基本性状

一、真菌的形态与结构

真菌比细菌大几倍至几十倍,分为单细胞真菌和多细胞真菌两类。真菌的细胞壁缺乏肽聚糖,其坚韧性主要依赖于几丁质与葡聚糖组成的微细纤维骨架和不定形多糖基质构建的致密结构,细胞内有典型的核结构和细胞器。真菌与细菌的区别见表 15-1。

表 15-1　真菌与细菌的区别

特征	真菌	细菌
核	真核细胞型（有核膜和核仁）	原核细胞型（无核膜和核仁）
胞质	有线粒体和内质网	无线粒体和内质网，有中介体
细胞膜	含固醇	缺少固醇
细胞壁	几丁质或葡聚糖为主	肽聚糖为主
孢子或芽孢	有性和无性孢子是真菌的繁殖方式	芽孢是细菌的休眠体
双相性	有（某些真菌）	无
代谢	需碳有机物；无专性厌氧菌	某些不需碳有机物，某些为专性厌氧菌

图片：菌丝

图片：孢子

（一）单细胞真菌

　　单细胞真菌形态多呈圆形或卵圆形，如酵母菌和类酵母菌。此类真菌多以出芽方式繁殖，芽生孢子成熟后脱落形成新的个体。单细胞真菌经沙氏葡萄糖琼脂培养基培养后可形成酵母型或类酵母型菌落。酵母型真菌不产菌丝，类酵母型真菌出芽产生的孢子持续延长，伸入培养基内，称假菌丝。能引起机体致病的单细胞真菌主要有白假丝酵母菌和新型隐球菌。

（二）多细胞真菌

　　多细胞真菌由菌丝和孢子组成，菌丝伸长分支，交织成团，这类真菌称为丝状菌，又称霉菌。不同多细胞真菌的菌丝和孢子形态不同，是鉴别真菌的重要标志。能引起机体致病的主要有皮肤癣菌。

　　1. 菌丝　真菌在适宜环境下，孢子出芽形成芽管，逐渐延长呈丝状，称为菌丝。伸入到培养基内的菌丝称营养菌丝，露出培养基表面的菌丝称气生菌丝，部分气生菌丝可产生具有不同形状、大小和颜色的孢子，称生殖菌丝。菌丝可长出许多分支，交织成团，称菌丝体。有的菌丝可在内部形成横隔（称隔膜），将菌丝分隔成多个细胞，称有隔菌丝。绝大多数的病原性丝状真菌为有隔菌丝，隔膜中央有孔，可使细胞质流通。有些菌丝无隔膜，称无隔菌丝。不同真菌的菌丝形态不同，如螺旋状、球拍状、鹿角状、破梳状、结节状等，菌丝的形态有助于鉴别真菌（图 15-1）。

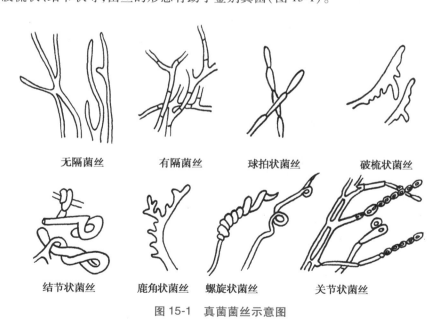

图 15-1　真菌菌丝示意图

　　（1）螺旋状菌丝：菌丝有规则的旋转，呈螺旋状，如石膏样毛癣菌。

　　（2）球拍状菌丝：在菌丝的隔膜部位膨大如球拍状，排列规则，如石膏样小孢子菌。

　　（3）鹿角状菌丝：菌丝顶端有不规则分枝，圆角，不分隔，胞质浓，如鹿角状，故名。分枝较多时犹如烛台状，见于黄癣菌。

（4）破梳状菌丝:菌丝一侧见不规则凸起,形似破梳,梳齿参差不齐,如黄癣菌。

（5）结节状菌丝:又称结节器官,菌丝扭曲交织成团,多见于石膏样小孢子菌。

（6）关节状菌丝:菌丝分隔形成许多大小相等的厚壁孢子,又称节孢子,节孢子相连,组成关节菌丝。此种菌丝多见于粗球孢子菌假菌丝,这种菌丝不是真正的菌丝,而是孢子出芽,产生芽生孢子,芽生孢子互相连接延伸形成类似菌丝状物,便为假菌丝。真假菌丝的区别为:真菌丝的丝壁两边平行,不交叉,而假菌丝则反之;真菌丝可有分隔,假菌丝则无分隔。

2. 孢子　孢子是真菌的繁殖结构,真菌孢子的抵抗力、形态及作用等均与细菌芽孢不同(图 15-2),其区别见表 15-2。

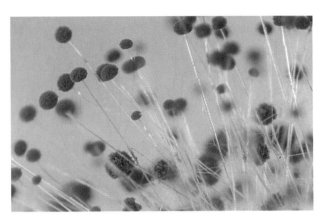

图 15-2　孢子

表 15-2　真菌孢子与细菌芽孢的区别

区别要点	真菌孢子	细菌芽孢
大小	较大	较小
形态	多种多样	圆形或椭圆形
抵抗力	弱,60~70℃短时间死亡	强,耐高温
数目	一条菌丝可产生多个孢子	一个菌体只能形成一个芽孢
作用	真菌的繁殖方式之一	细菌的休眠体
位置	可在细胞内和细胞外形成	只在细胞内形成

孢子可分为有性孢子和无性孢子两种,有性孢子是由同一菌体或不同菌体上的两个细胞融合经减数分裂形成,无性孢子是菌丝上的细胞分化或出芽生成,病原性真菌大多数是无性孢子。

（1）无性孢子:根据形态可分为 3 种:分生孢子、叶状孢子及孢子囊孢子(图 15-3)。

1）分生孢子:由生殖菌丝末端的细胞分裂或收缩形成,也可在菌丝侧面出芽形成。按其形态和结构又可分两种:①大分生孢子,形状、大小、结构和颜色是分类和鉴定的重要依据;②小分生孢子,因各种真菌都能产生小分生孢子,其鉴别意义不大。

2）叶状孢子:由菌丝内细胞直接形成,有 3 种。

①芽生孢子:由菌丝体细胞出芽生成,常见于假丝酵母菌与隐球菌。一般芽生孢子长到一定大小即与母体脱离,若不脱离则形成假菌丝,在假菌丝上的收缩点也可出芽生成芽生孢子。

②厚膜孢子:当真菌在不利环境中,由菌丝内胞质浓缩和胞壁增厚而成,当环境好转时可生成芽管延长形成菌丝。

③关节孢子:在陈旧的培养物中,菌丝细胞壁变厚,形成长方形的节段,呈链状排列,如白地霉和粗球孢子菌。

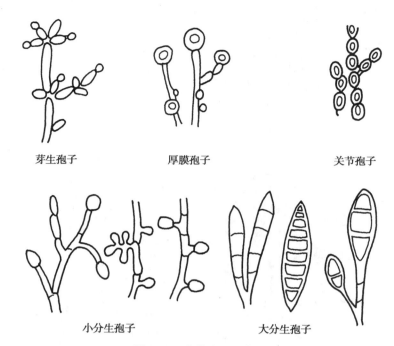

芽生孢子　　　　　　　厚膜孢子　　　　　　　关节孢子

小分生孢子　　　　　　　大分生孢子

图 15-3　真菌孢子示意图

文档：青霉
菌与曲霉菌
的区别

3）孢子囊孢子：菌丝末端膨大成孢子囊，内含许多孢子，孢子成熟则破囊而出，如毛霉、根霉等。

（2）有性孢子：是由细胞间配合（质配和核配）后产生的孢子，可分为卵孢子、接合孢子、担孢子及子囊孢子，多由非致病性真菌所形成。

二、真菌的繁殖与培养

（一）真菌的繁殖

真菌依靠菌丝和孢子繁殖，除有性生殖外，无性生殖是真菌的主要繁殖方式。无性生殖方式简单、快速、产生新个体多，主要形式有下列 4 种。

1. 芽生　从真菌细胞壁发芽，母细胞进行核分裂，一部分核进入子细胞，后在母细胞和子细胞之间产生横隔，成熟后从母体分离，常见于酵母菌和酵母样真菌。

2. 裂殖　细胞分裂产生子细胞，多发生在单细胞的类型中。如裂殖酵母菌。

3. 芽管　真菌孢子出芽后产生芽管，芽管伸延后形成菌丝。

4. 隔殖　有些分生孢子，是在分生孢子梗某段落形成一个隔膜，随之原生质浓缩而形成一个新的孢子，孢子可再独立繁殖。

（二）真菌的培养

真菌的营养要求不高，在一般的细菌培养基上均能生长。培养真菌时，常用沙氏葡萄糖琼脂培养基（Sabouraud's dextrose agar culture medium，含 4% 葡萄糖、1% 蛋白胨、pH 4.0~6.0）培养。大多数病原性真菌生长缓慢，培养 1~4 周才能长出典型菌落，故常在培养基内加入抗生素抑制细菌的生长。培养真菌的最适温度为 22~28℃，但某些引起深部感染的真菌其最适温度为 37℃。培养真菌的最适酸碱度为 pH 4.0~6.0。真菌的菌落有酵母型、类酵母型和丝状型三类。

1. 酵母型菌落　酵母型菌落是单细胞真菌的菌落形式，形似细菌菌落，表面湿润光滑，柔软而致密。显微镜下观察可见单细胞性的芽生孢子，无菌丝，如隐球菌菌落。

2. 类酵母型菌落　类酵母型菌落又称酵母样菌落，是单细胞真菌的菌落形式。菌落外观上与酵母型菌落相似，但显微镜下观察可见假菌丝。假菌丝是有的单细胞真菌出芽繁殖后，芽管延长不与母细胞脱离而形成的，由菌落向下生长，伸入培养基中，如白假丝酵母菌。

3. 丝状型菌落　丝状型菌落是多细胞真菌的菌落形式，由许多疏松的菌丝体形成，菌落呈绒毛状、棉絮状或粉末状,其正背两面可呈现不同的颜色。丝状菌落的形态和颜色常作为鉴别真菌的依据。真菌具有从中心向四周同步生长成圆形菌落的特点,故临床上的体癣、股癣等皮肤病损害表现为圆形或多环形,采集标本时应注意此特征。

另有一些真菌可因寄生环境及培养条件(营养、温度、氧气等)的不同交替出现两种形态,即在25℃或室温中呈霉菌型,在37℃或体内呈单细胞的酵母型,这类真菌有双相性,所以称之为二相真菌。如荚膜组织胞浆菌、皮炎芽生菌等。

三、真菌的变异与抵抗力

(一)真菌的变异

真菌容易发生变异,在人工培养基中多次传代或孵育过久,可出现形态、结构、菌落性状、色素以及各种生理性状(包括毒力)的改变。用不同成分的培养基和不同温度培养的真菌,其性状也有所不同。

(二)抵抗力

真菌对阳光、紫外线、干燥剂及一般消毒剂有较强的抵抗力。但真菌不耐热,60℃ 1h 菌丝与孢子均可被杀死。真菌对常用抗细菌感染的抗生素不敏感,制霉菌素、灰黄霉素、两性霉素 B、克霉唑、酮康唑、伊曲康唑等药物对多种真菌有抑制作用,可用于治疗。

第二节　真菌的致病性与免疫性

一、真菌的致病性

致病性和条件致病真菌侵入机体后,可引起真菌感染、真菌性超敏反应及真菌毒素中毒,有的真菌毒素还与致癌相关。真菌感染后,机体可产生抗感染免疫作用。

(一)真菌的感染

外源性真菌可引起皮肤、皮下组织和全身性真菌感染。浅部真菌如皮肤癣菌嗜角质蛋白的特性使其侵犯部位只限于角化的表皮、毛发和指(趾)甲,由于真菌在局部大量增殖,其代谢产物作用和机械刺激引起局部炎症和病变。深部真菌感染后不被杀死,能在吞噬细胞中生存、繁殖,引起慢性肉芽肿性炎症和组织溃疡、坏死。内源性真菌如假丝酵母菌、曲霉菌、毛霉菌等,这些真菌的致病性不强,属于条件致病性真菌,其导致感染与机体抵抗力降低及菌群失调等因素有关,通常发生于糖尿病、肿瘤、长期应用广谱抗生素、激素及免疫抑制剂的过程中。

(二)真菌性超敏反应

真菌性超敏反应按性质分为:

1. 感染性超敏反应　在真菌感染的基础上发生,一般为Ⅳ型超敏反应。

2. 接触性超敏反应　吸入或食入真菌孢子或菌丝而引起的超敏反应,属于Ⅰ~Ⅳ型超敏反应。

按发生的部位分为:

1. 皮肤超敏反应　主要表现为过敏性皮炎、湿疹、荨麻疹等。

2. 呼吸道超敏反应　主要为支气管哮喘及过敏性鼻炎,如吸入含真菌孢子的霉草灰尘而引起的农民肺,临床表现为呼吸困难、咳嗽、不适、发热、发绀等。

3. 消化道超敏反应　由食入被真菌污染的食物所致。

(三)真菌毒素中毒

有些真菌本身有毒性,而有些真菌可产生毒素。由于食物受潮易发生霉变,人及动物食入本身有毒性的真菌或真菌产生的毒素后,可引起急、慢性中毒,称为真菌中毒症。如镰刀菌毒素可引起小麦赤霉病,黄曲霉菌可引起黄曲霉毒素中毒。

(四)真菌毒素与肿瘤的关系

近年来不断发现一些真菌毒素与肿瘤有关,特别是黄曲霉菌毒素,根据荧光分析,黄曲霉毒素有 20 多种衍生物,其中 B1 致癌作用最强。在肝癌高发区的粮油作物中,黄曲霉菌污染率很高,实验饲料中含 0.015ppm 的黄曲霉毒素即可诱发大鼠肝癌。此外,镰刀菌的 T-2 毒素可诱发大鼠胃癌、脑部肿瘤等。

二、真菌的免疫性

真菌在自然界分布广泛,但真菌病的发病率较低,说明人体对真菌有较强的非特异性免疫力。在感染过程中,也可产生特异性的细胞免疫和体液免疫,但免疫力不强。

(一)特异性免疫

细胞免疫在抗真菌感染中起重要作用,如细胞免疫降低的人,易并发真菌感染。深部真菌感染可产生抗体,但体液免疫对机体保护作用不大,仅可用于临床检测,协助诊断真菌感染。由于皮肤癣菌与腐生性真菌之间有共同抗原性,所以一般不作血清学检查该类抗体以诊断真菌感染。

(二)非特异性免疫

真菌的非特异性免疫包括皮肤分泌的不饱和脂肪酸的抗真菌作用、正常菌群的拮抗作用及吞噬细胞的吞噬作用。儿童皮脂腺发育不完善,头皮脂肪酸的分泌量比成人少,而不饱和脂肪酸具有杀真菌作用,故儿童易患头癣。而成人的趾间和足底无皮脂腺,故患足癣较多见。其次,机体的正常菌群中的细菌与真菌相互间的拮抗作用可抑制真菌大量生长繁殖。当长期使用广谱抗生素或免疫抑制剂时,易引起正常菌群失调,导致机体免疫力降低,致使条件致病性真菌如白假丝酵母菌大量繁殖而致病。人体中也发现了一些天然抗真菌物质,如癣吞噬肽,可结合到中性粒细胞的细胞膜上提高其吞噬作用。血液中的转铁蛋白也具有抑制真菌的作用。

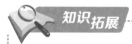

青霉素及其发现

青霉素是抗生素的一种,是指分子中含有青霉烷、能破坏细菌的细胞壁,并在细菌细胞的繁殖期起杀菌作用的一类抗生素,是由子囊菌亚门青霉菌属中提炼出的抗生素。

青霉素在 1928 年由英国微生物学家弗莱明发现,然而遗憾的是弗莱明一直未能找到提取高纯度青霉素的方法,于是他将青霉菌菌株一代一代地培养,并于 1939 年将菌种提供给准备系统研究青霉素的英国病理学家弗洛里和生物化学家钱恩。后来,弗洛里和钱恩用冷冻干燥法提取了青霉素晶体,并于 1941 年开始应用于临床。1953 年 5 月,我国第一批国产青霉素诞生,揭开了中国生产抗生素的历史。截至 2001 年年底,我国的青霉素年产量已占世界青霉素年总产量的 60%,居世界首位。

(窦　迪)

第三节　真菌感染的检验方法

真菌的检验方法主要包括:形态学检查(直接镜检和染色镜检)、分离培养、生化反应、免疫学检查、核酸检测等,其中以直接镜检和分离培养鉴定最常用。与细菌相比,真菌在致病性、传染性、传播途径及环境污染方面有所不同,有其特殊性,因此在进行真菌检验时需特别注意以下事项:①真菌的实验操作应在生物安全柜中进行,尤其是粗球孢子菌、组织胞浆菌、皮炎芽生菌、新型隐球菌等真菌的分离培养和鉴定,以免其孢子在空气中散播;②每天工作前后应对工作区域进行消毒,废弃培养物及真菌污染的物品在清洗或丢弃前,必须高压灭菌或焚烧;③不可直接嗅闻培养基上培养物产生的气味,以防孢子感染;④不可对组织胞浆菌、球孢子菌进行玻片培养,因为其孢子可在空气中散播。

一、标本的采集与处理

(一)标本的采集

临床真菌标本的采集是真菌检验的关键步骤,其采集方法和采集部位是否适宜,对保证检验质量、提高检出率起至关重要的作用。临床工作中常根据真菌侵犯组织和器官的不同采集不同的标本。

1. **毛发** 头癣病人的标本,可用无菌拔毛镊子拔取脆而无光泽、易折断或带有白色菌鞘的病损部位毛发,将病发置无菌平皿内送检。

2. **皮屑** 采集皮屑前先用75%乙醇消毒皮肤病损部位,手癣、足癣、体癣、股癣宜用无菌钝刀轻轻刮取病损部位的边缘或指(趾)间皮屑。

3. **甲屑** 先用75%乙醇消毒皮肤、指(趾)甲病损部位,甲癣宜用无菌钝刀刮取指(趾)甲深层碎屑。

4. **口腔黏膜** 用蘸有无菌生理盐水的棉拭子,从口腔或咽部的白色点状或小片处取材。

5. **脓汁及渗出物** 未破损的脓肿用无菌注射器抽取,已破溃者,取痂皮下或较深部的脓液。

6. **痰** 以晨痰为佳,嘱病人刷牙漱口后,深咳痰,置于无菌痰盒或无菌广口容器内送检。

7. **血液及体液(胸腔积液、腹水、脑脊液、淋巴穿刺液等)** 成人采集血液5~10ml,儿童取1~5ml,需先加抗凝剂,接种于增菌培养瓶或自动血培养系统,再分离培养。脑脊液取5ml,胸腔积液、腹水不少于20ml立即送检。

8. **粪便和尿液** 粪便置无菌小盒内送检,尿液可取中段尿、清洁留尿或导尿标本,置于无菌试管送检。

9. **阴道及宫颈分泌物** 一般用无菌拭子采集两份标本,一份用于涂片、染色、镜检,一份用于分离培养。

(二)标本采集注意事项

1. **标本来源要适宜** 不同真菌感染应采取不同的临床标本,怀疑为浅部真菌感染应取病损部位的毛发、皮屑、甲屑等标本。怀疑为深部真菌感染应取血液、骨髓、脑脊液与体腔穿刺液等无菌体液以及呼吸道标本、口腔标本、生殖道分泌物、尿液、粪便、脓液及胃洗液等标本。

2. **用药前采集标本** 对已用药者应停药一段时间后再采集标本。

3. **严格无菌操作** 采集标本时需严格无菌操作,尤其在采集血液和脑脊液标本时,要避免杂菌污染。

4. **标本量要充足** 标本量不足可能产生假阴性结果。

(三)标本的处理

1. **浓缩无菌体液** 无菌体液及较大量标本(>2.0ml),在转接前采取3 000r/min,5min离心浓缩。取沉淀物进行镜检和培养,以提高真菌的检出率。

2. **血清** 用于血清学检验的血液标本可通过离心获得血清或血浆。

3. **立即送检** 采集标本后应立即送检,特别是深部真菌标本在采集后保存时间不得超过2h。如果延迟处理标本,推荐作4℃保存,一般不超过24h,以避免标本中污染的细菌或快速繁殖的真菌而影响病原性真菌分离。

二、检验程序

真菌的检验程序见图15-4。

三、检验方法

(一)形态学检查

1. **直接镜检** 直接镜检对真菌感染的诊断意义较细菌更为重要。很多真菌标本不需染色处理,置显微镜下直接观察,若发现有真菌菌丝或孢子即可初步判定为真菌感染。该法简便快速,但一般不能确定菌种,且容易漏检,若直接镜检阴性,也不可轻易否定真菌感染的可能性,有时需反复检查或通过其他方法进一步确定。

(1)标本的制备:将少量标本置于载玻片上,加一滴标本处理液,覆盖盖玻片,如为毛发或皮屑等标本,可稍加温,但勿煮沸,压紧盖玻片,驱除气泡并吸去周围溢液后镜检;也可以用透明胶带直接贴于取材部位,数分钟后揭下,充分展平后直接贴置于加有标本处理液的载玻片上。在制片时应根据不同的标本滴加不同的标本处理液,以便使菌丝和孢子结构更加清晰地显示出来。常用的标本处理液有:

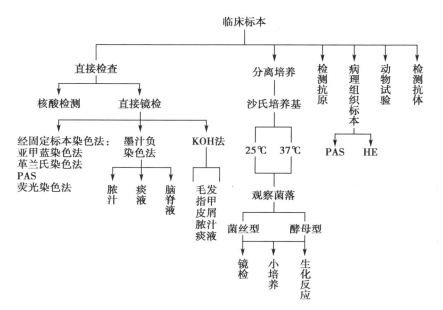

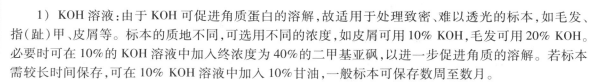

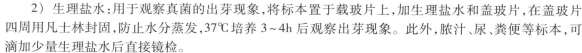

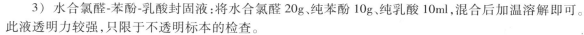

图 15-4 真菌的检验程序

1) KOH 溶液:由于 KOH 可促进角质蛋白的溶解,故适用于处理致密、难以透光的标本,如毛发、指(趾)甲、皮屑等。标本的质地不同,可选用不同的浓度,如皮屑可用 10% KOH,毛发可用 20% KOH。必要时可在 10% 的 KOH 溶液中加入终浓度为 40% 的二甲基亚砜,以进一步促进角质的溶解。若标本需较长时间保存,可在 10% KOH 溶液中加入 10% 甘油,一般标本可保存数周至数月。

2) 生理盐水:用于观察真菌的出芽现象,将标本置于载玻片上,加生理盐水和盖玻片,在盖玻片四周用凡士林封固,防止水分蒸发,37℃培养 3~4h 后观察出芽现象。此外,脓汁、尿、粪便等标本,可滴加少量生理盐水后直接镜检。

3) 水合氯醛-苯酚-乳酸封固液:将水合氯醛 20g,纯苯酚 10g,纯乳酸 10ml,混合后加温溶解即可。此液透明力较强,只限于不透明标本的检查。

(2) 直接镜检:标本处理后,置显微镜下观察结果。先用低倍镜观察有无菌丝或孢子,再用高倍镜检查其特征。由于真菌的折光性强,因此镜检时注意收缩光圈,降低光线亮度。在观察时应注意真菌与其他混杂物的鉴别,真菌菌丝和孢子都有一定的形态和结构,标本中的混杂物则无固定的形态,也无内部结构。

2. 染色镜检　有些真菌标本需经染色后观察,可以更清楚地观察到真菌的形态和结构,并可提高检出率。

(1) 革兰氏染色:各种真菌均为革兰氏阳性,常用于酵母菌、假丝酵母菌、孢子丝菌及组织胞浆菌等真菌的染色。

(2) 乳酸酚棉蓝染色:该法适用于各种真菌的形态检查、培养物涂片检查及小培养标本保存等。染色时,取标本少许置洁净载玻片上,滴加染液,加上盖玻片后镜检,真菌被染成蓝色。如需保存标本片,需在盖玻片周围用特种胶封固。

(3) 墨汁染色:用于检查有荚膜的真菌,如新型隐球菌。先将优质墨汁(如印度墨汁,无颗粒或杂质)滴于载玻片上,再滴加待检标本,将二者混匀,加盖玻片,轻压使标本混合液变薄,等待 3min 左右,镜检。该法将背景染为黑色,菌体不着色,在黑色背景下可见透亮菌体外有折光性强的宽厚荚膜,又称墨汁负染色。

(4) 荧光染色:常用的染色液是 0.1% 吖啶橙溶液 1ml,20% KOH 9ml,将吖啶橙溶液缓慢滴于 KOH 溶液中,临用时配制。

1) 直接涂片染色法:将标本(皮屑、甲屑或毛发等)置于载玻片上,滴加少量 0.1% 吖啶橙与 20% KOH 溶液,覆盖盖玻片,亦可轻微加温,置荧光显微镜下观察荧光反应。

2) 培养物涂片染色法

①丝状菌落:取少量标本置载玻片上,滴加 0.1%吖啶橙溶液少许,加盖玻片,置荧光显微镜下观察。

②酵母型菌落:在试管内加 2ml 0.1%吖啶橙溶液,与酵母菌混合 2~5min,离心沉淀,弃去上清液,再加入生理盐水 5ml,混匀后再离心沉淀,弃去上清液。最后用生理盐水 2ml 将沉淀稀释成悬液,滴少许在玻片上,加盖玻片,置荧光显微镜下观察。

3)组织切片染色法:先用铁苏木精染色 5min,使背景呈黑色;水洗 5min 后用 0.1%吖啶橙染色 2min,水洗后用 95%乙醇脱水 1min,再用无水乙醇脱水两次,每次 3min。最后用二甲苯清洗两次,用无荧光物质封片,镜检,结果见表 15-3。

表 15-3　常见深部真菌的荧光反应

菌种名称	荧光反应	菌种名称	荧光反应
白假丝酵母菌	黄绿色	曲霉菌	绿色
新型隐球菌	红色	皮炎芽生菌	黄绿色
组织胞浆菌	红黄色		

（5）糖原染色:糖原染色又称过碘酸 Schiff 染色(简称 PAS 或 PASH)。真菌细胞壁由纤维素和几丁质组成,含有多糖,过碘酸使糖氧化成醛,再与品红-亚硫酸结合成为红色,故菌体均染成红色。组织内的糖原成分亦应染成红色,但组织内的糖原经淀粉酶消化后已消失,此点作为两者的鉴别。该法为真菌染色最常用的方法之一,可用于标本直接涂片及病理组织切片染色检查。染色方法:①组织切片先用二甲苯脱蜡及 95%乙醇逐级脱水,若标本为直接涂片则可从下一步开始;②浸于过碘酸溶液中 5min;③蒸馏水冲洗 2min;④将标本片浸入碱性复红溶液中 15min;⑤自来水冲洗直至切片发红;⑥亮绿复染 5s;⑦95%乙醇脱色一次,再用无水乙醇脱色两次,二甲苯透明两次;⑧封片,镜检。结果:真菌及组织内的多糖成分均呈红色,核为蓝色,背景为淡绿色。

此外,还有瑞氏染色法,常用于组织或骨髓标本中组织胞浆菌和马尔尼菲青霉菌等真菌的检查。嗜银染色法(GMS 法),其基本原理与 PAS 染色法相同,本法用铬酸代替过碘酸,真菌被染成黑色或黑褐色,菌丝内部为灰紫色,糖原、黏蛋白为淡红色。黏蛋白-卡红(MCS)染色法,用于新型隐球菌的鉴别,隐球菌细胞壁和荚膜染成红色,细胞核黑色,背景黄色;孢子丝菌和鼻孢子菌的胞壁被染成红色。

（二）真菌的培养技术

1. 基本条件

（1）常用工具:除常用的平皿、试管、接种针、接种环及培养箱外,还需制作接种钩等。

（2）培养基:真菌的营养要求不高,最适 pH 4.0~6.0。在不同的培养基上真菌菌落形态变化很大,一般以在沙氏葡萄糖琼脂培养基上的生长现象来描述真菌菌落的形态。

通常根据真菌对营养要求的差异及培养目的不同而选用不同的培养基。常用的培养基见表 15-4。

表 15-4　常用真菌培养基及用途

培养基名称	培养基用途
沙氏葡萄糖琼脂培养基	真菌的常规培养
放线菌酮-氯霉素琼脂	真菌的常规培养
玉米粉聚山梨酯(吐温)-80 琼脂	观察白假丝酵母菌的厚膜孢子
马铃薯葡萄糖琼脂	观察真菌菌落色素,用于鉴别
尿素琼脂	生化反应鉴别培养(红色毛癣菌和石膏样毛癣菌)
心脑浸液葡萄糖血琼脂	深部真菌培养

此外,现在临床用商品化的显色鉴定培养基,可将真菌的分离培养和鉴定一步完成,简便快速。其原理是在培养基中加入某种待测菌种的特异性酶底物,该底物由人工合成的产色基团和微生物代

图片:白假丝酵母菌荧光染色、真菌糖原染色

图片:真菌接种常用工具

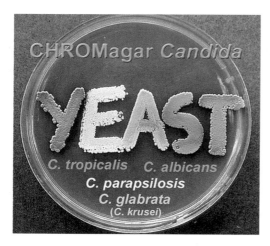

图 15-5 念珠菌显色培养基鉴定念珠菌

谢物质组成,通常为无色,在真菌的特异性酶作用下,底物中的产色基团游离出来并显示一定颜色,通过观察菌落颜色即可对菌种做出鉴定。如目前临床常用的科玛嘉(CHROMagar)假丝酵母菌显色培养基,可用于多种假丝酵母菌(Candida)的培养鉴定(图 15-5)。在显色培养基上,白假丝酵母菌(C. albicans)的菌落呈绿色或翠绿色,热带假丝酵母菌(C. tropicalis)呈蓝灰色或铁蓝色,克柔假丝酵母菌(C. krusei)呈粉红色或淡紫色,光滑假丝酵母菌(C. glabrata)呈紫红色菌落,其他假丝酵母菌呈白色菌落。

2. 培养方法 真菌培养方法有多种,可根据需要选用最合适的方法。

(1)试管培养法:实验室中最常用的一种方法,一般用于菌种传代接种与保存。将培养基分装至大试管中,制成斜面,接种使用方便,不易污染。

(2)大培养法:将培养基分装至培养皿或大型培养瓶,接种标本。因面积大,可使标本分散,便于观察菌落形态,缺点是培养基用量较大、水分易蒸发、容易污染。仅用于生长繁殖较快的真菌培养(如白假丝酵母菌、新型隐球菌)等,对球孢子菌、组织胞浆菌等传染性强的真菌不适合。

(3)小培养法:又称微量培养法,是观察真菌结构及生长发育的有效方法。

1)玻片培养法:①取无菌 V 形玻璃棒(或浸泡乙醇,干后)放入无菌平皿内,在玻璃棒上放一张无菌载玻片;②以无菌操作将融化的培养基倾注于载玻片上,制成约 1cm² 的真菌培养基;③冷却后,于琼脂块的每一侧用接种针点种待检菌,再盖上无菌盖玻片;④平皿内放少许无菌蒸馏水,加盖,置于 25~28℃孵育,白假丝酵母菌培养 24~72h,皮肤癣真菌培养 1~7d(图 15-6);⑤培养后,取下盖玻片,弃琼脂块于消毒液中,滴加乳酸酚棉蓝染液于载玻片上,再将取下的盖玻片置于载玻片上染色镜检。

2)琼脂方块培养法:在无菌平皿中放入无菌的 V 形玻璃棒,加适量无菌水或含水棉球。取一张无菌载玻片放于玻璃棒上,以无菌操作从平板培养基上取 4~5mm 厚、8mm×8mm 大小的琼脂块置于载玻片上。在琼脂块的四周接种标本,然后加盖无菌盖玻片。在适宜环境中培养,肉眼发现有菌生长,提起盖玻片,移去琼脂块,在载玻片上滴加乳酸酚棉蓝染液,盖上盖玻片,显微镜观察。

3. 生长现象 真菌生长后主要从以下方面观察菌落。

(1)生长速度:菌落在 7~10d 内出现者,为快速生长;3 周只有少许生长者为慢速。菌落生长的快慢与菌种、培养条件有关。

(2)菌落大小:菌落大小与菌种、生长速度、培养时间长短有关。

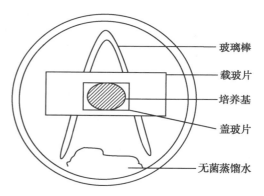

图 15-6 真菌玻片培养法

玻璃棒
载玻片
培养基
盖玻片
无菌蒸馏水

图片:真菌菌落形态

(3)表面形态:菌落表面可为光滑、凸起或凹陷、皱褶等,有的菌落表面可出现沟纹,如脑回状、放射状或同心圆状。

(4)菌落性质:可分为酵母型、类酵母型和丝状菌落。

(5)菌落颜色:菌落随菌种不同表现不同的颜色,丝状菌落的表面和底层颜色不同。

(6)菌落边缘:有些菌落边缘整齐如刀切,有些呈羽毛状,随菌种不同而异。

(7)菌落底部:有些菌落会陷入琼脂中,有时培养基甚至开裂。

(三)真菌的鉴定方法

除形态学检查外,真菌的鉴定方法还有:生化反应、免疫学检查、芽管形成试验、厚膜孢子形成试验、核酸检测等。

1. 生化检查

（1）糖（醇）类发酵试验：是检测真菌最常用的生化试验,所用的糖有单糖（葡萄糖、果糖、半乳糖）、双糖（麦芽糖、蔗糖、乳糖、海藻糖）、三糖（密三糖）、多糖（淀粉）;醇类有甘油、山梨醇、甘露醇、肌醇等。将它们分别制成糖（醇）发酵管,接种真菌标本后,37℃孵育,观察对糖（醇）的发酵情况。

（2）同化碳源试验：是检测真菌对糖类中的碳源利用能力的一类试验,主要用于鉴定酵母菌。其原理是某些真菌在不含碳源而仅含氮源的合成固体培养基上不生长,当培养基中加入该菌能利用的碳水化合物时,则该菌生长。一般对双糖类发酵的真菌,都能同化或利用糖类或碳源。试验时将含菌生理盐水与已融化的同化碳源培养基混合,然后在培养基上分别加入各种糖少许或浸糖干燥的滤纸片,置25℃或37℃培养24h,如有同化作用,在加入糖或纸片的四周有真菌的生长圈,否则无生长。

（3）同化氮源试验：方法与同化碳源试验相同,但需改用无氮源培养基,不要加糖类,而加硝酸钾,观察对硝酸钾的利用情况,用于酵母菌的鉴定。

（4）明胶液化试验：某些真菌具有明胶酶,可分解明胶蛋白,使其失去凝胶性质而不能凝固。主要用于鉴定着色真菌、链丝菌等。

（5）酚氧化酶试验：酚氧化酶能催化单酚羟基化为二酚,进一步将其氧化成醌,而醌在非酶促条件下自然氧化生成黑色素。此酶为新型隐球菌所特有,常用于新型隐球菌的鉴定,用已知新型隐球菌和浅白隐球菌分别作阳性和阴性对照。

（6）脲酶试验：某些真菌如石膏样毛癣菌、犬小孢子菌、新型隐球菌产生脲酶,可分解尿素。

2. 免疫学检查 真菌感染的诊断主要取决于病原学诊断,但在某些情况不易获得病原学证据,如急性组织胞浆菌病、曲霉型支气管炎等深部真菌感染,可用免疫学技术检测真菌的抗原、抗体或相关代谢产物进行辅助诊断。与其他微生物相比,真菌感染后抗体产生慢并且效价低。

（1）皮肤试验：提取真菌抗原,进行皮内注射或斑贴试验,观察注射或试验部位有无红肿硬结出现。

（2）血清学检测：用乳胶凝集试验、酶联免疫吸附试验、免疫荧光试验、放射免疫技术测定标本中的真菌抗原或血清中相应抗体的水平。例如用 ELISA 检测曲霉菌半乳糖甘露聚糖抗原、乳胶凝集试验检测隐球菌荚膜多糖抗原等。

3. 其他检查方法

（1）厚膜孢子形成试验：是白假丝酵母菌的重要鉴定试验之一,将待测白假丝酵母菌接种至玉米粉吐温-80 琼脂做小培养,置25℃孵育,每天于显微镜下观察,在 72h 内可观察到丰富的假菌丝,假菌丝中隔部伴有成簇的圆形分生孢子,绝大部分菌株在假菌丝顶端有单个、最多不超过 2 个厚膜孢子。

（2）芽管形成试验：是一种价值大,且简单快速的推断性鉴定白假丝酵母菌方法。取少量待测菌接种至 0.5~1ml 血清（兔、人或小牛血清）,混匀,37℃水浴箱中孵育 2~3h,每隔 1h 取一环菌液置于载玻片上,加盖玻片后镜检,观察有无芽管形成。绝大部分白假丝酵母菌可形成典型的芽管,其他假丝酵母菌一般不形成芽管。注意孵育时间不得超过 4h,否则其他假丝酵母菌也将出芽而影响鉴定结果。

（3）动物接种：动物接种可用于分离病原性真菌、确定真菌的致病性、研究抗真菌药物。常用动物有家兔、豚鼠、小白鼠、大白鼠等,根据真菌种类不同选择适宜的动物和接种途径。如新型隐球菌、孢子丝菌、皮炎芽生菌、组织胞浆菌可接种小白鼠。巴西芽生菌、球孢子菌应接种鼠睾丸内。白假丝酵母菌、皮肤丝状菌可接种家兔。

（4）病理组织检查：取相应部位活检组织标本做病理组织检查是诊断深部真菌感染的重要方法。真菌引起的病理变化是非特异性的,但经真菌染色后在组织内发现孢子或菌丝则具有诊断意义。

（5）核酸检测：应用分子生物学技术,如 PCR 技术、限制性片段长度多态性（RFLP）技术、随机扩增多态性 DNA（RAPD）技术、单链构象多态性分析（SSCP）技术、DNA 探针等检测真菌的核酸,用于真菌的分型鉴定。分子生物学技术具有灵敏度和特异度高、简便快速等优点,尤其在侵袭性真菌感染的早期诊断中具有广阔的应用前景。

（6）真菌毒素的检测：检测真菌毒素有多种不同的方法,如生物学方法、薄层层析法、高效液相色谱法和间接竞争 ELISA 法等。ELISA 法因操作简便,具有安全、快速、高效等优点,适用于大批量标本

图片:白假丝酵母菌厚膜孢子、白假丝酵母菌芽管

笔记

中毒素的筛选,是检测食品中真菌毒素的常用方法。

此外,对血液或其他体液标本中真菌细胞壁成分 1,3-β-D 葡聚糖含量的检测,有助于假丝酵母菌、曲霉菌等深部真菌感染的早期诊断。

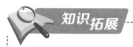

G 试验和 GM 试验

G 试验检测的是真菌细胞壁成分 1,3-β-D 葡聚糖(BG)。人体的吞噬细胞吞噬真菌后,能持续释放该物质,使血液及体液中 BG 含量升高。BG 可特异性激活鲎(limulus)变形细胞裂解物中的 G 因子,使可溶性的凝固蛋白原变成凝胶状态的凝固蛋白,整个反应通过光谱仪测量其光密度可进行量化(可精确到 1pg/ml)。G 试验可早期诊断多种临床常见的侵袭性真菌感染疾病(侵袭性假丝酵母菌病、侵袭性曲霉菌病及肺孢子菌肺炎等),但不能确定菌种,且不能用于检测隐球菌和接合菌(包括毛霉菌、根霉菌等)感染。

GM 试验检测的是半乳甘露聚糖(galactomannan,GM)。半乳甘露聚糖广泛存在于曲霉菌细胞壁中的一种多糖,细胞壁表面菌丝生长时,半乳甘露聚糖从薄弱的菌丝顶端释放,是最早释放的抗原,采用小鼠单克隆抗体 EBA-2,用 ELISA 法检测人血清中的曲霉菌半乳甘露聚糖,其敏感性可达 1ng/ml。该试验能够作为侵袭性曲霉感染的早期依据,是目前国际公认的曲霉菌诊断方法。

(四)真菌的药物敏感试验

抗真菌药物种类虽多,但致病性真菌容易出现耐药,因此,抗真菌药物敏感试验显得日趋重要,并成为指导临床医师用药的重要手段之一。

1. 临床常用抗真菌药物

(1)根据化学结构分类:①多烯类抗生素,如两性霉素 B、制霉菌素、曲古霉素等;②吡咯类抗生素,包括以酮康唑为代表的咪唑类和以氟康唑、伊曲康唑为代表的三唑类,咪唑类还包括克霉唑、益康唑、咪康唑、舍他康唑等,三唑类还包括伏立康唑(新三唑类)、泊沙康唑等;③其他类,如氟胞嘧啶。

(2)根据作用机制分类:①作用于真菌细胞膜,如两性霉素 B、制霉菌素、氟康唑、伊曲康唑、伏立康唑、酮康唑及克霉唑等;②作用于真菌细胞壁,如尼可霉素 Z、卡泊芬净及普拉米星等;③作用于真菌核酸干扰真菌 DNA 合成,如 5-氟胞嘧啶(5-FC)等;④其他,如大蒜新素及冰醋酸等。

2. 真菌药物敏感试验 真菌药物敏感试验是测定抗真菌药物对病原真菌的抑制活性的体外试验方法,其设计和操作如同细菌抗菌药物敏感试验。

真菌药物敏感试验分为定性试验和定量试验,定量试验可以观察抑制真菌生长的最低药物浓度,即 MIC。定性试验可对待测菌进行药敏程度的分析,分为敏感、中度敏感及耐药。

目前真菌药物敏感试验的方法有液体稀释法(包括常量稀释法和微量稀释法)、琼脂稀释法、纸片扩散法、E-test 法等,根据真菌种类、测定药物的不同而选用不同的方法。无论选用哪种方法,均需注意抗真菌药物的正确溶解、稀释和贮存,控制菌液浓度,选择适宜的培养基、孵育时间及判读标准,并做好质量控制。美国临床实验室标准化委员会(CLSI)M27-A3 方案推荐的微量肉汤稀释法,为体外抗真菌药物敏感试验的标准化奠定了基础,此方案具有重复性好,一致性高的特点,已被众多实验室认可。检测的真菌主要包括酵母菌和丝状菌,前者感染率高于后者,下面介绍抗酵母菌的药物敏感试验。

(1)微量液体稀释法

1)试验前准备

培养基:试验使用 RPMI-1640 液体培养基(含 L-谷氨酰胺和酚红指示剂,不含碳酸氢钠),加入 3-N-吗啡啉丙磺酸(MOPS)使其终浓度为 0.165mol/L,用 1mol/L NaOH 调节 pH 至 7.0±0.1(25℃),过滤除菌,4℃保存。

配制药物原液:抗真菌药物应使用标准品,不能用临床制剂。不同药物选用相应的溶剂,如 5-FC、氟康唑等水溶性抗真菌药物用无菌蒸馏水溶解。两性霉素 B、酮康唑、伊曲康唑等非水溶性药物用二

甲基亚砜(DMSO)溶解。配制时实际称量须根据各种药物生物活性度加以校正,依照下列公式计算:

$$重量(mg)=体积(ml)×浓度(\mu g/ml)/生物活性度(\mu g/mg)$$

药物原液浓度按实验中所需最高浓度的 10 倍(水溶性药物)或 100 倍(脂溶性药物)配制。将配制好的药物原液分装于无菌小管,密封后贮存于-60℃或更低温度下保存 6 个月而不会丧失活性,开启后需当天使用,使用质控菌株检测药物效能。

制备待检菌液:将待检菌接种于沙氏葡萄糖琼脂或马铃薯葡萄糖琼脂,35℃孵育 24h(假丝酵母菌)或 48h(隐球菌),至少传代 2 次,以保证其纯度和活力,挑取 5 个直径 1mm 以上的菌落置于 5ml 无菌生理盐水,旋涡震荡混匀 15s,在 530nm 波长,分光光度计(或用麦氏比浊仪)调整浊度至 0.5 麦氏单位,即为 $1×10^6 \sim 5×10^6$ CFU/ml,再以 RPMI 1640 培养基稀释成 1:1 000 即 $1×10^3 \sim 5×10^3$ CFU/ml。

2)方法

药液稀释:用 RPMI 1640 培养基将药物原液稀释成试验终浓度的 2 倍,并稀释成不同浓度,如两性霉素 B、酮康唑为 $0.06 \sim 32\mu g/ml$,5-FC、氟康唑为 $0.25 \sim 128\mu g/ml$。

加稀释药液于无菌微量板:从低浓度到高浓度,依次取 0.1ml 稀释药液加至无菌 96 孔微量板各排。

设生长对照孔和阴性对照孔:微量板每一排的最后两孔分别设置生长对照和阴性对照。生长对照孔,若此排为水溶性药物,则只加 0.1ml RPMI 1640 培养液;若此排为脂溶性药物,则需加 0.1ml 含 2%溶剂的 RPMI 1640 培养液。阴性对照孔加与生长对照孔相同的培养液。

加菌液:除阴性对照孔外,各孔接种 0.1ml 含 $1×10^3 \sim 5×10^3$ CFU/ml 工作浓度的菌液,与药物混合后,最终接种菌液浓度为 $0.5×10^3 \sim 2.5×10^3$ CFU/ml,两性霉素 B、酮康唑药物浓度为 $0.03 \sim 16\mu g/ml$,5-FC、氟康唑药物浓度为 $0.125 \sim 64\mu g/ml$。

培养观察:35℃孵育 48h(假丝酵母菌)或 72h(隐球菌)后观察结果,其他一般以生长对照孔出现生长的时间为判断结果时间。

3)结果判断:抗真菌药物(如两性霉素 B)的 MIC 通常指完全抑制待测菌生长(孔内液体完全透明)的最低药物浓度,但吡咯类和氟胞嘧啶的 MIC 判断标准应适当宽松,即与生长对照孔相比,50%生长被抑制的最低药物浓度。假丝酵母菌药敏试验液体稀释法结果解释参见表 15-5。

表 15-5　假丝酵母菌液体稀释法药敏试验结果解释标准　　　　　　　　　　　　单位:μg/ml

抗真菌药物	MIC			
	敏感(S)	剂量依赖敏感(S-DD)	中介(I)	耐药(R)
氟康唑[a,b]	≤8	16~32	–	≥64
伊曲康唑[a]	≤0.125	0.25~0.5	–	≥1
氟胞嘧啶[a]	≤4	–	8~16	≥32
两性霉素 B[c]	≤1	–	2	≥4
酮康唑[c]	≤0.125	0.25~0.5	–	≥1
伏立康唑[c]	≤1	–	–	–

注:a. 为美国临床实验室标准化委员会推荐标准;b. 氟康唑解释标准不适用于克柔假丝酵母菌;c. 为厂家标准。

4)质量控制:采用标准菌株作为每次测定质控菌株,其 MIC 应落在预期值范围内(表 15-6)。

(2)纸片扩散法:纸片扩散法为定性试验,具体操作方法同细菌抗菌药物敏感试验纸片扩散法,但仅限氟康唑。

1)试验前准备

培养基:含 2%葡萄糖和 0.5mg/L 亚甲蓝的 M-H 琼脂。

药物纸片:氟康唑 25μg/片。

待检菌液:酵母菌悬液用无菌生理盐水调整浓度至 0.5 麦氏单位。

表 15-6　抗真菌药物敏感试验质控菌株及其 MIC 值范围　　　　　　单位：μg/ml

抗真菌药物	近平滑假丝酵母菌 ATCC22019		克柔假丝酵母菌 ATCC6258	
	孵育 24h	孵育 48h	孵育 24h	孵育 48h
两性霉素 B	0.25~2.0	0.5~4.0	0.5~2.0	1.0~4.0
氟康唑	0.5~4.0	1.0~4.0	8.0~64	16~128
伊曲康唑	0.12~0.5	0.12~0.5	0.12~1.0	0.25~1.0
酮康唑	0.03~0.25	0.06~0.5	0.12~1.0	0.25~1.0
沃力康唑	0.016~0.12	0.03~0.25	0.06~0.5	0.12~1.0
5-氟胞嘧啶	0.06~0.25	0.12~0.5	4.0~16	8.0~32

2）方法：用无菌棉签蘸取菌液，从 3 个不同方向用棉签均匀涂布接种 M-H 琼脂，待干后，贴上药物纸片，35℃ 孵育 18~24h，若生长不良可延长培养时间至 48h。

3）结果判断：读取 <80% 抑制生长时的抑菌环直径，环内的微小菌落（20%）可忽略不计。氟康唑抑菌环直径 ≥19mm 为敏感，15~18mm 为剂量依赖性敏感，≤14mm 为耐药。

4）质量控制：标准质控菌株的质控允许范围：氟康唑对白假丝酵母菌（ATCC90028）、近平滑假丝酵母菌（ATCC22019）、热带假丝酵母菌（ATCC750）24h 抑菌环直径分别为 28~39mm、22~33mm、26~37mm。

（3）E 试验法

1）试验前准备

培养基：试验使用 RPMI-1640 液体培养基，含 2% 琼脂、2% 葡萄糖和 0.165mol/L 的 3-N-吗啡啉丙磺酸，调节 pH 至 7.0±0.1，倒入平皿，冷却凝固，制成培养基平板。

E 试条：E 试条为 5mm×50mm 的商品化塑料试条，一面固定有干化、稳定、浓度由高至低呈指数梯度分布的抗菌药物，梯度范围可覆盖 20 个等倍稀释度，另一面有读数和判别的刻度。

待检菌液：假丝酵母菌悬液用无菌生理盐水调整浓度至 0.5 麦氏单位，新型隐球菌调整浓度至 1 麦氏单位。

2）方法：用无菌棉拭子蘸取菌液均匀涂布培养基平板，待干后，用 E 试验加样器或镊子将 E 试条放在已涂布菌的平板上，试条全长应与琼脂平板紧密接触，可用镊子轻压以驱赶其下方的气泡。E 试条的 MIC 刻度面应朝上，药物最高浓度处应靠平板边缘。一般 90mm 平皿最多贴 1~2 条，140mm 平皿最多贴 4~5 条。35℃ 孵育 24~48h（假丝酵母菌）或 48~72h（新型隐球菌）后观察结果。

3）结果判断：培养后围绕 E 试条可形成一个椭圆形的抑菌圈，在抑菌圈和 E 试条的横切相交处的读数刻度即为抗菌药物对被检菌的 MIC。两性霉素 B 读取 100% 抑制生长时的药物浓度，氟胞嘧啶（5-FC）读取 90% 抑制生长时的药物浓度，吡咯类和卡泊芬净读取 80% 抑制生长时的药物浓度。

此外，随着自动化仪器的应用和发展，现有商品化的抗酵母样真菌药敏检测条，如 ATB-FUNGUS 3 法，在与微量稀释法相似的条件下，在半固体培养基中，测定假丝酵母菌属和新型隐球菌对于抗真菌药物敏感性。其原理是：ATB-FUNGUS 3 试条包括 16 对杯状凹孔，第一对不含任何抗真菌药物，用作阳性生长对照，另外的 15 对包含不同稀释度的 5 种抗真菌药物（两性霉素 B、氟康唑、伊曲康唑、伏立康唑、5-氟胞嘧啶），用于测定最小抑菌浓度（MIC）和/或区分临床敏感性。

体外抗真菌药物敏感试验与真菌感染治疗药物的选择、疗效观察及预后均有很大关系，因此建立一种准确可靠、重复性好、且简便易行的药敏试验方法非常重要。美国临床实验室标准化委员会推荐的微量肉汤稀释法具有重复性好，一致性高的特点，而被定为真菌药敏试验的参考方法，但操作较费时，烦琐，难以广泛开展。以琼脂为基础的 E-test 试验和纸片扩散法，由于其操作相对简便易行，无需特殊的实验仪器，而成为近年来的研究热点，但 E-test 试条的价格太高，而纸片扩散法选择的药物比较单一，仅有氟康唑。ATB-FUNGUS 3 微量法因能够同时检测临床上常用的两性霉素 B、氟康唑、伊曲康唑、伏立康唑、5-氟胞嘧啶五种抗真菌药物的敏感性，其操作简便，结果判读客观、量化，能及时为临床提供确切的 MIC 值，有助于临床合理选用抗真菌药物，提高深部真菌感染治疗水平，也正是由于它的便利等优点被多数大型医院的微生物实验室所采用。

本章小结

　　真菌是一类单细胞或多细胞具有典型细胞核和完整细胞器的真核细胞型微生物,不含叶绿素,无根、茎、叶,细胞壁由几丁质或纤维素组成。单细胞真菌形态多呈圆形或卵圆形,多以出芽方式繁殖。多细胞真菌由菌丝和孢子组成,形态不一,有助于鉴别真菌。

　　真菌感染导致真菌病、引起真菌性超敏反应及真菌毒素中毒。人体对真菌有一定的天然免疫力,适应性免疫中的细胞免疫是关键,体液免疫亦发挥一定的作用。

　　标本采集是真菌检验的第一步,选择适宜的采集方法对检验结果至关重要。真菌的检验方法主要包括:形态学检查、分离培养和鉴定、免疫学检查、核酸检测等。直接镜检简便快速,可发现菌丝或孢子,选用不同的染色方法,可以清晰观察真菌的形态结构。真菌的营养要求不高,最常用的培养基是沙氏培养基,经培养后形成酵母型、类酵母型或丝状型菌落。真菌进一步鉴定方法主要有生化反应、芽管形成试验、厚膜孢子形成试验、免疫学检查、核酸检测等。

　　真菌药物敏感试验方法有纸片扩散法、液体稀释法、琼脂稀释法、浓度梯度稀释法等,其中美国临床实验室标准化委员会 M27-A3 方案推荐的微量肉汤稀释法被定为真菌药敏试验的参考方法。

（田维珍）

扫一扫,测一测

思考题

1. 什么是真菌、菌丝、孢子、类酵母型菌落?
2. 真菌的孢子与细菌芽孢有何区别?
3. 真菌的实验室检查常用方法有哪些? 这些方法各有何优缺点?
4. 采集真菌标本需注意哪些问题?
5. 真菌的培养特性与细菌有何不同?

第十六章　常见病原性真菌

16章 PPT

学习目标

1. 掌握皮肤癣菌、白假丝酵母菌及新型隐球菌生物学特性和微生物学检验方法。

2. 熟悉皮肤癣菌、白假丝酵母菌及新型隐球菌的临床意义及曲菌的生物学特性和微生物学检验方法。

3. 了解其他真菌的生物学特性及微生物学检验方法。

4. 具有正确采集和处理皮肤癣菌、常见深部感染真菌检验标本及相关检验的能力。

5. 能正确选择试验项目对常见病原性真菌进行检验,能正确判断和分析检验结果并发出检验报告。

第一节　浅部感染真菌

浅部感染真菌是指主要侵犯人和动物皮肤、毛发及指(趾)甲,寄生或腐生于表皮、毛发和甲板的角质组织中的真菌。一般不侵犯皮下组织及内脏,人类多由于接触患者或患病动物而感染,引起浅部真菌病。

浅部感染真菌包括皮肤癣菌(dermatophytes)、表面感染真菌和皮下组织感染真菌 3 类。

一、皮肤癣菌

皮肤癣菌是寄生于皮肤角蛋白组织的真菌,又称皮肤丝状菌,分表皮癣菌属、毛癣菌属和小孢子菌属 3 个属,侵犯人类的有 20 多个菌种。皮肤癣菌为多细胞真菌,在沙氏葡萄糖琼脂培养基上形成丝状菌落。依据菌落的形态、颜色,菌丝及所产生的大、小分生孢子的形状、排列方式可作初步鉴定。

（一）生物学特性

1. **表皮癣菌属**　有 2 个种,对人致病的只有絮状表皮癣菌一个菌种。可侵犯皮肤和指(趾)甲,引起人类的体癣、股癣、手癣、足癣、甲癣等。感染的皮屑、甲屑中可见分枝断裂的有隔菌丝。在沙氏葡萄糖琼脂培养基上,菌落开始呈白色鹅毛状,以后转变为黄绿色粉末状。镜检可见卵圆形或巨大的棒状薄壁大分生孢子,2~4 个分隔,无小分生孢子,菌丝较细有分隔,偶见球拍状或结节状菌丝。在成熟菌落中可见厚膜孢子。

2. **毛癣菌属**　有 20 余种,对人致病的有 13 种,常见的有红色毛癣菌、紫色毛癣菌、须毛癣菌(石膏样毛癣菌)、断发毛癣菌和许兰毛癣菌(黄癣菌)等。可侵犯皮肤、毛发、指(趾)甲,引起头癣、体癣、手癣、足癣、股癣、叠瓦癣及甲癣等。病变皮屑、甲屑、毛发中可见有隔菌丝和关节孢子,病发的孢子分

1601

图片:絮状表皮癣菌

笔记

208

为发内型孢子和发外型孢子。在沙氏葡萄糖琼脂培养基上,菌落呈绒毛状、粉末状或蜡状。菌落颜色为白色、红色、橙色、黄色、奶油色及紫色等。显微镜下可见细长棒状薄壁的大分生孢子,葡萄状或梨状的小分生孢子,菌丝形态多样,呈螺旋状、球拍状、鹿角状或结节状。

3. 小孢子菌属　有 15 个种,多半对人致病,常见的有铁锈色小孢子菌、石膏样小孢子菌、犬小孢子菌等。主要侵犯皮肤和毛发,引起头白癣、头癣、体白癣、体癣等。病变的皮屑中可见有分枝断裂的菌丝,感染毛发的发干被小孢子组成的鞘包裹(发外型孢子)。在沙氏葡萄糖琼脂培养基上形成灰色、橘红色或棕黄色,绒毛状或粉末状的菌落。显微镜下可见厚壁梭形大分生孢子,菌丝侧支末端的卵圆形小分生孢子,菌丝有隔,呈梳状、结节状和球拍状。

3 个属皮肤癣菌的特征见图 16-1、表 16-1。

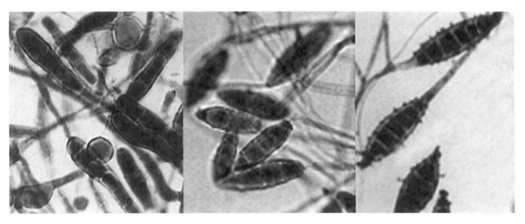

图 16-1　表皮癣菌、毛癣菌和小孢子菌的孢子形态

表 16-1　皮肤癣菌各属的特征

菌属	侵犯部位			形态特征		
	皮肤	毛发	指甲	大分生孢子	小分生孢子	菌丝
表皮癣菌属	+	-	+	梨形,壁较薄(多)	无	单纯细菌丝
毛癣菌属	+	+	+(少)	细长,棒形,壁薄(少)	梨形,棒形(多)	多样
小孢子菌属	+	+	-	纺锤形,壁较厚(多)	棒形,卵圆形(少)	球拍状、梳状

(二)临床意义

皮肤癣菌是临床上最常见的浅部感染真菌,有嗜角蛋白的特性,其侵犯部位限于角化的表皮、毛发和指(趾)甲,由于真菌在局部的增殖及其代谢产物的刺激产生病理反应,引起皮肤癣症。3 种癣菌均可引起皮肤损害,如手足癣、体癣、甲癣等,以手足癣最为多见。一种癣菌可引起多种病变,同一部位的病变可由不同的癣菌引起。我国以红色毛癣菌为最多,其次为须毛癣菌、絮状表皮癣菌等。

(三)微生物学检验

1. **标本采集**　用 75% 乙醇消毒皮损部位,取新发生的皮损边缘的皮屑;指甲近尖端下面或背面用无菌刀片刮去外表再采集甲屑,用消毒镊子拔取无光泽病发,或用吴氏光(波长约为 365nm 的紫外线)照射拔取发荧光的头发,有些断发要用无菌刀尖掘出,黄癣采集黄癣痂。将采集的标本置于清洁纸袋,鳞屑用黑纸包好。

2. **检验方法**

(1) 直接镜检:皮屑用 10%KOH 处理,甲屑用含 5% 甘油的 25%KOH(或 NaOH)处理,制成涂片。病发置载玻片上,加 10%KOH 微加温使角质溶解。镜检可见透明、有隔、分枝的菌丝及成链的关节孢子,毛癣菌属感染的病发中有发外型孢子和发内型孢子,而小孢子菌属感染的病发中只有发外型孢子。

(2) 分离培养与鉴定:将标本(皮屑、甲屑和病发)用 75% 乙醇或青霉素、链霉素混合液处理 5min

后,生理盐水洗3次,然后接种于含0.05%氯霉素的沙氏葡萄糖琼脂斜面培养基,25℃培养4周,每周观察菌落形态及颜色。挑取菌落镜检菌丝和孢子,亦可乳酸酚棉蓝染色后或小培养后镜检。必要时做毛发穿孔试验、脲酶试验和特殊营养需要试验等来鉴定皮肤癣菌。毛发穿孔试验是将人的正常毛发剪成约1cm长,装入已加入25ml蒸馏水和2~3滴10%酵母浸液的平皿内,68.95kPa(115℃)、10min高压蒸汽灭菌。将待检真菌接种于灭菌的平皿中,放25℃温箱中培养,每周取出毛发置载玻片上,经乳酸酚棉蓝染色后,置低倍镜下观察,直至第4周。同时用已知红色毛癣菌、石膏样毛癣菌作阴性和阳性对照。毛发有裂口或凹陷,穿孔试验阳性;毛发无穿孔,穿孔试验阴性。

常见皮肤癣菌的鉴定,见表16-2。

表16-2 常见皮肤癣菌的鉴定

菌种	菌落	直接镜检	其他检查
絮状表皮癣菌	生长缓慢,菌落棕黄、扁平至放射状皱褶、粉状或绒状,背面黄褐色	棒状壁光滑大分生孢子,2~4个分隔,无小分生孢子,陈旧培养中厚膜孢子多	脲酶阳性
红色毛癣菌	生长缓慢,菌落白色绒毛状或蜡状,有的粉末状,背面红色,有时黄色	大分生孢子铅笔样,罕见,小分生孢子泪滴状,沿菌丝孤立或集簇	毛发穿孔试验阴性,脲酶阴性
紫色毛癣菌	生长缓慢,紫色绒毛或蜡状菌落,背面无色至深紫色	常无大、小分生孢子;可见厚膜孢子	硫胺素促进生长和孢子形成,脲酶阳性或弱阳性
石膏样毛癣菌	生长快速,菌落粉末、颗粒或绒状,表面白色至乳油色,背面黄色、褐色	单个或成簇梨形小分生孢子,有些菌株有棒状壁薄大分生孢子,有螺旋菌丝	毛发穿孔试验阳性,脲酶阳性,37℃生长良好
断发毛癣菌	生长缓慢,菌落呈黄、奶油、白、粉红等颜色,中央隆起或扁平,绒毛状至粉末状,背面棕黄色或红褐色	有大量棒状、梨形、球形小分生孢子,有厚膜孢子,偶可见大分生孢子和厚膜孢子	硫胺素促进生长,脲酶阳性
许兰毛癣菌	生长缓慢,菌落小、蜡样、渐成折叠形似核桃仁样,表面及背面呈乳油色	常见厚膜孢子,鹿角状菌丝,梳状菌丝,无大、小分生孢子	
铁锈色小孢子菌	生长缓慢,菌落蜡状或微绒毛样,平滑或折叠,表面呈黄色、锈色或白色,背面呈锈色或无色	常无分生孢子,有厚膜孢子,菌丝较粗,有竹节样分隔,有球拍菌丝、梳状菌丝	在罗氏(Löwenstein-Jensen)培养基上呈淡黄菌落与苏丹毛癣菌红褐色鉴别,脲酶阴性
石膏样小孢子菌	生长快速,菌落呈粉末或绒状,表面浅黄色、背面红棕色	梭形、薄壁大分生孢子,4~6个分隔,有泪滴形小分生孢子;有球拍状菌丝、梳状菌丝及厚膜孢子	脲酶阳性
犬小孢子菌	生长迅速,菌落膜状、毡状、粉状,表面黄色或土黄色,背面黄橙色或褐色	梭形厚壁大分生孢子,有分隔,多小于6个,小分生孢子稀少,有厚膜孢子	毛发穿孔试验阳性,脲酶阳性,米饭培养基上生长好并形成孢子

二、表面感染真菌

糠秕马拉色菌(*Malassezia furfur*)为我国主要的表面感染真菌,主要寄生于人体皮肤和毛干的最表层,是条件致病菌,具有嗜脂性。由于不接触组织细胞,很少引起宿主细胞反应。侵犯皮肤角质层可引起皮肤表面出现黄褐色的花斑癣,俗称汗斑。好发于颈、胸、腹和上臂。导致糠秕马拉色菌感染包括两方面因素:①内在因素,油性皮肤、多汗、遗传、免疫缺陷等;②外在因素,相对高温和高湿度、应用肾上腺皮质激素等药物治疗。

采用透明胶带粘贴取材法,将透明胶带粘贴于皮肤表面,数分钟后揭下,直接贴于载玻片上镜检或经染色(乳酸酚棉蓝染色或革兰氏染色),镜检可见孢子和菌丝。孢子为圆形或卵形,厚壁,芽颈较宽,常成簇分布。分枝的有隔菌丝,粗短,呈腊肠样。将鳞屑接种于含菜籽油或橄榄油的培养基,37℃培养 3~4d 后,在培养基上开始生长,20d 左右形成约 5mm 乳酪状酵母型菌落,表面光滑。取菌落涂片染色镜检。

三、皮下组织感染真菌

着色真菌和孢子丝菌是引起皮下组织感染的真菌。

(一)着色真菌

着色真菌是一些在分类上接近,引起的临床症状也相似的真菌的总称。代表菌有裴氏着色霉、卡氏枝孢霉、疣状瓶霉、甄氏外瓶霉、链格孢霉等。多为自然界的腐生菌,存在于土壤、腐木、农作物的秆叶中。

着色真菌经破损皮肤而感染,引起病损的皮肤变黑,产生着色真菌病。潜伏期约 1 个月,长者可数月至 1 年。多发生在四肢皮肤,皮损早期为小丘疹,表面干燥或湿润,有鳞屑,并向周围组织扩散,丘疹增大形成斑块、结节,结节融合呈疣状或菜花状。发生继发感染后,病灶可化脓、破溃、渗出、结痂。皮损反复发生、结疤、感染,长期不愈,可引起象皮肿,甚至致畸、癌变。免疫功能低下时亦可侵犯中枢神经系统或经血行播散。

取皮屑用 10%~20%KOH 溶液加热处理后镜检,可见单个或成群的厚壁孢子,有横隔,直径 6~12μm。乳头状增殖的病损部位挤压出的分泌物镜检阳性率最高。镜检结果结合临床症状可确诊,若要确定菌种,需要进行分离培养。

将标本接种于沙氏葡萄糖琼脂培养基,着色真菌生长缓慢,菌落从灰黑色至黑色,有绒毛状或天鹅绒状气生菌丝。镜下菌丝短粗有分隔,呈棕色,可见三种类型分生孢子:①树枝型,菌丝末端有分生孢子柄,柄端分叉长出孢子;②剑顶型,围绕菌丝末端或菌丝横隔处长有一圈分生孢子;③花瓶型,在菌丝分隔处长出花瓶状的分生孢子柄,在瓶口长出成丛的小分生孢子(图 16-2)。

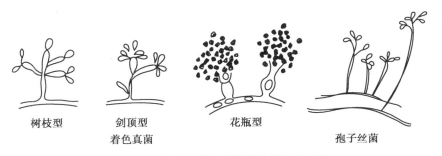

树枝型　　　剑顶型　　　　　花瓶型
着色真菌　　　　　　　　　　　　孢子丝菌

图 16-2　着色真菌与孢子丝菌的分生孢子

(二)孢子丝菌

孢子丝菌广泛分布于土壤、植物、木材上,为腐生性真菌。常因外伤感染,引起孢子丝菌病。过去认为该病由单一菌种申克孢子丝菌(*Sporothrix schenckii*)引起,但近年研究发现申克孢子丝菌是一组由不同菌种构成的复合体,包括狭义的申克孢子丝菌、球形孢子丝菌、巴西孢子丝菌等。申克孢子丝菌是一种二相性真菌。在营养丰富的含半胱氨酸的血平板上 37℃ 培养时或组织内形成酵母型菌落,而在自然环境中或在沙氏葡萄糖琼脂培养基上 25~28℃ 培养时形成丝状菌落。

申克孢子丝菌主要通过微小伤口侵入皮肤,经过 1~4 周后创口局部出现炎症性小结节,逐渐扩大形成炎症性斑块或增生性糜烂。然后沿淋巴管分布,引起亚急性和慢性肉芽肿,使淋巴管形成数个至数十个串珠状的链状硬结,称为孢子丝菌性下疳。还可经呼吸道吸入肺或经口进入肠道,随后沿血行播散至其他器官。

取病人病损部位的组织或渗出物及其他标本(脓、痰、血、痂皮或病理组织块)等作涂片或切片,革

图片：申克
孢子丝菌

兰氏染色或 PAS 染色后,显微镜下可见革兰氏阳性或 PAS 阳性、4~9μm 卵圆形或梭形孢子,位于巨噬细胞或中性粒细胞内外,极易与组织结构相混淆。阳性检出率较低。

将标本接种于沙氏葡萄糖琼脂培养基上室温或 25℃ 培养,菌落初为白色,表面湿润,后变为淡咖啡色至黑褐色,3~5d 形成皱褶或薄膜样的丝状菌落。菌落涂片镜检,可见有隔的分枝细菌丝,菌丝两侧近直角生长细长的分生孢子柄,末端有 2~8 个梨状或球形成群的小分生孢子,呈梅花状排列。接种于胱氨酸葡萄糖血琼脂培养基上 37℃ 培养,2~3d 可形成乳白色或淡褐色酵母型菌。镜下可见革兰氏阳性、圆形、卵圆形、梭状的孢子。

将标本接种小白鼠腹腔内,2 周内引起腹腔炎,取腹腔脓汁作涂片染色镜检,可见革兰氏阳性,卵圆形、梭形小体。

用申克孢子丝菌抗原与病人血清做凝集试验,若抗体滴度≥1∶320 有诊断意义。

第二节　深部感染真菌

深部感染真菌是能侵害人体深部组织和内脏以及引起全身感染的真菌。由此类真菌引起的疾病,统称为深部真菌病。深部感染真菌可分两大类:①条件致病性真菌,多为内源性感染,为人体正常菌群的成员,当机体抵抗力下降时才引起感染。如假丝酵母菌、曲霉菌、毛霉菌和伊氏肺孢子菌等;②致病性真菌,大多为外源性感染,致病性较强,可引起慢性肉芽肿样炎症、溃疡及坏死等病变。其中以新型隐球菌病最为常见,其他致病性真菌如组织胞浆菌、球孢子菌、芽生菌、副球孢子菌等,仅出现于南北美洲等局部地区,导致地方性真菌病,在我国极为少见。

一、白假丝酵母菌

案例导学 16-1

病人,女性,50 岁,咳嗽 2d,伴有头痛、腹泻、全身不适。咳白色泡沫样黏痰,排黏液样非血性便。3 年前曾做过肾脏移植手术,术后一直服用肾上腺皮质激素和环孢素 A。取痰、粪便标本涂片革兰氏染色镜检,均见紫色、卵圆形,直径约 2μm×4μm 的菌细胞,有芽生孢子及假菌丝。

问题与思考:
1. 根据痰及粪便标本涂片染色检查结果,该病人可能感染了什么病原体?
2. 鉴定该病原体的依据是什么?
3. 如何对该病原体进行检验?

假丝酵母菌属(Candida),俗称念珠菌,主要引起皮肤、黏膜及内脏的急性或慢性感染。感染可以为原发性,但大多是继发性感染。假丝酵母菌属有 80 余种,其中,对人致病的有 10 余种,白假丝酵母菌(Candida albicans)为最常见的致病菌。热带假丝酵母菌、光滑假丝酵母菌和克柔假丝酵母菌也较多引起疾病。

白假丝酵母菌也称白色念珠菌,广泛存在于自然界,亦作为正常菌群存在于人的口腔、上呼吸道、肠道及阴道。当机体抵抗力低下或菌群失调时,白假丝酵母菌可侵犯机体多个部位,引起各种假丝酵母菌病。

(一)生物学特性

菌体呈圆形或卵圆形,大小 2μm×4μm,革兰氏染色阳性。以芽生方式繁殖。孢子可伸长成芽管,不与母细胞脱离而形成假菌丝,在组织内易形成芽生孢子和假菌丝。

白假丝酵母菌在普通琼脂、血琼脂和沙氏葡萄糖琼脂培养基上均生长良好。需氧,室温或 37℃ 下 1~3d 长出菌落,表面光滑,呈灰白色或奶油色,有酵母气味。培养稍久,菌落增大,颜色加深,质地变硬有皱褶,进行芽殖时形成假菌丝,呈类酵母型菌落。在玉米粉 Tween-80 培养基上 25℃ 培养可长出厚膜孢子(图 16-3)。

笔记

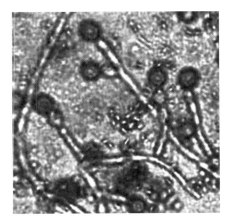

图 16-3 白假丝酵母菌

白假丝酵母菌能同化葡萄糖、半乳糖、麦芽糖、蔗糖（少数例外）、木糖、海藻糖，不能利用硝酸盐，脲酶阴性。

（二）临床意义

白假丝酵母菌可侵犯人体许多部位，引起各种念珠菌病。机体抵抗力降低或出现菌群失调是假丝酵母菌感染的主要原因。常见的感染有：

1. **皮肤黏膜感染** 皮肤假丝酵母菌感染好发于皮肤皱褶处，如腋窝、腹股沟、乳房下、肛门周围及甲沟等处，易与湿疹混淆。包括鹅口疮、口角糜烂、外阴及阴道炎等，其中以鹅口疮最多。

2. **内脏感染** 内脏感染包括肺炎、支气管炎、肠炎、膀胱炎、肾盂肾炎等，亦可引起败血病。

3. **中枢神经系统感染** 中枢神经系统感染包括脑膜炎、脑膜脑炎、脑脓肿等，多由原发病灶转移而来。此外，因心瓣膜手术而引发念珠菌性心内膜炎、长期用静脉内导管而引起全身性假丝酵母菌病，病死率极高。

（三）微生物学检验

1. **标本采集** 根据临床所致疾病的不同，可取分泌物、痰、尿、粪、血或脑脊液等标本检验。

2. **检验程序** 见图 16-4。

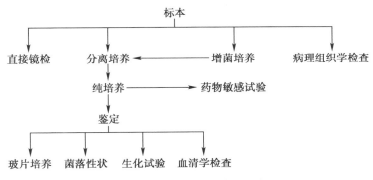

图 16-4 假丝酵母菌检验程序

3. **检验方法及鉴定**

（1）直接镜检：取痰、脓、炎性分泌物标本直接涂片，革兰氏染色镜检，镜下可见革兰氏阳性，着色不均的成群的圆形或卵圆形芽生孢子或有假菌丝，厚膜孢子较少见。难以透明的标本先用 10%KOH 消化后镜检。

（2）分离培养：将标本接种在沙氏葡萄糖琼脂培养基上，25℃或37℃培养 1～4d 后，培养基表面可形成奶油色、类酵母型菌落，镜检可见芽生孢子和假菌丝。

（3）鉴定试验

1）芽管形成试验：详见第十五章第三节。

2）厚膜孢子形成试验：该试验也是鉴定白假丝酵母菌的重要方法之一。方法详见第十五章第三节。

3）TTC 试验：将假丝酵母菌接种于含 0.005%氯化三苯四氮唑（triphenyltetrazolium chloride，TTC）的沙氏葡萄糖琼脂培养基中，22～25℃经 24～48h 培养，白假丝酵母菌不变色或仅呈淡红色，热带假丝酵母菌呈深红色，其他假丝酵母菌或酵母菌为红色。

现在临床用的商品化产色培养基如科玛嘉念珠菌显色培养基（CHRO-Magar），可快速鉴定白假丝酵母菌和其他假丝酵母菌。

4）糖同化或发酵试验：假丝酵母菌凡能发酵某种糖，一定能同化该糖，故只需做不被发酵糖的同化试验。糖发酵试验是将待测菌接种于糖发酵管 25℃孵育 2～3d 观察结果，同化试验是在基础培养基

图片：白假丝酵母菌

中分别加入各种糖及接种待测菌,观察有无酵母菌生长或液体培养基是否变混浊。各种假丝酵母菌糖发酵及同化试验结果见表16-3。

表 16-3　假丝酵母菌糖同化及糖发酵试验

菌种	同化试验				发酵试验			
	葡萄糖	麦芽糖	蔗糖	乳糖	葡萄糖	麦芽糖	蔗糖	乳糖
白假丝酵母菌	+	+	+*	−	⊕	⊕	−	−
近平滑假丝酵母菌	+	+	+	−	⊕	−	−	−
克柔假丝酵母菌	+	−	−	−	⊕	−	−	−
热带假丝酵母菌	+	+	+	−	⊕	⊕	⊕	−
克菲假丝酵母菌	+	−	+	+	⊕	−	⊕	⊕*
光滑假丝酵母菌	+	+	−	−	⊕	−	−	−

注:* 某些菌株有相反表现;"+"生长;"−"不生长或不发酵;"⊕"发酵产气。

(4) 其他检测

1) 抗原检测:通过 ELISA、蛋白质印迹法等检测白假丝酵母菌抗原。

2) 抗体检测:采用病人血清做 ELISA 夹心法、免疫酶斑点试验可早期诊断,也可做乳胶凝集试验和对流免疫电泳试验等检测血清中抗白假丝酵母菌抗体。

3) G 试验:在血液或无菌体液中检测出 1,3-β-D 葡聚糖,是深部真菌感染的标志。

4) 核酸检测:用分子探针检测经 PCR 法扩增的白假丝酵母菌 DNA 分子,具有较好的灵敏度和特异度。

5) 动物实验:将假丝酵母菌悬液(约 10^{10} 个/ml)1ml 家兔耳静脉注射或 0.2ml 小白鼠尾静脉注射,观察 5~7d,注意动物是否发病或死亡。剖检时若发现脏器有多处小脓肿,即为白假丝酵母菌感染,其他假丝酵母菌对动物无致病性。

(5) 药敏试验:白假丝酵母菌对两性霉素 B、三唑类(如氟康唑、伏立康唑、伊曲康唑、泊沙康唑等)、棘白菌素类(如卡泊芬净、米卡芬净等)、5-氟胞嘧啶等药物敏感,但对 5-氟胞嘧啶极易产生耐药性。

二、新型隐球菌

案例导学 16-2

病人,男性,52 岁,因头痛伴发热 1 个月余入院,既往有养鸽史,入院后行腰椎穿刺术,脑脊液检查结果:细胞总数 $42×10^6$/L,均为单个核细胞,墨汁染色发现带有宽厚荚膜的圆形菌体,结核抗体阴性。

问题与思考:

1. 该病人可能感染了什么病原菌?

2. 鉴定该病原菌的依据是什么?

3. 如何对该病原菌进行微生物学检验?

隐球菌属包括 17 个种和 8 个变种,对人致病的主要是新型隐球菌及其变种。新型隐球菌(*Cryptococcus neoformans*)又称溶组织酵母菌。广泛分布于自然界,是土壤、瓜果的腐生菌,尤以鸽粪中检出为多,也可存在于人体体表、口腔和肠道中。人一般经外源性感染,多发生于免疫力低下者,主要引起肺和脑的急性、亚急性或慢性感染。

笔记

（一）生物学特性

新型隐球菌呈圆形或卵圆形,直径为4~8μm,一般染色法不易着色,常采用墨汁负染色后镜检,在黑色背景下可见圆形或卵圆形透亮菌体,外周有一层宽厚荚膜(图16-5),荚膜可比菌体大1~3倍,非致病性隐球菌无荚膜。以出芽方式繁殖,常呈单芽,无假菌丝。

营养要求不高,在沙氏葡萄糖琼脂培养基或血琼脂培养基上于25℃和37℃下皆可生长,非致病菌则在37℃不生长,培养数天后形成酵母型菌落,初为乳白色小菌落,增大后表面黏稠、混浊,渐转变为橘黄色,终为棕褐色。新型隐球菌可以分解尿素,以此与假丝

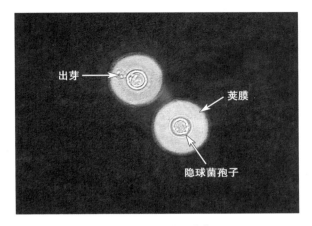

图 16-5　新型隐球菌

酵母菌相区别,能同化各种碳水化合物,但不发酵糖。在动物体内易形成荚膜,荚膜由多糖组成,根据其抗原性分为A、B、C、D4个血清型,我国临床分离的菌株多为A型和D型,经分离培养后,荚膜消失。

（二）临床意义

新型隐球菌可引起人和动物隐球菌病,荚膜多糖是新型隐球菌的重要致病物质,具有抗吞噬、降低机体抵抗力、诱使动物免疫无反应性等作用。该菌经呼吸道侵入人体,引起肺部感染,一般预后良好。由肺经血行播散时可侵犯全身各个脏器组织,最易侵犯脑及脑膜等中枢神经系统,引起亚急性或慢性脑膜炎,也可侵犯皮肤、黏膜、淋巴结、骨和内脏等,中枢神经系统的感染预后不良。新型隐球菌病好发于细胞免疫功能低下人群,如恶性肿瘤、糖尿病、器官移植、HIV感染及大剂量使用免疫抑制剂者。在国外AIDS合并新型隐球菌性脑膜炎者占很大比例,是AIDS死亡的首要原因。在国内已将隐球菌病列为乙类传染性疾病,是人类面临的一种严重的真菌病。

（三）微生物学检验

1. 标本采集　通常采集脑脊液、痰液、尿液、脓汁、活体组织及尸体解剖材料检查,其中以脑脊液最多。脑脊液和尿液经离心沉淀后取其沉淀物检查,痰液和脓汁标本可先用10% NaOH处理后再检查。

2. 检验程序　见图16-6。

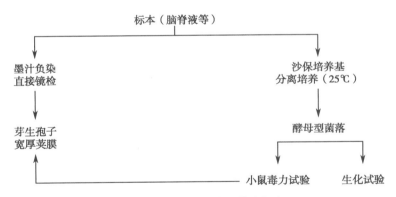

图 16-6　新型隐球菌的检验程序

3. 检验方法

（1）直接镜检

1）革兰氏染色:为革兰氏染色阳性的球形或卵圆形孢子。

2）墨汁负染色:墨汁负染色后,镜下可见新型隐球菌的特征:圆形或卵圆形的孢子,孢子壁厚,边缘清晰。孢子周围有透亮的厚荚膜,孢子与荚膜之间的界限和荚膜的外缘整齐、清晰。孢子内有反光颗粒,有的孢子生芽,芽颈甚细,加KOH液后,菌体不被破坏。

图片：新型隐球菌

（2）分离培养：将标本接种在两块沙氏葡萄糖琼脂培养基上,病原性隐球菌在 25℃ 和 37℃ 孵育均可生长,而非病原性隐球菌在 37℃ 时不生长。2~5d 可形成酵母型菌落,菌落初为白色、光滑、奶油样,渐变为淡褐色、黏液样。

（3）鉴定试验

1）酚氧化酶试验:将菌落接种鸟食琼脂(birdseed agar)培养基中,经 2~5d 培养,新型隐球菌呈棕黑色菌落。用已知新型隐球菌和浅白隐球菌分别作阳性和阴性对照。

2）脲酶试验:新型隐球菌能产生脲酶,可分解尿素琼脂培养基的尿素形成 NH_3 和 CO_2,使培养基 pH 升高,从而培养基由黄色变为粉红色。白假丝酵母菌则为阴性。

3）糖同化及发酵试验:新型隐球菌能同化半乳糖、蔗糖、卫矛醇和棉子糖,但不能发酵糖类,硝酸盐还原试验阴性。

（4）其他检测

1）抗原检测:通过乳胶凝集试验、ELISA 和单克隆抗体法等免疫学方法检测隐球菌荚膜多糖特异性抗原,其中以乳胶凝集试验最为常用,此法简便、快速。

2）抗体检测:用试管凝集试验、放射免疫法检测病人血清中的隐球菌抗体,对疾病预后判断有一定价值,但对诊断意义不大。

3）核酸检测:临床标本可用痰液、支气管吸出物等,方法有 DNA 探针法、PCR 探针法等,为诊断隐球菌病提供了新的有效方法。

4）动物实验:新型隐球菌对小白鼠有致病性,将标本或纯培养物菌悬液 0.5~1.0ml,对动物脑内或静脉、腹腔注射,1~3 周内动物死亡,解剖后作直接镜检、培养,并取脑或脊髓作组织切片检查。直接涂片、墨汁染色可见外有荚膜的圆形酵母细胞。

（5）药敏试验:新型隐球菌对两性霉素 B、5-氟胞嘧啶、伊曲康唑、氟康唑等敏感,临床治疗时常两种药物联合使用。

三、其他真菌

（一）曲霉

曲霉(*Aspergillus*)种类繁多,广泛分布于自然界,可存在于土壤、腐败有机物、粮食和饲料等,还可存在于正常人体的皮肤和黏膜表面。临床上常见的有烟曲霉、黄曲霉、黑曲霉、构巢曲霉和土曲霉等,以烟曲霉感染最常见。

1. 生物学特性　曲霉的菌丝为分枝状有隔菌丝,接触培养基的菌丝部分可分化成膨大、厚壁的足细胞,并向上直立生长出分生孢子梗。孢子梗顶端膨大形成半球形或椭圆形的顶囊,围绕顶囊以辐射方式长出一或两层杆状小梗,上层小梗呈瓶状(次生小梗),在次生小梗顶端再形成一串分生孢子,分生孢子可呈球形或柱状,因菌种不同而呈黄、绿、蓝、棕、黑等不同颜色。上述结构形成一个菊花样的头状结构,称分生孢子头(图 16-7)。

在沙氏葡萄糖琼脂培养基上 25℃ 或 37℃ 生长良好。菌落初为白色绒毛状、粉末状或絮状的丝状菌落,由于产生分生孢子而渐呈现黄色、褐色、灰绿、黑色等颜色。

2. 临床意义　曲霉菌可侵犯机体许多部位,引起曲霉病。近年来侵袭性曲霉病的发病率不断

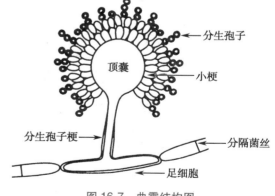

图 16-7　曲霉结构图

（图中标注：分生孢子、顶囊、小梗、分生孢子梗、分隔菌丝、足细胞）

增高,在多细胞真菌引起的深部感染中居第一位。曲霉菌是条件致病菌,免疫功能受损人群极易感染。曲霉可引起呼吸系统曲霉病、全身性曲霉病等。全身性曲霉病原发灶主要在肺,多由败血症引起全身性感染,多发生于某些重症疾病的晚期。曲霉还可产生毒素,引起人或动物急、慢性中毒,损伤肝、肾、神经等组织器官,尤其是黄曲霉毒素与人类肝癌的发生密切相关。

笔记

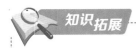

知识拓展

黄曲霉毒素

20世纪60年代英国发生十万只火鸡突发性死亡事件(称火鸡X病),后确认与从巴西进口的花生粉有关,经调查证明这些花生粉被一种由黄曲霉产生的毒素污染,这种毒素被命名为"黄曲霉毒素"。毒素主要有四种类型(B_1、B_2、G_1、G_2)以及两种代谢产物(M_1、M_2),B_1主要存在于农产品中,M_1是从牛奶中分离的。该毒素是一种肝毒素,被世界卫生组织的癌症研究机构划定为I类致癌物,毒性是氰化钾的10倍,砒霜的68倍。

3. 微生物学检验

(1) 直接镜检:将痰液或其他被检组织置于载玻片上,加1~2滴10%~20%的KOH,覆盖玻片镜检。镜下可见由分生孢子头和足细胞(称分生孢子梗)两部分组成的特征性结构,可初步鉴定为曲霉。

(2) 分离培养:将标本接种于沙氏葡萄糖琼脂培养基,25℃及37℃培养3~5d,观察菌落生长速度、颜色、表面质地等特征。初为白色绒毛或絮状丝状菌落,渐呈黄色、褐色、灰绿、黑色等。进行小培养,乳酸酚棉蓝染色后镜检,观察菌丝体、顶囊形态,小梗结构与数目,分生孢子形态与颜色等特征,结合菌落特征进行鉴定(表16-4)。

表16-4 常见曲霉的鉴定

菌种	菌落	顶囊	小梗	分生孢子梗	孢子
烟曲霉	正面青绿到灰色,背面白色到黄褐色	烧瓶形	单层,在顶囊上半部	300μm,光滑、无色或绿色	球形,有小棘,绿色,成链排列
黄曲霉	正面绿色,背面无色或淡黄色	球形或近球形	单层或双层,布满顶囊	400~850μm,无色、粗糙	球形或梨形,有小棘,成链排列
黑曲霉	正面黑色,背面白色到黄色	球形	双层,密生于整个顶囊表面	400~3 000μm,长,光滑、无色	球形,黑褐色,有小棘,成链排列
构巢曲霉	正面绿色、浅黄到黄色,背面紫红色到橄榄色	半球形或烧瓶形	双层,梗基短,在顶囊上半部	7~150μm,光滑、褐色	球形,绿色,成链排列
土曲霉	正面肉桂色到棕色,背面白色到褐色	球形	双层,在顶囊的1/2~1/3处	100~200μm,光滑、无色	球形,小,表面光滑,成链排列

图片:曲霉

(3) 其他检测:①抗原检测,用ELISA测定病人血清中曲霉抗原,如GM试验检测半乳甘露聚糖;②抗体检测,用免疫扩散检测病人血清中抗曲霉抗体;③代谢产物检测,即G试验检测细胞壁成分1,3-β-D葡聚糖。GM试验和G试验常联合检测,可提高灵敏度和特异性。

(4) 药敏试验:曲霉属对两性霉素B、伊曲康唑、伏立康唑、泊沙康唑、特比萘芬、棘白菌素类药物(卡泊芬净、米卡芬净及阿尼芬净)敏感。

(二) 毛霉

毛霉(*Mucor*)广泛存在于自然环境中,常引起食物霉变。毛霉引起的机体感染称毛霉病,常发生于机体免疫力低下、重症疾病的晚期病人。

1. 生物学特性 在沙氏葡萄糖琼脂培养基上25℃培养时,生长迅速,形成棉絮状的丝状菌落,初为白色渐变为灰黑色或黑色,镜下可见无隔或较少分隔、分枝较少的菌丝,菌丝上生长有长短不一的孢子囊梗,末端有球形的孢子囊,囊壁较薄,内充满孢子囊孢子,成熟后孢子囊孢子破囊而出。

2. 临床意义　毛霉病是一种发病急、进展快、病死率极高的条件致病性真菌感染性疾病。临床常见的是眼眶及中枢神经系统的毛霉病。毛霉感染首先发生于鼻或耳部,继而扩散至眼眶软组织,引起坏死性炎症和肉芽肿,经血流侵入脑,引起脑膜炎,死亡率较高。还可播散至肺、胃肠道、皮肤等部位。

3. 微生物学检验

（1）直接镜检:取脓液、痰液、鼻窦抽取物、血液等标本,滴加 20%KOH 直接镜检,可见粗大、无隔或少分隔、分枝较少的菌丝,直径 6~15μm,偶见孢子囊及孢子梗。

（2）分离培养:在沙氏葡萄糖琼脂培养基 25℃ 及 37℃生长迅速,3~5d 长成大菌落甚至蔓延整个平板。初为白色丝状,渐变为灰褐色,菌丝顶端有黑色小颗粒。镜下菌丝无隔或少分隔,菌丝上直接长出孢囊梗,常单生或分枝。

图片:毛霉

（三）组织胞浆菌属

组织胞浆菌属包括荚膜组织胞浆菌(*Histoplasma capsulatum*)和杜波组织胞浆菌 2 个种,是一类双相型真菌,在 25℃ 培养时呈典型丝状菌落,在 37℃ 培养时为酵母型菌落。

1. 临床意义　组织胞浆菌传染性强,主要在美洲、非洲的一些国家及澳大利亚流行,我国南方地区有散在发病,富含鸟和蝙蝠粪便的土壤是其自然栖息地。

组织胞浆菌孢子通过呼吸道侵入机体,肺部最先受到侵袭,有时也可由血行播散而侵犯全身各脏器,其主要侵犯单核-巨噬细胞系统。根据临床表现不同,荚膜组织胞浆菌可引起三种组织胞浆菌病:

（1）急性原发型:无临床症状或流感样症状,肺部可无病灶或最终钙化而愈。

（2）慢性空洞型:可引起较大的肺损害,但症状轻微或无症状。

（3）严重播散型:全身的器官均可受到损伤,预后严重。本病原发感染可侵犯各年龄组男女,男女患病之比为 3:1,一些病人易发生急性暴发而致死。免疫力低下者如患淋巴瘤、白血病、霍奇金淋巴瘤、AIDS 或用肾上腺皮质激素治疗者常可感染本菌。

2. 微生物学检验

（1）直接染色镜检:痰液、分泌物、骨髓等标本涂片后先用甲醇固定 10min,再用 Giemsa 染色镜检,如在油镜下发现直径 2~5μm 大小的卵圆形、芽生、有荚膜的孢子,位于大单核细胞或多形核细胞内,有时在细胞外,应疑为荚膜组织胞浆菌荚膜变种。皮损、脓液等标本用 20%KOH 涂片后镜检,可见 12~15μm 的厚壁酵母细胞,细胞内有脂肪小滴,疑为荚膜组织胞浆菌杜波变种。两个变种酵母相可鉴别。

图片:荚膜组织胞浆菌

（2）分离培养:将临床标本接种于含抗生素的沙氏葡萄糖琼脂培养基上,25℃ 培养,生长缓慢,有时需 4~6 周才开始生长,逐渐形成白色至棕色绒毛状菌落。镜下可以发现特征性的齿轮状大分生孢子,但初代培养不典型,继代培养才典型。有的菌株产生椭圆形的小分生孢子,有时出芽似哑铃状。两个变种菌丝相不易区分。当转种于血琼脂培养基上,37℃ 培养,很快形成酵母型菌落。

（3）鉴定试验

1）脲酶试验和明胶液化试验:荚膜变种能分解尿素,但不能液化明胶;杜波变种在 24~96h 内可液化明胶,不分解尿素。

2）抗原抗体检测

①抗原检测:取病人痰液作免疫荧光法染色后镜检,但特异性差,仅作初筛试验。

②抗体检测:用补体结合试验、免疫扩散、乳胶凝集试验等检测血清中组织胞浆菌抗体。补体结合试验的抗体效价>1:32 为阳性,或抗体效价呈 4 倍以上增长,具有诊断意义。乳胶凝集试验时,抗体效价为 1:16 时即有诊断意义,1:32 即可确诊。

（四）肺孢子菌

肺孢子菌属(*Pneumocystis spp.*)分布于自然界、人和多种哺乳动物肺内,常见的有卡氏肺孢子菌(*P. carinii*)和伊氏肺孢子菌(*P. jiroveci*)。因肺孢子菌具有原生动物的生活史及形态而被归为原虫,近年发现肺孢子菌的超微结构与真菌相似,在遗传学方面肺孢子菌的核苷酸序列与真菌有更多的同源性,故将其归为真菌。本菌为单细胞型,生活史有孢囊和滋养体两种形态,孢囊为感染型,滋养体为繁殖型,呈二分裂法繁殖。

1. 临床意义　肺孢子菌经呼吸道传播,在健康人体内,多为无症状的隐性感染或亚临床感染。当宿主免疫力下降,潜伏的肺孢子菌在宿主肺内大量繁殖扩散,使肺泡上皮细胞受损,导致间质性浆细

笔记

胞肺炎,又称肺孢子菌肺炎(Pneumocystis carinii pneumonia,PCP)。近年来,PCP 已成为 AIDS 病人常见的并发症,该病发病初期为间质性肺炎,病情迅速发展,重症病人因窒息在 2~6 周内死亡。该菌还可引起中耳炎、肝炎及结肠炎等。

2. 微生物学检验

(1) 直接镜检:从病人痰液、支气管肺泡灌洗液或肺活检组织中检查肺孢子菌是确诊本病的重要依据。首选支气管肺泡灌洗液检查,其次为痰液检查,二者多次检查阴性但临床高度怀疑者建议肺活检组织检查。

常用的染色方法有 Giemsa 染色、果氏环六亚甲基四胺银染色(GMS)和亚甲胺蓝染色。Giemsa 染色后镜检,可见孢囊内的 8 个孢子,孢子的细胞质呈浅蓝色,含 1 个呈紫红色的核;亚甲胺蓝染色后镜检,孢囊囊壁呈深褐色或黑色,囊壁可见特征性括弧样结构,囊内孢子不着色。

(2) 血清学试验:①抗原检测,用单克隆抗体来检测病人血清中肺孢子菌抗原,有较好的灵敏度和特异度;②抗体检测,用 IFA 或 ELISA 或 CFT 检测人群血清中肺孢子菌抗体,主要用于流行病学调查,临床诊断价值不大。

(3) 核酸检测:分子生物学诊断技术应用于诊断伊氏肺孢子菌肺炎,主要有 PCR 法和基因探针法。

图片:肺孢子菌包囊(亚甲胺蓝染色)

(五) 马尔尼菲青霉

马尔尼菲青霉(*Penicillium marneffei*)属于青霉属。其特征是二相性,在自然界中以菌丝形式存在,在组织中则可形成小圆或椭圆形细胞。

1. 临床意义　马尔尼菲青霉可引起马尔尼菲青霉病。通过吸入感染肺部,随后入血,引起广泛性播散性感染,主要侵犯人淋巴系统、肝脾,主要表现为发热、贫血、咳嗽、浅表淋巴结肿大、肝脾肿大、全身出现粉刺样皮肤丘疹、多发性脓肿等。好发于结核病、血液病、霍奇金淋巴瘤病人。近年来,随着艾滋病病人的增多,播散性马尔尼菲青霉病发病率逐渐升高。

2. 微生物学检验

(1) 直接镜检:取骨髓涂片、皮肤印片或淋巴结活体组织瑞氏染色后,镜下可见典型圆形或卵圆形、有明显横隔的细胞,常在巨噬细胞内。

(2) 分离培养:在沙氏葡萄糖琼脂培养基上,25℃培养 3~4d 开始生长。菌落最初呈浅灰褐色膜样或淡黄色绒毛状,中央气生菌丝呈白色绒毛状,向周围扩展,逐渐形成淡灰褐色微带淡红色绒毛状。2 周后变成棕红色蜡样,有皱褶,并有白色绒毛样菌丝,菌落出现红葡萄酒色并使整个培养基染成玫瑰红色。取菌落涂片镜检,镜下可见透明、分隔菌丝,分生孢子梗光滑而无顶囊,帚状分枝,双轮生,散在,稍不对称,有 2~7 个散在、不平行的梗基,其上有 2~6 个瓶梗,顶端狭窄,可见单瓶梗,其顶端有单链分生孢子,散乱。37℃培养为酵母相,呈酵母样型菌落,膜状,有脑回样皱褶,浅灰褐色或奶酪色,湿润。镜检可见圆形、椭圆形、长形酵母样菌体,可见关节孢子,从不出芽。

图片:马尔尼菲青霉

(3) 抗原检查:用荧光素标记特异抗体或通过 ELISA 法检测尿中抗原,以快速诊断马尔尼菲青霉感染,并可用于该疾病的流行病学调查。

本章小结

　　引起浅部感染的真菌常为多细胞真菌,包括皮肤癣菌、表面感染真菌和皮下组织感染真菌 3 类,临床最常见的是皮肤癣菌。浅部感染真菌实验室检查主要是直接镜检、培养、荧光检查,形态特征有助于浅部感染真菌的鉴别。

　　引起深部感染的真菌多包括白假丝酵母菌、新型隐球菌、曲霉等。白假丝酵母菌为条件致病性真菌,可产生厚膜孢子和假菌丝,可通过形态特点、芽管形成试验、厚膜孢子形成试验、糖同化试验等方法进行鉴定,商品化的显色培养基可用于白假丝酵母菌与其他假丝酵母菌鉴别。

　　新型隐球菌引起隐球菌病,可通过形态特点、分离培养、酚氧化酶试验、脲酶试验、糖同化试验及抗原和核酸检测等方法鉴定。

　　曲霉引起的侵袭性曲霉病在多细胞真菌引起的深部感染中居第一位,曲霉通过镜检分生孢子头、足细胞、菌落特征以及 G 试验等方法进行鉴定。

笔记

(吕茂利)

扫一扫，测一测

思考题

1. 体癣可由哪些皮肤癣菌引起？怎样进行皮肤癣菌的检验？
2. 鹅口疮的病原菌是什么？如何对该病原体进行检验？
3. 新型隐球菌的特征结构是什么？如何检验新型隐球菌？
4. 怎样对曲霉进行检验？

笔记

第三篇 病毒检验

学习目标

1. 掌握病毒体、缺陷病毒、顿挫感染的概念,病毒的大小、结构、化学组成及功能。
2. 熟悉病毒的大小、病毒的分类。
3. 了解病毒的复制周期,病毒的干扰现象,理化因素对病毒的影响及病毒的变异。
4. 具有认识病毒的形态及分析病毒结构与变异现象的能力。
5. 能根据外界因素对病毒的影响而选择正确方法保存和灭活病毒。

案例导学 17-1

　　2018 年我国北方一个城市发生疑似非洲猪瘟疫情,8 月 15 日,在另外两个省份接连发现非洲猪瘟疫情。截至 2019 年 1 月,全国有多个省份先后发生非洲猪瘟疫情。病猪死亡率高达 100%,表现为发热、皮肤发绀、肾、胃肠黏膜出血。

　　问题与思考:

1. 非洲猪瘟起源在哪? 怎样流行到中国的?
2. 非洲猪瘟病的原体是什么? 如何鉴定?
3. 我们还能吃猪肉吗?

　　病毒(virus)是不具有细胞结构的感染因子。只有当它侵入易感的宿主细胞时,才表现出生物的特性。病毒仅在活的宿主细胞内才能实现复制或增殖。病毒仅含一种核酸(RNA 或 DNA)。

　　病毒广泛存在于自然界,一旦侵入人体、动物、植物、真菌及细菌体内,可引起宿主生活的改变。由微生物引起的感染性疾病中,病毒性疾病约占 75%。有些病毒性疾病病情严重、死亡率高(如埃博拉出血热、艾滋病、狂犬病等),有些病毒性疾病传染性强(如流感等)。病毒可引起急性感染或持续性感染,有些病毒还与肿瘤、先天畸形及自身免疫性疾病有密切关系。近些年不断发现引起人类疾患的新病毒。病毒性疾病不仅传染性强、流行广泛,而且缺乏特效治疗药物。

第一节　病毒的形态与结构

　　完整、成熟、具有感染性的病毒颗粒称为病毒体(virion)。病毒体是病毒在细胞外的存在形式,具有典型的形态结构。观察病毒体的大小、形态和结构,是确定和研究病毒的前提。研究病毒大小和形态的方法有很多,如电子显微镜、超速离心、分级超过滤及 X 线晶体衍射技术等。

一、病毒的大小与形态

(一)病毒的大小

测量病毒体的大小以纳米(nanometer, nm)为单位。各种病毒体大小差别悬殊,痘类病毒约为 300nm,在光学显微镜下勉强可见;脊髓灰质炎病毒、鼻病毒仅为 20~30nm;中等大小的如流行性感冒病毒、腺病毒、疱疹病毒约 80~150nm。绝大多数病毒体小于 150nm,必须用电子显微镜放大数千倍至数万倍才能看到(图 17-1)。

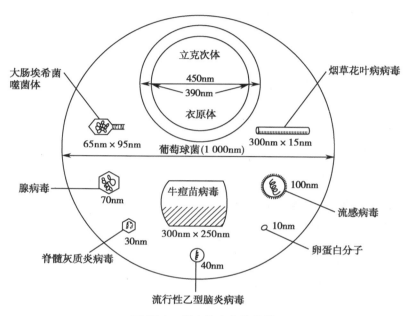

图 17-1 微生物大小的比较

(二)病毒的形态

病毒的形态多种多样。人和动物病毒大多呈球形或近似球形,少数呈弹状(如狂犬病病毒)、砖形(如痘类病毒)、丝状体(如新分离的流感病毒)(图 17-2);植物病毒多呈杆状。

二、病毒的结构与化学组成

(一)病毒的结构

病毒体的基本结构是由核心和衣壳构成的核衣壳,有的病毒核衣壳外面还有包膜(图 17-3),无包膜病毒的核衣壳就是病毒体,又称裸病毒。

1. 核心(core) 核心是病毒体的中心结构,主要成分是核酸(DNA 或 RNA),构成病毒的基因组。病毒的核心除核酸外,还有少量功能性蛋白质,主要是一些酶类物质。

2. 衣壳(capsid) 衣壳是包围在病毒核酸外的蛋白质壳,由一定数量的壳粒规则排列组成。壳粒是衣壳的形态学亚单位,电镜下可见壳粒呈对称排列。根据壳粒排列方式的不同,有如下几种类型(图 17-4):

(1)螺旋对称型:病毒核酸呈盘旋状,壳粒沿核酸链走向排列呈螺旋对称型。

(2)二十面体立体对称型:病毒核酸浓集在一起形成球形或近似球形,其壳粒呈二十面体对称排列,二十面体的每个面都是等边三角形,如脊髓灰质炎病毒、流行性乙型脑炎病毒等。

(3)复合对称型:是既有螺旋对称又有立体对称的病毒,如噬菌体(头部呈二十面体对称结构,尾部为螺旋对称结构)等。

3. 包膜(envelope) 包膜是包裹在核衣壳外面的膜状结构,有包膜的病毒称包膜病毒。包膜是病毒在成熟过程中以出芽方式向细胞外释放时穿过核膜和/或细胞膜、空泡膜时获得的,故含有宿主细胞膜或核膜成分,因此拥有包膜的病毒容易躲避宿主免疫系统的攻击,也可以借细胞膜的融合,帮助病毒感染新的细胞,达到扩散的目的,但包膜上的蛋白质是由病毒基因编码的,可形成各种形状的突起,称为包膜子粒或刺突。

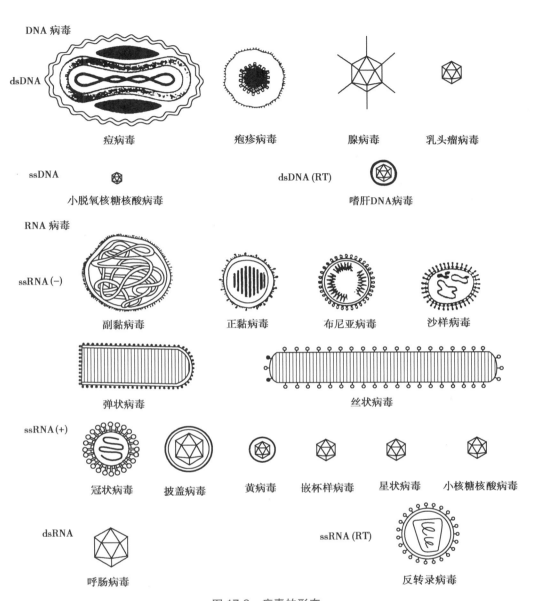

图 17-2　病毒的形态

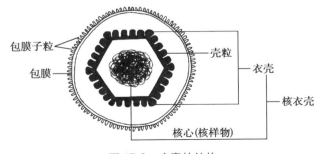

图 17-3　病毒的结构

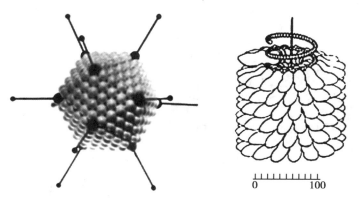

图 17-4　病毒的对称形式
左:二十面立体对称型;右:螺旋对称型。

（二）病毒的化学组成及功能

1. 病毒核酸　病毒核酸位于病毒体的核心,只含有 DNA 或 RNA,构成病毒体的基因组,为病毒的感染、增殖、遗传和变异提供遗传信息。病毒的核酸可以是单链或双链,可以是线性、环状或分节段的。

病毒核酸的功能包括:

（1）病毒复制:病毒进入活的易感细胞后,释放核酸,依赖宿主细胞进行复制子代的核酸。

（2）决定病毒特性:病毒核酸携带了病毒的全部遗传信息,决定了病毒的生物学性状。

（3）具有感染性:有的病毒核酸在除去衣壳蛋白后,仍能进入细胞增殖,具有感染性,将其称为感染性核酸。感染性核酸不易吸附细胞,易被核酸酶降解,故其感染性比病毒体低。但因其不受相应病毒受体限制,所以感染宿主的范围比病毒体广泛。

2. 病毒蛋白质　分为结构蛋白和非结构蛋白。

（1）结构蛋白:指构成病毒有形成分(衣壳、包膜)的蛋白质。衣壳蛋白由多肽组成。由病毒基因编码的包膜蛋白多为糖蛋白,突出于病毒体外。基质蛋白是衣壳与包膜蛋白连接的部分,多具有跨膜和锚定的功能域。

结构蛋白的功能:①保护病毒核酸,使之免遭环境中的酶或其他理化因素破坏;②参与病毒的感染过程。如衣壳蛋白、包膜蛋白与病毒特异性吸附易感细胞表面受体有关;③衣壳蛋白、包膜蛋白具有良好的抗原性,可诱发机体产生免疫应答,免疫应答不仅有免疫防御作用,也可能引起免疫病理损害,与病毒的致病有关。

（2）非结构蛋白:非结构蛋白是由病毒基因组编码的,可以存在病毒体内,也可以存在于感染细胞包括:①病毒编码的酶类,如 DNA 多聚酶、蛋白水解酶等;②特殊功能蛋白质,如抑制宿主细胞合成的蛋白、某些经 MHC 提呈的病毒蛋白等,它们仅存在于被感染细胞中。

3. 脂类和多糖　主要存在于病毒的包膜中,来自于宿主细胞,与病毒体吸附、穿入宿主细胞以及病毒的抗原特异性有关。

第二节　病毒的增殖

一、病毒的增殖

（一）病毒增殖的条件

病毒是非细胞型微生物,缺乏独立代谢的酶系统、能量和许多原料,因此,只有进入活的易感细胞内,易感细胞提供合成病毒核酸与蛋白质的原料,如低分子量前体成分、能量、必需的酶和细胞器等,病毒才能以复制的方式增殖,病毒增殖的结果往往导致宿主细胞生命活动紊乱或死亡。

（二）病毒增殖的过程

病毒的增殖过程可分为吸附、穿入与脱壳、生物合成、装配、成熟与释放等步骤,这一完整过程称为一个复制周期(图17-5)。病毒复制周期的长短与病毒种类有关,如腺病毒约为25h、小RNA病毒约为6~8h、正黏病毒约为15~30h。

1. **吸附**　病毒增殖的第一步就是吸附于易感细胞。吸附取决于病毒体表面的结构与易感细胞表面的特异受体的结合,此过程需要一定的温度条件。吸附的特异性决定了病毒嗜组织的特征(亲嗜性)。不同病毒体的受体不同,因而有各自不同的易感细胞。如人类免疫缺陷病毒(HIV)包膜糖蛋白gp120的受体是细胞表面的$CD4^+$分子,故其只能感染有$CD4^+$分子的细胞。无受体的宿主细胞不被病毒吸附,不发生感染,因此有人利用封闭细胞表面的病毒受体或利用与受体类似物质阻断病毒与受体的结合,以开发抗病毒药物。但因病毒的细胞受体不止一种,且还有不少病毒受体尚未被确定,使该方面的研究受到限制。病毒体吸附细胞的过程,在数分钟到数十分钟内完成。

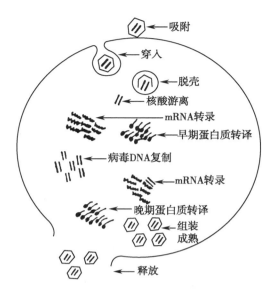

图17-5　无包膜DNA病毒的复制

以无包膜DNA病毒为例,病毒的复制过程为吸附及穿入,脱壳,生物合成,组装、成熟及释放。

2. **穿入与脱壳**　吸附在易感细胞上的病毒体,可通过不同方式进入细胞内,称为穿入。穿入与吸附不同,是需要能量的过程。穿入的方式至少有三种:

(1) 胞饮:细胞膜内陷将病毒体包裹其中,形成类似吞噬泡的结构使病毒体整体进入胞质内。无包膜病毒体一般以此方式穿入。

(2) 融合:有包膜的病毒体靠吸附部位的酶作用及包膜与细胞膜的同源性等,发生包膜与细胞膜的融合,使病毒核衣壳进入胞质内。

(3) 直接穿入:少数无包膜病毒体可直接穿入细胞内,病毒衣壳发生构象改变,与细胞膜特定蛋白质相互作用,病毒因此直接穿过细胞膜,但这种方式较少见。脱壳是病毒体脱去蛋白衣壳后,使基因组裸露的过程。脱去衣壳后,病毒核酸才能在宿主细胞中发挥作用。多数病毒体在穿入过程中同时完成脱壳,释放出病毒的基因组。

3. **生物合成**　病毒脱壳后,以病毒核酸为模板,利用宿主细胞提供的原料复制子代核酸、合成子代蛋白质的过程。这一阶段细胞内无完整病毒体,也不能用血清学方法检测出病毒的抗原,因此又被称为隐蔽期。

以DNA病毒为例,病毒进入宿主细胞核内,首先以病毒DNA为模板,在宿主细胞提供的依赖DNA的RNA聚合酶作用下,转录出mRNA,然后在细胞核糖体上转译早期蛋白质,即病毒编码的依赖DNA的DNA聚合酶等。在此酶作用下,以亲代病毒DNA为模板,复制大量子代病毒的核酸,再以子代病毒核酸为模板转录出晚期mRNA,并转译大量晚期蛋白质,即子代病毒衣壳蛋白质和包膜的结构蛋白。

4. **组装**　病毒的组装是指将生物合成的蛋白和核酸及其他构件,组装成子代核衣壳的过程。病毒的种类不同,装配的部位也不同,与病毒复制部位和释放机制有关。DNA病毒多在细胞核内装配,RNA病毒多在细胞质内装配。

5. **成熟与释放**　成熟是指病毒核衣壳装配完成后,病毒发育成为具有感染性的病毒体的过程。成熟的标准:①形态结构完整;②具有病毒体的抗原性;③具有感染性。有包膜的病毒装配好核衣壳,需获得包膜后才能成为完整的病毒体。

成熟病毒体从宿主细胞游离出来的过程称为释放。实质上病毒的成熟与释放是密不可分的。释放的方式有以下几种:

(1) 破胞释放:裸病毒在宿主细胞内经复制周期可增殖数百至数千个子代病毒,致使细胞破裂而一次性将病毒全部释放至胞外。

(2) 芽生释放:有包膜的病毒,在装配完成后,以出芽方式释放到细胞外。细胞一般不立刻死亡,仍可正常分裂繁殖。

笔记

（3）其他方式：有些病毒如巨细胞病毒，很少释放到细胞外，而是通过细胞间桥或细胞融合，在细胞之间传播。

（三）病毒增殖的表现

细胞被病毒感染后，由于病毒和宿主细胞相互作用的结果不同，其表现形式多样。在宿主细胞内可表现为：细胞溶解、稳定状态感染、细胞凋亡、细胞增生与细胞转化、病毒基因组的整合及包涵体形成。

二、病毒的异常增殖与干扰现象

（一）病毒的异常增殖

病毒进入宿主细胞后，由于病毒本身基因组发生变化或感染细胞的环境不利于其复制，使之出现异常增殖。

1. 缺陷病毒（defective virus）　缺陷病毒是指因病毒基因组不完整或者因基因某一点改变而不能进行增殖的病毒。缺陷病毒不能复制出完整的子代病毒，但却能干扰同种成熟病毒体进入易感细胞，故又称为缺陷干扰颗粒。当缺陷病毒与其他病毒共同感染细胞时，若后者能为缺陷病毒提供所缺少的物质，则缺陷病毒可增殖出完整有感染性的病毒。自然界中有些病毒是天然的缺陷病毒，需在另一病毒的辅助下才能完成增殖，如丁型肝炎病毒必须在乙型肝炎病毒或其他嗜肝 DNA 病毒的辅助下才能增殖。

2. 顿挫感染（abortive infection）　病毒进入宿主细胞，若细胞缺乏病毒复制所需的酶、能量和必要成分等，则病毒无法合成自身成分，或虽能合成病毒成分，但不能装配和释放完整的子代病毒，此现象称为顿挫感染。引起顿挫感染的细胞称为非容纳细胞。如人腺病毒感染人胚肾细胞（容纳细胞）时能正常增殖，若感染猴肾细胞（非容纳细胞）则发生顿挫感染。顿挫感染也是抗病毒药物研发的方向之一。

（二）干扰现象

两种病毒感染同一细胞时，发生一种病毒抑制另一种病毒增殖的现象，称为病毒的干扰现象（interference）。干扰现象不仅在异种病毒之间发生，也可在同种、同型不同株病毒之间发生。干扰现象发生的原因包括：①某一病毒作用于宿主细胞诱导其产生抑制病毒复制的蛋白质，称干扰素；②第一种病毒破坏了宿主细胞表面受体或改变了宿主细胞的代谢途径等，影响另一种病毒复制过程；③缺陷病毒所引起的干扰。故应用复合疫苗或联合疫苗进行预防接种时，需注意合理使用，以避免发生干扰现象而影响疫苗的效果。

第三节　病毒的遗传与变异

病毒与其他微生物一样，具有遗传性和变异性。病毒的变异可发生在复制过程的任一环节。病毒在增殖过程中发生的基因组中碱基序列的置换、缺失或插入，称基因突变。病毒由于基因突变而发生表型改变的毒株称为突变株（mutant）。当两种病毒感染同一细胞时，即可发生遗传物质的变异，也可发生非遗传物质的变异，即病毒基因产物的相互作用，包括互补、表型混合与核壳转移等，产生子代病毒的表型变异。发生变异的病毒常表现为致病性与抗原性的变化。

1. 基因突变　基因突变是指病毒基因组中核酸链的碱基序列改变。基因突变可以自然产生，也可经过诱导出现。病毒基因复制时发生自发突变，其自发突变率为 $10^{-8} \sim 10^{-6}$。主要原因是病毒复制速度快，例如单个腺病毒在一个细胞内可产生 17 代约 25 万个子代病毒 DNA 分子；其次，DNA 聚合酶导致碱基错配。RNA 病毒无复制后校正机制，其突变率比 DNA 病毒高。由于基因突变产生的病毒表型性状发生改变的毒株称突变株。突变株可导致特定表型改变，如病毒空斑大小和形态改变、宿主范围、细胞病变和致病性改变。常见的有意义的突变株有以下几种：

（1）温度敏感突变株（temperature sensitive mutant, ts）：在 $28 \sim 35℃$ 条件下可以增殖，称容许温度。在 $37 \sim 40℃$ 条件下不能增殖，称非容许性温度。其原因是在较高温度下，温度敏感株复制所需的酶被抑制，病毒不能增殖。

（2）宿主范围突变株（host-range mutant，hr）：是指由于病毒基因组改变，影响了其对宿主细胞的感染范围，例如对分离的流感病毒株进行基因分析，发现其病毒株是否带有非人源（禽、猪）的血凝素（比如 H5 或 H7 等）而发生宿主范围的变异，可利用此特性制备疫苗。

（3）耐药突变株：因编码病毒酶的基因突变导致了针对酶的抗病毒药物作用靶变化，降低了病毒与药物的亲和力或药物作用的靶标丧失，使病毒继续增殖，表现出耐药现象。

2. 基因重组与重配　基因重组与重配是发生在两种以上病毒基因组之间的交换组合所产生的突变。

（1）基因重组（gene recombination）：两种或两种以上有亲缘关系，但生物学性状不同的毒株感染同一细胞时，发生核酸水平上的互换和重新组合，产生兼有两种病毒特性的子代病毒，并能继续增殖。把这两种病毒基因组间核酸序列互换、组合的过程称为重组。

（2）基因重配（gene resortment）：在分节段的 RNA 病毒基因组之间（如流感病毒），两个病毒株可通过基因片段的交换使子代基因组发生突变，这一过程称为重配。流感病毒不同株之间基因片段的重新分配，是引起该病毒抗原性改变的主要原因。一般而言，发生重配的概率高于基因重组的概率。

3. 病毒基因组与宿主细胞基因组的整合　病毒感染细胞过程中，有时病毒基因组或基因组中某些片段可插入到宿主细胞染色体 DNA 分子中，这种病毒基因组与细胞基因组的重组过程称为基因整合（gene integration），多种 DNA 病毒、逆转录病毒等均有整合宿主细胞染色体的特性，整合既可引起病毒基因的变异，也可引起宿主细胞染色体基因的改变，整合的结果容易导致细胞转化发生肿瘤等。

4. 病毒变异在基因工程中的应用　基因工程是将携带遗传信息的 DNA 片段转移到生物体内，与原有生物体的 DNA 结合，实现遗传性状的转移和重新组合，从而使人们能够定向地控制、干预和改变生物体的变异和遗传。因病毒基因组小、相对简单，容易成为分子遗传学的研究材料，被列入基因组计划中的模式生物进行研究。利用病毒专一性寄生和整合特性，对病毒基因组进行遗传学改造，可设计出基因工程病毒载体。目前广泛应用的有逆转录病毒载体、痘苗病毒载体、腺病毒及腺伴随病毒载体、疱疹病毒载体和脊髓灰质炎病毒载体等。利用病毒载体容量大和繁殖快等特点，把目的基因带入到靶细胞中，让其表达目的产物。目前病毒载体已成功应用于：①真核细胞基因工程大量表达外源目的基因，获得基因工程产品；②用于人类遗传病、肿瘤和代谢性疾病的基因治疗；③用作基因转移工具，进行基因功能、基因调控的理论研究。

第四节　外界因素对病毒的影响

从细胞中释放出的病毒体，受外界理化因素影响失去感染性，称为灭活。灭活的病毒仍可保留抗原性、红细胞吸附、血凝及细胞融合等特性。理化因素灭活病毒的机制包括：①冻融或脂溶剂破坏病毒的包膜；②酸、碱、温度等使病毒蛋白质变性；③变性剂、射线等损伤病毒核酸。不同病毒对理化因素的敏感性不同。了解理化因素对病毒的影响，在病毒的分离、疫苗研制及预防病毒感染等方面均有意义。

一、物理因素

1. **温度**　除肝炎病毒外多数病毒耐冷而不耐热。病毒标本应尽快低温冷冻保存。在干冰温度（-70℃）和液氮温度（-196℃）条件下，病毒的感染性可保持数月至数年。多数病毒一旦离开机体，经加热 56~60℃ 30min 或 100℃ 数秒钟，由于表面蛋白变性，而丧失其感染性，即被灭活（肝炎病毒例外，特别是乙型肝炎病毒抵抗力较强，可耐受 100℃ 10min）。病毒对低温有耐受力，但对反复冻融很敏感，反复冻融易将病毒灭活。一般可用低温真空干燥法保存病毒株，但在室温条件下干燥容易使病毒灭活。

2. **酸碱度**　不同病毒对酸碱敏感性不同，如肠道病毒在 pH 3.0~5.0 环境中稳定，而鼻病毒在 pH 3.0~5.0 环境中迅速被灭活。所以，可用病毒对 pH 的稳定性鉴别病毒，也可利用酸性、碱性消毒剂处理实验室污染器具及防疫。

3. **射线**　X 射线、γ 射线及紫外线都能灭活病毒，电离辐射使核苷酸链发生致死性断裂。紫外线使病毒基因组中核苷酸结构形式变化，影响核酸复制。但有些病毒（如脊髓灰质炎病毒）经紫外线灭活后，再用可见光照射可使灭活的病毒又复活（光复活），故不宜用紫外线杀病毒法来制备灭活疫苗。

二、化学因素

1. **脂溶剂** 有包膜的病毒可被脂溶剂(如乙醚、氯仿、去氧胆酸钠)灭活。这类病毒通常不能在含有胆汁的肠道中引起感染。但脂溶剂对无包膜病毒(如肠道病毒)几乎无影响。故可用乙醚灭活试验鉴别病毒有无包膜。

2. **化学消毒剂** 病毒对酚类、氧化剂、卤类、醇类物质敏感。1%~5%苯酚、70%甲醇、乙醇、碘及碘化物、漂白粉等均有灭活病毒作用。但消毒剂灭活病毒的作用不如细菌。不同的病毒对化学消毒剂的敏感性也不同,无包膜的病毒抵抗力较强,乙醇对乙型肝炎病毒无消杀作用,故乙醇浸泡器械等不能达到除去肝炎病毒的目的。醛类消毒剂可破坏病毒感染性,保留其抗原性,故常用其制备灭活的病毒疫苗。

3. **抗病毒化学药物** 病毒严格细胞内寄生,抗病毒药物应进入到宿主细胞内才能发挥抑制病毒的作用,而病毒在宿主细胞内的复制过程与人类细胞自身的生物合成过程相似,实际上很难做到只针对病毒不伤及宿主细胞的抗病毒药物,导致抗病毒药物临床应用的局限性:①以病毒复制过程的某个环节作为靶位的药物,对未进行复制的潜伏病毒无效。如疱疹病毒潜伏于神经细胞,能逃避抗病毒药物的作用;②某些病毒(如人类免疫缺陷病毒、甲型流感病毒等)复制突变率高,易出现耐药株。目前能供临床使用和正在研发的抗病毒药物主要有核苷类药物、非核苷类似药、蛋白抑制剂等。

4. **抗菌药物与中草药** 一般认为抗菌药物对病毒无抑制作用。在分离培养病毒时,待检标本中加入抗菌药物可抑制细菌生长,便于分离病毒。某些中草药有一定的抗病毒作用,如板蓝根、黄芪、大青叶、甘草等,可抑制病毒的增殖。

5. **其他** 有些病毒(正黏病毒、疱疹病毒、小核糖核酸病毒)在 Mg^{2+}、Ca^{2+} 等盐类存在时,可提高对热的抵抗力。如用 1mol/L $MgSO_4$ 在 50℃环境下保存这些病毒可存活 1h。

三、生物因素

由于多数病毒感染尚无特效治疗药物,为了抗病毒感染,使越来越多研究人员聚焦于选择生物因素干预病毒感染。预防病毒感染可通过自然免疫或人工免疫。自然免疫是指病毒感染后,机体产生的特异性免疫,但这种免疫存在较大风险,无法成为预防病毒感染的主要措施。人工免疫是人们通过主动接受病毒性抗原或某些免疫物质,比如特异性抗体或淋巴细胞,达到人群免疫保护的效应,包括人工主动免疫及人工被动免疫。

(一)人工免疫

1. **人工主动免疫** 是将疫苗接种于人体,刺激机体免疫系统产生免疫物质,使机体获得特异性免疫力。用于预防病毒感染的疫苗主要有:脊髓灰质炎疫苗、麻疹疫苗、流感疫苗、腮腺炎疫苗、风疹疫苗、水痘疫苗、流行性乙型脑炎疫苗及狂犬病疫苗等。

2. **人工被动免疫** 是指注射特异性免疫血清、丙种球蛋白、白细胞介素-2、与细胞免疫有关的转移因子、干扰素等细胞因子,使机体立即获得免疫功能。

(二)干扰素

干扰素(interferon,IFN)是由病毒或干扰素诱生剂作用于中性粒细胞、成纤维细胞或免疫细胞产生的一种糖蛋白,56℃可被灭活,可被蛋白酶破坏。4℃可保存较长时间,-20℃可长期保存。

IFN 具有广谱性、种属特异性、间接性及高活性等特点。IFN 在病毒感染机体数小时后即发挥作用,持续 1~3 周。发挥抗病毒作用时,既能中断感染细胞中的病毒复制,又能抑制病毒扩散。可增强 NK 细胞、细胞毒性 T 细胞(CTL)细胞等活性,促进吞噬细胞的吞噬与抗原加工提呈作用。免疫型干扰素能通过调节基因的表达,抑制肿瘤细胞的分裂增殖,从而表现出抗肿瘤效应。

第五节 病毒的分类

随着人们在生物化学和分子水平上对病毒结构有了更深入的了解,病毒的分类趋向于依据病毒的核酸、增殖方式、宿主范围等基本性质对病毒进行分类:①按病毒基因组的成分分为 DNA 病毒、RNA 病毒;②按核衣壳的对称形式分为螺旋对称型、二十面体立体对称型和复合对称型;③按有无包膜分为有包膜病毒和无包膜病毒,无包膜病毒也称裸病毒;④按病毒的大小分为大、中、小三型病毒,而依据形态可分球形、丝状、子弹状、砖形和蝌蚪状等；⑤按宿主范围分为动物病毒、植物病毒和细菌病毒；⑥临床常按传播方式、媒介种类、组织嗜性和病理学特性分为呼吸道病毒、肠道病毒、肝炎病毒及虫媒病毒等。

通过病毒分类可了解病毒的起源、进化、共性以及个性特点，可更好地揭示病毒的生物学特性，控制病毒感染。1966 年成立的国际病毒分类委员会（international committee on taxonomy of virus，ICTV）建立了由科（families）、亚科（subfamilies）、属（genera）和种（species）分类单位构成的病毒分类系统，将病毒分类为科、属、种 3 级或科、亚科、属、种 4 级。ICTV 要求科、属采用斜体英文，科名首字母大写，种用普通英文名字而非拉丁文，不大写不斜体。1995 年 ICTV 的病毒分类报告中提出将含逆转录酶的病毒单独归为一类，即病毒分为 DNA 病毒、RNA 病毒和逆转录病毒，旨在分类学上关注基因功能以及病毒与宿主细胞间的相互作用。

科是 ICTV 使用的最高分类单元。①科：词尾为"-viridae"，其中有些科还分亚科，如痘病毒科、疱疹病毒科、细小病毒科、副黏病毒科、冠状病毒科、呼肠孤病毒科和逆转录病毒科均分亚科，亚科名的词尾为"-virinae"；②属：词尾为"-virus"，属以下分类为不同的病毒种。

通常病毒被认为是最小的微生物，然而，研究发现，自然界还存在比病毒更小的致病因子，其构成、化学组分和复制也不同于常规病毒，又称亚病毒因子（subviral agent），包括卫星病毒（satellite virus）、类病毒（viroid）和朊病毒（prion）。卫星病毒和类病毒主要引起植物疾病，与人类疾病有密切关系的是朊病毒，朊病毒为仅有蛋白成分的致病因子，分类学上尚未确定归属。

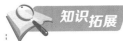

病毒的分类

目前所知病毒以外的生命体都将双链 DNA（dsDNA）作为基因遗传程序，但病毒的基因组可以是 dsDNA、ssDNA、dsRNA 或 ssRNA（根据 mRNA 功能还要分正链或负链 RNA），1995 年 ICTV 提出将含逆转录酶的病毒归为一类，病毒因此被分为 DNA 病毒、RNA 病毒和逆转录病毒。

2013 版的 ICTV 分类：感染人类的病毒归属于疱疹病毒目、单负链病毒目、套式病毒目及小 RNA 病毒目等 4 个目（orders），继续分 25 个科（families）。HIV 属于逆转录病毒科，逆转录是指 HIV 的核酸是 RNA，作为遗传物质，HIV 以 RNA 为模板合成了一条互补的 DNA 链，然后由此 DNA 链合成双链 DNA 的过程，这个过程与典型的转录过程（DNA→RNA）相反，即逆转了转录的常规方向。

本章小结

病毒是一大类体积微小、结构简单，严格细胞内寄生的非细胞型微生物。病毒体以颗粒形式游离于病毒细胞外，病毒体具有典型的形态、结构及感染性。病毒体的结构由核心和衣壳构成核衣壳，有的核衣壳外面还有包膜。病毒核心主要成分是核酸（DNA 或 RNA），病毒衣壳主要成分是蛋白质，病毒包膜含有宿主细胞膜或核膜成分。病毒核酸的功能包括病毒复制、决定病毒特性和具有感染性。病毒结构蛋白的作用是保护病毒核酸，参与病毒的感染过程，衣壳蛋白、包膜蛋白具有良好的抗原性，可诱发机体产生免疫应答。

根据病毒所含核酸类型分为 DNA 病毒、RNA 病毒和逆转录病毒。对病毒的分类是认识病毒的第一步，也是实验室诊断的基础，特别对分子生物学诊断是必要的导向。病毒一般分类为科、属、种三级或科、亚科、属、种四级。

病毒之间发生的干扰现象可阻止宿主细胞发病，也可以使感染终止，促进宿主康复。使用疫苗预防病毒感染时，应注意避免干扰现象发生。

常见的有意义的病毒变异突变株包括温度敏感株、宿主范围变异株及耐药突变株，病毒基因组之间相互作用可导致基因重组与重配。

（刘 新）

扫一扫,测一测

思考题

1. 病毒的结构有哪些?
2. 为什么病毒增殖必须有宿主细胞?
3. 病毒包膜有哪些功能?

第十八章　病毒的感染与免疫

 学习目标

1. 掌握病毒感染的类型及病毒感染的传播方式。
2. 熟悉病毒的致病机制。
3. 了解宿主抗病毒感染的免疫作用。
4. 具有预防病毒感染的能力。
5. 能充分认识病毒感染与抗病毒免疫之间的关系。

　　病毒侵入机体并在易感细胞内复制增殖,导致机体组织细胞发生病理改变的过程称为病毒感染(viral infection)。病毒感染的实质是病毒与易感细胞、病毒与机体相互作用的过程。病毒感染亦可以诱发机体的免疫应答,免疫应答可表现为免疫保护作用,也可能造成免疫损伤。

第一节　病毒的致病作用

一、病毒感染的传播方式

　　病毒感染的传播方式是指病毒接触并侵入宿主机体的方式,是由病毒固有的生物学特性决定的。不同病毒通过不同的方式侵入机体,在适宜的靶器官或组织寄居、定植、生长和繁殖,并引起感染。通常每种病毒有相对固定的传播方式,这主要取决于病毒的生物学特性和侵入部位,有些病毒可以通过多种方式感染机体。病毒的传播方式主要有水平传播和垂直传播两种类型。

　　（一）水平传播

　　水平传播(horizontal transmission)是病毒在人群不同个体之间,或动物和人之间的传播方式。

　　1. 呼吸道传播　多种病毒可经呼吸道侵入机体,如流行性感冒病毒侵入呼吸道后,在纤毛柱状上皮细胞内增殖,并沿细胞扩散引起呼吸道疾病。

　　2. 消化道传播　有些病毒可随食物或水经消化道侵入机体,如甲肝病毒通过粪-口途径侵入机体后,首先在肠黏膜上皮细胞内增殖,然后经血流到达肝脏并在肝细胞内增殖而引起肝脏病变,表现出典型症状。

　　3. 接触传播　有些病毒可以通过人与人或人与动物的直接或间接接触而感染,如直接接触眼结膜引起角膜结膜炎,通过性接触,病毒经生殖道的黏膜感染引起性传播疾病。

　　4. 昆虫叮咬或动物咬伤传播　有些病毒通过昆虫叮咬或动物咬伤的皮肤侵入机体而引起感染,如蚊虫叮咬传播的流行性乙型脑炎病毒,病犬咬伤传播的狂犬病病毒等。

5. 通过血液及血清制品传播　有些病毒通过输血、血清制品的使用等,经血液感染机体。如乙型肝炎病毒、丙型肝炎病毒及人类免疫缺陷病毒(HIV)等。

另外,还有些病毒可以经注射、拔牙、手术、器官移植等引起传播,如乙型肝炎病毒、丙型肝炎病毒、人类免疫缺陷病毒等。

（二）垂直传播

病毒由宿主的亲代传给子代的方式称为垂直传播(vertical transmission)。可经过胎盘或产道传播,也可通过哺乳和密切接触等方式感染。多种病毒如风疹病毒、巨细胞病毒、HBV、HIV等均可通过垂直传播而感染。

二、病毒感染的类型

病毒侵入机体后,因病毒种类、毒力和机体免疫力的不同,可表现出不同的感染类型。

（一）隐性感染

病毒进入机体不引起临床症状的感染称为隐性感染,又称为亚临床感染。这主要是因侵入机体的病毒数量不多、病毒毒力弱或机体抗病毒免疫功能较强,限制了病毒的增殖,结果未造成细胞组织的严重损伤,因而在临床上不显出任何症状和体征。尽管隐性感染者不表现出临床症状,但因病毒的存在,仍可使机体获得特异性免疫力。如脊髓灰质炎病毒和流行性乙型脑炎病毒引起的隐性感染。有些隐性感染一直不产生免疫力,可成为病毒携带者,病毒在体内增殖并向外排毒,易被漏诊或误诊,成为重要的传染源,在流行病学上具有重要意义。

（二）显性感染

病毒在宿主细胞内大量增殖,引起细胞破坏、死亡达到一定数量而产生组织损伤或代谢产物积累到一定程度时机体就出现明显的临床症状,即显性感染。显性感染可以是局部感染,也可以是全身感染。根据症状出现的早晚、持续时间的长短以及病毒在体内持续存在状态等,显性感染又分为急性感染和持续性感染。

1. 急性感染　一般潜伏期短,发病急,病程仅数日至数周,疾病痊愈后病毒在体内消失,机体常常获得特异性免疫力。如流行性感冒病毒、麻疹病毒、乙型脑炎病毒和甲型肝炎病毒等。

2. 持续性感染　病毒可在机体内持续存在数月至数年,甚至数十年。可出现症状,也可不出现症状成为长期病毒携带者,成为重要传染源。病毒在体内持续存在的机制较为复杂,可能与病毒的特征及机体状态有关,主要原因是:①机体的免疫功能弱,不能完全清除病毒,病毒在体内长期存留;②病毒存在于受保护的部位,或病毒抗原性弱,或抗原性发生变异,因而逃避宿主免疫;③有些病毒在感染过程中产生缺陷干扰颗粒,干扰病毒的增殖,改变了病毒的感染过程;④病毒侵犯免疫细胞导致机体不能形成有效的免疫应答;⑤病毒基因整合在宿主细胞的基因组中,长期与宿主共存。持续感染包括慢性感染、潜伏感染和慢发病毒感染。

（1）慢性感染(chronic infection):显性感染或隐性感染后,机体内病毒并未被完全清除,病毒长期存在于机体中,并不断被排出体外,病程可达数月至数年,如乙型肝炎病毒引起的慢性肝炎和巨细胞病毒感染引起的传染性单核细胞增多症等。

（2）潜伏感染(latent infection):原发感染后,病毒长期潜伏在组织或细胞内,不产生有感染性的病毒颗粒,也不表现出临床症状,经过若干年后,在某些条件下病毒基因被激活,产生新的病毒颗粒,出现感染急性发作,此时可以检测到病毒。例如单纯疱疹病毒感染后,在三叉神经节中潜伏起来,此时机体既无症状也无病毒排出,以后由于机体过度劳累或者免疫功能下降,精神过度紧张等因素影响,潜伏的病毒被激活,沿感觉神经到达皮肤和黏膜,引起口唇单纯疱疹。水痘带状疱疹病毒初次感染儿童时引起水痘,临床症状消失后,病毒可长期潜伏在脊髓后根神经节或脑神经的感觉神经节,在患肿瘤或精神过度紧张、劳累、妇女月经期及其他因素导致免疫力下降时,病毒被激活、增殖并扩散至皮肤,引起沿肋间神经分布的带状疱疹。

（3）慢发病毒感染(slow virus infection):或称迟发病毒感染,病毒感染后,有很长时间的潜伏期,达数月、数年甚至数十年之久,在此期间既不能分离出病毒也无症状,但病毒缓慢增殖,一旦出现症状,疾病多为亚急性、进行性加重,最终造成感染者死亡。慢发病毒感染如人类免疫缺陷病毒引起的获得性免疫缺陷综合征（AIDS），麻疹病毒引起的亚急性硬化性全脑炎（SSPE）。

（三）病毒与肿瘤

大量研究表明，病毒是人类肿瘤的致病因素之一，全世界至少有 15%～20% 的人类肿瘤与病毒感染有关（表 18-1）。

表 18-1　人类肿瘤相关病毒

病毒科名	病毒	人类癌症
乳头瘤病毒科	人乳头瘤病毒	生殖器肿瘤 鳞状细胞瘤 口咽癌
嗜肝病毒科	乙型肝炎病毒	肝细胞癌
疱疹病毒科	EB 病毒	鼻咽癌 Burkitt 淋巴瘤
	人疱疹病毒-8	霍奇金淋巴瘤 B 细胞淋巴瘤 卡波西肉瘤
多瘤病毒科	Merkel 细胞多瘤病毒	Merkel 细胞癌
逆转录病毒科	人类嗜 T 细胞病毒 人类免疫缺陷病毒	成人 T 细胞白血病 艾滋病相关恶性肿瘤
黄病毒科	丙型肝炎病毒	肝细胞癌

三、病毒的致病机制

（一）病毒对宿主细胞的直接作用

1. **杀细胞效应（cytocidal effect）**　病毒在宿主细胞内增殖成熟后，在很短时间内一次释放大量子代病毒，细胞被裂解而死亡，这种作用称为病毒的杀细胞效应，主要见于无包膜、杀伤性强的病毒，如脊髓灰质炎病毒、腺病毒。

杀细胞效应的发生机制主要包括：①病毒在增殖过程中，抑制宿主细胞的核酸复制和蛋白质的合成，使细胞新陈代谢功能紊乱，造成细胞病变与死亡；②病毒感染还常引起宿主细胞各种细胞器损伤，其中细胞溶酶体结构和通透性增高，释放其中的水解酶引起细胞自溶；③某些病毒产生毒性蛋白质对细胞发挥毒性作用使细胞固缩、死亡；④病毒大量复制，可导致细胞核、细胞膜、内质网和线粒体等损伤，最后细胞裂解死亡。能够引起细胞溶解的病毒称为溶细胞型病毒。在体外试验中，通过细胞培养和接种溶细胞型病毒，经一定时间后，可用显微镜观察到细胞变圆、坏死、从瓶壁脱落等现象，称为细胞病变效应（cytopathic effect，CPE）。具有溶细胞作用的病毒多数引起急性感染。

2. **稳定状态感染（steady state infection）**　某些病毒在感染细胞内增殖不引起细胞溶解死亡，称为稳定状态感染。多见于有包膜的病毒，如疱疹病毒和流感病毒等均以出芽方式释放子代病毒。在发生稳定感染期间，细胞表面会出现病毒基因编码的抗原成分或出现细胞融合现象。

（1）细胞表面出现病毒基因编码的抗原：病毒感染细胞后，由病毒基因编码的抗原可以出现在细胞膜表面。如有些病毒的血凝素表达在宿主细胞膜上，使细胞具有吸附红细胞的功能。宿主细胞膜表面表达的病毒特异抗原，可被机体的特异性抗体或细胞毒性 T 细胞（CTL）所识别，使宿主细胞成为靶细胞，受到细胞免疫的杀伤作用。

（2）细胞融合：有些病毒在感染细胞内增殖，使细胞膜发生改变，与邻近细胞膜互相融合，形成多核巨细胞。多核巨细胞的寿命不长，检测多核巨细胞有助于病毒的鉴定。如麻疹病毒引起的肺炎，在肺组织中可出现多核巨细胞，具有诊断价值。由于感染细胞可与未感染细胞融合，致使病毒从感染细胞进入邻近的正常细胞，造成病毒扩散。

3. **形成包涵体（inclusion body）**　病毒感染细胞后，在普通显微镜下可见细胞质或细胞核内有嗜碱性或嗜酸性的圆形、椭圆形不规则的斑块状结构,称为包涵体。包涵体存在于细胞内的位置、染色性以及形态特征因病毒种类而异,因此可辅助鉴别病毒或诊断病毒性疾病。如狂犬病毒感染后,在脑细胞的胞质内出现嗜酸性包涵体,称内基小体(Negri body),可作为狂犬病的辅助诊断依据。病毒包涵体内含有病毒装配剩余的病毒成分,也可以是病毒增殖的场所或细胞对病毒作用的反应物。包涵体破坏了细胞的正常结构和功能,有时会引起细胞死亡。

4. 整合感染(integrated infection) 某些 DNA 病毒的全部或部分 DNA 以及逆转录病毒合成的 cDNA 插入到宿主细胞染色体 DNA 中的过程,称为整合。基因组整合有两种方式:一种是全基因整合,如逆转录病毒复制过程中以双链 DNA 整合入细胞 DNA 中;另一种是失常式整合,即病毒基因组中部分基因或 DNA 片段随机整合到宿主细胞 DNA 中,这多见于 DNA 病毒。整合的 DNA 可随细胞分裂进入子代细胞中,病毒基因组的整合会造成宿主细胞的基因组损伤,整合后病毒可在细胞内增殖或不增殖,若增殖则其损害与一般病毒致细胞病理作用相似。整合的病毒 DNA 片段,可造成细胞染色体整合处基因失活或附近基因激活等现象。有些整合病毒基因也可表达,编码出对细胞有特殊作用的蛋白。

5. 细胞凋亡(cell apoptosis) 细胞凋亡是由宿主细胞凋亡基因表达导致的程序性细胞死亡。由感染的病毒体或病毒编码的蛋白诱导细胞凋亡的基因启动,逐步使细胞出现空泡、核浓缩、染色体被降解等变化。人类免疫缺陷病毒、腺病毒等感染细胞后,病毒可引起细胞凋亡。这一过程可促进病毒从细胞中释放,但也会限制该细胞产生病毒的数量。

6. 细胞增生与细胞转化 有些病毒感染细胞后不仅不抑制细胞 DNA 的合成,反而促进细胞的 DNA 合成。如体外细胞培养证实,引起动物肿瘤的 SV40 病毒可促进细胞增殖,使细胞形态发生变化,失去细胞间接触性抑制,成堆生长,这些细胞生物学特性的改变,称细胞转化。人类病毒中的单纯疱疹病毒、巨细胞病毒、EB 病毒、人乳头瘤病毒和腺病毒等均可转化体外培养细胞,这些具有细胞转化能力的病毒与病毒的致瘤作用有密切关系,因部分转化细胞在动物实验中可以变成肿瘤细胞。这些病毒转化细胞多具有旺盛的生长力,易于连续传代,细胞表面可出现病毒抗原,且多数细胞染色体中整合有病毒 DNA。

(二)病毒感染的免疫病理作用

1. 体液免疫病理损伤 病毒的包膜和衣壳蛋白为良好的抗原,能刺激机体产生相应抗体,抗体与病毒抗原结合可阻止病毒扩散导致病毒被清除。同时,抗体也可与表达于细胞表面的病毒编码的抗原结合,激活补体,导致宿主细胞损伤、破坏,引起Ⅱ型超敏反应。

有些病毒抗原与抗体结合形成免疫复合物,随着血流免疫复合物可沉积在某些器官组织的膜表面,激活补体引起Ⅲ型超敏反应,造成局部损伤和炎症。如免疫复合物沉积于肾小球基底膜,引起肾小球肾炎,沉积在关节滑膜上引起关节炎。

2. 细胞免疫病理损伤 特异性细胞免疫是宿主清除细胞内病毒的重要机制,在病毒感染的恢复上起着非常重要的作用。细胞毒性 T 细胞(CTL)识别宿主细胞膜上的病毒抗原后引起的杀伤,可终止病毒复制,对控制感染起到关键作用,但同时也会通过Ⅳ型超敏反应对宿主细胞造成损伤。CTL 介导的效应具有双重性,既清除病毒也造成宿主细胞的损伤,其免疫应答的强弱常常决定了临床过程的转归。

3. 致炎性细胞因子的病理作用 IFN-γ、TNF-α、IL-1 等细胞因子引起机体代谢紊乱,并活化血管活化因子,导致休克,弥散性血管内凝血,恶病质等严重病理过程,甚至危及生命。

4. 免疫抑制作用 有些病毒在感染过程中可主动抑制宿主的免疫应答,如下调机体干扰素诱生表达和/或干扰素受体水平等,或通过编码微小 RNA 等机制,而抑制机体固有免疫。亦可导致高亲和力 T 细胞的清除,诱导部分免疫耐受,破坏抗原提呈细胞,抑制效应细胞等,从而降低机体适应性免疫的功能等。病毒感染所致的免疫抑制可激活体内潜伏的病毒或促进某些肿瘤的生长,使疾病复杂化,也可能成为病毒持续性感染的原因之一。

(三)病毒的免疫逃逸

病毒性疾病的发生也与病毒的免疫逃逸能力相关,病毒可能通过逃避免疫防御、防止免疫激活或阻止免疫应答的发生等方式来逃脱免疫应答。有些病毒可通过编码抑制免疫应答的蛋白质实现免疫逃逸,有些病毒形成合胞体使病毒在细胞间传播逃避抗体作用,有些病毒通过编码微小 RNA 靶向调节免疫应答蛋白,抑制宿主的固有免疫。

第二节　抗病毒免疫

一、固有免疫

机体抗病毒的非特异免疫包括皮肤黏膜的屏障作用、吞噬细胞的吞噬作用、NK 细胞的杀伤作用及干扰素的作用等。其中干扰素、巨噬细胞及 NK 细胞抗病毒作用尤为突出。

（一）屏障作用

机体起屏障作用的因素有解剖学屏障和生物学屏障,前者包括皮肤黏膜屏障、血-脑屏障、胎盘屏障等。皮肤黏膜的完整性可以机械地阻挡病毒侵入体内,血-脑屏障能阻挡病毒经血流进入中枢神经系统,胎盘屏障可以保护胎儿免受母体所感染病毒的侵害,但妊娠 3 个月以内,由于胎盘屏障尚未发育完善,孕妇若感染风疹病毒,极易通过胎盘感染胎儿,引起胎儿先天性畸形、流产或死胎。

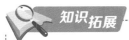

知识拓展

巧妙的人体如何增强机械性防御?

感冒高发季节,当我们吸进空气中的某些颗粒时,黏液捕获进入呼吸道的颗粒,纤毛推动黏液进入咽喉。咳嗽和喷嚏能增加机械性防御能力,使进入呼吸道的病毒被排出。鼻毛也能增加机械性防御能力,身体的汗毛也能阻止病毒到达皮肤。尿液可减少泌尿道微生物种群,眼泪可以清洗眼睛,皮肤细胞死亡后脱落可以从皮肤表面带走许多微生物。

（二）巨噬细胞与 NK 细胞

1. 巨噬细胞　固定或游走的巨噬细胞是阻止病毒感染和促进病毒感染恢复的重要固有免疫细胞。巨噬细胞通过吞噬消化作用杀伤病毒,活化的巨噬细胞还可产生多种细胞因子发挥免疫效应。

2. NK 细胞　NK 细胞识别靶细胞是非特异的,对病毒感染细胞均有杀伤作用。NK 细胞的杀伤机制可通过抗体依赖细胞介导的细胞毒作用,杀伤病毒感染细胞,另外,活化的 NK 细胞亦可通过释放 TNF-α 或 IFN-γ 等发挥抗病毒作用。

（三）干扰素

IFN 是病毒或其他干扰素诱生剂诱导人或动物细胞产生的一类具有抗病毒、抗肿瘤和免疫调节等多种生物学活性的糖蛋白。

1. IFN 的种类及性质　由人类细胞产生的 IFN 分为 α、β、γ 3 种。IFN-α 主要由人白细胞产生,IFN-β 主要由人成纤维细胞产生,IFN-α、IFN-β 统称为 Ⅰ 型 IFN,抗病毒作用较强,目前有基因工程技术生产的重组人干扰素(rhIFN),可用于治疗多种病毒感染,如甲型肝炎病毒、乙型肝炎病毒、丙型肝炎病毒、单纯疱疹病毒、人乳头瘤病毒和鼻病毒等。IFN-γ 由 T 细胞产生,又称为 Ⅱ 型 IFN,是重要的细胞因子,具有免疫调节和抗肿瘤作用。

2. IFN 的诱生　在正常情况下,编码 IFN 的基因处于抑制状态,不能产生 IFN。当病毒感染或 IFN 诱生剂作用于细胞后,解除了对编码 IFN 的基因的抑制,进而产生 IFN。可诱生 IFN 的物质主要有:①人工合成的双链 RNA,如聚肌胞(Poly I∶C);②胞内寄生的微生物,如衣原体、结核分枝杆菌;③脂多糖、真菌多糖等;④促有丝分裂原(PHA、PWM、ConA)等。

3. IFN 抗病毒的作用机　IFN 对所有的病毒均有一定的抑制作用,但并非直接灭活病毒,而是选择性地作用于被病毒感染的细胞,即释放到细胞外的 IFN 与邻近细胞表面干扰素受体结合,诱生细胞编码抗病毒蛋白的基因活化,开始转录合成抗病毒蛋白 mRNA,转译多种抗病毒蛋白(图 18-1)。这些抗病毒蛋白抑制病毒蛋白的合成,也可影响病毒的组装与释放,因而病毒不能增殖,起到抗病毒感染的作用。

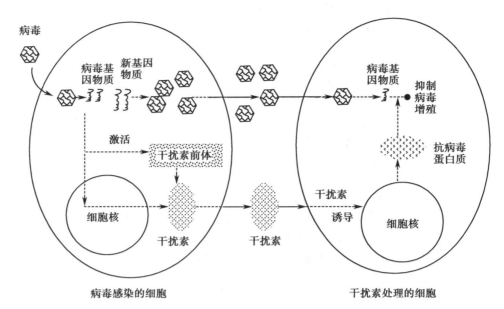

图 18-1 干扰素抗病毒机制

4. IFN 的抗病毒活性的特点 IFN 的抗病毒作用具有以下特点。

（1）高活性：约 1mg 纯化的 IFN 就有约 2 亿个活性单位,1~10 个 IFN 分子即可使一个细胞产生抗病毒蛋白(antiviral protein,AVP),使之进入抗病毒状态。

（2）广谱性：IFN 对多种病毒均有抑制作用,这种抑制作用无病毒特异性。

（3）选择性：干扰素作用于受感染细胞,而对正常宿主细胞无作用或作用微弱。

（4）间接性：不直接抑制或灭活病毒,而是通过诱导产生抗病毒蛋白而发挥抗病毒作用。

（5）相对种属特异性：干扰素一般在同种细胞中活性最高。

（6）不同的敏感性：同一个体的不同细胞对干扰素作用的敏感性不同;不同病毒对干扰素敏感性不同;同种病毒的不同株,甚至同株病毒的不同变种对干扰素的敏感性也不同。

通过干扰素和巨噬细胞、NK 细胞等作用,机体在病毒感染早期即可抑制病毒复制,通过杀伤感染细胞进而清除病毒。当入侵病毒未能被固有免疫所遏制,随着病毒的继续增殖,机体的适应性免疫将发挥作用。

二、适应性免疫

（一）体液免疫

机体受病毒感染或接种疫苗后,体内出现针对病毒结构蛋白,如衣壳蛋白、基质蛋白或包膜蛋白等的特异性抗体,包括中和抗体和非中和抗体,对机体具有保护作用的主要是中和抗体,非中和抗体无直接抗病毒作用,有时可用于诊断某种病毒感染。抗体可清除细胞外病毒,并可有效抑制病毒通过血液循环向靶组织扩散,也可通过调理作用增强吞噬细胞吞噬杀灭病毒的能力。

1. 中和抗体 IgM、IgG 和 SIgA 三类免疫球蛋白都有中和抗体的活性,但特性有所不同。IgM 是病毒感染或疫苗接种后最早出现的抗体,分子量最大,可中和血液循环中的病毒;IgM 具有强大的固定补体功能,可通过 CDC 效应破坏受感染的宿主细胞和有胞膜的病毒体。IgM 不能通过胎盘,若新生儿血中出现特异的病毒 IgM 抗体可诊断为宫内感染。由于 IgM 抗体出现早、消失快,故病人血清中测出 IgM 抗体可诊断为早期感染。IgG 是重要的病毒中和抗体,体液中含量最高,出现较晚但持续时间长,中和作用强。IgG 类抗体不仅可以中和血液循环中的病毒体,还可通过 ADCC 或 CDC 效应破坏感染细胞,也可通过与病毒形成免疫复合物更易被巨噬细胞吞噬。IgG 通过胎盘进入胎儿血液循环,一般出生后 6 个月内的婴儿,可保留来自母体的 IgG,故较少感染病毒性传染病。SIgA 主要存在于黏膜分泌液中,在局部黏膜免疫中发挥重要作用,如存在于呼吸道和消化道黏膜的 SIgA,可有效地防御呼吸道和消化道病毒的侵入。

2. 非中和抗体　非中和抗体是由病毒抗原诱导产生但不具有中和病毒感染作用的抗体,如补体结合抗体。补体结合抗体(complement fixation antibody)由病毒内部抗原或病毒表面非中和抗原诱导,不能中和病毒的感染性,但可通过调理作用增强巨噬细胞的吞噬作用。检测补体结合抗体可协助诊断某些病毒性疾病。

(二)细胞免疫

抗细胞内感染的病毒,主要依赖于细胞免疫,其重要效应因素有 CD8+CTL 细胞和 CD4+Th 细胞。

1. 细胞毒性 T 细胞(CTL)的作用　CTL 是清除病毒感染的主要效应细胞。CTL 可通过其抗原受体识别病毒感染的靶细胞,通过细胞裂解和细胞凋亡两种机制,直接杀伤靶细胞。CTL 还可通过分泌 IFN-γ 和 TNF 等多种细胞因子发挥抗病毒作用。

2. CD4+Th1 细胞的作用　活化的 Th1 细胞释放 IFN-γ,TNF 等多种细胞因子,通过激活巨噬细胞及 NK 细胞,诱发炎症反应,促进 CTL 的增殖和分化等,在抗病毒感染中起重要作用。

机体抗病毒的免疫力是由固有免疫和适应性免疫共同作用构成的,但不同的病毒感染所获得免疫力持续时间不同。一般认为能引起全身感染、病毒性状稳定并有显著病毒血症者,病愈后可获得持久甚至终身免疫,如脊髓灰质炎、水痘、天花、腮腺炎、麻疹和流行性乙型脑炎病毒;而局部或黏膜表面的感染,病毒仅在细胞间扩散而不进入血流,或抗原性易发生变异的病毒,感染后只能获得短暂的免疫力,可反复多次感染,如流感病毒和鼻病毒等。

本章小结

病毒的感染是指病毒侵入机体并在易感细胞内复制增殖,导致机体组织细胞损伤或细胞功能发生改变过程。病毒感染通过呼吸道传播、消化道传播、接触传播、昆虫叮咬或动物咬伤传播、血液及血清制品传播、垂直传播等途径或方式传播。

病毒的致病机制是通过对宿主细胞的直接作用(杀细胞效应、稳定状态感染、形成包涵体、整合感染、细胞凋亡、细胞增生与转化)、免疫病理作用(抗体介导的免疫病理作用、细胞介导的免疫病理作用、致炎性细胞因子的病理作用)及病毒的免疫逃逸而导致病毒的感染。病毒感染的类型包括隐性感染和显性感染(急性感染、持续性感染),病毒的持续性感染包括慢性感染、潜伏感染及慢发病毒感染。

机体抗病毒免疫过程中,固有免疫(屏障作用、单核吞噬细胞与 NK 细胞、干扰素)和适应性免疫(体液免疫和细胞免疫)发挥重要作用。

(徐焰平)

扫一扫,测一测

思考题

1. 病毒感染的传播方式有哪些?
2. 持续性病毒感染包括哪些类型?
3. 病毒的致病因素包括哪些?
4. 什么是干扰素?简述干扰素的抗病毒机制。
5. 什么是中和抗体?中和抗体的抗病毒作用包括哪些?

学习目标

1. 掌握病毒标本采集和送检应遵循的原则,病毒快速检验常用的方法。
2. 熟悉病毒增殖的检验指征。
3. 了解病毒的分离培养技术。
4. 具有全面认识和分析病毒检验基本技术的能力。
5. 能正确运用病毒检验基本技术对临床常见病毒感染的标本进行检验。

　　自古以来,病毒感染性疾病一直严重威胁着人类健康,据临床统计,目前病毒性感染几乎占据了临床感染性疾病的75%,因此能早期快速做出病原学诊断是对临床检验实验室提出的新要求。病毒学检验技术是用实验室检验方法对临床和流行病学现场送检的标本(如人或宿主动物的血液、组织、尿、粪便和组织液等)进行病毒学的定性和定量检测分析,为病毒感染和病毒性疾病的诊断、治疗和预防提供科学依据。近年来病毒检测技术发展迅速,已由传统的病毒分离、形态检查和经典血清学检测发展到现代免疫学检测技术、核酸杂交、基因芯片等更加敏感、特异和简便的检测方法。在实际工作中传统方法和现代方法相辅相成,各自发挥着重要作用。病毒的检验程序如图19-1所示,包括病毒标本的采集、分离培养与快速检测。

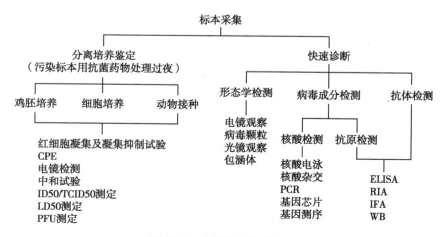

图 19-1　病毒标本检验程序

第一节　标本的采集、处理与运送

实验室病毒检测的效果受制于所接收标本的质量。病毒类病原体的检测有3点至关重要：①在与症状相关联的合适时间采集标本；②在合适的部位采集标本；③有效及时地处理标本。

一、标本的采集与处理

（一）采集时间

病毒的检测应在发病早期或急性期尽快采集标本。对于很多急性病毒感染，症状出现前病毒已经开始释放，症状初期病毒量即迅速达到峰值，之后平缓下降至疾病痊愈，不过也有例外，如SARS冠状病毒在出现症状2周后才达到峰值。病毒感染后期机体产生抗体或伴随细菌性继发感染，可影响病毒的分离和检测。

（二）采集部位

标本采集的位置取决于临床症状和所怀疑感染的病毒种类。首先根据临床症状判断是哪种病毒感染，然后选择相应部位取材：①从病原体入侵部位取材，如怀疑流感病毒感染可采集鼻咽拭子；②从病原体感染的靶器官取材，如乙型脑炎病毒感染可采集脑脊液；③根据病原体的排泄途径取材，如轮状病毒感染可采集粪便、乙型肝炎病毒感染可采集血液；④从环境中采集标本时则应根据目的，参考病原体可能存在的环境、传播途径采集标本，如空气标本、水体标本、土壤标本、生物材料标本等。

（三）采集方法与处理

不同病毒标本需要采用合适的采集方法和处理，以提高病毒的分离率，防止标本污染。

1. 呼吸道病毒标本　一般采取鼻、咽拭子以及咽漱液用于分离病毒。采集咽拭子时要使用压舌板，以免唾液污染标本。用含生理盐水的拭子擦拭咽喉表面即可。采集咽漱液时，让病人用生理盐水漱口几次，再与保存液等量混合。将鼻、咽等各种拭子在试管壁上挤干，在液体中加入浓度为1 000U/ml的青霉素和链霉素，4℃作用4h后，3 000r/min离心15~30min，取上清备用。

2. 肠道病毒标本　一般采取直肠拭子或粪便标本用于分离病毒。粪便标本采集时取2~5g粪便置无菌容器内，再加入5~10ml保存液立即送检。

3. 中枢神经系统病毒标本　一般取脑脊液用于分离病毒。操作中应注意无菌，取1~2ml脑脊液，4℃保存立即送检。

4. 血液病毒标本　一般无菌取5~10ml血液，以肝素钠（100IU/ml）抗凝。若用于血清学检查，则另取一管5ml不抗凝血用于血清抗体检测。

5. 尿液病毒标本　一般取5~10ml中段尿送检。采集尿道拭子时，需将拭子伸入尿道3~4cm处轻轻转动2~3次，置保存液中送检。

6. 宫颈及阴道病毒标本　一般采集宫颈及阴道病灶处分泌物，置4℃保存送检。

采集时应按照无菌操作技术进行，若存在有菌采集，可加入青霉素等抗生素以杀死杂菌。有些标本的采集可能严重影响检测，尤其是呼吸道病毒感染，一般来说，鼻咽抽吸物或鼻腔冲洗液要优于鼻拭子或咽拭子。同样，采集标本所用的器具的类型也对检测结果有影响。例如，棉拭子和海藻酸钙拭子可使单纯疱疹病毒和带状疱疹病毒失活，因此建议使用涤纶或人造纤维拭子采集。

二、标本的运送与保存

（一）标本的运送

由于病毒不耐热，室温易失活，因此应尽快送检，根据情况可采取冷冻、冷藏运输，以保持活性。若不能及时送检，4℃条件下可保存数小时，-70℃可较长时间保存。实验室收到标本后应立即检验，反复冻融会降低病毒的分离率。对于高致病性病毒标本，应加金属套罐，做好详细标记，由专人运送，以防泄漏。

（二）标本的保存

采集的标本储存后应不影响检测结果，即在任何时间检测都可获得一致的结果。为了使病毒标本保存较长时间,可在冻存液中加入甘油或二甲基亚砜(DMSO)等保护剂,以及加入 Hanks 液或小牛血清等以防病毒失活。

第二节 病毒的分离培养

病毒的分离培养技术在病毒性疾病的诊断、预防和控制中发挥重要作用。病毒具有严格的细胞内寄生性,必须在活的细胞内才能增殖。根据病毒种类的不同,可选用动物接种、鸡胚培养及组织细胞培养等方法分离培养病毒。对细胞、鸡胚不敏感,又没有合适的动物模型的病毒,可采用基因克隆的方法。

一、病毒分离培养方法

(一)组织细胞培养

目前,组织细胞培养技术是应用最为广泛的病毒培养方法。组织细胞培养是指将离体的活组织块或分散的活细胞进行体外人工培养。目前所说的组织培养主要是指细胞培养。应用细胞培养技术已分离出数百种人类致病病毒,因此细胞培养技术在病毒的培养鉴定、病毒学实验研究以及病毒疫苗的生产等方面发挥了重要作用。

选择何种细胞培养往往根据细胞对病毒的敏感性不同而定(表 19-1)。能引起细胞病变的细胞一般取自该病毒的自然宿主。研究人的病毒性疾病常用人胚肾、人胚肺和人羊膜细胞,也可用地鼠肾细胞等动物细胞。实验室常用的细胞类型有原代细胞、二倍体细胞及传代细胞。

表 19-1　常用于病毒分离培养的细胞

细胞类型	细胞名称	分离病毒
原代细胞	人胚肾细胞(HEK)、猴肾细胞(PUK)、豚胚细胞(GPE)、鸡胚成纤维细胞(CE)、兔肾细胞(RK)	单纯疱疹病毒(HSV)、呼吸道合胞病毒(RSV)、人类免疫缺陷病毒、腮腺炎病毒、脊髓灰质炎病毒、流感病毒、麻疹病毒
二倍体细胞	人胚肺细胞(WI-38)、恒河猴胚细胞(HL-8)	巨细胞病毒、水痘病毒、鼻病毒、腺病毒、腮腺炎病毒
传代细胞	人宫颈癌细胞(Hela)、人喉上皮癌细胞(Hep-2)、人肺癌细胞(A-594)、幼地鼠肾细胞(BHK-21)、非洲绿猴肾细胞(Vero)	RSV、柯萨奇病毒、腺病毒、风疹病毒、副流感病毒、轮状病毒

1. **原代细胞(primary cell)**　采用机械分离法使离体的新鲜组织或器官分离,并经胰蛋白酶处理,制成单个细胞悬液。进行细胞计数后,加入培养液孵育。此时,单个细胞将贴壁生长。当单个细胞生长到与邻近细胞接触时,生长即停止,称为接触抑制。经数天后形成的单层细胞称为原代细胞。如猴肾原代细胞用于正黏病毒、副黏病毒及肠道病毒的培养。原代细胞对病毒敏感,但来源困难。经胰蛋白酶或 EDTA 等处理后,加入营养液继续培养,称为次代细胞,但传 2~3 代即衰退。

2. **二倍体细胞(diploid cell)**　二倍体细胞是指原代细胞在体外分裂 50 代后仍能保持其二倍染色体数目(23 对染色体)的细胞。目前此方法主要用于病毒分离和疫苗制备。如用人胚肺成纤维细胞分离巨细胞病毒。

3. **传代细胞(continuous or infinite cell)**　传代细胞是在体外可无限分裂并持续传代的细胞,大多是肿瘤细胞或突变的二倍体细胞,该种细胞的繁殖类似恶性肿瘤,繁殖速度非常快。常用的传代细胞株有 Hela 细胞(人宫颈癌细胞),Hep-2 细胞(人喉上皮癌细胞),Vero 细胞(非洲绿猴肾细胞)等。此类细胞对病毒敏感性稳定,易于传代,因此被广泛应用于病毒的分离培养和鉴定。但由于来源于肿瘤,不能用于制备疫苗。

传统的细胞培养法对技术要求较高。检测周期相对较长,且多种病毒缺乏敏感细胞株或敏感细胞株不易收获,因此限制了其向临床实验室的推广。目前有改良的快速细胞培养方法,如离心增强快速细胞培养、遗传改造细胞培养方法在不断开展,缩短了检测时间,但也存在一定缺点,还有待进一步改善才能得以推广使用。

（二）鸡胚培养

鸡胚胎是正在发育中的机体,许多人类病毒及动物病毒、立克次氏体等都能在鸡胚中繁殖,且具有来源充足、组织分化程度低、本身很少携带病毒和细菌、对接种病毒不产生抗体及病毒较易增殖等优点。主要用于流感病毒、腮腺炎病毒、疱疹病毒及痘病毒等的分离培养。一般选用9~14d的鸡胚,不同病毒在鸡胚的不同部位生长特性差异很大,因此选择不同的接种部位是病毒分离成功的关键,常用的主要有羊膜腔接种、尿囊腔接种、卵黄囊接种、绒毛尿囊膜接种及脑内接种。

1. **羊膜腔接种**　羊膜腔接种主要用于临床标本(如病人咽嗽液等)中流感病毒的初次分离。病毒可直接感染羊膜腔的内胚层,也可被鸡胚咽下或吸入,引起全胚胎感染,也可被排泄到尿囊腔中使尿囊腔中含有大量病毒,因此,在羊膜腔接种分离病毒时,除可收获羊水外,还可以收获尿囊液。因该法操作较困难,目前应用较少。图19-2是鸡胚羊膜腔接种示意图。

2. **尿囊腔接种**　尿囊腔接种法广泛应用于流感病毒、流行性腮腺炎病毒和新城疫病毒的适应和传代培养,病毒可在内皮细胞内复制并释放到尿囊液中,因此,在尿囊液中含有大量的病毒。图19-3是鸡胚尿囊腔接种示意图。

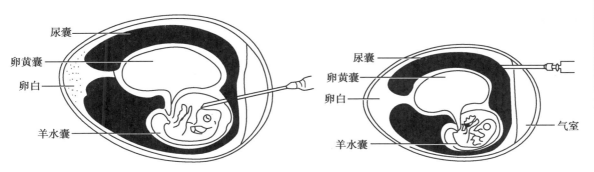

图片:鸡胚尿囊腔接种操作

图 19-2　鸡胚羊膜腔接种示意图　　　图 19-3　鸡胚尿囊腔接种示意图

3. **卵黄囊接种**　卵黄囊接种主要用于虫媒病毒、衣原体及立克次氏体的分离和培养。病毒主要在卵黄囊的内皮细胞生长。图19-4是鸡胚卵黄囊接种示意图。

4. **绒毛尿囊膜接种**　绒毛尿囊膜接种常用于牛痘病毒、天花病毒、单纯疱疹病毒的分离,这些病毒可在绒毛尿囊膜上形成肉眼可见的斑点状或痘疱状病灶,可对病毒滴度进行测定。图19-5是鸡胚绒毛尿囊膜接种示意图。

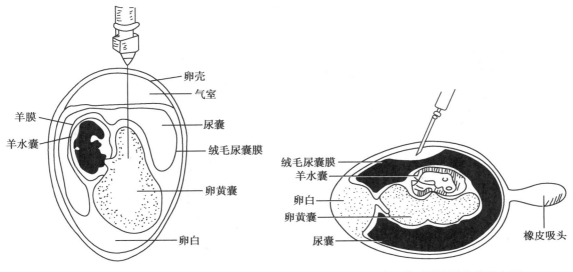

图 19-4　鸡胚卵黄囊接种示意图　　　图 19-5　鸡胚绒毛尿囊膜接种示意图

流感疫苗是将流感病毒接种到鸡胚里,大量繁殖后经减毒或灭活后制成,分为减毒活疫苗和灭活疫苗两种。活疫苗是用活的流感病毒经减毒处理以后制成,灭活疫苗是将流感病毒灭活后制成,因此对鸡蛋过敏的人禁止接种流感疫苗。

(三)动物接种

动物接种是最原始的病毒分离培养方法,不同临床标本通过适当的接种途径感染实验动物,观察动物发病特征和特异性症状,同时可从动物体内获得增殖病毒。由于动物对病毒的敏感性不同,选择合适的接种对象十分重要,需考虑实验动物的健康状况、品系、性别、年龄、体重和对病毒的易感性。常用的实验动物有小白鼠、乳鼠、豚鼠、家兔、猴和鸡等。常用的接种途径包括皮下、皮内、腹腔、静脉、角膜、鼻腔及脑内接种等方式。接种部位根据病毒对不同组织的亲嗜性不同也有所差别。如狂犬病毒接种于小鼠脑内,柯萨奇病毒接种于乳鼠脑内或腹腔,痘病毒接种于家兔角膜或皮内。接种后,应每日定时观察动物的发病情况,根据具体的实验要求,观察记录不同的反应情况。观察内容一般包括:动物的体温、脉搏、呼吸频率、粪便、尿液、接种部位局部变化、一般精神状态及全身反应等。实验动物死亡后,应立即剖检,确定致病病原体,不应随意丢弃动物尸体。目前临床上除用于狂犬病病毒和乙型脑炎病毒的分离外,已很少用于其他病毒的分离。

案例导学 19-1

病人张某,男,60岁,现住无锡市滨湖区。2014年4月5日,省专家组诊断该病例为人感染H7N9禽流感疑似病例。4月26日,从该病人标本中分离出H7N9禽流感病毒,省专家组诊断该病例为人感染H7N9禽流感确诊病例。

问题与思考:

1. 病例中病人标本采集应注意哪些问题?

2. 专家组可能通过哪些方法对该病人进行了临床诊断和病毒学检查?

二、病毒增殖的检验指征

(一)病毒在细胞内增殖的指标

1. 细胞形态的改变

(1)细胞病变效应是指某些病毒特别是无包膜的病毒感染组织细胞后,正常生长的梭形细胞变圆、变性、坏死、溶解及从培养瓶壁脱落,细胞堆积形成葡萄状(图19-6)。如腺病毒和疱疹病毒可引起典型的CPE现象。另外,CPE出现的时间也是鉴定病毒的指标之一。如脊髓灰质炎病毒、单纯疱疹病毒一般在感染1~2d内出现CPE,呼吸道合胞病毒在感染后4~7d内出现CPE。而一些生长较慢的病毒如巨细胞病毒、风疹病毒在1~3周内不会产生明显的CPE。

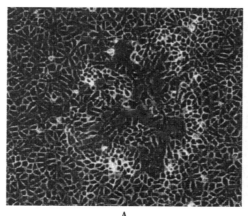
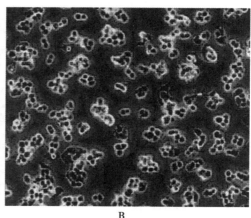

图19-6 病毒致细胞病变效应(×40)
A.正常细胞;B.病变细胞。

（2）多核巨细胞：多见于有包膜的病毒，如呼吸道合胞病毒、麻疹病毒等，由感染细胞融合而成多核巨细胞。

（3）包涵体：某些病毒感染宿主细胞后，细胞内出现一种光学显微镜下可见的蛋白质结构，多为圆形、卵圆形或不定形。一般是由完整的病毒颗粒或尚未装配的病毒亚基聚集而成，称为包涵体。例如狂犬病毒可在神经细胞质内形成嗜酸性包涵体，腺病毒可在细胞核内形成嗜碱性包涵体。

2. 红细胞吸附　某些病毒感染细胞后，在细胞表面表达血凝素，加入某些脊椎动物（鸡、猴、豚鼠等）的红细胞后，可吸附红细胞，在显微镜下可观察到红细胞吸附于受病毒感染的细胞周围，称为红细胞吸附现象。

3. 细胞培养液 pH 改变　病毒感染细胞后，可使细胞的代谢发生变化，导致培养液 pH 改变。

（二）病毒数量及病毒感染性测定

1. 血凝试验　某些病毒（如流感病毒）表面的血凝素（hemagglutinin，HA）能引起人或某些哺乳动物的红细胞发生凝集，将这类病毒感染细胞后收集的病毒液作不同稀释，以发生血凝反应的病毒液的最高稀释度作为该病毒的血凝效价（即滴度），可对病毒含量进行半定量测定。若先加入病毒的特异性抗体，抗体与病毒表面的抗原特异性结合，从而抑制血凝现象，称为血凝抑制试验。此方法是鉴定正黏病毒和副黏病毒的间接指标。

2. 中和试验（neutralization test，Nt）　在体外孵育病毒与特异性抗体的混合物，使病毒与抗体相互反应，再将混合物接种到敏感的宿主体内，经培养后观察致细胞病变效应（CPE）或红细胞吸附现象是否消失，即特异性抗体是否中和相应病毒的感染力。此法灵敏度和特异度高，但需使用活的宿主系统且反应时间较慢。

3. 空斑形成试验（plaque formation test）　其方法是将一定浓度的病毒悬液接种于培养的单层细胞，病毒吸附于细胞上，上面覆盖融化的琼脂或其他凝胶，由于散在的单个病毒的复制，使局部单层细胞脱落，染色后显示出不着色的空斑。每一个空斑是由一个感染性病毒颗粒繁殖而成的，称作空斑形成单位（plague forming unit，PFU），用以计数病毒数量，也可作为病毒毒力的指标。

4. 半数感染量（50% infectious dose，ID50）和组织培养半数感染量（50% tissue culture infectious dose，TCID50）　该方法是测定病毒感染鸡胚、动物或细胞后，引起 50% 死亡或病变的最小量。用来估计病毒感染的强弱程度，但不能准确测定感染性病毒颗粒的多少。取新鲜病毒悬液，以 10 倍递次稀释法稀释成不同的浓度，分别接种细胞、鸡胚或动物，一定时间后观察致细胞病变效应（CPE）、红细胞吸附或鸡胚变化及动物死亡等现象。一般观察 10~14d，出现病变慢的病毒可适当延长观察时间。

第三节　病毒感染的快速检测方法

一、形态检验

1. 光学显微镜检查　利用光学显微镜可以直接观察到较大的病毒体（如痘病毒），也可以观察到病毒感染宿主细胞后在细胞质或细胞核内出现的包涵体，根据包涵体存在的位置、形态和染色性等特点可对感染的病毒作出辅助诊断。如狂犬病毒感染后，可在中枢神经细胞（主要是大脑海马回的锥体细胞）胞质内形成嗜酸性包涵体；巨细胞病毒感染宿主细胞后，在细胞核内形成周围有轮晕似的与核膜分离的大型"猫头鹰眼"状的嗜酸性包涵体；腺病毒形成细胞核内嗜碱性包涵体；麻疹病毒感染呼吸道黏膜上皮细胞后，在细胞质和细胞核内都会出现嗜酸性包涵体。

2. 电子显微镜检查　病毒颗粒微小，必须借助于电子显微镜才能看到病毒的形态。电子显微镜分为透射电子显微镜和扫描电子显微镜，前者用于观察病毒的大小、形态与结构及细胞内的超微结构等，而后者主要用于观察病毒和细菌表面结构和附属结构等。

（1）标本制备：使用电子显微镜观察病毒的标本，必须具备的条件是标本富含大量的病毒，因此需要工作人员对标本进行浓缩处理。浓缩标本的制备有以下几种方法：

1）超滤法：使用分子量为 10kDa 的分子筛进行过滤。

2）超速离心法:离心的速度和时间由病毒体的大小和离心机转头半径的大小决定。离心后的沉淀用灭菌蒸馏水洗后再放到钢网上。

3）接种细胞快速增殖法:用病毒标本接种细胞,使其大量增殖,然后快速包埋切片。

4）免疫凝集法:若有病毒特异的血清标本,并且病毒已知,可用此法来浓缩病毒。

（2）常用观察方法

1）负染色法:又称为阴性反差染色,是指高密度的背景在荧屏上呈现黑色,而低密度样品呈现白色作为反衬。本法采用重金属染液(磷钨酸盐)作为染剂。负染色法的原理在于负性染剂含有重金属(磷钨酸盐中的钨),不能穿透电子束,因此病毒颗粒具有亮度,在周围较暗的背景上显示亮点。此方法分辨率高,较正染色法可更清楚地显示出病毒的结构。但敏感性低,对病毒含量要求较高,一般病毒含量需在 $10^6 \sim 10^7$ 颗粒/ml 以上,缺点是难以区分同科的病毒,要求受检病毒最好具备自身的典型特征。常用此法检测的病毒有轮状病毒、甲型肝炎病毒、乙型肝炎病毒、疱疹病毒等。

2）超薄切片法:也称正染色法。此法的操作过程与病理切片过程相似。要求组织切片非常薄,一般在 100nm 以下。将细胞用戊二醛固定,然后经脱水、包埋、切片、染色等几项操作后,观察病毒颗粒。通常需 1~2d 完成。本方法操作复杂且费时,但标本可长期保存,并且可观察到病毒体的形态大小、排列方式、病毒在细胞内的生物合成和装配过程以及病毒作用于细胞后引起细胞的超微病理变化。

3）免疫电镜法:是免疫组织化学与电镜技术的结合,从而能在高分辨率水平上定位细胞器等超微结构中的抗原。多用于病毒的鉴定、病毒抗原的发生、定位及病毒性疾病的超微病理研究。用临床标本直接镜检病毒,病毒颗粒与外周相伴随的结构成分常混淆不清。为了提高电镜技术的灵敏度和特异度,经常需要借助特异性抗体,把混杂在残渣中的病毒颗粒包被、凝集后鉴别。本法基于抗原与抗体特异性结合的原理,采用特异性抗体与样品结合,使病毒颗粒凝集,然后观察。此法比直接电镜检查的敏感性提高 10~100 倍。在一些肠道病毒如脊髓灰质炎病毒、甲型肝炎病毒、轮状病毒等的检测中,采用免疫电镜法比直接电镜检查更为特异和准确。

图片:不同病毒的电镜照片

二、病毒蛋白抗原检测

病毒感染机体后,病毒颗粒或病毒抗原会存在于血液、体液、分泌液、排泄物和组织细胞。根据血清学试验原理,用已知的病毒抗体直接检测标本中的病毒抗原或用已知的病毒抗原检测病人血清中的抗体水平,辅助诊断病毒性疾病。常用的病毒血清学诊断方法有中和试验(Nt)、补体结合试验、血凝抑制试验、免疫荧光技术(IFA)、酶联免疫吸附试验(ELISA)、蛋白质印迹法(Western blot)、凝胶扩散试验、化学发光免疫分析等方法,其中以 ELISA 较为常用。

直接检测病毒抗原要求标本中有一定量的抗原和高质量的抗血清,诊断可在数小时到 1d 内完成。用病毒特异性抗体可区别病毒抗原与宿主细胞抗原,对是否是完整的病毒体没有特殊要求。用荧光素、酶或胶体金等标记物标记病毒抗体检测标本中的相应病毒抗原,由于敏感性高、操作简便,临床应用逐渐广泛。如 ELISA 双抗夹心法测定乙肝病毒表面抗原、乙肝病毒 e 抗原、人类免疫缺陷病毒 1 型 p24 抗原、腺病毒抗原等。免疫荧光法适用于标本中细胞内含病毒颗粒或病毒抗原的检测,如呼吸道病毒、疱疹病毒等的检测。蛋白质印迹法主要用于初筛试验中得到的阳性标本的进一步确证,如HIV-1、HCV 等的确证试验。

三、早期抗体检测

病毒抗体的检测方法与病毒抗原的检验方法具有通用性,所采用的已知病毒抗原多数为通过基因工程技术制备的重组抗原,其次是从病人标本中分离纯化的抗原。检测抗体的类型对确定病人所处感染阶段具有指导意义。

免疫应答过程中 IgM 抗体出现最早,急性期单份血清的 IgM 测定是诊断原发感染和早期感染的证据,如测定甲型肝炎病毒 IgM 抗体可早期确诊甲型肝炎;TORCH 血清学试验(弓形体、风疹病毒、巨细胞病毒和单纯疱疹病毒)检测孕妇羊水中 IgM 抗体可对胎儿的先天性巨细胞病毒感染、先天性风疹病毒感染早期诊断。

IgG 抗体较 IgM 抗体出现晚,但对某些难以分离的病毒仍具有诊断价值,同时也是病毒流行病学调查的重要指标,测定 IgG 含量变化有助于了解个体既往感染和预后监测。IgG 含量的测定应取病人急性期(发病后的 5~7d 以内)和恢复期双份血清(间隔 10~14d),若含量升高 4 倍以上表明感染病毒,具有一定的诊断意义,说明病人处于病毒感染恢复期或曾感染过此病毒。

四、病毒核酸检测

分子生物学技术在临床病毒实验检测和诊断中的应用越来越普遍,在病毒感染的诊断、体液中病毒含量测定、病毒分离株的基因型鉴定、病毒耐药基因检测等方面优势突出,尤其适用于因含量太低而不易被常规方法检出的病毒,另外,由于核酸扩增产物通常不具有感染性,而降低了实验室感染的风险,已被广泛应用于临床标本中 HBV、HCV、HPV、HIV 等的直接检测。主要方法包括核酸分子杂交、聚合酶链反应、基因芯片技术、基因测序等。

1. **核酸分子杂交技术** 核酸分子杂交技术是现代分子生物学和基因工程的一项重要的技术之一,目前已广泛应用于病毒学研究和病毒性疾病的诊断中。常用于病毒学检测的方法有斑点核酸杂交、原位杂交、DNA 印迹杂交、RNA 印迹杂交等方法。

(1) 斑点核酸杂交(dot blot hybridization):将已变性的病毒 DNA 直接点到硝酸纤维素膜上,或将待检的病毒 DNA 滴到硝酸纤维素膜上后再进行变性,然后同 ^{32}P 等标记的已知 DNA 进行杂交,去除多余的探针,在滤膜上出现同位素斑点者,经放射自显影后直接观察。本方法已用于检测乙型肝炎病毒、巨细胞病毒、疱疹病毒等。

(2) 原位杂交(in situ hybridization):是用标记的核酸探针,使用非放射检测系统或放射自显影系统,在组织切片、细胞涂片及染色体制片上对病毒 DNA 进行定性、定位和相对定量研究的一种分子生物学方法。此法具有灵敏、特异、直观等优点,不需要从细胞中提取核酸,因此可直接用于细胞内病毒基因的定位、定性与定量。

(3) DNA 印迹杂交(Southern blot):用于检测病毒 DNA。Southern 印迹杂交技术包括两个主要过程:①将待测定病毒 DNA 分子通过一定的方法转移并结合到一定的固相支持物(硝酸纤维素膜或尼龙膜)上,即印迹;②固定于膜上的核酸与同位素标记的探针在一定的温度和离子强度下退火,即分子杂交过程。利用 Southern 印迹法可进行病毒克隆基因的酶切、图谱分析、基因组中某一基因的定性及定量分析、基因突变分析及限制性片段长度多态性分析(RFLP)等。

(4) RNA 印迹杂交(Northern blot):用于检测病毒 RNA,是一种将病毒 RNA 从琼脂糖凝胶中转印到硝酸纤维素膜上的方法。先将 RNA 进行琼脂糖凝胶电泳分离,再转移到硝酸纤维素膜上。用放射性核素或其他标记物标记的 RNA 探针与固定的 RNA 进行杂交。此方法主要用于病毒基因表达的研究。

2. **聚合酶链反应** 聚合酶链反应(polymerase chain reaction,PCR)技术已用于多种病毒的检测。目前已发展有 10 余种 PCR 技术类型,在病毒学检测领域常用的有实时 PCR(real-time PCR)、逆转录PCR(reverse PCR,RT-PCR)、巢式 PCR(nested PCR)、竞争性定量 PCR(competitive quantitative PCR)、原位 PCR、多重 PCR 等。已用于乙型肝炎病毒、丙型肝炎病毒、巨细胞病毒、人类免疫缺陷病毒、出血热病毒、柯萨奇病毒、人类乳头瘤病毒、SARS 冠状病毒等多种病毒的快速诊断。

3. **基因芯片技术** 基因芯片又称 DNA 芯片(DNA chip)、DNA 微阵列(DNA array),是生物芯片的一种,它将生物信息技术和自动化分析技术有机结合起来。近几年来已用于病毒的检测,如 H1N1 甲型流感病毒、SARS 冠状病毒、人类乳头瘤病毒、虫媒病毒等的检测。

4. **基因测序** 包括病毒全基因测序和特征性基因片段的测序。目前对已发现的致病性病毒的全基因测序已基本完成,这些基因库里的病毒基因序列为开展病毒感染的基因诊断奠定了基础。许多生物公司都开展了核酸测序业务,只需与基因库资料对比分析即可得到病毒标本的变异情况,尤其对于易发生变异的病毒进行实时监测。当病毒对某些药物产生耐药性时,病毒基因会发生一些明确的突变。病毒耐药基因型的检测有助于预测某些药物的治疗效果。如通过耐药基因测序监测乙肝病毒及人类免疫缺陷病毒的耐药情况,指导抗病毒药物的选择和使用。相对于基因芯片检测,基因测序法具有直观、准确的优点,也避免了 DNA 杂交可能发生的污染、假阴性、假阳性问题。对于野生型与突变型共存的状况,更直观可靠。

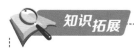

知识拓展

高通量基因测序仪的应用

从病人咽部提取的样本送到疾病控制中心后会先进行核酸提取,然后工作人员在其中加入一种专业酶将核酸中的基因链打断,打断形成的碱基段再进行重组和拼接,去除本底基因(比如测的标本是人的话,就去除人的基因)后,在人体内的其他基因就会显露出来,然后将其与该仪器连接的美国国立生物技术信息中心的数据进行比对,来判断该病人感染的病毒或细菌究竟为何种类。该信息中心汇总了全球几大 DNA 数据库,即凡是地球上出现了的生物和植物的 DNA 信息都会在该数据库中检索到,且实时更新。其中一个遗传序列数据库拥有来自 47 000 个物种的 30 亿个碱基。

本章小结

病毒标本的采集应在感染早期,采集部位和方法应根据具体病原体不同而异。应保持低温,由专人运送,必要时应加入保护剂保存。

对病毒的分离培养主要有动物接种、鸡胚培养及组织细胞培养,鉴定的指标包括细胞病变效应、红细胞吸附及血凝试验、细胞培养液 pH 改变、中和试验、空斑形成试验等。

病毒感染的快速检查方法主要包括形态学检验、血清学试验和分子生物学检测等。应用电镜技术、病毒抗原抗体检测、病毒核酸检测等方法,可对常见病毒引起的感染性疾病进行快速诊断。

（聂志妍）

扫一扫,测一测

思考题

1. 为获得准确的检测结果,病毒标本的采集需要注意哪几点?
2. 病毒在细胞内增殖的鉴定指标有哪几个?
3. 常用的病毒培养方法有哪些?
4. 病毒标本的检验与细菌标本的检验有何区别?

学习目标

1. 掌握流行性感冒病毒、乙型肝炎病毒、人类免疫缺陷病毒、肠道病毒、人类疱疹病毒的生物学特性和临床意义。

2. 熟悉风疹病毒、柯萨奇病毒、埃可病毒和新型肠道病毒的生物学特性和临床意义。

3. 了解朊病毒、狂犬病毒、人乳头瘤病毒、流行性乙型脑炎病毒、登革病毒的生物学特性。

4. 具有正确采集和处理常见病毒的检验标本及进行相关检测的能力。

5. 能正确选择试验项目对各类病毒进行检验,能正确判断结果并发出检验报告。

第一节 呼吸道病毒

呼吸道病毒是指一大类以呼吸道为侵入门户,引起呼吸道局部感染或呼吸道以外的组织、器官病变的病毒。

急性呼吸道感染中 90% 以上由病毒引起,此类感染具有潜伏期短、传染性强、发病急、病后免疫力不持久等特点。常见的呼吸道病毒有流行性感冒病毒、冠状病毒、麻疹病毒、腮腺炎病毒、风疹病毒、腺病毒、呼吸道合胞病毒等。

一、流行性感冒病毒

流行性感冒病毒(influenza virus),简称流感病毒,是流行性感冒(简称流感)的病原体。属正黏病毒科,流感病毒有甲(A)、乙(B)、丙(C)3 型,引起人类和动物(猪、马、禽类等)的感染。甲型流感病毒是人类流感最重要的病原体,可造成世界性大流行;乙型流感病毒一般引起局部或小流行;丙型流感病毒多为散发感染,主要侵犯婴幼儿,很少引起流行。

(一)生物学特性

1. **形态结构** 流感病毒属于有包膜的 RNA 病毒,多呈球形,直径为 80~120nm,新分离株可见丝状。流感病毒的结构包括核衣壳和包膜。

(1)核衣壳:由核酸和蛋白构成。病毒核酸为 7~8 个节段的单股负链 RNA,每一个节段即为一个基因,能编码一种结构或功能蛋白,这一结构特点使病毒在复制中易发生基因重组,导致新病毒株的出现。核酸外包绕的核蛋白,是病毒的主要结构蛋白,构成病毒衣壳,呈螺旋对称型。核蛋白是一种可溶性抗原,免疫原性稳定,很少发生变异,具有型特异性。

(2)包膜:由基质蛋白(M 蛋白)和外层脂蛋白组成。M 蛋白位于包膜与核心之间,具有保护病毒核心和维持病毒形态的作用。外层由脂质双层构成的包膜,位于基质蛋白之外,来源于宿主细胞膜。包膜上镶嵌有两种刺突即血凝素(hemagglutinin,HA)和神经氨酸酶(neuraminidase,NA)。两种刺突均为病毒基因编码的糖蛋白,具有重要的免疫原性,是划分流感病毒亚型的依据,也与病毒致病有关。HA 呈柱状,与病毒吸附、穿入宿主细胞有关,具有型和株特异性,可刺激机体产生中和抗体,抑制病毒的感染性,但 HA 免疫原性易发生变异。NA 呈蘑菇状,具有水解宿主细胞表面神经氨酸的作用,有利于成熟的病毒从感染细胞释放和促进病毒的扩散(图 20-1)。

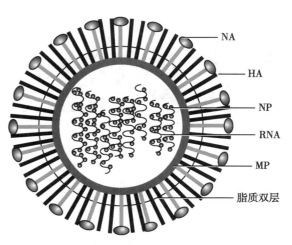

图 20-1　流感病毒结构示意图

2. **分型与变异**　根据核蛋白和 M 蛋白的不同,将流感病毒分为甲、乙、丙 3 型。甲型流感病毒的 HA 和 NA 易发生变异,根据 HA 和 NA 免疫原性不同,又可将其分为若干亚型。乙型和丙型流感病毒不易发生抗原变异,至今尚未发现亚型。

甲型流感病毒的 HA 和 NA 变异与流感流行关系甚为密切,并且抗原变异幅度的大小直接影响流感流行的规模。由病毒基因组自发的点突变而引起的变异,变异幅度小,属量变,仅引起流感的局部中小型流行,这种变异称抗原漂移。由病毒基因组发生重组而引起的变异,变异的幅度大,属质变,产生新的亚型,由于人群缺乏免疫力,往往引起流感大流行甚至世界性大流行,这种变异称为抗原转变。

甲型流感病毒的亚型已经发生几次重大变化(表 20-1)。在多次世界流行中,甲型流感病毒出现 A1~A3 的 3 种亚型变化,每种亚型经流行数年后被新亚型取代。新亚型通常是由动物与人流感病毒杂交后产生的重配株。如 1957 年出现的 A2(H2N2)型由亚甲型 A1(H1N1)型病毒重配后产生,而后病毒消失。但在 1977 年新 A1 型又重新出现。2009 年 3 月墨西哥暴发"人感染猪流感病毒"疫情,并迅速在全球范围内蔓延。全球进入流感大流行阶段。此次流感为一种新型呼吸道传染病,其病原为新甲型 H1N1 流感病毒株,病毒基因中包含猪流感、禽流感和人流感 3 种流感病毒的基因片段。2013 年后又有 H5N9 及 H7N9 禽流感的出现,一般来说禽流感病毒不容易感染人类,个别引起人感染发病的原因可能是病毒发生了变异。

表 20-1　人类甲型流感病毒的亚型与流行年代

病毒亚型	原甲型(A0)	亚甲型(A1)	亚洲甲型(A2)	香港亚型(A3)	新 A1 与 A3 交替型	禽流感亚型
亚型类别	H0N1	H1N1	H2N2	H3N2	H3N2 H1N1	H5N9 H7N9
流行年代	1918—1946	1946—1957	1957—1968	1968—1977	1977—	2009—

3. **培养特性**　流感病毒可在鸡胚和培养细胞中增殖。初次分离病毒以接种鸡胚羊膜腔为宜,传代适应后可接种于鸡胚尿囊腔。细胞培养一般可选原代猴肾细胞或狗肾传代细胞。流感病毒在鸡胚和培养细胞中并不引起明显的细胞病变,需用红细胞凝集试验、红细胞吸附试验或免疫学方法等来确定病毒的存在。自人体分离的流感病毒可感染多种动物,以雪貂最为敏感。

4. **抵抗力**　流感病毒对外界抵抗力较弱,耐冷不耐热,室温下传染性很快丧失,56℃ 30min 即被灭活,−70℃ 以下或冷冻真空干燥可长期保存。对脂溶剂、干燥、紫外线、甲醛、酸类等敏感。

(二)临床意义

流感的传染源主要是急性期病人。病毒通过飞沫进入呼吸道黏膜细胞内增殖,引起黏膜充血水肿、细胞变性脱落等局部病变。潜伏期一般为 1~3d,病人出现鼻塞、咳嗽、流涕、咽痛等症状。发病初期 2~3d 鼻咽部分泌物中病毒含量最高,此时传染性最强。病毒一般不进入血液,但其毒素样物质可进入血液,引起畏寒、发热、乏力、头痛、全身酸痛等症状。无并发症的病人一般病程不超过1周。年老体弱、抵抗力较差的病人常继发细菌感染,使病程延长,症状加重,可导致肺炎,甚至死亡。病后对同型病毒有短暂免疫力,呼吸道黏膜局部SIgA对清除病毒、抵抗再感染起主要作用。

流感病毒传染性强,传播迅速。流行期间应尽量避免人群聚集,公共场所要注意空气流通。用乳酸或食醋熏蒸进行空气消毒,对防止流感扩散有一定效果。接种流感疫苗可获得对同一亚型病毒的免疫力。盐酸金刚烷胺是目前防治甲型流感的常用药物,干扰素及中草药板蓝根、大青叶等有一定疗效。

（三）微生物学检验

1. **标本采集** 标本应在疾病早期采集,以发病后3d内最好。采集鼻腔洗液、鼻咽拭子或咽漱液,浸入无菌的pH为7.2的肉汤中,分离培养前将上述标本液充分振荡,置4℃环境中,使其自然沉淀5~10min,取上清液3ml,按每毫升加青霉素250U和链霉素250μg,混匀置4℃ 2h后即可接种。上述标本可用于分离病毒和病毒抗原或RNA的检测。血清学实验需取双份血清。

2. **检验方法**

（1）标本电镜观察:球形或丝状病毒颗粒,用特异抗体进行免疫电镜观察,提高检出率。

（2）血清学诊断:可使用血凝抑制试验、ELISA、荧光免疫法等可直接检测抗原;用补体结合试验（CF）和中和试验（NT）进行分型、亚型的鉴定。

（3）逆转录-聚合酶链反应（RT-PCR）:由于PCR技术具有简便、快速、灵敏度高、特异度高等优点,已广泛用于流感病毒基因的检测和分子流行病学调查等。

（4）病毒分离:从病人呼吸道标本中分离流感病毒。常用的方法有鸡胚接种法和细胞培养法。鸡胚接种法是将标本接种于9~11日龄鸡胚,35℃孵育48~72h后,收集羊水或尿囊液进行血凝试验证实流感病毒的存在,对血凝试验阳性的分离株,用特异性抗体做血凝抑制试验进行鉴定,并可确定病毒型和亚型;细胞培养法是将标本接种于原代人胚肾、猴肾等细胞,35℃孵育10~14d,每天观察有无致细胞病变效应（CPE）,若出现CPE即做血凝试验并测其效价。

二、禽流感病毒

禽流感病毒（avian influenza virus,AIV）是甲型流感病毒的一种亚型,可引起禽流行性感冒（简称禽流感）,又称真性鸡瘟或欧洲鸡瘟,在鸡群中造成严重的全身性疾病,病死率常达100%。禽流感病毒分为低致病性、中致病性和高致病性3种。1997年之前没有禽流感病毒感染人类的报道,近十几年,禽流感多次呈暴发性、大范围性流行,涉及多个国家和地区。原本只感染鸡的禽流感病毒亦令人类患病。

案例导学 20-1

某女,35岁,在某农贸市场从事家禽宰杀工作,因出现发热、头晕、咳嗽、全身酸痛等症状入院治疗,后病情加重至进一步恶化,转至医院ICU,最终抢救无效死亡。经采样检测,该病例最终确诊为人感染高致病性禽流感H7N9病例。

问题与思考:

（1）病人是如何感染该病原体的?

（2）如何对该病原体进行检验?

（一）生物学特性

禽流感病毒属正黏病毒科甲型流感病毒属。禽甲型流感病毒颗粒呈多形性,其中球形直径80~120nm,有包膜。基因组为分节段单股负链RNA。依据其外膜血凝素（H）和神经氨酸酶（N）蛋白抗原性不同,可分为16个H亚型（H1~H16）和9个N亚型（N1~N9）。禽甲型流感病毒除感染禽外,还可感染人、猪、马、水貂和海洋哺乳动物。目前发现最易感染人类的高致病性禽流感亚型有H5N1、

H9N2、H7N7、H7N2、H7N3 等,其中感染 H5N1 亚型的病人病情严重,致死率高。

（二）临床意义

主要经呼吸道传播,通过密切接触感染的禽类及其分泌物、排泄物,受病毒污染的水等,以及直接接触病毒毒株被感染。在感染水禽的粪便中含有高浓度的病毒,并通过污染的水源由粪-口途径传播流感病毒。迄今为止,还没有高致病性禽流感病毒能在人与人之间直接传播的证据。个别引起人感染发病的禽流感病毒可能是发生了变异的病毒。变异的可能性一是两种以上的病毒进入同一细胞发生重组,如猪既可感染人流感病毒,又可能感染禽流感病毒,每种病毒都具有 8 个基因片段,从理论上讲,可以形成 256 个新的重组病毒;二是病毒基因位点由于某种因素的影响而发生突变病毒获得感染人的能力。

病人发病初期表现为流感样症状,如发热,咳嗽,少痰,可伴有头痛、肌肉酸痛和全身不适。重症病人病情发展迅速,表现为重症肺炎,体温大多持续在 39℃ 以上,出现呼吸困难,可伴有咳血痰;可快速进展出现急性呼吸窘迫综合征、纵隔气肿、脓毒症、休克、意识障碍及急性肾损伤等。

（三）微生物学检验

常规采集全血、死亡动物的肠内容物、肛门或肛门拭子、气管、肺、肠、脾、肾、脑、肝和心脏。采用鸡胚培养法分离病毒,也可进行病毒抗原、抗体及核酸的检测。

三、SARS 冠状病毒

SARS 冠状病毒（SARS-coronavirus,SARS-Cov）是严重急性呼吸综合征（severe acute respiratory syndrome,SARS）的病原体。SARS 冠状病毒是冠状病毒的一个变种。

（一）生物学特性

1. 形态结构　SARS 冠状病毒电镜下形态与冠状病毒类似,病毒颗粒呈不规则球形,核酸为非节段单正链 RNA,直径 60~220nm,有包膜。

包膜表面有 3 种糖蛋白:①刺突糖蛋白（S）,是受体结合位点、溶细胞作用和主要抗原位点;②小包膜糖蛋白（E）,较小,能与包膜结合;③膜糖蛋白（M）,负责营养物质的跨膜运输、新生病毒出芽释放与病毒外包膜的形成。少数种类还有血凝素糖蛋白（HE 蛋白）。

2. 变异性　冠状病毒的 RNA 和 RNA 之间重组率非常高,因此病毒容易出现变异。重组后,RNA 序列发生了变化,由此核酸编码的氨基酸序列也变了,氨基酸构成的蛋白质随之发生变化,使其抗原性发生了变化。而抗原发生变化会导致原有免疫无效。

（二）临床意义

病人是主要传染源。主要传播途径:①飞沫传播;②接触传播:接触患者的呼吸道分泌物、消化道排泄物或其他体液,或接触被病人的分泌液污染的物品,均可导致感染。操作与防护措施不当也可引发实验室人员感染。

SARS 潜伏期短（1~14d,平均 5d）,起病急,以发热为首发症状,3~7d 后出现干咳、胸闷、气短等症状。病人可出现急性呼吸窘迫综合征、休克、多器官功能障碍综合征等,死亡率很高。已有糖尿病、心肺功能不全或合并其他感染性疾病者,病死率可高达 40%~50%。

目前认为免疫病理损伤是 SARS 冠状病毒致病的主要机制。机体感染 SARS 冠状病毒后,可产生特异性抗体,IgM 和 IgG 抗体在感染后约 10~15d 出现。实验证明 IgG 可能是保护性抗体,可中和体外病毒颗粒。对 SARS 的预防应采取以严格管理传染源、切断传播途径和提高机体免疫力为主的综合措施。对 SARS 病人和疑似病例要及时进行严格的隔离和治疗。流行期间应尽量避免大型集会,公共场所保持空气流通。治疗主要采用支持疗法。

（三）微生物学检验

用常规方法采集鼻咽拭子或洗液、漱口液、粪便等标本,放入病毒保存液或运输液内,2~8℃ 保存,长期保存需置于-70℃ 冰箱。急性期血清标本尽可能在发病初期采集,一般发病后 1 周以内,恢复期血清标本在发病后 3~4 周采集。①通过电镜技术可以直接观察到 SARS 病毒。②病毒培养:利用 Vero 或 Vero-E6 细胞来培养 SARS 病人血液、粪便和呼吸道分泌物标本中的病毒。致细胞病变效应（CPE）的特点主要为病变细胞呈局灶性、变圆、折光变强,晚期呈葡萄状。③免疫学检测:WHO 推荐用 ELISA、IFA 和 NT 法检测病人血清中的 IgM 和 IgG 抗体。④逆转录-聚合酶链反应(RT-PCR):可特异的检测 SARS 病毒的 RNA 片段,可检测到发热开始后 10d 内的 SARS 病毒。⑤病毒全基因组芯片检测:SARS 病毒全基因组芯片覆盖了 SARS 病毒的全部基因组序列,可以灵敏且全面地检测 SARS 病毒,同时获得更多的病毒相关信息。

四、其他呼吸道病毒

(一)风疹病毒

风疹病毒(rubella virus)是风疹(又称德国麻疹)的病原体,属于披膜病毒科风疹病毒属。最早是从风疹病人的咽部洗涤液中分离到的。

1. 生物学特性

(1)形态结构:风疹病毒为球形有包膜单股正链 RNA 病毒。核衣壳呈二十面体对称,直径 50~70nm,包膜表面有 E1、E2 两种糖蛋白刺突并具有血凝性。风疹病毒的抗原结构相当稳定,只有一个血清型。

(2)抵抗力:风疹病毒在体外的生活力较弱,对紫外线、乙醚、氯化铯、去氧胆酸等均敏感,pH<3.0 可将其灭活。不耐热,56℃ 30min,37℃ 1.5h 均可将其杀死,4℃ 保存不稳定,保存在−70~−60℃ 可保持活力 3 个月,干燥冰冻下可保存 9 个月。

2. 临床意义 风疹病毒经呼吸道传播,在局部淋巴结增殖后,经病毒血症播散到全身,引起风疹,以春季发病为主。好发于 5 岁以下的婴幼儿,病后可终身免疫。病毒一般经过 2~3 周的潜伏期,先是全身不适,继而出现发热、耳后及枕部淋巴结肿大,并有淡红色细点状丘疹,短期内扩展到全身,奇痒难耐或微痒,多在 2~3d 内消退,可有轻度上呼吸道症状。风疹病毒若侵入孕妇体内则会导致胎儿畸形、早产或胎儿死亡。孕妇感染风疹病毒后,一部分人症状较轻微,但也有一些孕妇会出现典型症状。易感性高的孕妇在孕期 20 周内感染风疹病毒对胎儿的危害大,可导致兔唇、腭裂、小头、白内障、先天性聋哑、骨发育障碍等。

3. 微生物学检验

(1)标本采集:风疹病人取鼻咽分泌物、皮疹液、尿液,先天性风疹病人取尿、咽拭子、脑脊液、血液、骨髓等。检测抗体需采集双份血清。

(2)检验方法

1)病毒培养:将新鲜标本经过处理后接种人胚肾、人胚二倍体、非洲绿猴肾、乳兔肾等细胞,出现细胞病变效应后收集病毒。

2)免疫学检测:红细胞凝集抑制试验、中和试验、补体结合试验以及用酶或荧光素标记单克隆抗体进行鉴定。

3)利用 PCR 或核酸杂交技术检测病毒核酸。

(二)麻疹病毒

1. 生物学特性 病毒呈球形,直径 120~250nm。核心为完整的不分节段的单股负链 RNA,不易发生基因重组和变异,故麻疹病毒的免疫原性较稳定,只有一个血清型。

衣壳呈螺旋对称型,有包膜,包膜上有放射状排列的刺突,由血凝素和融合因子构成。细胞培养时,因融合因子的作用,常使细胞融合成多核巨细胞,核内及胞质中可出现嗜酸性包涵体。

麻疹病毒对理化因素的抵抗力较弱,加热 56℃ 30min 和一般消毒剂均可将病毒破坏,对紫外线以及脂溶剂均敏感。

2. 临床意义 病人是唯一的传染源,主要通过飞沫传播,也可通过鼻腔分泌物污染的玩具、日常用具等进行传播。麻疹病毒的传染性极强,易感者接触病毒后 90% 以上发病。潜伏期至出疹期均有传染性,尤以出疹前 2~3d 传染性最强。潜伏期约为 1~2 周,病毒先在呼吸道上皮细胞内增殖,然后进入血液,形成第一次病毒血症,并随血流侵入全身淋巴组织和单核巨噬细胞系统,在其细胞内增殖后再次入血形成第二次病毒血症。临床表现主要有发热、咳嗽、流涕、眼结膜充血,发病 2d 后口颊黏膜出现灰白色外绕红晕的黏膜斑(Koplik spot),对临床早期诊断有一定意义。以后病人皮肤相继出现红色斑丘疹。麻疹一般可自愈。由于麻疹感染过程中使机体免疫力进一步降低,年老体弱者常并发细菌感染,引起支气管炎、中耳炎、肺炎等,严重者可导致死亡。极个别病人,在儿童期患麻疹痊愈后约

2~17年,可出现亚急性硬化性全脑炎(subacute sclerosing panencephalitis,SSPE),病人大脑功能发生渐进性衰退,表现为反应迟钝、神经精神异常、运动障碍,最后导致昏迷死亡。麻疹病后可获牢固免疫力,极少发生再感染。

3. 微生物学检验

(1) 标本采集:取发病早期的鼻咽拭子、鼻咽洗液、痰、血和尿等,以及双份血清。

(2) 检验方法:①电镜观察包涵体;②病毒分离培养:经处理的标本接种原代人胚肾细胞或 Vero、Hela 等细胞分离麻疹病毒;③抗原检测:用直接或间接免疫荧光法、ELISA 法;④核酸检测:采用核酸杂交或 RT-PCR 法;⑤抗体检测:取双份血清用 ELISA 法、NT 法或 CF 法等检测,血清抗体效价若有 4 倍增高可确诊。

(三) 腮腺炎病毒

腮腺炎病毒是流行性腮腺炎的病原体。腮腺炎在世界各国均有流行,主要侵犯儿童。

1. **生物学特性** 病毒呈球形,直径 80~240nm,核心为单股负链 RNA,衣壳呈螺旋对称,有包膜,包膜上含有 HA-NA 刺突和融合因子刺突。该病毒只有一个血清型。对紫外线及脂溶剂均敏感,56℃ 30min 可灭活病毒。

2. **临床意义** 人是腮腺炎病毒的唯一宿主。好发于冬春季节,病毒通过飞沫或唾液污染食具、玩具等进行传播。潜伏期一般为 2~3 周,病毒首先侵入呼吸道上皮细胞和面部淋巴结内增殖,随后发生病毒血症,然后经血液侵入腮腺及其他器官如胰腺、睾丸、卵巢等,引起相应症状。主要表现为无力、食欲减退,一侧或双侧腮腺肿大,伴有疼痛、发热。若无合并感染大多可自愈,病程一般为 1~2 周。青春期感染者,男性易并发睾丸炎,女性易并发卵巢炎;也可引起无菌性脑膜炎及获得性耳聋等。腮腺炎是导致男性不育症和儿童期获得性耳聋的最常见原因。腮腺炎病后一般可获得终身免疫。

3. 微生物学检验

(1) 标本采集:采集发病早期的唾液、脑脊液、双份血液。

(2) 检验方法

1) 病毒分离培养:用原代恒河猴细胞或人胚肾细胞分离培养。

2) 抗原检测:用免疫荧光法检测发病早期病人的唾液、脑脊液和尿液中抗原成分,可作早期诊断。

3) 核酸检测:用 RT-PCR 法检测病毒 RNA。

4) 抗体检测:采用 ELISA 法、血凝抑制试验检测双份血清中 IgM、IgG 抗体,IgG 抗体在 4 倍或 4 倍以上升高有诊断价值。

(四) 其他病毒

其他呼吸道病毒的主要特性见表20-2。

表 20-2　其他呼吸道病毒的主要特性

病毒名称	大小/nm	形态与结构	所致疾病
腺病毒	70~90	球形、双链 DNA、核衣壳二十面体对称、无包膜	咽炎、扁桃体炎、肺炎、流行性眼结膜炎、急性出血性膀胱炎、胃肠炎等
副流感病毒	150~300	球形、单负链 RNA、核衣壳螺旋对称、有包膜	小儿气管炎、支气管炎、肺炎、普通感冒等
呼吸道合胞病毒	100~350	球形、单负链 RNA、核衣壳螺旋对称、有包膜	婴幼儿喘息性支气管炎、肺炎、成人普通感冒等
鼻病毒	28~30	球形、单正链 RNA、核衣壳二十面体对称、无包膜	婴幼儿支气管炎、支气管肺炎、成人普通感冒等

第二节　肝　炎　病　毒

肝炎病毒(hepatitis virus)是一大类能引起病毒性肝炎的病原体,目前公认的人类肝炎病毒主要有甲型肝炎病毒、乙型肝炎病毒、丙型肝炎病毒、丁型肝炎病毒和戊型肝炎病毒等 5 种类型。近年来还发

笔记

现一些可能与人类肝炎相关的病毒如庚型肝炎病毒和 TT 型肝炎病毒等。此外,还有一些病毒如巨细胞病毒、EB 病毒、黄热病病毒、单纯疱疹病毒、风疹病毒等也可引起肝炎,但肝炎只是其全身器官损害中的肝脏表现,而非以肝脏为主的特异性的损害,故不列入肝炎病毒范畴。

一、甲型肝炎病毒

甲型肝炎病毒(hepatitis A virus,HAV)是甲型肝炎的病原体,1973 年 Feinstone 采用免疫电镜技术在肝炎急性期病人粪便中发现该病毒。HAV 属于小 RNA 病毒科。1979 年成功利用细胞培养分离出该病毒,从而为 HAV 疫苗的研制奠定了基础。

（一）生物学特性

1. 形态与结构　甲型肝炎病毒形态、大小与肠道病毒相似,直径约为 27nm,呈球形,衣壳呈二十面体立体对称,无包膜。60℃ 1h 不被灭活,对乙醚、酸处理(pH 3)均有抵抗力。HAV 的基因组为线性单正链 RNA,长约 7 500 个核苷酸。HAV 仅有一个开放读码框架(ORF),分成 P1、P2 及 P3 三个区,分别控制 HAV 衣壳蛋白、蛋白酶和 RNA 聚合酶的合成。病毒的衣壳蛋白具抗原性,可诱生中和抗体。HAV 至少存在 7 个基因型,但仅有一个血清型。

2. 培养特性　HAV 的易感动物有黑猩猩、狨猴、猕猴。经口或静脉注射可使上述动物发生肝炎。在潜伏期和急性期的早期,HAV 可随粪便排出,恢复期血清中能检出 HAV 的相应抗体。动物模型主要用于研究发病、免疫机制及对减毒活疫苗的毒力和免疫效果考核。

HAV 可在包括原代狨猴肝细胞、传代恒河猴胚肾细胞、非洲绿猴胚肾细胞、人胚肺二倍体细胞及肝癌细胞株等多种细胞中增殖。在培养细胞中,病毒增殖非常缓慢,自细胞释放亦十分缓慢,不引起细胞裂解,因此,自标本中分离 HAV 常需数周甚至数月,并很难获得大量病毒。应用免疫荧光染色法,可检出细胞培养中的 HAV,亦可将培养细胞裂解后,用放射免疫法检测 HAV。

（二）临床意义

HAV 的传染源多为病人和亚临床感染者,主要通过粪-口途径传播。HAV 随病人粪便排出体外,通过污染水源、食物、海产品(毛蚶等)、食具等传播而造成散发性流行或大流行。由于 HAV 比肠道病毒更耐热、耐氯化物的消毒作用,故可在污染的废水、海水及食品中存活数月或更久。1988 年上海曾发生因生食 HAV 污染的毛蚶而暴发甲型肝炎流行,病人多达 30 余万,危害十分严重。

HAV 经口侵入人体,在口咽部或唾液腺中增殖,然后在肠黏膜与局部淋巴结中大量增殖,并侵入血流形成病毒血症,最终侵犯靶器官肝脏。由于病毒在细胞培养中增殖缓慢,并不直接造成明显的细胞损害,故其致病机制除病毒的直接作用外,机体的免疫应答在引起肝组织损害中起一定作用。

甲型肝炎的潜伏期为 15～50d,病毒常在病人转氨酶升高前 5～6d 就存在于病人的血液和粪便中。发病后 2 周开始,随着肠道中抗-HAV IgA 及血清中抗-HAV IgM/IgG 的产生,粪便中不再排出病毒。HAV 感染为急性感染,未发现持续感染的病例。

甲型肝炎的显性感染或隐性感染中,机体都可产生抗-HAV 的 IgM 和 IgG 抗体。前者在急性期和恢复早期出现,后者在恢复后期出现,并可维持多年,对病毒的再感染有免疫力(图 20-2)。甲型肝炎的预后较好。

HAV 主要通过粪便污染饮食和水源经口传染。加强卫生宣教工作和饮食业卫生管理,管好粪便,保护水源,是预防甲型肝炎的主要环节。病人排泄物、食具、物品和床单衣物等,要认真消毒处理。丙种球蛋白注射对甲型肝炎有被动免疫预防作用。在潜伏期,肌内注射丙种球蛋白(0.02～0.12ml/kg 体重),能预防或减轻临床症状。

（三）微生物学检验

甲型肝炎病人一般不进行病原学分离检查。微生物检查以测定病毒抗原或抗体为主。

1. 测抗-HAV IgM　感染早期可检测病人血清中抗-HAV IgM(RIA 法或 ELISA 法),它出现早,消失快,是 HAV 新近感染的重要指标。

2. 测抗-HAV IgG　对了解既往感染史或进行流行病学调查、检测群体中抗-HAV 阳性率,分析人群的免疫力,则需检测抗-HAV IgG。

也可检测 HAV 抗原,或用核酸杂交法、PCR 法检测 HAV RNA。

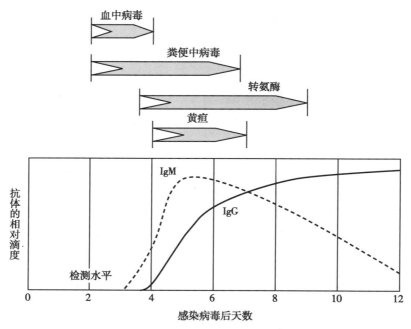

图 20-2　甲型肝炎的临床表现与血清学反应

二、乙型肝炎病毒

乙型肝炎病毒(hepatitis B virus,HBV)是乙型肝炎的病原体。1963 年 Blumberg 在研究人类血清蛋白的多态性时,发现澳大利亚土著人血清中有一种异常抗原与肝炎相关(hepatitis associated antigen,HAA),该抗原即为乙型肝炎病毒表面抗原(HBsAg)。乙型肝炎病毒属于嗜肝 DNA 病毒科,以血源性传播为主,引起急性肝炎、慢性肝炎,并与肝硬化及肝癌相关。HBV 呈全球性流行,据世界卫生组织报道,全球约 20 亿人曾感染过 HBV,其中 3.5 亿人为慢性感染者,我国属于乙型肝炎高流行区,一般人群 HBsAg 阳性率为 7.18%。

案例导学 20-2

某男,29 岁。因畏寒、发热、食欲不振,乏力、恶心、腹胀入院。查体发现:巩膜、皮肤黄染,肝右肋下 2cm,肝区压痛、叩击痛。实验室检查 ALT 159U/L,抗-HAV IgM(-);HBsAg(+)、HBeAg(+);抗-HBcIgM(+)、抗-HBV(-);HDVAg(-)、抗-HDV(-)。

问题与思考:

(1) 根据以上描述,该病人可能感染了哪种病原体? 依据是什么?

(2) 试分析其感染途径和致病机制。

(3) 如何预防该病原体的感染?

(一) 生物学特性

1. 形态与结构　在 HBV 感染者的血清中,电镜观察发现有 3 种形态的病毒颗粒,即大球形颗粒、小球形颗粒和管形颗粒(图 20-3)。

(1) 大球形颗粒:Dane(1970 年)首先在乙肝感染的血清中发现该颗粒,故又称为 Dane 颗粒,是有感染性的 HBV 完整颗粒,呈球形,直径为 42nm,具有双层衣壳(图 20-3)。其外衣壳相当于一般病毒的包膜,由脂质双层与蛋白质组成,镶嵌有 HBV 的表面抗原(HBsAg)及少量前 S 抗原。用去垢剂去除病毒的外衣壳,可暴露一个电子密度较大的核心结构,其表面为病毒的内衣壳,是 HBV 核心抗原(HBcAg)。用酶降解 HBcAg 可暴露出具有不同抗原性的 HBeAg,可溶性的 HBeAg 可于血清中检测到。内

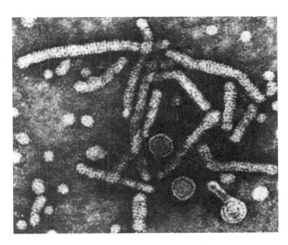

图 20-3　乙型肝炎病毒

部核心为病毒的 DNA 和 DNA 聚合酶。

（2）小球形颗粒：直径为 22nm，成分为 HBsAg 和少量前 S 抗原。大量存在于感染者的血液中，它是由 HBV 感染肝细胞时由过剩的病毒衣壳装配而成的，是不含病毒核酸 DNA 及 DNA 聚合酶的小球形颗粒，因此无感染性。

（3）管形颗粒：成分与小球形颗粒相同，长 100~700nm，直径 22nm，亦存在于血流中。这种颗粒是由小球形颗粒"串联而成"，内无核酸，故亦无感染性。

2. 基因组　HBV 基因组较小，仅含约 3 200 个核苷酸，呈双链环状 DNA，但其中有一段仅为单链。病毒 DNA 的长链为负链，较短的一条链为正链，两链通过碱基配对构成环状 DNA 结构，控制病毒各种蛋白（抗原）的合成。HBV 基因组含有 4 个开放读码框架（ORF）分别称为 S、C、P 和 X 区，S 区中含有 S 基因、前 S1（Pre S1）基因和前 S2（Pre S2）基因，分别编码 HBV 的 HBsAg、Pre S1 抗原和 Pre S2 抗原。C 区包括前 C（Pre C）基因和 C 基因，分别编码 Pre C 蛋白和核心蛋白（HBcAg）。P 基因编码产生 DNA 聚合酶；X 基因编码产生 HBxAg（与某些癌基因激活有关）。

3. 抗原组成

（1）表面抗原（HBsAg）：表面抗原是由 S 基因编码产生的蛋白。HBsAg 大量存在于感染者血中，是 HBV 感染的主要标志。HBsAg 具有抗原性，可刺激机体产生特异保护性的抗-HBs，也是制备疫苗的最主要成分。HBsAg 根据亚型共同抗原表位（称为 a 抗原）和二组互相排斥的抗原表位（d/y 和 w/r），分为四种评分血清型，即 adr、adw、ayr、ayw。HBsAg 血清型分布有明显的地区差异，并与种族有关。我国汉族以 adr 和 adw 多见，少数民族多为 ayw。因有共同的 a 抗原，故制备疫苗时各亚型间有交叉保护作用。中蛋白和大蛋白中的 Pre S2 及 Pre S1 序列也具有抗原性，前 S1 抗原仅在 HBV-DNA 阳性血清中检出。前 S1 蛋白随 HBeAg 消失而消失，且与阴转时间成正相关，可作为病毒清除与病毒转阴的指标。前 S1 抗原阳性的乙型肝炎病人传播乙型肝炎病毒比前 S1 抗原阴性和无症状 HBsAg 携带者的危险性更大，说明前 S1 抗原可反映乙型肝炎病毒复制和传染性的指标。抗-Pre S2 及抗-Pre S1 具有抗病毒作用。Pre S1 及 Pre S2 能吸附在肝细胞受体的表面，抗原性比 HBsAg 更强，抗-Pre S2 为中和抗体，该抗体出现表示病情好转，是趋向痊愈的预兆。

（2）核心抗原（HBcAg）：存在于 Dane 颗粒核心结构的表面，为内衣壳成分，其外被 HBsAg 所覆盖，故不易在血液循环中检出。HBcAg 存在于感染的肝细胞核内，也可存在于细胞质或细胞膜上，免疫原性强，能刺激机体产生强而持久的抗-HBc。抗-HBc IgG 在血中持续时间较长，为非保护性抗体；抗-HBc IgM 的存在提示近期发生过 HBV 的活跃复制。HBcAg 可在感染的肝细胞表面存在，能被杀伤性 T 细胞识别，在清除 HBV 感染细胞中有重要作用。

（3）e 抗原（HBeAg）：HBV 的 Pre C 基因编码的 Pre C 蛋白经酶切割加工后形成 HBeAg，为可溶性蛋白质，自肝细胞分泌进入到血循环中。通常在病毒大量复制时产生，故为 HBV 复制及具有强感染性的一个指标。HBeAg 为非结构蛋白，一般不出现在 HBV 颗粒中。HBeAg 可刺激机体产生抗-HBe，抗-HBe 能与受染肝细胞表面的 HBeAg 结合，通过补体介导破坏受染的肝细胞，对清除 HBV 感染有一定的作用。抗-HBe 的出现有利于机体抑制病毒的复制。

4. 培养特性　黑猩猩是对 HBV 最敏感的动物，故常用来进行 HBV 的致病机制研究和疫苗效价及安全性评价。鸭乙肝病毒感染的动物模型，在我国已被用于过筛抗病毒药物及研究消除免疫耐受机制。HBV 尚不能在细胞培养中分离及培养。目前采用的细胞培养系统是病毒 DNA 转染系统。

5. 抵抗力　HBV 对外界环境的抵抗力较强，对低温、干燥、紫外线均有耐受性。不被 70% 乙醇灭活，因此这一常用的消毒方法并不能用于 HBV 的消毒。高压蒸汽灭菌法、100℃ 加热 10min 和环氧乙烷等均可灭活 HBV，0.5% 过氧乙酸、5% 次氯酸钠亦可用于消毒。但应指出，在对外界抵抗力方面，

HBV 的传染性和 HBsAg 的免疫原性并不一致，上述消毒手段仅能使 HBV 失去传染性，但仍可保留 HBsAg 的免疫原性。

（二）临床意义

主要传染源是病人或无症状 HBsAg 携带者。乙型肝炎的潜伏期较长（30~160d），无论在潜伏期、急性期或慢性活动初期，病人血清都有传染性。HBsAg 携带者因无症状，不易被察觉，其作为传染源的危害性比病人更甚。HBV 的传播途径主要有：

1. **血液、血制品等传播**　人对 HBV 非常易感，故只需极少量污染血进入人体即可导致感染。输血、注射、外科或牙科手术、针刺、共用剃刀或牙刷、皮肤黏膜的微小损伤均可传播。医院内污染的器械（如牙科、妇产科器械）亦可致医院内传播。

2. **母-婴传播**　主要是围生期感染，即分娩经产道时，通过婴儿的微小伤口受母体的病毒感染或通过哺乳传播，该类型的传播在我国发生率较高。极少数的婴儿在母体子宫内已被感染，表现为出生时已呈 HBsAg 阳性。婴儿出生时立即注射疫苗能很好地阻断大部分的母婴传播。

3. **性传播**　在精液和阴道分泌物中也可存在 HBV，性接触也可导致 HBV 的传播。

病毒不仅存在于肝内，也存在于脾脏和血细胞等。一般认为，病毒在细胞内增殖对肝细胞的直接破坏作用不大，而机体对肝脏的免疫病理损害才是引起肝炎发生的主要原因。HBV 在肝细胞内增殖可使细胞膜表面存在 HBsAg、HBeAg 或 HBcAg，病毒抗原致敏的 T 细胞对带有病毒抗原的靶细胞可起杀伤效应以清除病毒。这种由细胞毒 T 细胞介导的效应有双重性，既清除病毒，也造成肝细胞的损伤。

人群流行病学研究显示，HBsAg 携带者较无 HBV 感染者，发生肝癌的危险性高 217 倍。肝癌组织检测发现有 HBV DNA 的整合，整合的 HBV 基因片段有 50% 左右为负链 DNA 5′末端片段，即 X 基因片段。因 X 蛋白（HBxAg）可反式激活细胞内癌基因，故 HBV 可能是致癌的启动因子，经一系列过程后导致肝癌的发生。

乙型肝炎的临床表现呈多样性，可由无症状携带至急性肝炎、慢性肝炎、重症肝炎等。细胞免疫应答的强弱与临床过程的轻重及转归有密切关系，当病毒感染波及的肝细胞数量不多、免疫应答处于正常范围时，特异的细胞毒性 T 细胞（CTL）可摧毁病毒感染的细胞，释放至细胞外的 HBV 则可被抗体中和而清除，临床表现为急性肝炎，并可较快痊愈。相反，若受染的肝细胞为数众多，机体的细胞免疫应答超过正常范围，引起大量细胞坏死、肝功能衰竭时，可表现为重症肝炎。当机体免疫功能低下，病毒在感染细胞内复制，受到 CTL 的部分杀伤作用，病毒仍可不断释放，又无有效的抗体中和病毒时，病毒则持续存在并再感染其他肝细胞，造成慢性肝炎。慢性肝炎造成的肝病变又可促进成纤维细胞增生，引起肝硬化。

在部分乙型肝炎病人血液循环中，常可检出 HBsAg 及抗-HBs 的免疫复合物，该免疫复合物在急性重型肝炎病人中较多地被发现。免疫复合物大量沉积于肝内，可使肝毛细血管栓塞，并可诱导产生肿瘤坏死因子导致急性肝衰竭，临床表现为重症肝炎。此外，免疫复合物可沉积于肾小球基底膜、关节滑液囊等，激活补体，导致Ⅲ型超敏反应，故病人可伴有肾小球肾炎、关节炎等肝外损害。HBV 感染肝细胞后，细胞膜上除有病毒特异性抗原外，还会引起肝细胞表面自身抗原发生改变，暴露出肝特异性脂蛋白抗原（liver specific protein，LSP）。LSP 可作为自身抗原诱导机体产生针对肝细胞组分的自身免疫反应，通过 CTL 的杀伤作用或释放淋巴因子的直接或间接作用，损害肝细胞。自身免疫反应引起的慢性肝炎病人血清中，常可检测到 LSP 抗体或抗核抗体、抗平滑肌抗体等自身抗体。

（三）微生物学检验

1. **标本采集**　依据《全国临床检验操作规程（第 4 版）》进行血清采集、运送和贮存。免疫学检测标本可用血清或血浆，检测标本应于 24h 内分离血清或血浆，5d 内检测者可存于 2~8℃，5d 后检测者应存于-20℃或-70℃。HBV 核酸检测多用血清，若采用血浆，其抗凝剂应选用枸橼酸盐或 EDTA，因肝素可与 DNA 结合，从而干扰 TaqDNA 聚合酶作用，导致 PCR 假阴性。标本应在采集后 6h 内处理，24h 内完成检测，否则存放于-70℃。经过处理的标本或者未分离的血液标本，如果能在 24h 内送达，则可在室温下运送。HBV 具有高度感染性，在标本的采集和运送时务必加以充分防护。

2. **检验方法**　目前主要用免疫学方法检测 HBsAg、抗-HBs、HBeAg、抗-HBe 及抗-HBc（俗称"两对半")和 Pre-S1Ag。HBcAg 仅存在于肝细胞内,不用于常规检查。检查方法常用 ELISA、微粒子酶免分析法(MEIA)、化学发光法(CLA),以及用 PCR 法检测 HBV DNA。血清学方法以 RIA、CLA 和 ELISA 最为敏感,而 PCR 中以 PCR-ELISA 和 PCR 荧光法最常用。

3. **HBV 抗原-抗体检测结果临床分析** HBV 抗原、抗体的血清学标志与临床关系较为复杂,必须对几项指标同时分析,方能有助于临床判断(表 20-3)。

表 20-3 HBV 抗原、抗体检测结果的临床分析

HBsAg	抗-HBs	HBeAg	抗-HBe	抗-HBc	结 果 分 析
+	−	−	−	−	无症状携带者
+	−	+	−	−	急性乙型肝炎,或无症状携带者
+	−	+	−	+	急性或慢性乙型肝炎(传染性强,"大三阳")
+	−	−	+	+	急性感染趋向恢复或慢性肝炎缓解中("小三阳")
−	+	−	+	+	既往感染恢复期
−	+	−	+	−	既往感染恢复期
−	−	−	−	+	既往感染或"窗口期"
−	+	−	−	−	既往感染或接种过疫苗

(1)HBsAg:是最早出现的血清学指标,阳性见于急性肝炎、慢性肝炎或无症状携带者。急性肝炎恢复后,一般在 1~4 个月内 HBsAg 消失,若持续 6 个月以上则认为已向慢性肝炎转化。无症状 HBsAg 携带者是指肝功能正常者,携带者的肝穿刺病理组织切片常可发现已有病变,但无临床症状。携带者可长期为 HBsAg 阳性,也可伴有 HBeAg 阳性及病毒血症,具有很强的传染性,少部分可发展为肝硬化或肝癌。HBsAg 是病毒感染后产生最多的病毒抗原,对其检测能很敏感地发现病毒的感染,该指标是献血筛查必检指标,对其检测能有效地阻断 HBV 的输血传播。如果临床高度怀疑乙型肝炎,而检测 HBsAg 阴性,应配合进行 Pre-S1Ag、HBV DNA 检测。

(2)抗-HBs(HBsAb):是中和抗体,对同型病毒感染有保护作用,血清中出现抗-HBs 是病人已康复或痊愈或是 HBsAg 疫苗免疫成功的标志,抗-HBs 效价高者预后更好。

(3)HBeAg:阳性表示 HBV 在体内活跃复制,提示病情严重及传染性强。若转为阴性,表示病毒复制受到抑制。该指标与 HBV DNA 的阳性有很好的相关性。在 C 基因中 Pre C 基因变异的病例,HBeAg 的检测为阴性,HBV DNA 的定量检测对病情的判断有很大的帮助。

(4)抗-HBe(HBeAb):阳性表示机体已获得一定的免疫力,病毒的活跃复制受到抑制,但并不表示病毒一定会被清除。在部分慢性感染者中,该指标会与 HBeAg 交替出现阳性。

(5)HBcAg:该抗原被包裹在 HBsAg 内部,故不能被直接检测。做特殊处理将 HBsAg 去除后可被检测。目前该指标不作常规检测。

(6)抗-HBc(HBcAb):HBV 感染,机体会产生强而持久的抗-HBc IgG,因此,该指标阳性表示被 HBV 感染过。抗-HBc IgM 则提示近期病毒有活跃复制。

(7)Pre-S1Ag:PreS1 和 PreS2 抗原阳性表明 HBV 的活跃复制,是一项十分重要的病毒复制指标。前 S1 抗原与 HBV-DNA,HBeAg 检测率高度符合,可作为 HBeAg 和 HBV-DNA 检测的补充和对照,现常作为 HBV 检测的第六项指标。抗-PreS1 和抗-PreS2 也可检测,其意义与抗-HBs 相同,但不作为常规检查。

4. **HBV 基因检测** HBV 的基因型与感染慢性化及感染后病情转归有一定关系。常用的检测方法有:①基因型特异性引物 PCR 法;②限制性片段长度多态性分析法(RFLP);③线性探针反向杂交法(INNO-LIPA);④PCR 微量板核酸杂交酶联免疫法;⑤基因序列测定法等。某些药物可促进 HBV 的基因变异发生,产生耐药性,可进行 HBV 耐药突变株检测。

三、丙型肝炎病毒

丙型肝炎病毒(HCV)于 1989 年正式命名,1991 年被归为黄病毒科。虽然丙型肝炎作为疾病早被

发现,但因该病毒不能在体外培养且血中的含量很低,故对 HCV 的认识主要来自黑猩猩实验及分子生物学研究的结果。

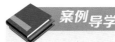

案例导学 20-3

病人,男,30岁。外科手术时输血500ml,近日出现黄疸,并伴肝区痛,食欲不振,厌油食等症状。血清学检测:抗-HAVIgM(−)、HBsAg(−)、HBeAg(−)、抗-HBcIgM(−)、HDVAg(−)、抗-HDV(−)、HCV-RNA(+)和抗-HCV IgM(+)。

问题与思考:

(1) 病人可能感染了哪种病原体?

(2) 该病原体感染检测的指标是什么?

(一)生物学特性

HCV 是一类具有包膜的单正链 RNA 病毒。病毒体呈球形,直径为 30~60nm。对三氯甲烷、甲醛、乙醚等有机溶剂敏感。感染黑猩猩并可在其体内连续传代,引起慢性肝炎。

(二)临床意义

HCV 主要经输血或血制品传播,性接触传播和母婴传播也是重要的传播途径。传染源为病人及亚临床感染者。同性恋者、静脉药瘾者及接受血液透析的病人为高危人群。免疫组化染色证实病毒除位于肝细胞质中,亦存在肝外(如淋巴细胞)。肝穿刺病理学检查发现肝内淋巴细胞浸润及肝细胞坏死。部分丙型肝炎病人出现肾小球肾炎,提示 HCV 抗原可形成免疫复合物沉积于肾小球基底膜。

约 90% 的 HCV 感染会形成持续感染。病毒感染引起急性或慢性丙型肝炎,表现为黄疸、血清谷丙转氨酶(ALT)升高等。有些病人可不出现症状,发病时已成慢性过程。慢性丙型肝炎的表现亦轻重不等,约 20% 可逐渐发展至肝硬化或肝癌。HCV 的致病性较强,复制快,血流中病毒量多,故症状较重。HCV 感染病人体内先后出现 IgM 和 IgG 型抗体,产生低度免疫力,对同一毒株攻击有一定的免疫力,但由于 HCV 基因组易变异而导致抗原性改变,故此保护作用不强。在免疫力低下人群中,可能同时感染 HBV 及 HCV,此双重感染常导致疾病的加重。

丙型肝炎目前无有效的疫苗,切断传播途径尤其是控制输血传播仍是目前最主要的预防措施。我国已规定,抗-HCV 检测是过筛献血员的必需步骤,对血制品亦需进行检测以防感染。应用干扰素(IFN)治疗丙型肝炎取得了很好的效果,IFN 治疗的目的是尽早从血液和肝脏中清除丙型肝炎病毒,并使病人的血液生化指标及组织学改变恢复正常。丙型肝炎病毒可能引起自身免疫性疾病如自身免疫性肝炎,故病人血清中存在抗肝肾微粒体-1(LKM-1)或抗核抗体伴抗平滑肌抗体时,慎用或不用 IFN 治疗。

(三)微生物学检验

1. 标本采集　采用血清或血浆,标本采集后应尽快分离血清或血浆,并于 4~6h 内冷藏或冻存,最好在-70℃ 及以下,因为在-20℃ 时 HCV RNA 易发生明显降解。解冻后的标本应持续保持在低温状态,避免反复冻融。

2. 检验方法　①检测病毒抗体:用 ELISA 法检测抗-HCV,可过筛献血员、诊断或鉴别诊断丙型肝炎及评价疗效。抗-HCV IgG 或 IgM 阳性者表示已被 HCV 感染,不可献血。HCV 感染的确诊可用蛋白质印迹法以 HCV 不同蛋白分别检测相应抗体。②检测病毒 RNA:因 HCV 在血液中含量很少,不宜用核酸(斑点)杂交法检测。临床上常用敏感的 RT-PCR 法。近年建立的分支 DNA(branched DNA,bD-NA)杂交法、PCR-ELISA 法和 PCR-荧光法,不但可快速定性,亦可进行定量检测。

四、丁型肝炎病毒

1977 年,Rizzetto 用免疫荧光法检测乙型肝炎病人的肝组织切片时,发现肝细胞内除 HBcAg 外,还有一种新抗原,当时称为 δ 抗原或 δ 因子。此后通过黑猩猩等实验证实这是一种不能独立复制的缺陷病毒,必须在 HBV 或其他嗜肝 DNA 病毒辅助下才能复制,现已正式命名为丁型肝炎病毒(HDV)。分类学地位尚未确定,暂归类于卫星病毒。

（一）生物学特性

HDV 呈球形,直径为 36~43nm,基因组为一单链环状 RNA,长度仅 1.7kb,是已知动物病毒中最小的。HDAg 是 HDV 编码的唯一蛋白质,可刺激机体产生抗体,在感染者血清中可检出 HDV RNA 或抗-HD。HDAg 主要位于肝细胞内,在血清中出现早、消失快(维持 2 周左右),常不易检测到。应用抗-HD 可对肝组织切片染色,以检测 HDAg。

HDV 颗粒的包膜由 HBV 包膜(HBsAg)构成,颗粒内含 HDV RNA 及与之结合的 HDAg。HBsAg 构成的包膜可防止 HDV RNA 被水解,在 HDV 致病中起重要作用,但它并非为 HDV 的基因产物,而是由同时感染的 HBV 所提供。HDV 传播途径与 HBV 相同,主要经血传播。黑猩猩及土拨鼠可作为 HDV 研究的实验动物模型。

（二）临床意义

流行病学调查表明,HDV 感染呈世界性分布,我国以四川等西南地区较多见。全国各地报道的乙肝病人中,HDV 的感染率为 0~10%。在 HDV 感染早期,HDAg 主要存在于肝细胞核内,随后出现 HDAg 抗原血症。HDAg 刺激机体产生特异性抗-HD,初为 IgM 型抗体,随后是 IgG 型抗体。HDV 感染常可导致乙肝病毒感染者的症状加重与恶化,故在发生重症肝炎时,应注意有无 HBV 伴 HDV 的共同感染。HDV 与 HBV 有相同的传播途径,预防乙型肝炎的措施同样适用于丁型肝炎,如接种 HBV 疫苗也可预防 HDV 感染。由于 HDV 是缺陷病毒,若能抑制乙型肝炎病毒,则 HDV 亦不能复制。

（三）微生物学检验

1. 抗-HD IgM 检测　HDV 感染后 2 周产生抗-HD IgM,1 个月达到高峰,随之迅速下降。抗-HD IgG 产生较迟,在恢复期出现。丁型肝炎病毒抗体不能清除病毒,如持续高效价,可作为慢性丁肝的指标。

2. HDAg 检测　一般可用免疫荧光法、RIA 或 ELISA 检测肝组织或血清中的 HDAg,但病人标本应先经去垢剂处理,以除去表面的 HBsAg,暴露出 HDAg。

3. HDV 基因组检测　可用血清斑点杂交法或 PCR 检测。

五、戊型肝炎病毒

戊型肝炎病毒(HEV)曾被称为消化道传播的非甲非乙型肝炎病毒。1955 年印度曾暴发流行,1986 年,我国新疆南部地区发生戊型肝炎流行,约 12 万人发病,700 余人死亡,是迄今世界上最大的一次戊型肝炎流行。1989 年,Reyes 等成功克隆了该病毒基因组 cDNA,并正式命名为戊型肝炎病毒。

（一）生物学特性

HEV 属杯状病毒科成员,基因组为单正链 RNA,病毒体呈球状,无包膜,平均直径为 32~34nm,表面有锯齿状切迹和突起,形似杯状。该病毒对高盐、氯化铯、三氯甲烷等敏感。反复冻融易降解,但在液氮中保存稳定。细胞培养尚在研究中。多种灵长类动物(如恒河猴、食蟹猴、非洲绿猴、绢毛猴及黑猩猩等)可感染 HEV。

（二）临床意义

HEV 主要经粪-口途径传播,潜伏期为 10~60d,平均为 40d。经胃肠道进入血液,在肝内复制,经肝细胞释放到血液和胆汁中,然后经粪便排出体外。人感染后可表现为临床型和亚临床型(成人中多见临床型),病毒随粪便排出,污染水源、食物和周围环境而发生传播。潜伏末期和急性初期的病人粪便排毒量最大,传染性最强,是本病的主要传染源。HEV 通过对肝细胞的直接损伤和免疫病理作用,引起肝细胞的炎症或坏死。临床上表现为急性戊型肝炎(包括急性黄疸型和无黄疸型)、重症肝炎以及胆汁淤积性肝炎。多数病人于发病后 6 周即好转并痊愈,不发展为慢性肝炎。孕妇感染 HEV 后病情常较重,尤以怀孕 6~9 个月最为严重,常发生流产或死胎,病死率达 10%~20%。

（三）微生物学检验

对 HEV 的感染最好做病原学诊断,否则很难与甲型肝炎相区别。可用电镜或免疫电镜技术检测病人粪便中的 HEV 病毒颗粒,也可用 RT-PCR 法检测粪便或胆汁中的 HEV RNA。目前,临床诊断常用的方法是检查血清中的抗-HEV IgM 或 IgG,如抗-HEV IgM 阳性,则可确诊病人受 HEV 感染;若血清中存在抗-HEV IgG,则不能排除是既往感染,因为抗-HEV IgG 在血中持续存在的时间可达数月至数年。

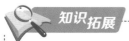
知识拓展

其他肝炎相关病毒

　　肝炎病毒除了以上5种以外,目前还发现了与人类肝炎相关的病毒。如庚型肝炎病毒(HGV),属黄病毒科,为单股正链 RNA。主要通过输血等非肠道途径传播,呈全球分布,我国主要在非甲至戊型肝炎病人、献血员、血液透析病人、器官移植病人及肝癌病人中存在。TT 型肝炎病毒(TTV)是从一例日本输血后非甲至庚型肝炎病人血液中发现的一类新型 DNA 病毒,属细小 DNA 病毒科,通过血液和血制品传播,也可经消化道传播。

（黄静芳）

第三节　逆转录病毒

　　逆转录病毒又称反转录病毒,归类于逆转录病毒科,是一大类含有逆转录酶的 RNA 病毒,主要分为以下三个亚科:

　　1. **RNA 肿瘤病毒亚科**　包括引起禽类、哺乳类以及灵长类动物的白血病、肉瘤、淋巴瘤和乳腺癌等的多种病毒,如人类嗜 T 细胞病毒。

　　2. **慢病毒亚科**　包括人类免疫缺陷病毒及多种对动物致病的慢病毒。

　　3. **泡沫病毒亚科**　包括灵长类、牛、猪、人等感染的泡沫病毒。

一、人类免疫缺陷病毒

视频:HIV 病毒

视频:HIV 生物学特性

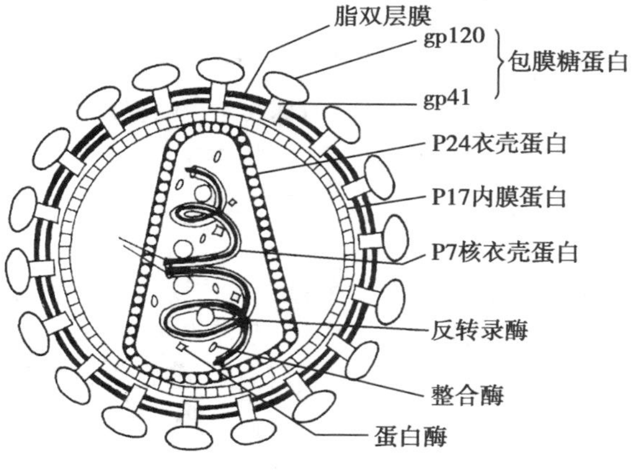

　　人类免疫缺陷病毒(human immunodeficiency virus,HIV)是获得性免疫缺陷综合征(acquired immunodeficiency syndrome,AIDS,艾滋病)的病原体。HIV 分为 HIV-1 和 HIV-2 两型,HIV-1 在全球流行,HIV-2 主要在西部非洲和西欧局部流行。自分离出 HIV-1 以来,AIDS 迅速蔓延,全球已有数千万人感染 HIV。

　　（一）生物学特性

　　1. **形态与结构**　HIV 呈球形,直径 100～120nm,为 RNA 病毒,有包膜。核衣壳核心呈柱形,内含两条相同的单正链 RNA、逆转录酶、整合酶、蛋白酶和 RNA 酶 H,衣壳由衣壳蛋白(p24)和核衣壳蛋白(p7)组成。最外层为脂蛋白包膜,镶嵌有 gp120 和 gp41 两种特异的糖蛋白,gp120 构成包膜表面的刺突,是 HIV 与宿主细胞表面 CD4 分子结合的部位,gp41 为跨膜蛋白,介导病毒包膜与宿主细胞膜的融合,包膜内面为 p17 构成的基质蛋白(图 20-4)。

　　2. **HIV 复制**

　　（1）吸附:HIV 首先借助其包膜糖蛋白

脂双层膜
gp120 ｝包膜糖蛋白
gp41
P24衣壳蛋白
P17内膜蛋白
P7核衣壳蛋白
反转录酶
整合酶
蛋白酶

图 20-4　HIV 的结构模式图

gp120 与易感细胞表面的 CD4 分子结合,引起 gp41 构型的改变,病毒包膜(gp41)与细胞膜发生融合。

　　（2）穿入和脱壳:核衣壳进入细胞,在细胞质中脱去衣壳释放出 RNA。

　　（3）生物合成:在病毒的逆转录酶作用下,HIV 以病毒 RNA 为模板,以宿主细胞的 tRNA 作引物,经逆向转录产生互补的负链 DNA,构成 RNA:DNA 中间体。中间体中的亲代 RNA 链由 RNA 酶 H 水解

笔记

去除,再以负链 DNA 为模板合成正链 DNA,从而组成双链 DNA,并由胞质移行到胞核。在病毒整合酶的作用下,病毒基因组整合入细胞染色体中。这种整合的病毒双链 DNA 即前病毒(provirus),成为宿主细胞染色体的一部分。前病毒可以非活化形式长期潜伏于感染细胞内,随细胞分裂进入子代细胞,这被认为是 HIV 感染后出现长期的、无症状潜伏感染的原因。

当前病毒活化而自身转录时,在宿主细胞 RNA 聚合酶的作用下,病毒的 DNA 转录形成 RNA。有的 RNA 经拼接而成为病毒 mRNA,有的 RNA 经加帽和加尾则可作为病毒的子代 RNA。mRNA 在宿主细胞核糖体上翻译蛋白质,经进一步酶解、修饰等形成病毒结构蛋白或调节蛋白。

(4) **装配与释放**:病毒子代 RNA 与结构蛋白装配成核衣壳,并从宿主细胞膜获得包膜组成完整的有感染性的子代病毒。最后以出芽方式释放到细胞外(图 20-5),继续感染周围易感细胞。

3. **培养特性**　HIV 感染的宿主范围和细胞范围较窄,在体外仅感染表面有 CD4 分子的细胞,故实验室常用新鲜分离的正常人 T 细胞或用病人自身分离的 T 细胞培养病毒。黑猩猩和恒河猴可作为 HIV 感染的动物模型,但感染过程及产生的症状与人类不同。

4. **HIV 的理化特性**　HIV 对热很敏感,经 56℃ 30min 可被灭活,血清中的 HIV 经 60℃ 3h 或 80℃ 30min 作用后不能检出感染性 HIV,目前 WHO 推荐的逆转录病毒的灭活方法是 100℃ 20min。在 -70℃ 加保护剂可存活 3 个月以上,在液氮中(-196℃)可存活数年以上。HIV 耐碱不耐酸,0.1% 漂白粉、70% 乙醇、0.3% H_2O_2 或 0.5% 来苏水等对病毒均有灭活作用。HIV 对紫外线或 γ 射线不敏感,因此紫外线或 γ 射线不能灭活 HIV。

(二) 临床意义

1. **传染源和传播途径**　AIDS 的传染源是 HIV 无症状携带者和 AIDS 病人。主要传播途径有:

(1) **性传播**:包括同性恋、异性恋之间的性接触感染。

(2) **血液传播**:通过输血、血液制品或未经消毒的注射器传播。

(3) **母婴传播**:包括经胎盘、产道和哺乳方式传播。

2. **致病机制**　当 HIV 侵入人体后,病毒选择性侵犯 $CD4^+$ 细胞(主要是 $CD4^+T$ 细胞),并在其中大量繁殖,引起 $CD4^+T$ 细胞变性、坏死,导致感染者 $CD4^+T$ 细胞数量减少,细胞免疫功能严重缺损,并继发免疫缺陷综合征。

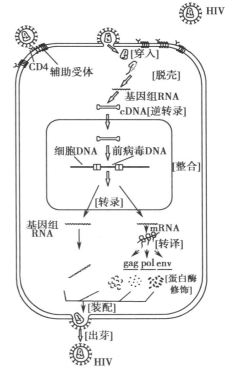

图 20-5　HIV 的复制周期

视频:HIV 致病机制

3. **临床特征**

(1) **急性感染期**:HIV 感染人体后开始大量复制,引起病毒血症。病人出现发热、咽炎、乏力、淋巴结肿大、皮疹等症状,一般在 2~3 周症状自然消退,进入无症状潜伏期。急性感染期可从感染者血液中检测到 HIV 抗原 p24,但在 4~8 周后,方能在血液中检测到 HIV 抗体。

(2) **无症状潜伏期**:此期持续时间一般为 8~10 年,其时间长短与感染病毒的数量、型别、感染途径、机体免疫状况、营养条件及生活习惯等因素有关。HIV 在此期间不断复制,$CD4^+T$ 细胞不断受损数量逐渐下降。血清中 HIV 抗体阳性,具有传染性。

(3) **AIDS 相关综合征**:HIV 的大量复制导致机体免疫系统进行性损伤,出现低热、盗汗、全身倦怠、慢性腹泻及全身淋巴结肿大等症状。

(4) **典型 AIDS 期**:病人 $CD4^+T$ 细胞明显下降,$CD4^+T$ 计数多小于 $200/\mu l$,HIV 血浆病毒载量明显升高,引起严重的免疫缺陷,导致机会性感染及恶性肿瘤。

如一些对正常机体无明显致病作用的病毒、细菌、真菌、原虫常常可以造成 AIDS 病人的机会性感染或致死性感染,或并发 Kaposi 肉瘤或 Burkitt 淋巴瘤等。许多病人还出现神经系统疾病,如 AIDS 痴

文档：艾滋病的早期病变

呆综合征等。

在 HIV 感染过程中,机体可产生高效价的抗 HIV 多种蛋白的抗体,包括抗 gp120 的中和抗体。这些抗体主要在急性期降低血清中的病毒抗原数量,但不能清除细胞内病毒。HIV 感染也可引起细胞免疫应答,包括特异性细胞毒性 T 细胞(CTL)和非特异性 NK 细胞的杀伤作用,其中 CTL 对 HIV 感染细胞的杀伤十分重要,但也不能彻底清除潜伏感染的病毒。

目前,治疗 HIV 感染使用多种抗 HIV 药物的联合方案,称为高效抗逆转录病毒治疗(HARRT,俗称"鸡尾酒"疗法)。目前尚无有效的 HIV 疫苗,多种疫苗正处在研发中。

（三）微生物学检验

1. 标本采集 采集病人的血液、体液等用于病毒分离、抗原抗体检测。对于抽取的血液样本,应在 12h 内送至筛检实验室,分离血清于干净试管内。若不能立即检测,应将血清置于−20℃或更低温度保存。

2. HIV 检验 HIV 微生物及免疫学检验在 HIV 感染的诊断、疾病进展监测、抗病毒疗效观察、耐药监测及科研中至关重要,目前临床检测内容包括 HIV 抗体、p24 抗原、HIV 病毒载量、CD4$^+$T 淋巴细胞计数等,各项检测应依据《全国艾滋病检测技术规范》的要求进行。

（1）HIV 抗体检测:HIV 抗体检测分为筛查试验和确认试验。常用 ELISA 筛查 HIV 抗体阳性的感染者,阳性者必须进行确认实验。确认试验常用蛋白质印迹法(Western blot)检测待检血清中 p24 抗体、gp120 及 gp41 等抗体,若血清中同时检出两种或两种以上抗体阳性,即可确认为感染 HIV。大多数人在感染 6~12 周内即可在血液中检出 HIV 抗体,6 个月后几乎所有感染者 HIV 抗体均呈阳性反应。

（2）HIV 抗原检测:HIV p24 检测可用于"窗口期"及 HIV-1 抗体阳性的母亲所生婴儿早期的诊断。常用 ELISA 双抗体夹心法、间接免疫荧光法检测。

（3）HIV 核酸检测:HIV 核酸检测包括定性检测和定量检测,可用于 HIV 感染的辅助诊断、病程监控、指导治疗方案及疗效判定、预测疾病进展等。检测病毒载量即测定感染者体内游离病毒的 RNA 含量,可取血浆、体液及组织等标本,采用原位杂交、逆转录 PCR(RT-PCR)、核酸序列扩增(NASBA)等方法测定。由于每一种检测方法都有其最低检测限(可以测出的最低拷贝数),RNA 检测时未测出不等于样品中不含有病毒 RNA,因此 HIV 核酸定性检测阴性,只可报告本次实验结果阴性,但不能排除 HIV 感染。HIV 核酸检测阳性,可作为诊断 HIV 感染的辅助指标,但不能单独用于 HIV 感染的诊断。

（4）病毒分离培养:分离病毒的敏感细胞有 T 淋巴细胞株、新鲜分离的正常人淋巴细胞或脐血淋巴细胞,后两者预先用植物血凝素(PHA)刺激并培养 3~4d 后,加入 T 细胞生长因子,以维持培养物的持续生长。接种培养时应定期换液和补加 PHA 处理的正常人淋巴细胞。经 2~4 周培养,出现致细胞病变效应(CPE)(最明显的是多核巨细胞)者表明有病毒生长。

二、人类嗜 T 细胞病毒

人类嗜 T 细胞病毒(human T-cell lymphotropic virus,HTLV),是 20 世纪 80 年代初期发现的第一个人类逆转录病毒,分为Ⅰ型(HTLV-Ⅰ)和Ⅱ型(HTLV-Ⅱ),HTLV-Ⅰ引起成人 T 淋巴细胞白血病,HTLV-Ⅱ引起毛细胞白血病。

（一）生物学特性

HTLV 呈球形,直径约 100nm,病毒核心为 RNA 及逆转录酶,衣壳含 p18 和 p24 两种结构蛋白。最外层是包膜,其表面嵌有刺突糖蛋白(gp120),能与细胞表面的 CD4 分子结合而介导病毒的感染。

（二）临床意义

传染源为病人和无症状携带者,HTLV-Ⅰ可经输血、注射或性接触等传播,也可通过胎盘、产道或哺乳等途径垂直传播。HTLV-Ⅰ导致成人 T 淋巴细胞白血病,在加勒比海地区、南美东北部、日本西南部以及非洲的某些地区呈地方性流行,我国有的沿海地区发现少数病例。

HTLV-Ⅰ主要感染 CD4$^+$T 细胞,通过其表面包膜糖蛋白与易感细胞的 CD4 分子结合而感染,受染细胞可发生转化而恶变,其机制尚不十分清楚。HTLV-Ⅰ感染初期通常是无症状的,经过长期潜伏期,约 5% 的感染者发展为成人 T 淋巴细胞白血病。主要临床表现为淋巴结肿大及肝、脾肿大,皮肤损害

笔记

等。有的病人出现高钙血症,外周血白细胞计数升高并出现异形淋巴细胞。

（三）微生物学检验

采取病人新鲜外周血分离淋巴细胞,经植物血凝素(PHA)处理后,加入含有 IL-2 的营养液继续培养 3~6 周,用电镜观察病毒颗粒,并检查细胞培养上清液的逆转录酶活性,最后用免疫血清或单克隆抗体进行病毒鉴定。

检测 HTLV-Ⅰ/Ⅱ抗体可用 ELISA 法、间接免疫荧光法(IFA)等方法作为初筛试验,阳性时,再用蛋白质印迹法确认。PCR 法检测外周血单个核细胞中的 HTLV 前病毒 DNA,敏感性高,可协助确定诊断。

第四节 肠 道 病 毒

肠道病毒(enterovirus)是一类通过消化道途径传播,能在肠道中复制,并引起人类相关疾病的胃肠道感染病毒。该类病毒虽经消化道感染,但引起的疾病则主要在肠道外,如引起无菌性脑膜炎、脊髓灰质炎、心肌炎、手足口病等。

一、脊髓灰质炎病毒

脊髓灰质炎病毒是脊髓灰质炎的病原体。病毒侵犯脊髓前角运动神经细胞,导致肢体肌肉的弛缓性麻痹,病人多见于儿童,故又称小儿麻痹症。该病毒分三个血清型,即Ⅰ、Ⅱ、Ⅲ型,各型之间有交叉免疫反应,85%左右脊髓灰质炎由Ⅰ型引起。

（一）生物学特性

1. 形态结构 病毒体呈球形,直径 27~30nm,核心为单股正链 RNA,核衣壳呈二十面体立体对称,无包膜。

2. 培养特性 脊髓灰质炎病毒能在灵长类动物细胞中增殖,常用猴肾、人胚肾或人羊膜细胞等进行培养,病毒在细胞质内迅速增殖,出现典型的致细胞病变效应(CPE)。

3. 抵抗力 抵抗力较强,在污水及粪便中可生存数月。耐酸,不易被胃酸、蛋白酶和胆汁灭活,耐低温,耐乙醚、乙醇等。但对干燥、热、紫外线和氧化剂敏感,56℃ 30min 可被灭活,过氧化氢、漂白粉等也可迅速将其灭活。

（二）临床意义

传染源为病人和隐性感染者,主要通过粪-口途径传播,夏秋季是主要流行季节。人是唯一天然宿主,1~5 岁儿童为主要的易感者。

病毒侵入机体后先在咽、扁桃体等淋巴组织和肠道集合淋巴结中增殖,然后释放入血,形成第一次病毒血症,扩散至全身易感组织如淋巴结、肝、脾中再次增殖后,引起第二次病毒血症。机体免疫力的强弱影响其结局,90%以上被感染者,由于机体免疫力较强,不出现症状或只出现轻微发热、咽喉痛、腹部不适等,并迅速恢复。病毒侵入 1%~2%感染者的中枢神经系统和脑膜,累及脊髓前角运动神经细胞,轻者表现为暂时性肢体弛缓性麻痹,严重者可造成永久性肢体弛缓性麻痹,以下肢麻痹多见。极少数病人发展为延髓麻痹,导致呼吸、心脏功能衰竭而死亡。

（三）微生物学检验

取粪便标本经抗生素处理后,接种于人胚肾或猴肾细胞中,37℃培养 7~10d,观察细胞病变效应,做出诊断,再用中和试验鉴定其型别,也可用病人急性期和恢复期的双份血清进行血清学诊断,如果恢复期比急性期抗体滴度增高 4 倍或以上,则有诊断意义。核酸分子杂交技术或 PCR 技术可检测病人咽拭子及粪便等标本中的病毒核酸,有助于快速诊断。

二、轮状病毒

轮状病毒(rotavirus,RV)主要引起婴幼儿急性胃肠炎,属轮状病毒属。1983 年我国病毒学专家洪涛等发现了成人腹泻轮状病毒。迄今已知的轮状病毒有 A~G7 个组,A 组轮状病毒感染最为常见。

（一）生物学特性

轮状病毒呈球形,直径 60~80nm,无包膜,有双层衣壳,呈二十面体立体对称,病毒核心含有双链

263

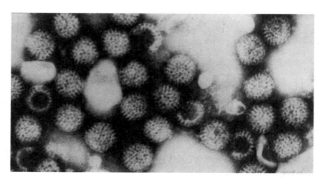

图 20-6 轮状病毒形态

RNA 和 RNA 多聚酶。负染色后电镜下观察，病毒外形呈车轮状，故得名轮状病毒（图 20-6）。

组织培养十分困难，需选用特殊的细胞株培养，如恒河猴胚肾细胞 MA104 株和非洲绿猴肾传代细胞 CV-1 株。

抵抗力较强，在粪便中可存活数天至数周，耐乙醚、耐酸碱，pH 适应范围广（pH 3.5~10），在室温下病毒相对稳定，其传染性可保持数月；对热敏感，56℃ 30min 可被灭活；也可被消毒剂灭活，如酚、甲醛、氯等，95%乙醇是最有效的灭活剂。

（二）临床意义

轮状病毒主要经粪-口途径传播，也可通过呼吸道传播和接触传播，主要引起急性胃肠炎。该病毒呈世界性分布；A~C 组轮状病毒能引起人类和动物腹泻，D~G 组只引起动物腹泻。

A 组轮状病毒是引起 6 月龄至 2 岁婴幼儿急性腹泻最主要的病原体，占病毒性胃肠炎的 80% 以上，是导致婴幼儿死亡的主要原因之一。轮状病毒腹泻多发生在深秋和初冬季节，在我国常被称为"秋季腹泻"。

B 组轮状病毒引起成人腹泻，可导致暴发流行，但至今仅在我国有过报道。

C 组轮状病毒对人的致病性与 A 组类似，但发病率低。

感染轮状病毒后，病人血液中出现特异性 IgM、IgG 及 SIgA 类抗体，可中和同型病毒感染，对机体有保护作用。

（三）微生物学检验

发病早期采集 5d 内的粪便，水样便可用吸管吸至塑料或玻璃容器中，密封后送检。成型的粪便标本加磷酸盐缓冲液（PBS）制成 10%悬液，3 000r/min，离心 10min，取上清液检测或冻存。

用电子显微镜直接检测粪便标本，易检出轮状病毒颗粒，特异性诊断率可达 90%以上，应用免疫电镜检查可提高检出率。常用 ELISA 双抗体夹心法检测粪便中的病毒抗原，感染后 5d 即可用 ELISA 等方法检测出病人血清中特异性 IgM 抗体，2~4 周可检出 IgG 抗体。应用核酸电泳、核酸杂交及 PCR 技术可检测病毒 RNA。

三、其他肠道病毒

（一）柯萨奇病毒

柯萨奇病毒（Coxsackievirus）分为 A、B 两组，A 组有 23 个血清型，B 组有 6 个血清型。此病毒生物学性状、感染途径及免疫过程与脊髓灰质炎病毒基本相似。

柯萨奇病毒通过呼吸道、消化道等途径传播，隐性感染多见，病毒最终可侵犯多组织器官，如呼吸道、皮肤、肠道、心脏等，临床表现多样化。急性结膜炎（A24 引起）、成人和儿童的病毒性心肌炎（主要 B 组引起）、手-足-口病（A16 引起）、疱疹性咽峡炎（A 组引起）。人感染该病毒后血清中很快即可出现中和抗体，对同型病毒有持久免疫力。

柯萨奇病毒感染的微生物学检验可采集病人咽喉部分泌物、粪便、心包液、脑脊液等标本，进行细胞培养或接种乳鼠进行病毒的分离，亦可检测病毒抗原。用血清学方法分别检测病人双份血清中的抗体，若恢复期比急性期抗体效价大于 4 倍或以上者，具有诊断意义。应用 PCR 技术可快速检测病毒核酸。

（二）埃可病毒

埃可病毒（echovirus）已发现有 31 种血清型，其生物学性状、感染途径及免疫过程亦与脊髓灰质炎病毒相似。病毒感染机体后常出现多种综合征，如类脊髓灰质炎、无菌性脑炎或脑膜炎、流行性胸痛、皮疹等。病毒感染后机体可产生特异性中和抗体，对同型病毒感染有持久免疫力。该病毒的微生物学检验与柯萨奇病毒类似。

（三）新型肠道病毒 70 型

新型肠道病毒 70 型（enterovirus type 70,EV70）呈球形,直径 20~30nm,为无包膜单股正链 RNA 病毒,衣壳呈二十面体立体对称。可在 HeLa 细胞、羊膜细胞、人胚肺二倍体细胞、猴肾、人胚肾细胞等多种细胞内生长,出现致细胞病变效应(CPE)。病毒耐酸,对高温、干燥、紫外线、氧化剂均敏感。

EV70 经手、毛巾、眼科器械等方式传播,传染性强。感染后引起急性出血性结膜炎,又称流行性出血性结膜炎(俗称红眼病)。临床表现为眼睑水肿、结膜充血、眼痛、流泪等症状。病程较短,预后良好,一般无后遗症。

采集病人眼分泌物、血清等标本进行病毒鉴定。在急性出血性结膜炎的早期(发病 1~3d),病人眼分泌物中病毒分离率高达 90% 以上,应用 ELISA 等技术可快速检出病毒抗原,用 RT-PCR 技术可快速检测病毒核酸。

（四）新型肠道病毒 71 型

新型肠道病毒 71 型（enterovirus71,EV71）于 1960 年在美国首次发现后,世界上多个国家都有 EV71 流行的报道。EV71 呈球形,单股正链无包膜的小 RNA 病毒,二十面体对称结构,属 A 组肠道病毒。可在原代细胞上生长,但敏感性差,可用乳鼠做实验动物。耐酸,在酸性环境中稳定。

EV71 经消化道、呼吸道和密切接触传播,引起多种临床综合征,主要为手-足-口病,多感染 5 岁以下小儿,暴发流行或散发,传染性强。病人以低热、厌食、口痛等为首发症状,而后口腔黏膜出现小疱疹,同时手足皮肤出现斑丘疹。少数可累及延髓和脑神经,引起无菌性脑膜炎、脑炎等,严重感染者可危及生命。

采集粪便、血清、脑脊液、咽拭子、疱疹液等标本,通过分离病毒、抗原检测及分子生物学技术可对 EV71 作出微生物学检验。

第五节　疱疹病毒

疱疹病毒（herpes virus）是一类中等大小,具有相似生物学特性,有包膜的双链 DNA 病毒,归属于疱疹病毒科。现已发现的疱疹病毒有 100 多种,根据其生物学特性、宿主范围、受染细胞病变效应及潜伏感染等特点,可分为 α、β 和 γ 三个亚科,其中与人类感染相关的疱疹病毒称为人疱疹病毒（human herpes virus,HHV）,已发现的有 8 种。

疱疹病毒的主要生物学特性有：①病毒体呈球形,直径约为 150~200nm,核心为双链线性 DNA,衣壳呈二十面体立体对称,有包膜,包膜表面有糖蛋白刺突(图 20-7)。②除 EB 病毒外,人类疱疹病毒均能在人二倍体细胞内增殖,引起明显细胞病变,核内形成嗜酸性包涵体。病毒可以使受染细胞融合,形成多核巨细胞。③病毒感染细胞后,可表现为溶细胞感染(急性感染)、潜伏感染或细胞永生化(EB

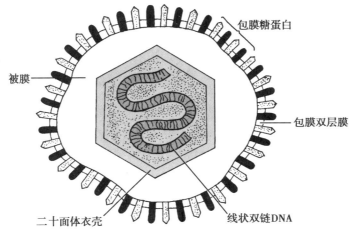

图 20-7　疱疹病毒结构模式图

病毒);有些疱疹病毒可引起先天性感染,如 HSV、HCMV。有些疱疹病毒感染与肿瘤相关。④抗疱疹病毒感染主要依赖细胞免疫。

一、单纯疱疹病毒

单纯疱疹病毒(herpes simplex virus,HSV)在人群中分布广泛,感染率高,人类是唯一宿主,主要通过接触传播。HSV 有两个血清型,即 HSV-1 和 HSV-2。

(一)生物学特性

单纯疱疹病毒呈球形,直径约 110~120nm,核心为双链线状 DNA,衣壳呈二十面体对称,衣壳外有厚薄不均的被膜覆盖,最外层为脂质包膜,表面含多种糖蛋白突起。HSV-1 和 HSV-2 的基因组 DNA 有40%左右的序列同源,是两型血清学抗原交叉反应以及其他生物性状相似的分子基础。

HSV 的增殖周期短,常在敏感的神经节中建立潜伏感染。抵抗力较弱,易被脂溶剂灭活。HSV 在pH<4、温度高于 56℃的环境中 30min 会失去感染性。

(二)临床意义

人类感染 HSV 非常普遍,成人感染率高。病人和健康带毒者为传染源,主要通过密切接触和性接触传播,引起原发感染、潜伏感染和复发性感染。HSV-1 以腰以上部位感染为主,HSV-2 以腰以下部位及生殖器感染为主。

HSV-1 主要引起龈口炎、唇疱疹、疱疹性角膜结膜炎、疱疹性脑炎等。HSV-2 主要引起生殖系统疱疹、新生儿疱疹等,一般认为,HSV-2 在宫颈癌发生中起到协同作用,即 HSV-2 的感染可促进 HPV16、18 所致宫颈癌的发生。孕妇原发感染或潜伏病毒激活时,病毒可经胎盘感染胎儿,引起流产、早产、死胎等。

IFN、NK 细胞及细胞毒性 T 细胞在抗 HSV 感染过程中发挥主要作用。目前尚无 HSV 疫苗,新生儿经产道感染,分娩后可给新生儿注射丙种球蛋白作紧急预防。阿昔洛韦、更昔洛韦等抗病毒药物对生殖系统疱疹、疱疹性脑炎、疱疹性角膜结膜炎的治疗效果较好。

(三)微生物学检验

1. **标本采集**　采集水疱液、唾液、脑脊液、角膜拭子、阴道拭子、病损组织等标本,及时进行检测和培养。

2. **检验方法**

(1)显微镜检查:将疱疹病损组织等标本进行涂片,用荧光抗体染色法可检查细胞内 HSV 抗原。用 Wright-Giemsa 染色,可检查细胞核内嗜酸性包涵体及多核巨细胞。

(2)血清学检查:病毒分离后用 HSV-1 和 HSV-2 免疫血清作中和试验,确定分离的病毒是否为单纯疱疹病毒,也可进一步用型特异性单克隆抗体做中和试验、免疫荧光等鉴定病毒型别。

(3)核酸检测:用原位核酸杂交技术或 PCR 法检测标本中 HSV-DNA,此类方法灵敏度高、特异性强,可用于病毒感染的快速诊断。

(4)分离培养:将水疱液、唾液、脑脊液、角膜拭子、阴道拭子等标本常规处理后,接种在兔肾、人胚肾或地鼠肾等易感细胞进行分离培养。2~3d 后观察细胞病变,若细胞出现肿胀、变圆,核内形成嗜酸性包涵体,或形成多核巨细胞等,可作出初步判断,再用中和试验或 DNA 酶切电泳等方法进行鉴定。

二、水痘-带状疱疹病毒

水痘-带状疱疹病毒(varicella-zoster virus,VZV)是引起水痘和带状疱疹的病原体。在儿童原发感染时引起水痘,病愈后病毒潜伏体内,潜伏的病毒被激后引起带状疱疹。

(一)生物学特性

本病毒基本性状与 HSV 相似,但只有一个血清型。一般动物和鸡胚对 VZV 不敏感,可在人或猴成纤维细胞中增殖,并缓慢产生细胞病变,形成多核巨细胞。受感染细胞核内,可见嗜酸性包涵体。VZV 在体外极不稳定,在干燥的疱疹痂壳内很快失活,60℃迅速灭活。

(二)临床意义

人类是 VZV 的唯一宿主,皮肤是其主要靶组织。VZV 引起的原发感染主要表现为水痘。水痘病人是主要传染源,病毒经呼吸道黏膜或接触感染侵入人体。病毒先在局部淋巴结增殖,再进入血液和淋巴系统,进入肝和脾,11~13d 后,引起第二次病毒血症,播散到全身皮肤,约 2~3 周后,全身皮肤出现斑丘疹、水疱疹,并可发展为脓疱疹。皮疹主要呈向心性分布,躯干较多,常伴发热等症状。数天后结痂,痂脱落不遗留瘢痕。孕妇患水痘症状较重,并可传给胎儿引起流产或死胎。

原发感染后,VZV 潜伏在脊髓后根神经节或脑神经的感觉神经节中,成年后或细胞免疫低下时,潜伏的 VZV 被激活,引起复发感染,表现为带状疱疹。病毒沿感觉神经轴突到达其所支配的皮肤细胞内增殖,引起疱疹,疱疹串联成带状,疼痛剧烈。带状疱疹多见于胸、腹或头颈部。

患水痘后,机体产生特异性体液免疫和细胞免疫,但长期潜伏于神经节中的病毒不能被清除,故不能阻止病毒激活而发生带状疱疹。阿糖腺苷、阿昔洛韦、更昔洛韦等抗 VZV 感染有效。

（三）微生物学检验

根据水痘-带状疱疹典型的临床症状即作出对 VZV 感染的诊断。必要时可刮取疱疹基底部标本、水疱液、活检组织等涂片进行 HE 染色,检查嗜酸性核内包涵体和多核巨细胞。亦可用膜抗原单克隆抗体进行免疫荧光或免疫酶染色检查细胞内抗原,或用 ELISA 等方法检测特异性 IgM 类抗体。用 PCR 及原位杂交可检测 VZV 核酸,一般不依赖分离培养。

三、人巨细胞病毒

人巨细胞病毒(human cytomegalovirus,HCMV)引起巨细胞包涵体病,由于巨细胞病毒所感染的细胞发生肿胀,核增大、形成巨核细胞,并形成巨大的核内包涵体,故因此得名。

（一）生物学特性

HCMV 呈球形颗粒,直径为 120~200nm。核心为双链 DNA,衣壳呈二十面体立体对称,外被包膜。HCMV 只感染人,在人体内可感染多种细胞,而体外培养只能在人成纤维细胞中增殖。病毒增殖缓慢,复制周期长,增殖后出现细胞肿胀、变圆,核变大形成巨核细胞,核内出现周围绕有一轮"晕"的大型嗜酸性包涵体,如"猫头鹰眼"状。HCMV 对理化因素的抵抗力较弱,易被脂溶剂灭活,对紫外线敏感。

（二）临床意义

HCMV 在人群中感染非常广泛,我国成人 HCMV 抗体阳性率达 60%~90%。

初次感染多在 2 岁以下,一般呈隐性感染。病毒在唾液腺、乳腺、肾脏、外周血单核细胞等潜伏,可长期或间歇地从唾液、泪液、乳汁、尿、精液、宫颈及阴道分泌物中排出,经口腔、胎盘、产道、哺乳、输血、器官移植等途径传播。

病毒经胎盘可引起先天性感染,严重者可导致死胎或先天性疾病等,有的新生儿出现临床症状,可发生黄疸、肝脾肿大、血小板减少性紫癜、溶血性贫血及不同程度的神经系统损害。免疫功能低下病人(如器官移植、AIDS 等病人),由于机体免疫功能低下或者长期用免疫抑制剂治疗,导致体内潜伏的 HCMV 被激活,易引发视网膜炎、肺炎、食管炎、结肠炎和脑膜脑炎等。

人感染 HCMV 后,可诱导机体产生特异性 IgM、IgG、IgA 抗体,但不能有效防御潜伏病毒的感染。细胞免疫在限制病毒感染的发生和发展方面起十分重要的作用。

（三）微生物学检验

取病人咽喉洗液、尿液、子宫颈分泌物等标本离心沉淀,取沉渣涂片,Giemsa 染色后,观察巨大细胞和细胞核内大型包涵体,可做初步诊断。分离培养可将标本接种于人胚成纤维细胞,观察细胞病变。用 ELISA 法可检测 HCMV-IgM,适用于早期感染诊断。用核酸杂交和 PCR 技术可检测 HCMV 的 DNA,以便快速诊断。

四、EB 病毒

EB 病毒是 1964 年 Epstein 和 Barr 最先从非洲儿童的恶性淋巴瘤体外培养的淋巴瘤细胞系中,用电镜发现的一种新的疱疹病毒。

（一）生物学特性

EB 病毒是一种嗜 B 淋巴细胞的人疱疹病毒,其形态结构与其他疱疹病毒相似,但抗原性不同。

图片:EB 病毒

笔记

EBV 仅能在 B 淋巴细胞中增殖,可使 B 淋巴细胞转化并能长期传代。EB 病毒基因组可编码多种抗原,包括在潜伏感染时表达的 EBV 核抗原(EB nuclear antigen,EBNA)、潜伏膜蛋白(latent membrane proteins,LMP);增殖感染时表达的早期抗原(early antigen,EA)、晚期的膜抗原(membrane antigen,MA)和病毒衣壳抗原(viral capsid antigen,VCA),其中 LMP 是诱导 B 细胞转化的主要因子。

(二)临床意义

传染源为病人、隐性感染者和病毒携带者,主要经唾液传播,也可经性接触传播。EBV 在人群中普遍易感,据调查,我国 3~5 岁儿童 EBV 抗体阳性率达 90% 以上,患儿初次感染 EBV 后多无明显症状,或引起轻症咽炎、上呼吸道感染,而青春期初次感染较大量的 EBV 后,主要引起传染性单核细胞增多症。EBV 病毒可长期潜伏于人体,当机体免疫功能低下时,潜伏在体内的 EB 病毒活化,引起复发感染。EBV 与 Burkitt 淋巴瘤和鼻咽癌密切相关。

人感染 EBV 后,机体可产生特异性中和抗体和细胞免疫应答,能防止外源性再感染,但不能完全清除潜伏于细胞内的 EBV。

(三)微生物学检验

采集淋巴结、脾等组织,用荧光免疫法直接检测组织细胞中的 EBV 核抗原,也可用原位核酸杂交法或 PCR 技术等检测标本组织细胞中的 EBV-DNA。

用 ELISA 或荧光免疫法检测抗体,若 VCA-IgA 及 EA-IgA 抗体滴度持续升高,对鼻咽癌有辅助诊断意义,检测异嗜性抗体可辅助诊断传染性单核细胞增多症。VCA-IgM 的存在说明原发感染,VCA-IgG 或 EBNA-IgG 抗体阳性表示既往感染。

一般采集唾液或咽喉漱液等标本,用人脐血淋巴细胞或从外周血分离的 B 淋巴细胞培养 EBV,但分离培养较困难。

五、新型人疱疹病毒

(一)人疱疹病毒 6 型

人疱疹病毒 6 型(human herpes virus6,HHV-6)分为 HHV-6A 和 HHV-6B 两组。此病毒主要感染 $CD4^+T$ 细胞,在 B 细胞、胶质细胞以及单核细胞中也可复制。HHV-6 在人群中感染十分普遍,约 90% 的 1 岁以上人群感染过 HHV-6。原发感染后,多数婴儿表现为隐性感染,少数引起玫瑰疹伴发热,一般预后良好。HHV-6 也能在体内进入潜伏状态引起持续性感染,潜伏的 HHV-6 在机体免疫功能受抑制时被激活,引起急性感染。

用免疫荧光技术或 ELISA 等方法可检测 HHV-6 的特异性抗体,检测 IgM 类抗体可确定近期感染,亦可用 PCR 技术检测 HHV-6 DNA。

(二)人疱疹病毒 7 型

人疱疹病毒 7 型(human herpes virus7,HHV-7)主要潜伏在唾液腺和外周血单核细胞中,主要通过唾液传播。人群感染十分普遍,大多数健康成人 HHV-7 抗体呈阳性。该病毒的原发感染与疾病的关系尚待证实,可能与幼儿玫瑰疹、神经损伤及器官移植并发症有关。

HHV-7 的微生物学检验可采用病毒分离、血清学试验、PCR 技术、分子杂交技术等方法。

(三)人疱疹病毒 8 型

人疱疹病毒 8 型(human herpes virus8,HHV-8)是 1994 年由 Yuan Chang 及 Patrick Moore 等从 AIDS 病人卡波西肉瘤组织中首先发现的。目前认为 HHV-8 与卡波西肉瘤的发生有关,也与增生性淋巴系统疾病和增生性皮肤疾患的发病有关。采用 PCR 技术检测 HHV-8 的 DNA,可用于感染的诊断。

第六节 虫 媒 病 毒

虫媒病毒是指通过吸血节肢动物(蚊、蜱、白蛉等)叮咬易感动物而在人、畜和野生动物间传播的病毒。虫媒病毒种类较多,其中对人畜致病的有 130 多种,我国流行的主要有流行性乙型脑炎病毒、登革病毒、森林脑炎病毒、西尼罗病毒等。

虫媒病毒的共同特征:①病毒呈小球状,直径多数为 40~70nm。②核酸为单正链 RNA,衣壳呈二十面体立体对称,有包膜,包膜表面有血凝素刺突。③病毒在细胞质内增殖,产生细胞病变。④病毒抵抗力弱,对热、酸、脂溶剂等敏感。⑤病毒的宿主范围广泛,以乳鼠最易感。有些节肢动物既是病毒的储存宿主,又是传播媒介,所致疾病具有明显的季节性和地区性。⑥致病性强,潜伏期短,发病急。多引起人、畜共患病。

一、流行性乙型脑炎病毒

流行性乙型脑炎病毒(epidemic type B encephalitis virus)简称乙脑病毒,又称日本脑炎病毒,引起流行性乙型脑炎(简称乙脑)。乙脑是由库蚊传播的人畜共患的自然疫源性疾病,儿童发病居多,易侵犯中枢神经系统。

(一)生物学特性

病毒呈球形,直径35~50nm,有包膜,包膜表面的刺突为血凝素(在pH6.0~6.5范围能凝集雏鸡、鸽和鹅的红细胞)。核酸为单股正链RNA,衣壳呈二十面立体对称。乙脑病毒的抗原性稳定,仅发现一个血清型。对三氯甲烷、乙醚、蛋白酶等敏感,不耐热,56℃ 30min可被灭活。对低温、干燥抵抗力强。

(二)临床意义

在我国,乙脑病毒传播媒介主要是三带喙库蚊传播,流行高峰期在6~9月。蚊叮咬猪、牛、羊、马、鸡等,病毒可在蚊和动物间不断循环,故家畜(尤其是幼猪)是乙脑病毒主要的中间宿主和传染源。当带病毒的蚊叮咬易感人群时,则引起人感染,乙脑病人和隐性感染者也能成为传染源。

人对乙脑病毒普遍易感,10岁以下儿童多见。感染后绝大多数表现为隐性感染或轻型感染,少数出现中枢神经系统症状,发生乙型脑炎。乙脑病毒进入机体后,先在局部毛细血管内皮细胞、淋巴结等处增殖,少量病毒进入血液,出现第一次病毒血症,多数病人表现为头痛、发热、寒冷等流感样症状,几天后好转。少数病人体内病毒可随血流播散至肝、脾、淋巴结等处继续增殖后,大量病毒再次进入血流,引起第二次病毒血症,表现为发热等全身不适。若不继续发展,则为顿挫感染,极少数病人由于血-脑屏障不完善,病毒突破血-脑屏障进入脑组织增殖,造成脑实质及脑膜病变,出现高热、惊厥、昏迷等中枢神经系统症状,病死率高,治疗不及时可遗留各种后遗症,如表情呆滞、失语、瘫痪等。

中和抗体在抗乙脑病毒感染免疫过程中发挥主要作用,一般乙脑病后免疫力稳定持久,隐性感染也可获得免疫力。

(三)微生物学检验

1. 标本采集　血液、脑脊液、尸检脑组织等。

2. 检验方法

(1)分离培养:培养用细胞主要有C6/36、BHK-21、Vero等,以C6/36最常用。病毒鉴定可观察细胞病变效应,红细胞吸附试验或基因分析等,也可用乳鼠脑内接种,但阳性率不高。

(2)血清学检查:用免疫荧光法或ELISA检测发病初期病人的血液或脑脊液中乙脑病毒抗原与特异性IgM抗体,有助于疾病的早期诊断。取病人急性期和恢复期双份血清检测特异性IgG抗体,当恢复期抗体效价比急性期升高4倍或以上时,具有诊断意义。

(3)分子生物学技术检测:采用RT-PCR检测病毒核酸片段,可用于乙脑早期快速诊断。

二、登革病毒

登革病毒是登革热的病原体,登革热是以伊蚊为主要传播媒介的急性传染病,该疾病在热带、亚热带以及我国南方等地均有发生,目前,登革热已经成为世界上发病最多的虫媒病毒病。

登革病毒为小球形单股正链RNA病毒,有包膜,分为4个血清型,各型之间有交叉抗原,该病毒与乙脑病毒之间亦有交叉抗原。

人和猴为登革病毒的自然宿主,病毒通过白纹伊蚊和埃及伊蚊叮咬而传播。病毒进入机体后,可在毛细血管内皮细胞和单核细胞内增殖,之后经血流播散,引起发热、头痛、肌肉和关节酸痛、淋巴结肿大、皮肤出血以及休克等。临床可出现普通型登革热和登革出血热/登革休克综合征两种类型。前者为典型登革热,病情较轻,可自限,后者病情较重。

取病人发病早期血液、白细胞或死亡病人的肝、脾等标本接种于白纹伊蚊 C6/36 细胞株,也可用乳鼠脑内接种进行病毒分离培养以鉴定病毒。用 ELISA 法、免疫荧光法等可检测标本中的病毒抗原,用 ELISA 法检测血清中特异性 IgM 抗体,可早期诊断登革热。用 RT-PCR 技术检测病毒核酸可快速诊断登革热及进行病毒分型。

三、森林脑炎病毒

森林脑炎病毒也称为俄罗斯春夏型脑炎病毒,是森林脑炎的病原体。该病毒形态结构与乙脑病毒相似,动物感染范围广,以小鼠最为敏感,多种途径接种均能引起感染,在原代鸡胚细胞和地鼠肾传代细胞中培养能生长,并引起细胞病变。

森林脑炎是一种中枢神经系统的急性传染病,蜱为传播媒介,病毒在蜱体内增殖,并经卵传代,也可由蜱携带病毒越冬,蜱也是该病毒的储存宿主。森林中的蝙蝠、野鼠、松鼠等野生动物及牛、马等家畜是传染源,在自然状况下,病毒由蜱传染森林中的兽类及鸟类,在动物中间循环。易感人群进入林区被蜱叮咬而感染,亦可通过胃肠道传播。人感染后经 7~14d 潜伏期突然发病,出现高热、头痛、昏睡、肢体弛缓性麻痹等症状,病死率可达 30%,病后可获得持久的免疫力。

森林脑炎病毒的微生物学检验方法与乙型脑炎病毒相似。

四、西尼罗病毒

西尼罗病毒于 1937 年从乌干达西尼罗地区一名发热的妇女血液中分离成功,故得名。

人类和鸟类、马、猪等多种动物对西尼罗病毒易感。病人、隐性感染者及带病毒的动物是主要传染源,其中鸟类是最重要的传染源,伊蚊和库蚊是主要传播媒介。西尼罗病毒感染可引起西尼罗热和西尼罗脑炎,前者出现发热、头疼、乏力、皮疹等症状,伴肌肉、关节疼痛及淋巴结肿大等,预后良好。后者起病急骤,高热、头疼、恶心、呕吐、嗜睡,伴颈项强直、深浅反射异常等神经系统症状和体征,严重者出现惊厥、昏迷及呼吸衰竭,病死率高。

用 ELISA 法可检测病人血清或脑脊液中的 IgM 和 IgG 抗体,由于西尼罗病毒与黄病毒属内的其他病毒有共同抗原,不能据此判断为西尼罗病毒感染,应结合临床症状及其他实验室检查结果进行综合分析,以作出正确判断。用 PCR 技术可检测病毒的 RNA。

第七节 出血热病毒

出血热病毒是一类引起机体出血、发热,伴有低血压等症状的一类病毒。该类病毒种类较多,常见的有汉坦病毒、克里米亚-刚果出血热病毒、埃博拉病毒等。

一、汉坦病毒

(一)生物学性状

汉坦病毒呈球形、卵形或多形态性,平均直径 120nm,核酸为单负链 RNA,分 L、M、S 三个片段,分别编码病毒 RNA 多聚酶(L),糖蛋白(G_n、G_c)和核蛋白(NP)。核衣壳外有脂质双层包膜,包膜上有刺突,为血凝抗原,含有糖蛋白 G_n、G_c 成分,在 pH6.0~6.4,可凝集鹅红细胞。

多种传代细胞、原代细胞、二倍体细胞对汉坦病毒敏感,常用非洲猴肾细胞(Vero-E6)分离培养,但细胞病变并不明显,常用免疫荧光法测定感染细胞质内的病毒抗原。易感动物有黑线姬鼠、长爪沙鼠、大鼠和乳小鼠等,动物接种后,可在鼠肺、肾等组织中检出大量病毒。

汉坦病毒抵抗力弱,一般消毒剂或加热 60℃1h 可灭活病毒,但该病毒对酸和脂溶剂敏感。

(二)临床意义

黑线姬鼠、长尾仓鼠、褐家鼠、野兔、猫等是汉坦病毒的主要宿主,携带病毒的动物通过唾液、尿及粪便排出病毒,若污染食物、水、空气等自然环境,人或动物经呼吸道、消化道或皮肤伤口接触等方式受到传染。感染病毒的孕妇可经胎盘将病毒传给胎儿,有的厉螨和小盾恙螨不仅是传播媒介,还是储存宿主。

该病毒进入人体后,约经 1~2 周潜伏期,引起肾综合征出血热,该病起病急,发展快,典型的临床表现

图片:汉坦病毒的结构模式图

笔记

为高热、出血和肾损害。常伴有头痛、腰痛、眼眶痛及面、颈、上胸部潮红,眼结膜及咽部充血,腋下及前胸等处有出血点。典型的临床病程分为五期,即发热期、低血压休克期、少尿期、多尿期和恢复期。

病毒感染后,病人发热 1~2d 后即可出现特异性 IgM 抗体,第 7~10d 达到高峰。第 2~3d 出现 IgG 抗体,第 14~20d 达到高峰,可持续数年。

（三）微生物学检验

1. 血清学检查　检测病人血清中病毒特异性 IgM 和 IgG 抗体,单份血清 IgM 抗体阳性,具有早期诊断价值,双份血清 IgG 抗体效价呈 4 倍或以上增高者,具有诊断意义。

2. 病毒 RNA 检测　应用核酸杂交技术及 PCR 技术检测病毒 RNA,特异度和灵敏度更高。

3. 病毒分离　取病人急性期血清、死者器官和感染动物的肺、脑组织等接种于 Vero-E6 细胞,培养后用免疫荧光抗体染色,查细胞质内的病毒抗原。标本接种黑线姬鼠或大鼠后,可在动物组织细胞中查到特异性病毒抗原。

二、克里米亚-刚果出血热病毒

克里米亚-刚果出血热病毒引起以发热、出血、高病死率为主要特征的出血热,该病于 1944 年在苏联克里米亚半岛发现,1967 年从病人及疫区的硬蜱中分离到病毒,并证实与 1956 年刚果的发热儿童体内分离到的病毒相同,故命名为克里米亚-刚果出血热病毒。后来,从我国新疆出血热病人体内及疫区的硬蜱中分离出的病毒与克里米亚-刚果出血热病毒相同,故新疆出血热实际上是克里米亚-刚果出血热在新疆地区的流行。

该病毒的形态结构、培养特性及抵抗力与汉坦病毒相似,但抗原性、传播媒介、传播方式、致病性及部分储存宿主却不相同。

除野生啮齿动物外,牛、羊、马、骆驼等家畜及野兔、刺猬等也是病毒的主要储存宿主,硬蜱是此病毒的主要传播媒介。克里米亚-刚果出血热传播途径主要有虫媒传播、动物源性传播及人与人接触传播。病毒进入机体后,经过约 1 周的潜伏期,引起机体高热、剧烈头痛、肌肉疼痛和皮肤黏膜出血,严重者可出现鼻出血、呕血、血尿甚至低血压休克等。病后出现中和抗体,免疫力持久。

取急性期病人血清、血液、尸检组织或动物及蜱的组织,经脑内途径接种于小白鼠分离病毒,此方法阳性率高。用 ELISA 等方法检测标本中的特异性 IgM 或用 PCR 技术检测病毒核酸,可快速检查病毒。

三、埃博拉病毒

埃博拉病毒（Ebola virus）因首先发现病人的地点在扎伊尔北部的埃博拉河流域,故得名,是引起 Ebola 出血热的病原体。

该病毒呈长丝状体状,长短不一,基因组为单股负链 RNA。可在多种细胞中生长,常用 Vero 细胞及人静脉皮细胞进行培养,病毒在细胞质中增殖,以出芽方式释放。抵抗力不强,对紫外线、脂溶剂、次氯酸等敏感,60℃、30min 可灭活病毒。

埃博拉病毒的自然宿主尚未确定,果蝠可能是其中之一,终宿主是人类和非人灵长类（大猩猩、猕猴等）,病毒可经感染的人和非人灵长类传播。传播途径主要有密切接触、注射传播和空气传播。病毒侵入机体后在组织细胞中增殖,导致组织坏死,引起血管损伤而造成广泛出血。临床特征是突发起病,表现为高热、乏力、头疼、肌痛等,进而出现恶心、呕吐、腹痛、腹泻等,随后出现黏膜出血、呕血、黑便、瘀斑等出血现象,常因休克和多器官功能障碍死亡。

机体感染 7~10d 后出现特异性 IgM 和 IgG 抗体,但是,即使在疾病恢复期也难在病人血液中检测到中和抗体。目前,尚无有效的化学药物和生物制剂用于 Ebola 出血热的治疗,也无有效的疫苗进行预防。

第八节　其他病毒与朊病毒

一、其他病毒

（一）狂犬病病毒

狂犬病病毒（rabies virus）是引起狂犬病的病原体。狂犬病病毒是一种嗜神经性病毒,属于弹状病毒科、狂犬病病毒属。

1. 生物学特性

（1）形态与结构:病毒一端钝圆,另一端平凹,呈子弹状,长约 100~300nm,直径 60~80nm。核酸为单股负链 RNA,衣壳呈螺旋对称,有包膜,包膜表面嵌有刺突。

（2）培养特性:狂犬病病毒的动物宿主范围很广,可感染犬、猫、马、牛、羊、狼、狐狸、鼠等。在易感动物或人的中枢神经细胞(主要是大脑海马回锥体细胞)中增殖,在细胞质内形成嗜酸性、圆形或椭圆形、直径 20~30nm 的包涵体,称为内基小体(Negri body),具有诊断价值。

（3）抵抗力:抵抗力不强,易被乙醇、甲醛、碘酒、乙醚等有机溶剂、氧化剂和表面活性剂灭活,对热、紫外线和酸碱抵抗力弱。

2. 临床意义　狂犬病病毒主要在家畜和野生动物中传播,患病动物唾液中含有大量病毒,发病前 5d 即有传染性。人被咬伤后易感,潜伏期一般为 1~3 个月,短至 1 周,长达数年。病毒由伤口处侵入周围神经,沿传入神经轴索上行至中枢神经系统,在神经细胞内增殖并引起中枢神经系统损伤,然后又沿传出神经扩散到唾液腺及其他组织。病人早期表现为不安、头痛、发热、乏力、流泪、流涎、伤口周围感觉异常等,继而神经兴奋性增强,躁动不安,吞咽或饮水时喉头痉挛,病人恐声、恐光、恐水。发病 3~5d 后转入麻痹期,最后因昏迷、呼吸及循环系统衰竭而死亡,病死率几乎达 100%。

病毒感染机体后,可引起细胞免疫和体液免疫,接种狂犬病疫苗后可获得特异性免疫力。

3. 微生物学检验　人被犬或其他动物咬伤后,应立即检查动物是否患有狂犬病,将动物捕获后隔离,连续观察 7~10d,若观察期间出现症状,应将动物杀死,取脑组织涂片,用免疫荧光抗体法检测病毒抗原,同时作组织切片观察内基小体。

取病人唾液、尿沉渣、角膜印片等标本用免疫荧光、ELISA 等技术检查病毒抗原,也可检测病人血清中的特异性抗体。应用 PCR 技术可检测标本中狂犬病病毒的 RNA。取病人唾液、脑脊液或死亡病人脑组织等,接种易感动物进行病毒分离,用中和试验进行病毒鉴定,但阳性率低。

（二）人乳头瘤病毒

人乳头瘤病毒(human papillomavirus,HPV)属于乳头瘤病毒科乳头瘤病毒属,主要引起人类皮肤和黏膜增生性病变,其中高危型 HPV16 型、18 型与宫颈癌等恶性肿瘤的发生密切相关。

HPV 呈球形,直径 52~55nm,核酸为双股环状 DNA,衣壳为二十面体乳头瘤病毒,无包膜。根据基因核酸序列的不同,可对 HPV 进行分型,现已发现 100 多个型别,HPV 在体外细胞培养尚未成功。

HPV 对皮肤和黏膜上皮细胞具有高度的亲嗜性,病毒在易感细胞中复制导致上皮细胞增殖,表皮变厚,伴有棘层增生和某些程度表皮角化,在颗粒层常出现嗜碱性核内包涵体。上皮增殖形成乳头状瘤,亦称为疣。

该病毒主要通过直接接触感染者的病变部位或间接接触被病毒污染的物品而传播,生殖道感染主要由性接触传播,新生儿可在通过产道时受感染,感染时病毒仅停留在局部皮肤和黏膜中,不产生病毒血症。不同型别的 HPV 侵犯的部位不同,所致疾病也不相同(表20-4)。

表 20-4　主要型别 HPV 与相关疾病的关系

HPV 型别	相关的疾病
1、2、3、4	寻常疣
3、10	扁平疣
1、4	跖疣
6、11	尖锐湿疣
6、11	儿童咽喉乳头瘤
16、18、31、45、33、35、39、51、52、56	宫颈上皮内瘤及宫颈癌

HPV 感染后,机体可产生特异性抗体,但此抗体对机体没有保护作用。

核酸杂交法和 PCR 技术检测 HPV DNA,可用于 HPV 感染的实验室诊断和 HPV 分型,采用免疫组化法可检测病变组织中的 HPV 抗原,亦可用 ELISA 等方法检测病人血清中的抗体。

二、朊病毒

朊病毒(prion)又称朊粒,是一种由宿主细胞基因编码的、构象异常的蛋白质,不含核酸,具有自我复制能力和传染性,又称传染性蛋白粒子或朊蛋白(prion protein,PrP),是人和动物传染性海绵状脑病(transmissible spongiform encephalopathy,TSE)的病原体。

(一)生物学特性

朊病毒不具有病毒体结构,人类和多种动物的染色体中编码朊蛋白的基因(prp),正常情况下可编码细胞朊蛋白(cell prion protein,PrP^C),PrP^{C}是一种正常的糖基化膜蛋白,在多种组织尤其是在中枢神经系统神经元中普遍表达。PrP^{C}的分子构象(图20-8)主要以 α 螺旋为主,对蛋白酶 K 敏感,其生理功能可能与细胞跨膜信号转导有关,对人和动物无致病性,也无传染性。在某些因素作用下,当PrP^{C}错误折叠,构象发生异常改变,形成具有致病作用的朊蛋白(scrapie prion protein,PrP^{SC}),即朊病毒。此时,PrP^{SC}的分子构象(图20-8)主要以 β 螺旋为主,对蛋白酶 K 有抗性,仅存在于感染的人和动物的组织中,成为传染性海绵状脑病的病原体,对人和动物具有致病性和传染性。PrP^{C}与PrP^{SC}主要区别见表20-5。

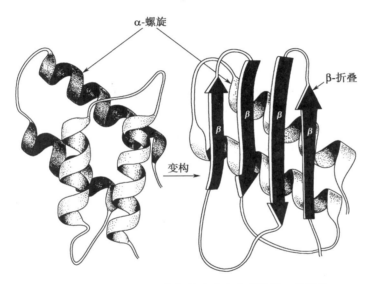

图 20-8　正常细胞 PrP^C 与羊瘙痒病 PrP^{SC} 的三维结构

表 20-5　PrP^C 与 PrP^{SC} 主要区别

	PrP^C	PrP^{SC}
分子构象	α-螺旋占 42%,β-折叠占 3%	α-螺旋占 30%,β-折叠占 43%
对蛋白酶 K 的作用	敏感	抗性
存在	正常宿主	感染的宿主
致病性与传染性	无	有

朊病毒对理化因素的抵抗力强,对甲醛、乙醇、蛋白酶、紫外线和电离辐射等有很强的抗性。对酚类、漂白剂、丙酮和乙醚等敏感。耐强碱,121.3℃,20min 不能灭活朊病毒,需 134℃ 处理 2h 以上才能使其失去传染性。

传染性海绵状脑病是一种人和动物的慢性退行性、致死性中枢神经系统疾病,该疾病的潜伏期可长达数年甚至数十年。一旦发病,呈慢性、进行性发展,最终病人死亡。病理学特征为大脑皮质神经元空泡变性、死亡,星形胶质细胞增生,脑皮质疏松呈海绵状,有淀粉样斑块形成,脑组织中无炎症反应。主要临床表现是病人出现痴呆、共济失调、震颤等。

Prion 可通过消化道、血液、神经及医源性等多种途径传播,如疯牛病可通过消化道导致人类的感染,人与人之间的可能传播方式主要是输血、组织器官移植、污染的手术器械等。主要的人和动物的朊病毒病包括库鲁病、牛海绵状脑病(BSE)、羊瘙痒病、克雅病(CJD)、变异型克雅病等。

Prion 免疫原性低,不能刺激机体产生特异性免疫应答。

可根据流行病学、临床表现及病理检查等诊断朊病毒病,确诊此病则需通过免疫学和分子生物学等方法检出致病因子 PrP^{SC}。用免疫组化法可直接检测 PrP^{C} 和 PrP^{SC} 在脑组织中的分布,用蛋白质印迹法可检测 PrP^{SC} 及生物标记物 144-3-3 蛋白。用基因分析法可协助诊断遗传性朊病毒病,应用蛋白质错误折叠循环扩增检测样品中的 PrP^{SC} 可显著提高检测的灵敏度,使血液等体液中的 PrP^{SC} 检测成为可能。近年开发的一种新型技术(实时振荡诱变实验)能快速和敏感地检测人血液和脑脊液中微量的 PrP^{SC},有望用于人类克雅病的早期诊断。

(李 睿)

本章小结

呼吸道病毒是通过呼吸道感染的一大群病毒的总称,常见的病毒包括流感病毒、副流感病毒、麻疹病毒、腮腺炎病毒、呼吸道合胞病毒、风疹病毒、SARS 冠状病毒、腺病毒及鼻病毒等。流感病毒是流感的病原体,属正黏病毒科,病毒核酸为分节段的单股负链 RNA。NA、HA 抗原性极易发生变异,变异包括抗原漂移和抗原转变两种形式,引起流感流行。

肝炎病毒是以侵害肝细胞为主的一组病原体,人类肝炎病毒常见的主要有 HAV、HBV、HCV、HDV 和 HEV。HAV 属于小 RNA 病毒科,主要通过粪-口途径传播;HBV 属于嗜肝 DNA 病毒科,主要传染源是无症状携带者和病人,通过血液、血制品、接触和母婴传播;HCV 属于黄病毒科,是输血后肝炎的主要病原体;HDV 是一种缺陷病毒,必须在 HBV 或其他嗜肝 DNA 病毒辅助下才能复制;HEV 属于杯状病毒科,主要通过粪-口途径传播,通过污染水源可导致暴发流行,传染源是潜伏末期和急性早期病人及亚临床感染者。实验室诊断主要依靠抗原抗体及病毒核酸的检测。

人类免疫缺陷病毒是获得性免疫缺陷综合征的病原体,属逆转录病毒。传播途径主要为性传播、血液传播及母婴传播。可通过抗体、抗原及核酸检测对 AIDS 进行诊断、指导抗 HIV 药物治疗、筛查和确诊 HIV 感染者。

肠道病毒属于 RNA 病毒,该类病毒经肠道感染,但可引起多系统病变,如导致松弛性麻痹、急性胃肠炎、流行性出血性结膜炎和手-足-口病等。常用血清学、分子生物学检测技术检验、鉴定。

人类疱疹病毒主要包括单纯疱疹病毒、人巨细胞病毒、EB 病毒,均属于 DNA 病毒,易引起先天性感染、潜伏感染、细胞转化等。HSV-1 型主要引起口唇和角膜疱疹,HSV-2 型则与生殖器疱疹和新生儿感染有关。水痘-带状疱疹病毒引起水痘和带状疱疹。EB 病毒与传染性单核细胞增多症、Burkitt 淋巴瘤、鼻咽癌、霍奇金淋巴瘤相关。人巨细胞病毒引起先天性感染和免疫功能低下病人的感染。免疫学方法和分子生物学技术可检测病毒抗原抗体及核酸。

虫媒病毒是指通过吸血节肢动物叮咬易感动物而在人、畜和野生动物间传播的病毒,在我国流行的主要有流行性乙型脑炎病毒、登革病毒、森林脑炎病毒、西尼罗病毒等。通过病毒分离、血清学试验、分子生物学技术等方法可对此类病毒引起的感染性疾病进行诊断或辅助诊断。

出血热病毒引起机体出血、发热,伴有低血压等,常见的有汉坦病毒、克里米亚-刚果出血热病毒等。用免疫学方法或分子生物学技术检测病毒的抗原抗体或核酸,对出血热可作出早期诊断。

狂犬病病毒为弹状、有包膜,对神经组织有较强亲嗜性。在易感动物或人的中枢神经细胞中增殖时,可在胞质内形成嗜酸性包涵体(内基小体),有辅助诊断价值。人乳头瘤病毒属于 DNA 病毒,主要侵犯人的皮肤和黏膜,导致不同程度的增生性病变,不同型别的 HPV 侵犯的部位和所致疾病不相同。用核酸杂交和 PCR 技术检测 HPV DNA,采用免疫组化法可检测病变组织中的 HPV 抗原,亦可用 ELISA 等方法检测病人血清中的抗体。朊病毒又称传染性蛋白粒子或朊蛋白,引起传染性海绵状脑病,用免疫组化、蛋白质印迹法及 PCR 技术等可检出致病因子 PrP^{SC}。

扫一扫,测一测

思考题

1. 流感病毒发生流行的原因是什么?
2. 检测乙型肝炎病毒血清学标志物各项指标的临床意义是什么?
3. HIV 感染的常用临床检测方法有哪些?
4. 简述肠道病毒的共同特点。
5. 简述 PrP^{SC} 和 PrP^{C} 的主要区别。
6. 实验室诊断朊病毒感染常用哪些方法?

第四篇 临床微生物检验

第二十一章 常见临床标本的微生物检验

学习目标

1. 掌握临床标本的采集、送检及处理的原则,临床常见标本的细菌学检验程序、检验方法及结果报告。
2. 熟悉临床常见标本检验应选择的培养基及培养方法,临床标本中常见病原菌的检验方法、鉴定要点。
3. 了解常见临床标本中正常菌群的分布、常见病原菌及其临床意义。
4. 具有正确采集、处理常见临床微生物标本的能力,具有甄别正常菌群与病原菌的能力,具有对常见临床病原菌进行检验的能力。
5. 能正确选择采集临床标本所用的容器、接种临床标本所用的培养基,并能熟练采集和处理临床微生物标本,能对微生物标本及废弃医疗垃圾进行无害化处理。

临床标本的微生物检验是利用微生物的基础知识、基本理论与技能,通过系统的检验方法,及时、快速、准确地对临床标本作出病原学诊断(其中细菌、真菌和支原体等需做病原菌对抗菌药物敏感性试验),为临床感染性疾病的诊断、治疗和预防提供科学依据。对临床标本的微生物检验要遵循准确、快速、敏感、低耗和安全的原则。结合目前大多数临床实验室的实际情况,本章不对临床病毒标本的检验进行阐述。

第一节 概　　述

临床微生物检验的工作任务是从临床送检的各种标本中分离、培养和鉴定病原菌,并对所检测到的病原菌进行抗菌药物敏感性试验。为保证正确的微生物检验结果,微生物检验人员应负责指导临床正确采集和送检各种临床标本,并对合格的临床标本进行进一步处理和检验。

案例导学 21-1

某医院为提高全院医护人员整体医疗水平,确保有效控制微生物检验全过程的质量,准备邀请您对相关医务人员进行专题培训。

问题与思考:

1. 若培训对象为护理人员,您计划从哪几个方面进行培训?
2. 若培训对象为新入职的检验人员,您计划从哪几个方面进行培训?

笔记

一、临床标本的采集

在临床微生物学检验工作中,正确选择、采集和运送临床标本进行检验是保证微生物检验结果准确的重要一环,是保证微生物学检验质量的前提。

（一）临床标本的采集原则

科学合理地采集临床标本是微生物学检验工作准确、及时和有效的前提,采集临床微生物标本应遵循以下原则。

1. **核对检验单信息**　标本采集之前,应认真检查核对检验申请单上病人的姓名、性别、年龄、临床诊断或症状、标本类型、来源、送检目的以及是否使用抗菌药物等内容,确保检验单信息准确无误。

2. **选择符合要求的容器**　所有盛装微生物标本的容器均应是一次性或经高压蒸汽灭菌的无菌容器,要求是广口、有盖(最好是螺旋盖)、不渗漏液体、不易碎的容器,尽量避免纸质或其他吸水性较强的容器。血液、骨髓标本选用血培养瓶;泌尿生殖系统、病灶分泌物及咽拭选用运送拭子(拭子头为人造纤维、拭子杆为塑料或金属、管为无菌塑料);做结核分枝杆菌培养的标本应选用50ml无菌螺口盖的塑料离心管。

3. **早期采集**　最好在病程早期、急性期或症状典型时采集临床标本,而且必须在使用抗菌药物之前采集。

4. **无菌采集**　在采集血液、脑脊液或穿刺液等无菌体液标本时,应严格执行无菌操作,避免体表正常菌群污染标本以及对环境的污染。某些临床标本,如粪便、痰液、咽拭子、肛拭子标本等,在采集时应尽量减少正常菌群对标本的污染。

5. **选择采集部位和方法**　不同的感染部位、不同临床疾病、不同的检验目的,应选择适当的部位和方法采集标本。疑似细菌性心内膜炎病人,以肘动脉或股动脉采血为宜;对伤寒病人在髂前(后)上棘处采集骨髓1ml做增菌培养。

6. **充足的标本量**　采集的临床微生物标本必须有足够的数量,以满足微生物检验项目的需要,标本量过少则不能代表感染部位的真实情况。

7. **标记标本**　每份标本都应标记病人姓名、送检号码、材料来源、具体部位、日期、时间以及相关临床信息。

8. **归放标本**　标本采集完毕,应置于有特殊标记、有助疑似病原菌生存、不易泄漏及防止潜在性生物危险的容器中。

（二）临床标本的保存和送检

标本采集后应立即送检,若不能及时送检,可将标本放入专用运送培养基或保存液中运送。

1. **普通细菌培养标本**　标本采集后应尽可能快地送检和处理。若不能及时送检和处理,室温下保存时间不能超过2h,4℃冷藏保存时间不能超过24h,选择运送培养基运送和保存的标本亦不应超过48h,否则会影响病原菌的检出率。

2. **苛养菌培养标本**　对低温、干燥敏感的淋病奈瑟菌、脑膜炎奈瑟菌、流感嗜血杆菌等感染的标本应立即保温、保湿送检处理,最好床头接种,切勿冷藏保存。

3. **厌氧菌培养标本**　标本采集后应立即送检,防止标本干燥,尽量避免接触空气。常选用的运送方法有:针筒运送法、无氧小瓶运送法、标本充盈运送法、组织块运送法、厌氧袋运送法等。标本送到微生物室后,应在20~30min内处理完毕,最迟不超过2h。不能及时送检的组织标本必须保存在厌氧环境条件下,室温可以保存20~24h。

4. **安全运送**　任何临床标本均可能含有致病微生物,都是潜在的生物危险材料。盛装微生物标本的容器应坚固、无渗漏,标识明确。标本切勿污染容器的瓶口和外壁,运送的标本应包装好,直立于固定的架子或盒子等二级容器内,防止送检过程中翻倒或碰破流出。申请单最好放在防水袋中,不可卷在容器外。对于标本的转送,应严格按照国家卫生健康委员会发布的有关病原微生物标本运送的法律法规要求执行,注意生物安全防护。对于高致病性传染病标本运送,必须严格按规定包装,由专人运送。

二、临床标本的处理

对污染的微生物标本进行检验会得出错误的结果,给临床提供错误的信息;而对合格标本及时进行处理,选择正确恰当的微生物检验方法进行检验,既可缩短标本周转时间(turn around time,TAT),又能提高病原菌检出的阳性率,缩短感染性病人的治疗周期。

(一)临床标本的前处理

微生物室收到临床标本后,应对标本中标记的临床信息与检验申请单进行逐一核对。若发现申请单信息不完整、标本信息与申请单不符、标本不合格等情况,工作人员可退回标本,并在拒收登记本上注明拒收原因,必要时指导相关人员正确采集送检临床标本。对合格的标本应及时登记,立即作适当的处理,否则将影响病原菌的分离与鉴定。

在对临床微生物标本处理时,应以标本的情况决定优先顺序。脑脊液及骨髓标本、厌氧培养及体液标本、肺的分泌物及活体组织检查标本、胃洗液、未接种的血液标本、化脓性真菌感染标本等应立即接种,而浅表性伤口感染标本(需氧培养)、咽喉拭子、直肠拭子、粪便及痰液等标本在冰箱放置2~3h不会导致普通病原菌死亡。

(二)培养基及培养方法的选择

选择适宜的培养基和恰当的培养方法是成功分离病原菌的关键。应根据微生物标本来源和可能存在的病原菌确定选用何种培养基和培养方法,以最大限度地检出病原菌。常见临床标本细菌分离首选培养基见表21-1,若临床医生有特殊要求,可根据要求增加新的培养基。培养方法常用需氧培养、二氧化碳培养,根据临床要求和标本来源,可进行厌氧培养或其他特殊条件培养。

表 21-1　常见临床标本细菌分离首选培养基

临床标本	分离培养基	增菌培养基	备注
血液、骨髓	BA、CA	EB	增菌置厌氧及 CO_2 环境
脑脊液	BA、CA	EB	标本离心沉淀
尿液	BA、MAC		同时做尿液活细菌计数
穿刺液	BA、CA、MAC	EB	涂片及临床提示
痰液	BA、MAC		涂片提示
肛周、直肠拭子	SS、MAC		考虑弧菌、耶尔森菌
粪便	SS、MAC		专用培养基
生殖道分泌物	BA、TM 或 MTM		涂片提示
脓液、脓肿拭子	BA、CA、MAC	EB	增菌置厌氧及 CO_2 环境

注:BA:血琼脂平板;CA:巧克力琼脂平板;MAC:麦康凯琼脂平板;SS:SS 琼脂平板;TM:Thayer-Martin 培养基,用于淋病奈瑟菌培养;MTM:modified Thayer-Martin 培养基,用于淋病奈瑟菌培养;EB:增菌肉汤(心脑浸液、胰大豆酪蛋白胨液等)。

(三)细菌学检验的基本流程

1. 细菌学检验的基本程序　不同临床标本宜选择适当的检验程序,以便快速准确鉴定。但临床标本细菌学检验程序有律可循,一般可参照下列基本程序进行,见图21-1。

2. 细菌检验鉴定步骤　临床采集的微生物标本,除血液和骨髓标本需尽快放入自动化血培养仪或培养箱进行增菌培养外,其他标本均应做如下处理。

(1)标本性状观察:观察标本的颜色、气味、是否黏稠、是否混浊、是否脓性、是否带血等性状,初步确定标本能否反映感染部位的真实特征,是否适用于做细菌学检查。

(2)涂片检查:形态学检查是细菌学检验中极为重要的方法,包括不染色标本检查法和染色标本检查法。直接涂片检查的目的有:①及时早期发现病原菌;②估计细菌的种类和数量;③为临床早期选用抗菌药物提供依据;④为选择培养基和培养方法提供参考;⑤判断标本是否适合培养。对来源于无菌组织和器官的临床标本,进行涂片染色镜检,发现病原菌就应及时向临床初步报告检验结果;来源于有正常菌群分布的标本,发现形态染色典型的病原菌,也应及时报告。

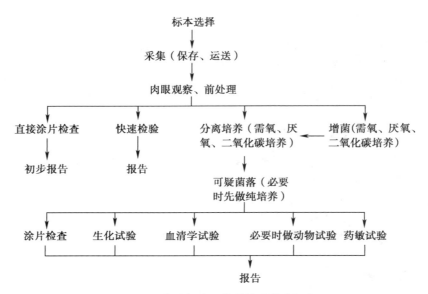

图 21-1　临床标本细菌学检验基本程序

不染色标本检查:主要用于检测细菌的动力和运动情况,常用的方法有压滴法和悬滴法,以暗视野显微镜或普通光学显微镜观察。若疑似霍乱弧菌感染病人,取其水样便制成悬滴或压滴标本,镜下若见来回穿梭似流星状运动的细菌,加入 O1 群霍乱弧菌诊断血清后,原来运动活泼的现象消失,可初步推断为"疑似 O1 群霍乱弧菌"。

染色标本检查:根据检验目的、可能存在疑似病原菌不同,选择适宜的染色方法。

1）普通细菌:涂片进行革兰氏染色,镜检,根据病原菌形态、排列和染色性做出初步报告。

2）淋病奈瑟菌:涂片 2 张,分别进行革兰氏染色和吕氏亚甲蓝染色,镜检若发现肾形双球菌,革兰氏染色阴性,存在于白细胞内或白细胞外,经培养证实后方可报告(男性尿道分泌物标本可初步报告)。

3）结核分枝杆菌:制成涂片后,作齐-内抗酸染色(尿液标本需同时进行潘本汉抗酸染色),油镜镜检,根据镜检所见结果即可报告"找到(未找到)抗酸杆菌"。

4）假丝酵母菌:涂片高倍镜镜检发现芽生孢子和假菌丝,并经革兰氏染色,油镜检查见革兰氏阳性时,可报告"检出假丝酵母菌"。

5）放线菌和诺卡菌:选取黄色颗粒或有色的斑点置于载玻片上,盖上盖玻片并轻轻按压。高倍镜下见中心为交织的菌丝,末端为放射状排列,移去盖玻片待干燥后进行革兰氏染色和抗酸染色,若革兰氏染色中央菌丝呈阳性,四周放射菌丝呈阴性,抗酸染色为阴性者,报告"找到放线菌";革兰氏染色结果同上,抗酸染色弱阳性,则报告"找到诺卡菌";若肉眼未见黄色颗粒,革兰氏染色和抗酸染色均阴性者,则结果报告阴性。

6）新型隐球菌:脑脊液离心沉淀物进行墨汁负染色,在黑色背景下见到菌体周围有宽大肥厚的荚膜,即可做出报告,但应注意荚膜狭窄的新型隐球菌和白细胞的鉴别,可滴加 0.1% 甲苯胺蓝染色来区别。

（3）细菌的分离培养:绝大多数情况下,只有通过细菌分离培养,才能对细菌进行鉴定和抗菌药物敏感性试验。临床标本常采用平板分区划线法进行分离培养细菌。不同的临床标本、不同的检验目的应选用不同的培养基组合、不同的培养温度、湿度和方法,以提高目的病原菌的检出率。

从临床标本中分离细菌时,应仔细鉴别污染菌和病原菌,尤其要正确甄别正常菌群的污染,常用的识别方法有:①观察菌落是否在划线上;②观察菌落是否符合拟培养细菌的生长特点;③注意培养时间。有的致病菌与非致病菌的生长速度不同,如布鲁氏菌、结核分枝杆菌生长缓慢。从机体无菌部位采集的临床标本,无论检出何种细菌,在排除污染菌后,均应视为病原菌。

（4）细菌的鉴定:在适宜的温度与湿度条件下,经 18~24h 培养的培养物,若有可疑细菌生长,应及时根据细菌菌落表面特征、溶血、色素及气味等对病原菌初步判断,并进一步染色、做生化反应和血清学试验进行鉴定。必要时需要对可疑菌落进行纯化培养,以得到单一的目的菌。

细菌检验鉴定的方法有很多,常用的方法有细菌的形态学检查、细菌的生物化学试验、血清学试验、抑菌试验、分子生物学检测、动物实验等。对一株细菌准确鉴定应综合细菌多种特性进行分析,同时需选择一些合理的试验项目用于常规检测。在选择试验时,既要考虑能完成病原学鉴定,又要使试验项目尽可能少,且试验要简单、快速,易于操作。

1) 选择有鉴定价值的试验:要对两种细菌进行鉴别,须选择一项两种菌呈现截然不同结果的试验,即一种菌呈现阳性(阳性反应的菌株阳性率须大于90%),另一菌为阴性(阴性反应的菌株阳性率应小于10%),这项试验才有鉴定价值。

2) 选择快速、简易的试验:①鉴定一种细菌可能有多种特异的方法,性质与意义相同的试验只需选一到两种,能达到试验目的即可;②选择操作简便、快速的方法,省时又经济,如氧化酶试验、触酶试验、鞭毛染色等;③选用复合生化试验,一次操作可同时观察几个生化反应结果,如 KIA 试验和 MIU 试验等。

3) 综合考虑试验的灵敏度和特异度:试验灵敏度越高,假阴性结果越少。特异度越高,假阳性结果越少。试验的灵敏度和特异度是相互联系的,试验的灵敏度增加,会使特异度下降,反之亦然,因此,应综合分析后选用鉴定试验。

如无细菌生长,则继续培养(不同的病原菌对培养的时间要求不同),最后仍无细菌生长,报告"经××天培养无细菌生长"。

(5) 细菌对抗菌药物敏感性试验:在对分离出的细菌进行鉴定时,应同时进行细菌对抗菌药物的敏感性试验,常用的方法包括纸片扩散法、肉汤稀释法、自动化仪器法和 E-test 法等。

(四) 细菌学检验报告原则

由于细菌学检验的特殊性,常规培养检验通常需要 3~5d,部分细菌(如结核分枝杆菌、布鲁氏菌)的检验时间更长,对感染性疾病的早期诊断和治疗极为不利。为更好地服务临床诊断和治疗,应经常与临床沟通,建立微生物检测指标、"警告/危急"范围和标本周转时间(TAT)。危急值是指危及到病人生命健康安全的特定数值或异常检验结果。当检验结果达到危急值时,说明病人可能正处于生命危险的边缘,此时应排查标本采集、检测仪器、检验过程各环节有无异常,若无误,立即复检,当结果再次吻合时,则立即向临床医生和相关人员报告检验结果,临床医生应迅速给予病人有效的干预措施和治疗,并在 1h 内记录"危急值"检验结果与采取的诊疗措施。否则病人将失去最佳治疗时机而危及生命。标本周转时间(TAT)是指从标本采集开始到临床医生收到检验结果的时间。建立 TAT 制度,确保检验报告的及时性,为临床早期诊疗服务。微生物检验报告应遵循分级检验报告和限时报告的原则。

1. **危急值报告**　微生物检验的危急值报告范围是无菌部位的标本经革兰氏染色发现细菌,细菌培养有菌生长,国家规定立即上报的法定传染病病原体。危急值报告记录包括病人姓名、病案号、科室床位、检验日期、项目、复查结果、报告者、临床联系人、联系电话、报告时间、报告接受者,并注明"已复查"。未及时报告的危急值应记录事件及原因。报告与接收应遵循"谁报告(接收),谁记录"的原则。

2. **初级报告**　2h 内报告原始标本肉眼、涂片染色镜检结果,包括急诊电话报告。阳性血培养结果非常重要,应立即口头报告给临床医生,包括革兰氏染色特征和形态(如革兰氏阳性球菌疑为葡萄球菌)、血培养阳性的瓶数、报警时间等鉴定信息。报告之前,应该回顾一下病人近期标本中微生物培养情况,这些结果有助于解释感染微生物的来源。同时记录报告的日期、时间、内容、报告人和接收报告的医生姓名。报警阳性的培养物直接涂布 M-H 平板,根据涂片革兰氏染色结果选择合适的抗菌药物,运用 K-B 纸片扩散法进行初步抗菌药物敏感性试验。

3. **预报告**　次日清晨或 24h 内报告培养初步结果、标本的直接药物敏感试验结果。

4. **最终报告**　内容包括细菌系统鉴定结果和纯菌药物敏感试验结果等,除苛养菌培养、特殊菌培养以及血液培养外,普通标本培养一般应在数小时内完成,最迟不超过 3d。

报告抗菌药物敏感性试验结果时,应根据最新版本的美国临床实验室标准化委员会标准,确定病原菌对每一个入选药物的敏感程度。在实验条件许可的情况下,实验室应尽量提供测定药物的 MIC 定量结果。

第二节　常见标本的微生物学检验

临床标本的微生物学检验,即正确采集和运送临床标本,从标本中查找病原菌并判断其对抗菌药物的敏感性,为临床感染性疾病的诊断、治疗及流行病学调查提供科学依据。

一、血液标本的微生物学检验

正常人的血液及骨髓中是无菌的,当细菌侵入血液或骨髓并在其中生长繁殖时,就会引起菌血症、败血症。血液感染病人病情凶险,死亡率较高,急需微生物检验工作者正确地进行血液培养,及时准确地报告结果,以满足临床医生诊断与治疗的需要。

案例导学 21-2

病人王某,男性,56 岁,骤然高热(40℃以上)来院就诊,伴头痛、头晕、恶心、呕吐、意识障碍、心率加快、脉搏细速、呼吸急促等临床症状;血常规:白细胞 $20×10^9$/L,中性粒细胞 88%,淋巴细胞 11%;尿常规与粪便常规均未发现异常。临床医生初步怀疑病人为败血症。

问题与思考:

1. 应采集何种临床标本? 如何正确采集临床标本?

2. 如何对采集的标本进行微生物学检验?

(一)标本的采集

1. **皮肤消毒**　以静脉穿刺点为中心,从穿刺点向外画圈消毒,至消毒区域直径达 3cm 以上。先用 75%酒精擦拭静脉穿刺部位 30s 以上,再用 2.5%~3%碘酊作用 30s 或 10%碘伏 1~2min,而后用 75% 乙醇脱碘,待乙醇挥发干燥后采血。消毒后的采血部位严禁用手触摸,对碘过敏的病人,用 75%乙醇消毒 1min,待穿刺部位乙醇挥发干燥后穿刺采血。

2. **采血部位**　采血部位通常为肘静脉,也可从肘动脉或股动脉采血,婴幼儿可从颈静脉采血。疑似细菌性心内膜炎时,以肘动脉或股动脉采血为宜。疑为细菌性骨髓炎或伤寒病人,在病灶或髂前(后)上棘处严格消毒后抽取骨髓。

3. **采集方法**　以无菌操作方法抽取血液后,直接注入已消毒的血培养瓶中,轻轻颠倒混匀,以防血液凝固。无血培养瓶送检的血液,宜用 0.25~0.5%g/L 聚茴香脑磺酸钠(sodium polyanethol sulfonate,SPS)抗凝剂抗凝送检,不得使用 EDTA 或枸橼酸钠抗凝。如果同时进行需氧和厌氧培养,应先将标本接种到厌氧瓶中,再注入需氧瓶,严禁将空气注入厌氧瓶中。

4. **采血量**　采血量一般以增菌培养液体积的 1:5~1:10 为宜,也可根据厂家的建议确定采血量。通常情况下,成人 8~10ml/瓶,儿童 1~5ml/瓶,婴儿 1~2ml/瓶。骨髓采集量为 1~2ml/瓶。

5. **采血时间和频度**　血液培养标本应尽量在使用抗菌药物之前、病人寒战时或发热初期进行采集,用药前 24h 内采集 2~3 次血液标本。已使用抗菌药物而又不能中止使用的病人,选择在下次用药前采集,选用能中和或吸附抗菌药物的培养基。对间歇性寒战或发热的病人,应在寒战或体温高峰到来之前 0.5~1h 采血,亦可在寒战或发热后 1h 采集血液标本。超过发热峰值后,病原菌会逐渐被机体免疫系统清除,从而降低检出率。

特殊感染病人血培养标本采集要求如下:

(1)可疑急性发热性菌血症、败血症病人,应在使用抗菌药物之前,在 24h 内从不同部位采集 2~3 份(一次静脉采血注入到多个培养瓶中应视为单份血培养)血液标本培养。

(2)可疑细菌性心内膜炎病人,在 1~2h 内,自 3 个部位采集 3 份血标本培养,如果 24h 后阴性,

笔记

再采集 2 份血标本培养。

（3）不明原因发热病人,先采集 2~3 份血标本,每次采血最少间隔 3h,24~36h 后体温升高之前,再采集 2 份血标本进行培养。

（4）可疑菌血症但血培养持续阴性时,应改变血培养方法,以获得罕见或苛养的微生物。

（5）儿童病人,应尽早采血进行血培养。

6. **标本的运送和保存**　标本采集后应立即送检,若不能立即送检,室温保存不要超过 2h。不可放冰箱储存。因为某些细菌在低温环境中可死亡,从而影响病原菌的检出率。

（二）微生物学检验

1. **常见病原菌**　血液和骨髓标本中常见病原菌见表 21-2。

表 21-2　血液和骨髓标本中常见病原菌

种类	革兰氏阳性菌	革兰氏阴性菌
球菌	金黄色葡萄球菌、表皮葡萄球菌、A 群、B 群链球菌、草绿色链球菌、肺炎链球菌、肠球菌、厌氧链球菌	脑膜炎奈瑟菌、卡他布拉汉菌、淋病奈瑟菌
杆菌	产单核李斯特菌、阴道加特纳菌、炭疽芽孢杆菌、产气荚膜梭菌、丙酸杆菌、结核分枝杆菌	大肠埃希氏菌、伤寒、副伤寒沙门氏菌、变形杆菌、铜绿假单胞菌、肺炎克雷伯菌、流感嗜血杆菌、肠杆菌、粪产碱杆菌、不动杆菌、沙雷菌、脆弱类杆菌、梭杆菌、布鲁氏菌
真菌	假丝酵母菌、隐球菌、曲霉菌	—

2. **检验程序**　血液和骨髓标本的细菌学检验程序见图 21-2。

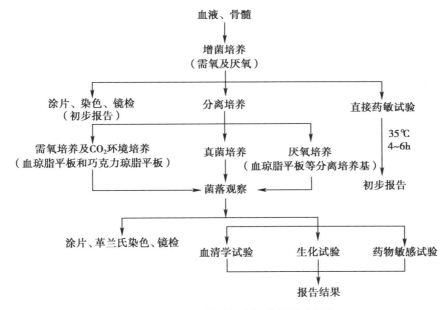

图 21-2　血液和骨髓标本细菌学检验程序

3. **检验方法**

（1）普通细菌的培养与鉴定

1）增菌培养:若使用全自动血培养仪培养(严禁在血培养瓶放入自动血培养仪之前,先放入 35℃ 培养箱进行预培养),有细菌生长时仪器会自动报警;若使用非自动化仪器培养,则应每天早晨取出观察有无细菌生长现象,若出现混浊、沉淀、形成菌膜、产生色素、气泡、培养液颜色变化、胶冻状凝固或溶血、瓶壁有颗粒状黏附等现象,则提示有细菌生长,否则摇匀培养瓶继续孵育。为提高细菌的检出率,可将标本接种于两个培养瓶进行需氧和厌氧培养。

2）阳性培养瓶处理:当肉眼观察到细菌生长或自动血培养仪报警时,应立即取出培养瓶,进行涂片、革兰氏染色、镜检,同时直接用培养液进行药物敏感性试验。革兰氏染色和直接药敏结果,在排除污染的情况下,应第一时间将检验结果报告给临床医生。同时根据涂片染色镜检的结果,选择适合培养基进行细菌的分离培养,获得纯种后进一步做生化试验、血清学试验等对细菌进行鉴定,并做最终药物敏感性试验。

3）阴性培养瓶处理:非自动化培养的培养瓶,在增菌培养的 7d 中,应分别于 12~18h、第 3d 和第 7d 至少做 3 次盲传,置于需氧和厌氧环境下培养,7d 无细菌生长报告阴性。自动化仪器培养 5d 仍无细菌生长可进行盲传,以提高对念珠菌的培养阳性率,也有助于从使用过抗菌药物的病人中获得阳性培养结果。

（2）特殊细菌的培养与鉴定

1）脑膜炎奈瑟菌培养:首先将含胰胨肉汤或含 2g/L 葡萄糖的肝浸液培养瓶预加温至 35℃,并充入 5%~10% 的 CO_2,然后再将病人的血液或骨髓标本接种于培养瓶中,摇匀后于 35℃,5%~10% 的 CO_2 环境中培养,每天观察 1 次。若疑有细菌生长,应立即进行涂片、革兰氏染色、镜检,发现革兰氏阴性双球菌,可初步报告;同时直接用培养液做药物敏感性试验,并转种于 35℃ 预加温血琼脂平板或巧克力琼脂平板,置于 35℃ 5%~10% 的 CO_2 环境中培养 18~24h,若平板上出现光滑、湿润、透明、黏性、中等大小露滴状菌落,经涂片染色镜检后,进行糖发酵、氧化酶等生化反应、血清学试验和最终药敏试验,必要时用血清凝集试验分群,进行最后鉴定。

2）草绿色链球菌培养:采集病人血液注入 3 个胰酶解酪蛋白大豆肉汤培养瓶中,分别进行需氧、二氧化碳和厌氧培养。第 1 周观察和转种同一般血液培养,但转种后的血琼脂平板应同时放入需氧、二氧化碳和厌氧环境中培养,若血琼脂平板上出现细小、针尖样凸起并有草绿色溶血环的菌落,按链球菌属鉴定,根据鉴定结果报告"有草绿色链球菌生长"。若 7d 培养无细菌生长,继续培养至第 4 周,每周转种 2 次,若第 4 周末仍无细菌生长则报告"经 4 周培养无草绿色链球菌生长"。

3）伤寒沙门氏菌及其他沙门氏菌培养:将病人的血液或骨髓标本接种于葡萄糖胆汁肉汤或胆盐肉汤中,35℃增菌培养。若疑有细菌生长,应进行涂片、染色镜检和直接药物敏感性试验,将检验结果第一时间报告临床医生,供临床医师参考以选择合适的抗菌药物;同时转种选择性平板,置于 35℃,18~24h 培养后,挑取可疑菌落接种于克氏双糖或三糖铁斜面培养基,根据细菌生长特点,进行初步判断。必要时,用纯培养物做生化反应、血清学鉴定。

4）布鲁氏菌培养:将血液标本接种于 2 个肝浸液肉汤培养瓶中,其中一瓶预先充入 5%~10% 的 CO_2,置 35℃培养箱孵育。若出现肉眼可见的轻度混浊,应及时做涂片染色镜检,并转种于 2 份肝浸液平板或血琼脂平板,分别置于 5%~10% CO_2 环境及普通环境中 35℃培养。如菌落、涂片、染色及镜检典型,再做布鲁氏菌血清凝集试验,若为阳性,可报告:"培养出××布鲁氏菌"。若培养 4 周后仍无细菌生长,可报告"经 4 周培养无细菌生长"。

5）厌氧菌培养:将血液标本接种于牛心脑浸出液或肝浸液中,置厌氧环境中培养。若培养液出现混浊、恶臭或产生大量气体等现象,应取培养液做涂片、革兰氏染色镜检,根据细菌形态、染色结果得出初步报告,并将其转种到两个经过预还原的血琼脂平板或巧克力琼脂平板上,分别进行厌氧培养和需氧培养,35℃培养 48~72h 后观察结果。若仅在厌氧环境中有生长,可根据细菌形态、生化反应等特征进行鉴定,报告"厌氧培养有××菌生长"。若厌氧培养无细菌生长,48h 后进行首次盲目转种,以后每隔 4d 进行一次盲目转种,直至第 14d,若仍无细菌生长,报告"厌氧培养 14d 无细菌生长"。

6）真菌培养:疑为真菌感染病人,将血液标本接种于真菌增菌肉汤中,增菌培养后转种沙氏葡萄糖琼脂培养基,25℃或37℃培养 1~4d 后,根据真菌的菌落特征及生化试验进行鉴定和报告。

7）L 型细菌培养:将病人血液标本接种于高渗液体培养基中,经 35℃增菌后转种血琼脂平板和 L 型细菌培养基,35℃孵育后观察结果。发现有典型"油煎蛋"菌落,反复传代使之返祖后鉴定。对不能返祖的 L 型细菌,需与支原体鉴别。经 1 个月培养无细菌生长,可报告阴性结果。

4. 结果报告　血培养的结果应及时、快速通知临床医生,采取分级和限时报告制度。

（1）疑有细菌生长者,应立即进行涂片、革兰氏染色、镜检,并将检验结果电话通知主管医生。同时做直接药物敏感性试验,在此后 6~8h 报告初步敏感结果,将敏感的抗菌药物电话通知主管医生。

（2）当平板生长菌落后,立即进行细菌鉴定及标准化药物敏感性试验,最后报告"经××天培养,生长××细菌",并报告药敏试验结果。

（3）对临床需要了解血培养信息者,肉汤增菌 24、48、72h 仍为阴性标本,及时通知临床主管医生,以便做出相应处理。

（4）一般细菌培养 7d 仍为阴性的标本,应进行 3 次以上盲种,仍无细菌生长者,报告"经需氧或/和厌氧培养 7d 无细菌生长";对临床有特殊要求的标本,可持续培养至 2 周或更长时间,方可发阴性报告。

（三）临床意义

血液标本的微生物学检验是诊断菌血症、败血症的重要方法,若从病人血液中检出细菌,排除采集标本或无菌操作不严而导致的杂菌污染外,从中检出任何细菌都具有临床意义。不能随意将血液培养中出现的非常见细菌判定为污染菌,因为任何一种条件致病菌都可能成为血液感染的病原菌。

葡萄球菌是血液感染最常见的细菌。近年来,由耐甲氧西林金黄色葡萄球菌(MRSA)及凝固酶阴性葡萄球菌引起的菌血症和脓毒血症逐渐增多,临床表现明显,发病急,中毒症状重。金黄色葡萄球菌和铜绿假单胞菌常见于烧伤后、血液病、肝硬化病人的并发败血症;金黄色葡萄球菌、溶血性链球菌常为急性细菌性心内膜炎病原菌,而亚急性心内膜炎的主要致病菌是草绿色链球菌。肠球菌、大肠埃希氏菌亦是亚急性心内膜炎的病原菌,因二菌出现不同程度的耐药,给临床治疗带来了困难。尿路、胆道、胃肠道炎症黏膜损伤引起的败血症以大肠埃希氏菌多见,其次是变形杆菌、产气肠杆菌和粪产碱杆菌。引起新生儿败血症的病原菌主要是产单核李斯特菌、B 群链球菌和阴道加特纳菌。

随着广谱抗菌药物、免疫抑制剂的应用,气管切开、透析、器官移植等诊疗措施实施,菌血症病人不断增多。分离的病原菌也从原来的常见菌、多发菌转变为少见菌、罕见菌、厌氧菌、真菌、L 型细菌,而耐药菌和复合菌感染在临床血液培养中的分离率也越来越高,应引起临床微生物检验工作者的高度重视。

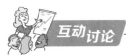

> 草绿色链球菌属于人体正常菌群,试分析从血液和痰液标本中分离出草绿色链球菌各有何临床意义?

文档:互动
讨论分析

（谷存国）

二、脑脊液标本的微生物学检验

正常人体脑脊液是无菌的,当病原菌通过血-脑屏障侵入中枢神经系统时可引起感染,如化脓性脑膜炎、结核性脑膜炎等。通过对脑脊液标本的微生物学检验,能及时准确地找出病原菌,为临床诊断和治疗提供依据。

（一）标本的采集

1. 采集部位　脑脊液标本主要由临床医生采集,一般选用腰椎穿刺法,特殊情况可采用小脑延髓池或脑室穿刺术。

2. 采集量　严格无菌操作,采集脑脊液 3~5ml,盛于无菌试管或小瓶中。

3. 标本的运送和保存　标本采集后应 15min 内送检,最迟不能超过 1h。若培养脑膜炎奈瑟菌、嗜血杆菌等苛养菌时,应将标本置于 35℃条件下保温送检,不可置于冰箱保存,以免影响细菌的检出率。

（二）微生物学检验

1. 常见病原菌　脑脊液标本中常见病原菌见表 21-3。

表 21-3　脑脊液标本中常见的病原菌

种类	革兰氏阳性菌	革兰氏阴性菌
球菌	金黄色葡萄球菌、肺炎链球菌、A 群、B 群链球菌、消化链球菌、肠球菌	脑膜炎奈瑟菌，卡他布拉汉菌
杆菌	炭疽芽孢杆菌、结核分枝杆菌、产单核李斯特菌、类白喉棒状杆菌	流感嗜血杆菌、大肠埃希氏菌、产气肠杆菌、铜绿假单胞菌、不动杆菌、肺炎克雷伯菌、变形杆菌、拟杆菌、脑膜败血黄杆菌
真菌	新型隐球菌、白假丝酵母菌	—

2. 检验程序　脑脊液标本的细菌学检验程序见图 21-3。

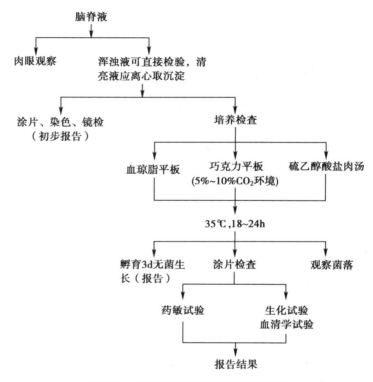

图 21-3　脑脊液标本微生物学检验程序

3. 检验方法

（1）涂片检查：首先观察脑脊液标本的性状，除结核性脑膜炎和无菌性脑膜炎外,其他细菌引起的化脓性脑膜炎病人的脑脊液多明显混浊。混浊或脓性脑脊液可直接涂片,染色镜检。无色透明或微浊的脑脊液,应以 4 000r/min 离心 10~15min 后,取沉淀物涂片,根据检验目的不同采取不同的染色方法镜检。

1）革兰氏染色：取沉淀物涂片,革兰氏染色后镜检,根据染色性、形态、排列等进行初步报告。

①检出革兰氏阴性、凹面相对、肾形、成双排列的球菌,大小着色深浅不一,常位于细胞内（早期病人的脑脊液中,细胞较少时可见到较多的双球菌位于细胞外）,可报告"找到革兰氏阴性双球菌,位于细胞内（外）,形似脑膜炎奈瑟菌"。

②检出革兰氏阳性、菌体周围有明显荚膜的矛头状双球菌,可报告"找到革兰氏阳性双球菌,形似肺炎链球菌"。

③检出革兰氏阳性、小而规则的杆菌,单独或呈 V 形排列,出现于大量单核细胞之间,可报告"找到革兰氏阳性杆菌,形似产单核李斯特菌"。

④检出革兰氏阴性、多形性、菌体大小不一、杆状或丝状的细菌,可报告"找到革兰氏阴性杆菌,形似流感嗜血杆菌"。

⑤其他不易识别的细菌,可根据其形态、排列、染色性,报告"找到革兰氏×性球/杆菌"。

2)抗酸染色:疑为结核分枝杆菌感染时,脑脊液沉淀物涂片,或将脑脊液置室温数小时,待形成纤维网后,倾取纤维网于清洁、无划痕的载玻片上,干燥固定,抗酸染色后镜检,若检出抗酸阳性、细长略弯曲、成团、成束、排列无序的杆菌,可报告"找到抗酸染色阳性杆菌"。

3)墨汁负染色:疑为新型隐球菌感染者,取脑脊液沉淀物行墨汁负染色,显微镜下观察到菌体周围有宽大透明的荚膜,似一个晕轮,有时可见到出芽的酵母菌,可报告"找到新型隐球菌"。

(2)分离培养与鉴定:根据检验目的不同选择不同的方法进行微生物分离培养。

1)普通细菌培养:用接种环挑取混浊脑脊液标本或经离心的沉淀物,分别接种于血琼脂平板和巧克力平板上,同时接种于增菌肉汤,置35℃ CO_2 环境中培养 18~24h。如有细菌生长,则根据菌落、形态学特征、生化试验及血清学试验进行鉴定,并做抗菌药物敏感试验。若无细菌生长,则应把增菌肉汤转种,持续培养至48h。

2)结核分枝杆菌培养:疑为结核分枝杆菌时接种于罗-琴培养基或米氏 7H-10 培养基,斜置于35℃温箱孵育 7d 后直立,继续孵育至 6~8 周,有细菌生长时,取菌落进行鉴定,如无细菌生长,则报告为阴性。

3)真菌培养:疑为真菌感染时,用血平板或沙氏葡萄糖琼脂培养基进行分离培养,分别置于25℃及37℃温箱中孵育,一般 2~3d 长出菌落,根据菌落形态、涂片镜检及生化反应等进行鉴定。

4)厌氧菌培养:将混浊脑脊液或经离心后的沉淀物接种于血琼脂平板、厌氧血琼脂平板和硫乙醇酸钠肉汤,35℃条件下,分别在需氧、厌氧环境中培养。如需氧培养不生长而厌氧培养有细菌生长,应立即行涂片、染色镜检,结合菌落形态、按厌氧菌进行鉴定,同时做细菌的药物敏感性试验。

4.结果报告　发现阳性结果,立即报告临床医生。

(1)一旦发现病原菌应立即电话或书面通知临床主管医生,同时做直接药物敏感性试验,6~8h后报告药敏试验结果,将敏感抗菌药物电话通知主管医生。

(2)分离培养得到的菌落,立即进行微生物学鉴定及标准化的药敏试验,最后报告"检出××细菌",并报告药敏试验结果。

(3)培养 3d 仍无细菌生长者,报告"经 3d 培养无细菌生长";对临床有特殊要求的标本,可适当延长培养时间(如结核分枝杆菌培养 8 周),仍无生长方可发出阴性报告。

(三)临床意义

引起细菌性脑膜炎的细菌有脑膜炎奈瑟菌、肺炎链球菌、A 群和 B 群链球菌、流感嗜血杆菌、金黄色葡萄球菌、铜绿假单胞菌等,最常见的细菌是脑膜炎奈瑟菌,由于脑膜炎奈瑟菌对外界抵抗力较弱,加之早期用药治疗往往涂片阳性而培养却为阴性,因此正规操作,严格遵守注意事项,才能提高该菌检出率;肺炎链球菌仍是引起细菌性脑膜炎的常见病原菌,流感嗜血杆菌脑膜炎以及其他革兰氏阴性杆菌性脑膜炎也可发生,并有增多趋势;由结核分枝杆菌引起的结核性脑膜炎,近几年发病率呈回升趋势,应引起高度重视。

真菌性脑膜炎最常见的病原体是新型隐球菌。由白假丝酵母菌、球孢子菌引起的真菌性脑膜炎日渐增多,特别好发于免疫功能低下与恶性疾病病人,如 AIDS、恶性肿瘤、严重糖尿病、SLE 等病人易发生。

三、尿液标本的微生物学检验

尿路感染是临床最常见的感染性疾病,多见于成年女性,系由大量微生物在尿路中生长繁殖而引起的尿路炎症。

案例导学 21-3

病人张某,女性,45岁,因尿频、尿急、尿痛5天入院,医生嘱其进行中段尿培养,连送3天,每天1次。第1天培养结果,血平板上共有4种细菌生长:革兰氏阴性杆菌2种,革兰氏阳性球菌2种,以革兰氏阴性杆菌居多。

问题与思考:

1. 该病人采集的标本是否合格? 应该怎样采集中段尿?

2. 如果标本合格,如何对采集的标本进行微生物学检验?

(一) 标本的采集

1. 中段尿采集法　嘱咐病人睡前少饮水,清晨用肥皂水清洗会阴部及尿道口,再用清水冲洗,收集中段尿10~20ml直接排入专用的无菌容器中,加盖后立即送检。该方法是留取尿液标本最常用的方法。

2. 导尿法　用导尿管收集病人尿液10~20ml于无菌容器中,立即送检。该方法适用于无法排尿或已插导尿管的病人,但应注意此法容易引起逆行性感染。

3. 膀胱穿刺法　将病人耻骨联合上皮肤消毒后,以无菌注射器做膀胱穿刺采集尿液10~20ml,将针头插入橡皮塞送检。该方法主要用于厌氧菌的培养,特殊情况下,也可考虑用此法采集尿液。

4. 集尿法　疑为结核分枝杆菌感染时,可收集24h尿液置于一个洁净容器中送检。

5. 标本的运送和保存　尿液标本采集后应立即置于无菌带盖容器中送检,及时接种,室温下保存时间不能超过2h,4℃冷藏时间不能超过8h,疑为淋病奈瑟菌感染病人的尿液标本不能冷藏保存。

(二) 微生物学检验

1. 常见病原菌　尿液标本中常见病原菌见表21-4。

表 21-4　尿液标本中常见的病原菌

种类	革兰氏阳性菌	革兰氏阴性菌
球菌	金黄色葡萄球菌、表皮葡萄球菌、腐生葡萄球菌、B群链球菌、肠球菌	淋病奈瑟菌
杆菌	结核分枝杆菌	大肠埃希氏菌、产气肠杆菌、铜绿假单胞菌、变形杆菌
其他	白假丝酵母菌	钩端螺旋体、支原体、衣原体

2. 检验程序　尿液标本的细菌学检验程序见图21-4。

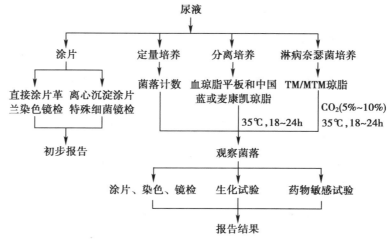

图 21-4　尿液标本微生物学检验程序

3. 检验方法

（1）涂片检查:取尿液标本 5~10ml 放于无菌试管中,3 000r/min 离心 30min,取沉淀物涂片,根据检验目的不同采取不同的染色方法镜检。

1）普通细菌检查:取沉淀物涂片行革兰氏染色镜检。若发现革兰氏阳性或阴性细菌,即可做出初步报告。

2）淋病奈瑟菌检查:沉淀物涂片 2 张,分别行革兰氏染色和吕氏亚甲蓝染色,镜检若查见革兰氏阴性双球菌、肾形、存在于细胞内或细胞外,男性病人可做出初步报告,女性病人需经培养证实后方可报告。

3）假丝酵母菌检查:取沉淀物置于洁净玻片上,加盖玻片后用高倍镜观察,若沉渣太多,可滴加 10%氢氧化钾,使之溶解后再镜检。同时制成薄片,干燥、固定、革兰氏染色后镜检。若发现卵圆形芽生孢子和管状的假菌丝,且革兰氏染色为阳性,可初步报告检出假丝酵母菌。

4）结核分枝杆菌检查:尿液经 4 000r/min 离心 30min,取沉淀物制作 2 张涂片,分别用齐-内抗酸染色和潘本汉抗酸染色,若两张均见红色杆菌,报告"找到抗酸分枝杆菌"。若齐-内抗酸染色见红色杆菌,而潘本汉抗酸染色未见红色杆菌,则为耻垢分枝杆菌。

5）钩端螺旋体检查:取病人发病 1 周后的尿液 5~10ml,以 3 000r/min 离心 30min。取尿液沉淀物滴于载玻片上,覆以盖玻片后在暗视野显微镜下检查,若发现一串细密亮珠、两端呈钩状且沿纵轴旋转运动的螺旋体时,可报告找到螺旋体。

（2）尿液细菌计数:通常取病人中段尿进行定量培养,用定量加样器无菌取混匀尿液 5μl,滴加于血琼脂平板上,用接种环连续均匀划线接种,置 35℃培养 18~24h 后计数菌落,再计算出每毫升尿液中的细菌数。

若培养后菌落多而无法计数时,可报告细菌培养大于 10^5 CFU/ml。

（3）分离培养与鉴定:根据检验目的的不同,选择不同的方法进行微生物分离培养。

1）普通细菌培养:取尿液标本离心沉淀物接种于血平板和麦康凯平板,置 35℃培养 18~24h 后观察结果,根据菌落特征、涂片染色镜检结果及生化反应等进行鉴定,同时进行抗菌药物敏感试验。

2）淋病奈瑟菌培养:取标本接种于 TM 平板或 MTM 平板上,置 5%~10% CO_2 环境中 35℃培养 24~48h,根据菌落特征、涂片染色结果及生化反应等进行淋病奈瑟菌的鉴定。

3）真菌、厌氧菌、结核分枝杆菌、L 型细菌培养参见相关章节内容。

4. 结果报告

（1）尿沉淀涂片镜检时,普通细菌根据形态及染色性,报告"找到革兰氏×性球/杆细菌"。若见到革兰氏阴性双球菌、肾形,存在于细胞内（外）,报告"找到革兰氏阴性双球菌,存在于细胞内（外）,形似淋病奈瑟菌"。若见到革兰氏阳性、卵圆形的芽生孢子和管状假菌丝,报告"找到假丝酵母菌,形似白假丝酵母菌"。

（2）从尿路感染病人的同份尿液中可同时检出两种致病菌,当检出三种或以上不同微生物,应认为标本采集或处理不当被污染。分离到的菌落应进行计数、鉴定及药物敏感性试验,报告"检出××细菌",菌落的数量及报告药敏试验结果。

（3）培养 48h 仍无细菌生长者,报告"48h 培养无细菌生长"。

（三）临床意义

正常人膀胱中的尿液是无菌的,当尿液经尿道排出时,因受到尿道正常菌群的污染而含有细菌。一般认为尿液细菌计数不应超过 10^3 CFU/ml,若革兰氏阳性球菌大于 10^4 CFU/ml,革兰氏阴性杆菌大于 10^5 CFU/ml,应考虑为尿路感染。若尿液中细菌数少于 10^4 CFU/ml 或在 10^4~10^5 CFU/ml 之间,反复培养均查出同一细菌时,一般也认为是病原菌。

能引起尿路感染的病原菌很多,可能是球菌、杆菌,也可能是真菌、支原体、衣原体等。致病菌与某些条件致病菌均能引起尿路感染,如淋病奈瑟菌是引起淋菌性尿道炎的病原体,大肠埃希氏菌是引起膀胱炎、肾盂肾炎的常见致病菌,尿路结石常合并变形杆菌感染,尿道手术及插管后易发生铜绿假单胞菌的感染。在临床尿液标本常见的病原菌中,约80%为革兰氏阴性杆菌,其中以大肠埃希氏菌最为常见,占尿路感染的70%以上;约20%为革兰氏阳性球菌,以肠球菌多见。

诊断尿路感染主要依据病原菌的检测,还要紧密结合临床综合考虑,药物敏感性试验对指导临床合理使用有效的抗菌药物有重要意义。

四、粪便标本的微生物学检验

正常人粪便中含有大量细菌,包括大肠埃希氏菌、产气肠杆菌、肠球菌和各种厌氧菌。对粪便进行微生物学检验,一是对肠道正常菌群进行监测,预防菌群失调;二是从病理性粪便标本中找出病原菌,通过药物敏感性试验为临床诊断与治疗提供依据。

 案例导学 21-4

男童,5岁,因发热、腹泻、腹部痉挛及压痛而就诊。大便检查为黏液血便,镜下可见多形核白细胞。

问题与思考:

对该病人的黏液血便,进一步的微生物学检验是什么?

（一）标本的采集

1. **自然排便法**　病人用药前自然排便后,采集有脓血、黏液部分粪便 2～3g,液体便取絮状物 1～2ml,置无菌容器或保存液中送检。注意粪便标本不能被尿液、钡餐和卫生纸污染。

2. **直肠拭子法**　对排便困难或不易获得粪便的病人,可用直肠拭子法采集,将拭子前端用无菌甘油或盐水湿润,然后插入肛门约 4～5cm(幼儿 2～3cm)处,轻轻在直肠内旋转,擦取直肠表面黏液后取出,置无菌试管或保存液中送检。

3. **标本的运送和保存**　粪便标本应立即送检,若不能立即送检,应放入卡-布(Cary-Blair)运送培养基中运送和保存。疑似霍乱弧菌感染标本,应用碱性蛋白胨水运送保存,疑似被艰难芽孢梭菌感染的标本,应放入厌氧运送系统中送检。

（二）微生物学检验

1. **常见病原菌**　粪便标本中常见的病原菌见表 21-5。

表 21-5　粪便标本中常见的病原菌

种类	革兰氏阳性菌	革兰氏阴性菌
球菌	金黄色葡萄球菌、厌氧链球菌、肠球菌	
杆菌	结核分枝杆菌、产气荚膜梭菌、艰难芽孢梭菌、蜡样芽孢杆菌	沙门氏菌、志贺氏菌、致病性大肠埃希氏菌、霍乱弧菌、副溶血弧菌、小肠结肠炎耶尔森菌、弯曲菌、类志贺假单胞菌
真菌	白假丝酵母菌	—

2. **检验程序**　粪便标本的细菌学检验程序见图 21-5。

3. **检验方法**

（1）涂片检查:粪便标本一般不直接涂片镜检,只有当检查霍乱弧菌及菌群失调优势菌时才直接涂片镜检。

1）霍乱弧菌检查

①动力检查:取新鲜粪便制成悬滴标本或压滴标本检查细菌动力,若观察到穿梭运动极度活跃的细菌,再加 O1 群霍乱弧菌诊断血清做制动试验,若原来运动活跃的细菌停止运动,为制动试验阳性,可初步报告为疑似 O1 群霍乱弧菌。

②染色镜检:霍乱病人粪便通常呈米泔水样,取新鲜标本涂片 2 张,分别进行革兰氏染色和 1∶10 稀释的苯酚复红染色,显微镜观察发现鱼群状排列的革兰氏阴性弧菌,可做出初步报告。

2）假丝酵母菌检查:在载玻片上加 1 滴生理盐水与标本混合,加盖玻片后直接显微镜观察或者革兰氏染色后镜检,革兰氏染色发现阳性卵圆形芽生孢子及假菌丝,报告找到假丝酵母菌。

 笔记

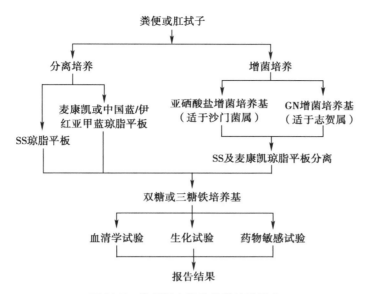

图 21-5 粪便标本微生物学检验程序

3）葡萄球菌和艰难梭菌等细菌的检查：取疑似各菌感染的病人新鲜粪便或肠黏膜状物涂片，干燥固定后，革兰氏染色镜检，根据镜下所见初步报告结果。若发现革兰氏阳性球菌，呈葡萄状排列，可报告"找到革兰氏阳性葡萄状排列球菌"；若发现革兰氏阳性粗大杆菌，无荚膜，有卵圆形芽孢并位于菌体一端者，可报告找到"找到革兰氏阳性芽孢杆菌，形似艰难梭菌"；若见细小、长而弯的革兰氏阴性弧形、S 形或螺旋形成海鸥状的细菌，报告"找到弯曲菌"。

4）粪便中优势菌检查：取粪便标本直接涂片，革兰氏染色后镜检，根据细菌染色性、形态、排列及各自在涂片中所见到的相对比例等，推定主要优势菌并及时报告结果。

（2）分离培养与鉴定：根据检验目的不同，选择不同的方法进行微生物分离培养。

1）沙门氏菌及志贺氏菌培养：取脓血、黏液粪便或直肠拭子接种于 SS 平板、麦康凯平板、伊红亚甲蓝平板和中国蓝平板，同时接种于 GN 增菌液（适用于志贺氏菌和沙门氏菌）和亚硒酸盐增菌液（适用于沙门氏菌），35℃培养 18~24h 后观察生长现象，取无色可疑菌落做推断性生化试验，初步生化反应符合两属细菌生物学特性，继续用诊断血清作血清学试验，鉴定出志贺氏菌及沙门氏菌的血清群及型。

若生化试验符合沙门氏菌或志贺氏菌，但与二者的诊断血清不发生凝集现象，可将待检菌液隔水煮沸 1h 以破坏 K 抗原和 Vi 抗原，再作凝集试验。

2）致病性大肠埃希氏菌培养：引起腹泻的大肠埃希氏菌主要有 ETEC、EPEC、EIEC、EHEC 等。取脓血或糊状粪便接种于血平板及弱选择培养基，35℃培养 18~24h 后观察菌落，挑取可疑菌落先按照一般大肠埃希氏菌进行生化反应鉴定，再通过毒力试验或与大肠埃希氏菌多价血清进行玻片凝集试验来鉴定，同时进行抗菌药物敏感试验。

3）霍乱弧菌培养：取米泔水样标本接种于碱性蛋白胨水中增菌培养，6h 后取表面菌膜移种或直接取粪便标本接种于庆大霉素琼脂平板或 TCBS 平板，35℃培养 18~24h 后观察菌落，挑取可疑菌落通过形态学检查、动力及制动试验、血清学试验等进行鉴定。

4）副溶血性弧菌培养：取粪便、可疑食物等接种于副溶血弧菌增菌液，同时划线接种于副溶血弧菌选择性平板和 SS 琼脂平板上，35℃培养 18~24h 后观察菌落，取可疑菌落做生化试验、无盐及高盐试验等进行鉴定。

5）金黄色葡萄球菌培养：取绿色、海水样或糊状粪便接种于甘露醇高盐琼脂平板或血琼脂平板上，35℃培养 18~24h 后观察菌落，挑取黄色可疑菌落通过革兰氏染色、凝固酶、DNA 酶及甘露醇发酵等试验进行鉴定，同时做抗菌药物敏感试验。

6）小肠结肠炎耶尔森菌培养：将标本接种于新耶尔森菌专用培养基（NYE）、麦康凯平板及 SS 琼脂平板上，分别置于 25~30℃及 35℃条件下培养，前者用于分离小肠结肠炎耶尔森菌，后者用于分离沙门氏菌和志贺氏菌。培养48h后,取SS平板上生长不良、麦康凯平板上不发酵乳糖的无色菌落做生化反应鉴定。

7) 空肠弯曲菌培养:取液状或带血粪便标本接种于弯曲菌选择培养基(CAMP-BAP、Skirrow或Butzler血琼脂),在43℃微需氧条件下培养24～72h后观察生长现象,取略带红色、有光泽、半透明的可疑菌落行悬滴法或压滴法观察动力,再结合生化试验结果进行鉴定。

8) 艰难梭菌培养:取黄色混杂有假膜的新排出液状粪便,立即接种于环丝氨酸-甲氧头孢菌素-果糖琼脂(CCFA)平板上,35℃厌氧培养48h后,选择可疑菌落移种庖肉培养基,细菌生长后产生毒素,取培养物进行毒素测定同时做其他试验以鉴定,最后报告结果。

9) 真菌培养:主要培养白假丝酵母菌,将标本接种于沙氏葡萄糖琼脂培养基和血琼脂培养基上,分别置于25℃和37℃环境中培养24～48h,根据菌落特点、染色结果、芽管形成试验及厚膜孢子形成试验等进行鉴定。

4. 结果报告　粪便标本的微生物学检验结果报告,应以分离目的菌种的结果而决定。

(1) 涂片镜查时,应根据不同的检验目的选用不同的检查方法,发现典型阳性结果,应立即向临床医生发出初步报告。

(2) 一旦分离培养出致病菌,应马上进行细菌鉴定和抗菌药物敏感试验,最后报告"检出×菌",并报告药敏试验结果。如检出沙门氏菌或志贺氏菌,应根据血清学试验结果报告"检出××沙门氏菌"或"检出××志贺氏菌××群";检出霍乱弧菌应立即向当地疾病预防控制中心报告。

(3) 阴性结果应根据分离目的菌的结果而定。如SS和中国蓝琼脂平板分离粪便中的致病菌,应报告"未检出沙门氏菌属、志贺氏菌属及致病性大肠埃希氏菌";CCFA琼脂平板分离艰难芽孢梭菌,则报告"未检出艰难芽孢梭菌"。

（三）临床意义

引起肠道感染的细菌种类较多,且致病菌与正常菌群共生,致病作用及机制各不相同,病原学诊断较为困难,因此加强粪便中细菌学检验具有重要意义。

能引起肠道感染的常见致病菌有沙门氏菌、志贺氏菌、霍乱弧菌及致病性大肠埃希氏菌等,临床常表现为腹泻、呕吐、高热等症状。伤寒沙门氏菌能引起伤寒,志贺氏菌可引起细菌性痢疾,霍乱弧菌能引起霍乱等。多种细菌本身或其代谢产物可引起食物中毒,常可危及生命,常见的引起食物中毒的细菌有沙门氏菌、副溶血弧菌、致病性大肠埃希氏菌、金黄色葡萄球菌、肉毒梭菌、蜡样芽孢杆菌等,其引起的食物中毒多发生于夏秋季,以暴发和集体发病为主。

大量研究与临床资料证实胃炎、消化性溃疡主要是幽门螺杆菌引起。

五、痰液标本的微生物学检验

痰液是气管、支气管和肺泡所产生的分泌物。正常人每天排出的痰液很少,当病原微生物侵犯呼吸道黏膜时,痰液分泌量增多,呼吸道感染的临床表现主要为咽喉肿痛、咳嗽、咳痰伴发热等。近年来,呼吸系统感染的发病率不断增加,感染微生物的种类、数量、耐药性也不断增强,及时准确地采集合格痰液标本、检出痰液中的病原体对于某些疾病的诊断与治疗具有重要意义。

（一）标本的采集

1. 自然咳痰法　以晨痰最佳,留取标本前嘱病人用清水漱口或用牙刷清洁口腔,然后用力咳出呼吸道深部的痰吐入无菌带盖、干燥不吸水的容器中,痰液量应≥1ml,立即送检。对无痰或少痰的病人可采用雾化吸入加温至45℃的10%NaCl水溶液,使痰液易于排出。

2. 小儿取痰法　用弯压舌板向后压舌,用棉拭子深入咽部,小儿受到刺激咳嗽时,可咳出肺部或气管分泌物粘在拭子上。对咳痰少的幼儿,可轻压胸骨上部的气管,促进痰液的排出。

3. 特殊器械采集法　支气管镜采集法、防污染毛刷采集法、环甲膜穿刺经气管吸引法、经胸壁针穿刺吸引法和支气管肺泡灌洗法,均由临床医生按相应操作规程采集,放无菌容器送检。

4. 标本的运送和保存　痰液标本采集后应立即送检,室温保存不能超过2h,选用选择运送培养基运送和保存标本,也不应超过48h,因某些细菌在外环境中会过度繁殖或死亡。

（二）微生物学检验

1. 常见病原菌　痰液标本中常见病原菌见表21-6。

表 21-6 痰液标本中常见的病原菌

种类	革兰氏阳性菌	革兰氏阴性菌
球菌	金黄色葡萄球菌、凝固酶阴性葡萄球菌、肺炎链球菌、A 群链球菌、肠球菌、厌氧球菌	脑膜炎奈瑟菌、卡他莫拉菌
杆菌	白喉棒状杆菌、类白喉棒状杆菌、结核分枝杆菌、炭疽芽孢杆菌	流感嗜血杆菌、克雷伯杆菌、铜绿假单胞菌、大肠埃希氏菌、产气肠杆菌、百日咳杆菌、军团菌
其他	白假丝酵母菌、隐球菌、曲霉菌、毛霉菌	支原体、衣原体

2. 检验程序 痰液标本的细菌学检验程序见图 21-6。

3. 检验方法

（1）涂片检查：痰涂片的目的：①确定标本是否适合做细菌培养，如标本中每个低倍镜视野鳞状上皮细胞多于 25 个，白细胞少于 10 个，表示标本来自唾液，为不合格标本；标本中每个低倍镜视野鳞状上皮细胞小于 10 个，白细胞大于 25 个，为合格标本，适合做细菌培养。②判定是否有病原菌存在，为选用培养基提供参考。

1）一般细菌涂片检查：取痰液的脓性或带血部分制成均匀薄片，进行革兰氏染色镜检，根据染色性、形态及排列初步报告。

2）结核杆菌检查：取干酪样或脓性部分的痰液制成厚涂片，抗酸染色后镜检，根据所见结果报告找到抗酸杆菌或未找到抗酸杆菌。

3）放线菌及诺卡菌检查：将痰液用生理盐水反复洗涤数次，如含血液则加蒸馏水溶解红细胞，挑取黄色颗粒（硫磺样颗粒）或不透明的

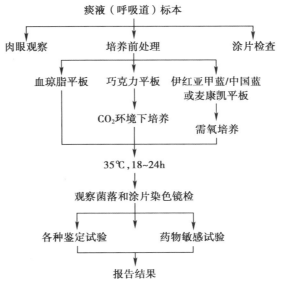

图 21-6 痰液标本微生物学检验程序

着色斑点，置玻片上加压，并覆以盖玻片，高倍镜下观察其结构，如见中央为交织的菌丝，其末端粗杆形呈放线状排列时揭去盖玻片，干燥后做革兰及抗酸染色镜检。

（2）分离培养与鉴定

1）痰培养的前处理

①痰液的洗净：将痰加入 15~20ml 无菌生理盐水的试管中，振荡 5~10s 后静置，用接种环将沉淀于管底的脓痰片沾出，放入另一试管内，以同样的方法反复洗涤 3 次，将洗涤后痰片接种在培养基上，主要是洗去痰中的正常菌群。

②痰液的均质化：向痰液内加入等量 pH 7.6 的 1% 胰酶溶液，置 37℃，90min，即可使痰液均质化而对细菌培养无影响。

2）普通细菌培养：将处理后的痰接种于血平板、巧克力平板、中国蓝/麦康凯平板上，分别放入普通和 CO_2 环境，35℃培养 18~24h 后观察菌落特征，可疑菌落涂片行革兰氏染色，根据菌体的染色性、形态特点等进行初步鉴定。

3）嗜肺军团菌培养：将均质化的标本接种于血琼脂、巧克力琼脂和 BCYE 琼脂平板上，置 35℃，5%~10% CO_2 环境中培养。若在上述培养基中 24h 内有细菌生长，则此菌不是军团菌。如在 BCYE 平板上 48h 后生长，而血琼脂平板和巧克力平板上不生长，此菌可能是军团菌，应进一步鉴定。

4）白喉棒状杆菌培养：将处理好的痰液或假膜接种于吕氏血清斜面、血琼脂平板和亚碲酸钾琼脂平板上，经 35℃培养 16~48h 后，分别观察各种培养基上的菌落特征，若见到典型菌落，经形态学检查和生化试验、毒力试验证实后报告。

5）百日咳鲍特菌培养：用咳碟法或取鼻咽分泌物接种于鲍-金培养基上，35℃培养 2~5d，挑取细

小、凸起、光滑、半透明、周围有狭窄溶血环的菌落,涂片染色镜检,进行生化试验及血清学试验。必要时可做毒力试验。

6）真菌、厌氧菌、结核分枝杆菌培养参见相关章节内容。

4. 结果报告

（1）涂片镜检

1）革兰氏染色:如见到排列成葡萄状的革兰氏阳性球菌,可报告"找到革兰氏阳性球菌,形似葡萄球菌";若见到瓜子仁状或矛头状、成双排列、有明显荚膜的革兰氏阳性球菌,可报告"找到革兰氏阳性双球菌,形似肺炎链球菌";若见到革兰氏阴性杆菌,排列成双且有明显荚膜,可报告"找到革兰氏阴性杆菌,形似肺炎克雷伯菌";若见到不易识别的细菌,则报告"找到革兰氏×性球（杆）菌"。

2）抗酸染色:见到抗酸阳性杆菌,报告"找到抗酸杆菌",而不能报告"找到结核分枝杆菌"。

3）若见到中央部分菌丝为革兰氏阳性,而四周放射的末梢菌丝为革兰氏阴性,抗酸染色为阴性,可报告"找到染色、形态疑似放线菌";若革兰氏染色反应与放线菌相同,抗酸染色为弱阳性,可报告"找到染色、形态疑似诺卡菌"。

4）对临床有特殊要求的标本,根据要求做相应染色,根据镜下所见报告结果。

（2）鉴定与药敏:分离培养得到致病菌后,立即进行细菌鉴定及标准化药物敏感性试验,最后报告的各细菌应注明各自所占的比例,以平板上所有生长菌落所占相对比例来推断,分为:纯培养、大量、中等量、少量和个别。并报告各致病菌的药敏试验结果。

（3）未检出致病菌时,报告"正常菌群"或"生长细菌的种类、数量"。

（三）临床意义

上呼吸道感染是最常见的呼吸道感染症,金黄色葡萄球菌、A 群链球菌、肺炎链球菌、肠球菌以及某些革兰氏阴性杆菌是最常见的病原体。急性细菌性鼻炎、鼻前庭炎、鼻腔脓肿、鼻中隔脓肿等多由金黄色葡萄球菌、A 群链球菌和铜绿假单胞菌引起;慢性鼻窦炎多为需氧菌和厌氧菌混合感染;猩红热、风湿热及急性咽炎病人咽拭子常可检出 A 群链球菌。

下呼吸道的痰是无细菌的,但咳出需经口腔,常带有上呼吸道的正常寄生菌,因此在进行此类标本的细菌学检验中,必须区分检出的细菌是病原菌还是来自上呼吸道的寄生菌。一般认为,经过洗涤处理的痰液、特殊器械采集的标本,结果比较可靠。连续多次采集、分离培养生长同一致病性较弱的细菌,亦应考虑是致病菌。

下呼吸道感染最常见的疾病是细菌性肺炎。肺炎链球菌是主要病原菌,由流感嗜血杆菌、金黄色葡萄球菌、革兰氏阴性杆菌及军团菌所致肺炎也应引起人们的重视。医院获得性肺炎的病原体 50% 以上是革兰氏阴性杆菌,一些条件致病菌和耐药菌甚至成为医院内感染肺炎的主要致病菌。

支原体肺炎常表现为不典型肺炎,占肺炎的 10%～20%,临床上约 80% 的慢性气管炎病人合并有支原体感染。

目前,真菌性肺炎以条件致病性真菌感染为主,并呈上升趋势,常见菌以白假丝酵母菌为主,曲霉、毛霉和隐球菌也可见。

（周晓俊）

六、脓液标本的微生物学检验

组织或器官的化脓性感染,按其病原菌的来源可以分为内源性和外源性两类。内源性感染是炎症周围器官中的正常菌群,由于损伤等因素造成正常菌群进入无菌状态的组织内,发生感染。外源性感染是由于外伤和直接接触,外界微生物通过人体表面进入人体造成感染。近年来,由创伤、手术、侵入性器械操作等外科治疗引起的感染日益增多,加上细菌耐药性产生,严重影响了创伤及外科感染的治疗效果。脓液及组织标本的微生物学检验能快速发现感染性创口的病原菌,为临床选择抗菌药物治疗提供合理有效的保障。

（一）标本的采集

1. 拭子采集法　对于外伤性感染、开放性脓肿部位的脓液采集,先用无菌生理盐水清洗病灶表面的污染杂菌,再用无菌棉拭子采取脓液及病灶深部的分泌物;对于皮肤表层的感染,应避免表面微生物的污染,采集接近肉芽组织的脓液,放入无菌试管中送检。

2. **纱布条采集法**　对形成瘘管的放线菌感染,可将无菌纱布条塞入瘘管内,次日取出送检,也可用无菌棉拭子挤压瘘管,取流出脓液中的"硫磺样颗粒",盛于无菌试管内送检。

3. **注射器抽吸法**　对封闭性脓肿可在消毒病变周围的皮肤或黏膜后,用无菌注射器穿刺抽取脓液,注入无菌容器中送检。疑为厌氧菌感染,应按厌氧要求采集标本,标本采集完毕应将针头插入无菌橡皮塞,用注射器直接送检。

4. **标本运送与保存**　采集后的标本应在室温 2h 内送检,若不能及时送检,可置于 4℃ 冰箱保存,但保存时间不能超过 24h。厌氧培养标本,最好采集完毕后做"床边接种",也可置于厌氧运送培养基内室温下保存,但保存时间不能超过 24h,切不可置冰箱存放。

（二）微生物学检验

1. **常见病原菌**　从脓液及创伤感染分泌物中能够检出的病原菌见表 21-7。

表 21-7　脓液及创伤感染分泌物中的常见病原菌

种类	革兰氏阳性菌	革兰氏阴性菌
球菌	金黄色葡萄球菌、A 群链球菌、凝固酶阴性葡萄球菌、肺炎链球菌、消化链球菌	脑膜炎奈瑟菌、淋病奈瑟菌、卡他布拉汉菌、韦荣球菌
杆菌	炭疽芽孢杆菌、结核分枝杆菌、破伤风梭菌、产气荚膜梭菌、溃疡棒状杆菌、脆弱类杆菌	大肠埃希氏菌、铜绿假单胞菌、变形杆菌、肺炎克雷伯菌、腐败假单胞菌、嗜血杆菌、丙酸杆菌
其他	白假丝酵母菌、放线菌、诺卡菌	—

2. **检验程序**　脓液标本的细菌学检验程序见图 21-7。

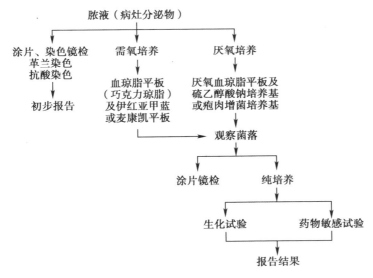

图 21-7　脓液标本微生物学检验程序

3. **检验方法**

（1）涂片检查

涂片检查的目的:①补充试验提示,若发现芽孢菌,进行热处理后接种培养;发现真菌,补做沙氏葡萄糖琼脂培养基分离培养。②评估细菌的种类和数量。③若只发现一种细菌,可直接做药敏试验。④若发现烈性致病菌,应立即报告临床医生,以便于紧急治疗。

1）**普通细菌检查**:取脓液及创伤分泌物涂片,行革兰氏染色镜检,根据形态和染色特点,发出初步报告。

2）**放线菌检查**:用肉眼或放大镜检查脓液、分泌物或敷料内有无直径 1mm 以下的"硫磺样颗粒"。用接种环挑取含有"硫磺样颗粒"的标本置于洁净的玻片上,覆以盖玻片,轻轻挤压。若颗粒结构不明显,可加 5%~10% 的 NaOH 溶液 2~3 滴加以消化,用低倍镜及高倍镜检查并报告。

3)厌氧芽孢梭菌检查:取脓液及创伤分泌物涂片,行革兰氏染色镜检时,应注意观察菌体是否有芽孢形成及芽孢在菌体的位置,并在报告中详细描述。

(2)分离培养与鉴定

1)普通细菌培养:将标本分别接种于血平板、中国蓝平板及麦康凯平板,放入 35℃ 温箱培养 18~24h 后观察结果,根据菌落特征结合涂片染色结果,进一步对细菌进行鉴定,同时做抗菌药物敏感试验。

2)产气荚膜梭菌培养:将分泌物或脓液接种于血琼脂平板和卵黄琼脂平板,或庖肉培养基增菌培养 6~8h 后,转种血琼脂平板和卵黄琼脂平板,置 35℃ 厌氧环境中培养 18~24h 后观察结果。挑取可疑菌落进行革兰氏染色镜检,按其生物学性状进行鉴定报告。

3)放线菌及诺卡菌培养:取"硫磺样颗粒"接种于牛心脑琼脂平板和硫乙醇酸钠肉汤,分别置于微氧和无氧环境中,35℃ 培养 7~14d 后,若有灰白色、面包屑或臼齿状、向琼脂中生长的菌落,巯基乙酸钠肉汤中有棉絮样团块,摇动易碎,涂片染色为革兰氏阳性不规则杆菌,可按放线菌鉴定。若疑为诺卡菌应接种沙氏葡萄糖琼脂培养基,需氧培养后鉴定。

4)厌氧菌的分离培养:厌氧菌分离培养所使用的培养基,最好使用当日新鲜配制的培养基。可将标本接种于硫乙醇酸盐增菌汤(也可接种于庖肉汤中)或厌氧血平板,在厌氧环境中进行培养。

5)其他细菌检验:参见相关章节内容。

4. 结果报告

(1)涂片镜检时,对常见易识别的细菌,可报告"找到革兰氏×性球(杆)菌,形似××细菌";对不易识别的细菌,可报告"找到革兰氏×性球(杆)菌,呈××排列"。若发现具有芽孢的细菌,报告中应描述菌体形成芽孢的情况及芽孢在菌体中的位置。

(2)分离培养得到菌落后,应立即进行细菌鉴定及标准化药物敏感性试验,最后报告"检出××细菌",并报告药敏试验结果。

(3)若培养 48h 仍无细菌生长,报告"经 48h 培养无细菌生长";若疑为诺卡菌感染,平板应持续培养 7d 证实无细菌生长,才能报告阴性;厌氧菌培养 3~5d 仍未见细菌生长,报告"厌氧培养××天无细菌生长"。

(三)临床意义

临床上几乎所有手术或外伤性创伤均可有不同程度的细菌污染,污染的细菌可来自空气,亦可来自手术部位附近组织和脏器,但不一定发生感染,一般认为每克组织内细菌的数量在 10^5 CFU 以上才能引起伤口感染。

葡萄球菌和链球菌是引起外伤性创伤感染最常见的细菌,放线菌、结核分枝杆菌、大肠埃希氏菌、铜绿假单胞也常见,且易发生混合感染。器官脓肿和机体深部组织的脓肿多为厌氧菌感染。深部创伤和复杂性骨折,可因污染尘埃或其他异物发生破伤风梭菌、产气荚膜梭菌等厌氧菌的感染。

烧伤创面感染最常见细菌是铜绿假单胞菌,其次是金黄色葡萄球菌,大肠埃希氏菌、肺炎克雷伯菌、变形杆菌、产碱杆菌等。若大量使用抗菌药物,同时处在较潮湿的环境,机体可发生真菌感染,甚至败血症。

放线菌感染可发生在免疫功能下降或拔牙、口腔黏膜损伤时。

七、生殖道标本的微生物学检验

生殖道感染的病原体包括细菌、真菌、病毒和寄生虫等,根据不同的病原体采集相应的生殖道标本,进行微生物学检验,是生殖道感染确诊的重要依据。

(一)标本的采集

1. 女性　用无菌拭子采集阴道、宫颈分泌物等。阴道分泌物应先擦除过多分泌物和排出液,用无菌棉拭子采集阴道口内侧壁或后穹窿处分泌物;宫颈分泌物先用无润滑剂的扩阴器使宫颈可见,用拭子擦去黏液和分泌物丢掉,用新的灭菌拭子插入宫颈管 2cm 采集分泌物,转动并停留 10~20s,让拭子吸附分泌物。置无菌管内送检。若怀疑盆腔厌氧菌感染时,用注射器从阴道后穹处穿刺抽取标本,立即床边接种于厌氧菌平板。

2. **男性** 尿道标本用拭子插入尿道腔 2~4cm,旋转拭子至少停留 20s,使之容易吸收;分泌物标本采集时,翻转包皮,用肥皂水清洗尿道口,清水冲洗,采集尿道口分泌物;采集前列腺液时,先冲洗尿道和膀胱,用手指从肛门内按摩前列腺,使前列腺液溢出,用无菌容器收集送检。

3. **梅毒螺旋体标本** 从外生殖道的硬下疳处蘸取渗出液,置于载玻片上,加盖玻片后立即送检。

4. **标本运送与保存** 采集后的标本应在室温 2h 内送检。淋病奈瑟菌等苛养菌、厌氧菌感染标本采集后最好进行"床边接种",若不能及时接种,可用专用的运送培养基运送标本。切不可置冰箱存放。

(二)微生物学检验

1. **常见病原菌** 生殖道标本常见病原菌见表 21-8。

表 21-8 生殖道标本常见病原体

种类	革兰氏阳性菌		革兰氏阴性菌
球菌	金黄色葡萄球菌、表皮葡萄球菌、β 溶血性链球菌、肠球菌、消化链球菌	淋病奈瑟菌	
杆菌	阴道加特纳菌、结核分枝杆菌		杜克雷嗜血杆菌、大肠埃希氏菌、铜绿假单胞菌、变形杆菌、不动杆菌
其他	假丝酵母菌		梅毒螺旋体、支原体、衣原体

2. **检验程序** 生殖道标本的细菌学检验程序见图 21-8。

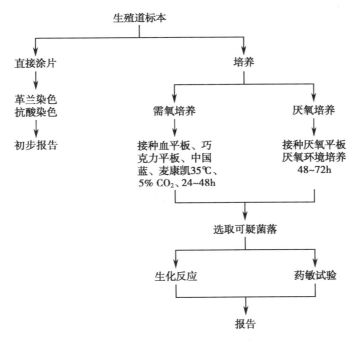

图 21-8 生殖道标本的微生物学检验程序

3. **检验方法**

(1)涂片检查:涂片、革兰氏染色或抗酸染色后镜检,应注意观察:

1)淋病奈瑟菌:白细胞内(外)革兰氏阴性肾形双球菌。

2)杜克雷嗜血杆菌:细小的、多形态的、革兰氏阴性杆菌或球杆菌,呈链状或鱼群样排列。

3）结核分枝杆菌:抗酸染色阳性、分散或聚集的杆状或分枝状细菌。

4）念珠菌:圆形或卵圆形酵母细胞及芽生的孢子。

阴道分泌物涂片染色后观察阴道分泌物中有无细菌、细菌形态和染色性,以及有无覆盖大量革兰氏阴性菌的上皮细胞(线索细胞,提示可能有阴道加特纳菌感染)。

梅毒螺旋体涂片直接暗视野检查,观察有无纤细、发亮、前后旋转的密螺旋体,或 Fontana 镀银染色,观察有无棕褐色的密螺旋体。

（2）分离培养与鉴定

1）一般细菌培养:接种于巧克力琼脂平板、血琼脂平板和中国蓝琼脂平板,35℃培养 18~24h,根据菌落菌体形态及生化反应结果进行鉴定。

2）淋病奈瑟菌培养:淋病奈瑟菌对营养要求高,需在培养基中加入腹水或血液。通常接种于巧克力琼脂平板或 TM 琼脂平板,置 5%~10% CO_2 条件下,35℃培养 18~24h,观察有无较小、灰白色、露滴状菌落形成,进一步生化鉴定。

3）阴道加特纳菌培养:接种于含 5%羊血琼脂平板,在 5%~10% CO_2 环境培养 48h,观察有无针尖大小(0.3~0.5mm)、圆形、光滑、不透明、不溶血(在人血或兔血琼脂平板上可出现 β 溶血)的菌落。

4）念珠菌培养:接种沙氏葡萄糖琼脂平板,分别在 25℃及 37℃培养,若怀疑为念珠菌,应接种于念珠菌显色培养基,培养 48h,菌落绿色为白色念珠菌,灰蓝色为热带念珠菌,必要时可应用数码鉴定法进行鉴定。

5）解脲脲原体和人型支原体培养:采用液体和固体培养法,培养结果若为阳性,需结合临床表现,且液体培养时菌落数>10^4CFU/ml,具有临床意义。

6）衣原体培养:为专性细胞内寄生,不能用人工培养基培养,可用鸡胚卵黄囊及 HeLa-299 等细胞培养。将接种标本的细胞培养管离心,促进衣原体黏附进入细胞,或在培养管内加入二乙氨乙基葡聚糖,以增强衣原体吸附于易感细胞,提高分离培养阳性率。

4. 结果报告

（1）涂片镜检:根据镜下观察结果,进行报告。如"见到革兰氏阴性双球菌,分布于白细胞内""见到真菌孢子及假菌丝""见到抗酸杆菌""未见革兰氏阴性双球菌""未见真菌"或"未见抗酸杆菌"。

（2）一旦从生殖道标本中分离到淋病奈瑟菌、化脓性链球菌、杜克雷嗜血杆菌、β 溶血性链球菌、沙眼衣原体及白假丝酵母菌等病原体,报告:病原体的种属名称和相应的药敏试验结果。

（3）阴道及宫颈拭子、男性尿道拭子标本生长的生殖道正常细菌,可报告为正常细菌群。阴道加特纳菌在巧克力琼脂平板上生长良好,只有当其为优势菌时,才可考虑为细菌性阴道致病菌。

（4）根据培养的目的不同,当培养时间足够长而未见目的菌生长时,可做出"经××天培养,未见××菌生长"的阴性报告。

（三）临床意义

正常人体内生殖器应是无菌的,而外生殖器常有正常菌群的存在,如尿道口常见葡萄球菌、大肠埃希氏菌、类白喉棒状杆菌、耻垢分枝杆菌,阴道内常见乳酸杆菌、酵母菌、支原体等。这些正常菌群一方面维持着外生殖器的微生态平衡,另一方面可使生殖道感染病原学诊断复杂化,因此在采集生殖道标本时应尽可能防止正常菌群污染。

多种细菌及衣原体、支原体、螺旋体等均可感染生殖系统,引起性传播疾病或生殖器官的急、慢性炎症。淋病奈瑟菌可经性接触传播,引起急、慢性淋病,男性表现为淋菌性尿道炎、前列腺炎及附睾炎,女性表现为阴道、子宫颈、输卵管炎。梅毒螺旋体可引起梅毒,杜克雷嗜血杆菌可引起软下疳。非淋菌性尿道炎是由支原体与衣原体引起的,细菌性阴道病由阴道加特纳菌、动弯杆菌、人型支原体所致。除了性传播疾病外,生殖系统炎症(包皮炎、子宫内膜炎)常由葡萄球菌、链球菌、大肠埃希氏菌等化脓性细菌单独或混合感染引起。

（徐焰平）

本章小结

　　正确采集和运送临床标本是细菌学检验质量保证的前提,临床标本的采集和运送应满足细菌学检验的原则和要求,对合格标本选择正确的细菌学检验方法进行及时处理,选用恰当的培养基、适宜的温度与湿度和正确的培养方法是成功分离培养细菌的基本要求,而细菌鉴定和抗菌药物敏感性试验是临床标本细菌学检验的核心任务。

　　细菌学检验结果应遵循分级、限时报告的原则,即危急值报告、初级报告、预报告、终极报告。危急值报告可提供病人病情危急的边缘状态,使医生及时对病人采取治疗措施。有效实施危急值报告制度是衡量检验人员责任心、服务意识、临床沟通能力的重要标志。

　　临床常见微生物标本包括来自无菌部位和有菌部位的标本。采集无菌部位的标本应严格执行无菌操作规范,在排除污染的前提下,只要检出细菌就应视为病原菌;采集有菌部位的标本应尽量避免正常菌群污染,检出的细菌应密切结合临床实际进行分析。临床标本不同,采用的处理方法也各不相同,如血液标本要先增菌培养,阳性者进行涂片染色、分离培养与鉴定、药敏试验等;尿液标本要进行细菌计数,分析生长菌是否是致病菌;细菌含量较少的体液标本要离心,取沉淀物进行检验,以提高检出致病菌的概率。

扫一扫,测一测

思考题

1. 如何正确采集和运送临床标本?
2. 临床标本直接涂片检查的目的是什么? 哪些临床标本适合做直接涂片检查?
3. 尿液标本如何进行活菌计数? 有何临床意义?

第二十二章　临床微生物检验的质量保证

学习目标

1. 掌握微生物检验前、中、后的质量控制,标准化操作程序。
2. 熟悉微生物检验标本的正确采集与运送,试剂和培养基的质量控制,危急值的处理。
3. 了解微生物检验质量保证对检验人员的要求,实验室内部质控,实验方法的确认和验证。
4. 具有全面认识和分析微生物学检验质量控制的能力。
5. 能按照微生物学检验质量控制要求进行微生物学检验。

　　临床微生物学检验是现代医疗诊治工作中的重要组成部分,任务繁重而复杂,是一个多步骤的综合分析过程。从标本的采集到病原菌的镜检、培养、鉴定、抗菌药物敏感性试验,乃至最终的结果报告和分析,每一个环节都可能影响最终检测报告的质量,因此,加强质量控制,以确保检验结果的可重复性、可靠性和准确性。质量控制是指人们根据客观条件的许可所制定的,实际可以达到的质量标准。以标本为主线,微生物检验的质量控制过程可分为检验前质量控制、检验中质量控制及检验后质量控制 3 个阶段。

第一节　检验前质量保证

　　检验前过程(pre-examination process),又称分析前期阶段(preanalytical phase),指从医生申请至分析检验启动时为止的过程,包括检验申请、病人准备和识别、原始标本的采集、运送和标本接收、实验室内传递,至检验分析过程开始时结束。检验前过程质量保证是临床实验室质量控制体系中最重要、最关键的环节,是保证检验结果正确、有效的先决条件。

一、检验申请

　　微生物检验项目的申请要有针对性和合理性,检验申请单的设计应遵循国家、地区和当地相关的规定,包含足够的信息,以识别病人、申请者(科室)和相关临床资料,基本内容应包括:①病人姓名、性别、出生日期、科室、床号及唯一标识(如住院号、门诊号或其他标记号);②标本类型、来源和临床诊断或疑似诊断;③申请的检验项目;④与病人相关的临床资料,如旅行史和接触史等;⑤感染类型和/或目标微生物及抗菌药物的使用情况;⑥标本采集时间、实验室接收标本时间;⑦申请医生姓名或其他唯一识别号。

二、标本的采集与运送

标本的正确采集与运送涉及医生、护士、病人和标本运输人员或运输系统,环节多、人员广,是微生物检验质量保证最薄弱的环节。所以临床微生物实验室对各类标本的采集与运送应有明确规定,并制定相应的采集及运送指南,提供合适容器,监控标本运送,做好登记和验收,制定标本接收或拒收准则等措施,以保证标本质量。

（一）病人的准备

病人的生理因素(如年龄、性别、月经、妊娠等)及病人的状态(如情绪、饮食、生活习惯、药物使用等)直接影响检验结果。应根据标本采集的需要,耐心细致地与病人沟通,使其主动配合,以便采集到有价值的标本。

（二）标本的采集

根据不同感染性疾病和目的病原菌的特点,确定合理的采样时间、方法、部位、时机、次数以及标本种类、采样量等,并选用恰当的采样器材、容器,严格无菌操作。

（三）标本保存和运送

已采集的标本应视为有潜在性生物危险,应置于无菌、无渗漏、便于密封的容器内,根据目的病原菌的特点选用合适的保存液进行运送。标本采集后应尽可能立即送检,最迟不能超过2h,最好床边接种。若不能及时送检,要根据目的病原菌的特点确定保存条件(如温度等),在规定的时间内送到实验室。

（四）标本验收和登记

标本送至实验室后应有专人验收和登记,制定并严格执行标本拒收标准。验收基本程序和内容是:①唯一性标志是否正确无误,申请单是否信息完整;②申请检验项目与标本是否相符;③采样时间与送检时间,以及送检条件是否符合保存致病菌活力的要求;④盛装容器是否有溢漏和污染;⑤检查标本的外观及标本量。

对不合格的标本要拒收,并向送检人员说明拒收原因,告知正确的送检要求,叮嘱其重新采集和送检标本。若标本不可替代或很重要,可以先进行标本处理,待申请医师或标本采集者识别并确认后,再发送报告。不合格标本拒收的标准主要包括:①唯一性标志错误、不清楚或失落的;②明显被污染的标本;③送检容器为非无菌容器;④同一天申请做同一实验的重复送检标本(血培养除外)等。

第二节　检验中质量保证

检验中的质量保证至少应关注人员、培养基、试剂、设备、方法学确认和验证、检验过程等因素。应制定相应的文件及程序,严密监控,及时发现错误,采取纠正措施,保证检验质量。

一、对检验人员的要求

临床微生物检验是一门专业性很强的复杂性工作,要求从业人员应具有:①良好的职业道德、科学严谨的工作作风;②扎实的基础理论知识、丰富的临床实际工作经验和娴熟的专业技能,并熟悉实验室质量管理流程;③良好的沟通能力,为临床提供必要的咨询和解释服务;④具有病原微生物实验室生物安全意识和安全知识,具备生物安全防范、消防、应急等技能。

应定期培训工作人员,并评估、记录其进行微生物检验的能力。培训内容包括微生物专业技术及知识、质量控制、生物安全的知识、实验室内微生物检验活动所制定的所有文件等。对新进员工,在最初6个月内应进行2次能力评估,对职责变更或离岗6个月以上再上岗的工作人员应进行再培训和再考核,并记录存档。

二、对培养基、试剂、设备要求

（一）培养基

培养基是病原微生物分离鉴定的重要材料,质量的好坏直接关系到实验结果的准确性。培养基可以自制,也可以购买。培养基应有良好外观(即表面平滑、水分适宜、无污染、适当的颜色和厚度、试管培养基湿度适宜等)及明确的标识(如生产日期、批号、保质期、配方、质量控制、贮存条件等信息)。

自制培养基,每批产品都应进行质量控制。购买的培养基,若生产者遵循一定的质量保证标准,并提供质量控制合格证明等文件时,实验室可免除质量控制。但是培养基脱水、溶血、破损、被污染或量不足时,仍应进行相应的质量控制,包括无菌试验、生长试验或与旧批号产品平行试验、生长抑制试验(适用时)、生化反应(适用时)等。

1. **无菌试验**　新制备的培养基要按批号随机抽取一定数量的样品做无菌试验。若有细菌生长,说明培养基制备过程中已受杂菌污染,除了寻找原因外,不应再使用,同时要做好记录。

2. **细菌生长试验**　所有的培养基在使用前除了做无菌试验外,还必须做细菌生长试验,以确定培养基性能是否符合要求。即用已知的标准菌株按照美国临床实验室标准化委员会(CLSI)推荐的方法进行质控。质控所需的标准菌株分为 2 种:一种是已知的可在某种培养基上生长或产生生化反应的阳性菌株;另一种是已知的不能在某种培养基上生长或不产生生化反应的阴性菌株。质控菌株可购买标准菌株,也可使用实验室保存菌株。国内外均有专门提供标准菌株的机构,如美国国家典型菌种保藏中心(ATCC)、英国国家典型菌种保藏中心(NCTC)和中国医学细菌保藏管理中心(CMCC)等,若无来源于上述机构的菌株,也可使用上级专业部门保存的可溯源的质控菌株。

实验室常用培养基、生化反应培养基、试验的质控菌种、预期结果见表 22-1 和表 22-2。对于生长缓慢或需要新鲜培养基才能生长的微生物,在培养基使用前难以完成各项质量控制,但是,应认真检查培养基配制与培养过程中可能出现的问题。

表 22-1　常用培养基的质控

培养基	培养条件	质控菌种	预期结果
血琼脂平板	有氧环境,24h	化脓性链球菌	生长,β-溶血
		肺炎链球菌	生长,α-溶血
		金黄色葡萄球菌	生长,β-溶血
		大肠埃希氏菌	生长
巧克力平板	CO_2,24h	流感嗜血杆菌	生长
麦康凯平板	有氧环境,24h	大肠埃希氏菌	生长,粉红色菌落
		奇异变形杆菌	生长,无色菌落
		金黄色葡萄球菌	不生长
中国蓝平板	有氧环境,24h	大肠埃希氏菌	生长,蓝色菌落
		宋内志贺氏菌	生长,无色菌落
XLD	有氧环境,24h	鼠伤寒沙门氏菌	生长,粉红色菌落,中心黑色
		福氏志贺氏菌	生长,粉红色菌落
		大肠埃希氏菌	生长,黄色菌落(可能受抑制)
SS 平板	有氧环境,24h	产气肠杆菌	生长,粉红色菌落
		鼠伤寒沙门氏菌	无色菌落,中心黑色
		粪肠球菌	生长被抑制
		金黄色葡萄球菌	不生长

续表

培养基	培养条件	质控菌种	预期结果
沙氏葡萄糖琼脂培养基	有氧环境,24h	白色假丝酵母菌大肠埃希氏菌	生长被抑制
营养琼脂平板	有氧环境,24h	福氏志贺氏菌	中度到大量生长
		金黄色葡萄球菌	中度到大量生长
增菌肉汤	有氧环境	脆弱拟杆菌	生长
		A 群链球菌	生长

表 22-2　常用生化试验培养基的质控

培养基	质控菌种	预期结果
赖氨酸脱羧酶	鼠伤寒沙门氏菌	阳性(深紫色、混浊)
	福氏志贺氏菌	阴性(黄色)
鸟氨酸脱羧酶	黏质沙雷菌	阳性(深紫色、混浊)
	肺炎克雷伯菌	阴性(黄色)
精氨酸双水解酶	阴沟肠杆菌	阳性(深紫色、混浊)
	奇异变形杆菌	阴性(黄色)
靛基质	大肠埃希氏菌	阳性(加试剂后呈红色)
	肺炎克雷伯菌	阴性
VP 试验	肺炎克雷伯菌	阳性(加试剂后呈红色)
	大肠埃希氏菌	阴性
枸橼酸盐(西蒙氏)	肺炎克雷伯菌	阳性(蓝色)
	大肠埃希氏菌	阴性
苯丙氨酸脱氨酶	奇异变形杆菌	阳性(加入试剂后呈绿色)
	大肠埃希氏菌	阴性
O-F 试验(葡萄糖)	铜绿假单胞菌	(氧化型)呈黄色
	不动杆菌属	(不利用)无反应
硝酸盐还原	大肠埃希氏菌	阳性(加入试剂后呈红色)
	不动杆菌属	阴性
胆汁-七叶苷	肠球菌	阳性,黑色
	非 D 群 α 链球菌	不生长
脱氧核糖核酸琼脂	黏质沙雷菌	阳性,粉红色
	肠杆菌属	蓝色
丙二酸盐	肺炎克雷伯菌	生长,蓝色
	大肠埃希氏菌	不生长

续表

培养基	质控菌种	预期结果
半固体(动力)	奇异变形杆菌	阳性(穿刺线周围生长)
	肺炎克雷伯菌	阴性
β-半乳糖苷酶试验	黏质沙雷菌	阳性,黄色
	鼠伤寒沙门氏菌	阴性
三糖铁琼脂	弗劳地枸橼酸杆菌	产酸/产酸,H_2S
	福氏志贺氏菌	产碱/产酸
	铜绿假单胞菌	产碱/不反应

(二)试剂

实验室使用的试剂(染色液、化学试剂、生物试剂等)都应标记名称、浓度、储存条件(购买试剂遵循生产商的建议)、配制日期、失效期、生物危害性。若试剂启封,改变了有效期和储存条件,必须记录新的有效期。

试剂的质量控制包括新批号、新货次投入临床使用前的性能评估,以及日常质控。①新批号或同一批号不同货次试剂的性能评估方法为直接分析参考物质、新旧批号/货次平行试验或常规质控等;②定性试验(如触酶试验、氧化酶试验、凝固酶试验)的试剂至少检测阳性和阴性质控物;③定量试验(如血清学)试剂需设两个滴度或浓度;④直接抗原检测试剂,若含内质控,每一新批号或相同批号不同货次需检测阳性和阴性外质控,若不含内质控,实验当日应检测阳性和阴性质控;⑤一次性定量接种环每批次应抽样验证。

各种试剂质控物质的种类、试验频率、检测预期结果与所开展的试验相适应,并遵循有关标准(表22-3)。质控菌种连续细胞传代时需定期监测支原体污染状况。实验室所用抗血清应澄清,若出现混浊或沉淀,表明已污染,不可使用。第一次使用时,应用已知阳性和阴性菌进行效价和特异性检测,合格者方可使用。所有抗血清应在4℃冰箱内保存。

表22-3　常用试剂及染色液的质控

试剂	质控菌种	预期结果	质控频率
触酶	金黄色葡萄球菌	阳性,立即产生气泡	每日
	粪肠球菌	阴性,无气泡	
血浆凝固酶	金黄色葡萄球菌	阳性,凝集	每日
	表皮葡萄球菌	阴性,不凝集	
5μg/片新生霉素纸片	金黄色葡萄球菌	有生长抑制环	每批
	腐生葡萄球菌	生长不受抑制	
杆菌肽纸片	A群链球菌	有生长抑制环	每批
	α溶血性链球菌	生长不受抑制	
奥普托欣纸片	肺炎链球菌	抑制环(≥14mm)	每批
	α溶血性链球菌	生长不受抑制	
V因子和X因子纸片(M-H平板)	流感嗜血杆菌	仅在两纸片间生长	每批
细胞色素氧化酶(改良法)	铜绿假单胞菌	阳性,10~20s内变蓝色	每批,以后每次
	大肠埃希氏菌	阴性,10~20s内颜色不变	

续表

试剂	质控菌种	预期结果	质控频率
沙门氏菌属多价血清	鼠伤寒沙门氏菌	阳性,凝集	每日
	大肠埃希氏菌	阴性,不凝集	
志贺氏菌属多价血清	宋内志贺氏菌	阳性,凝集	每日
	大肠埃希氏菌	阴性,不凝集	
革兰氏染色	金黄色葡萄球菌	阳性,紫色	每日
	大肠埃希氏菌	阴性,红色	
抗酸染色	结核分枝杆菌	阳性,红色	每日
	大肠埃希氏菌	阴性,蓝色	

(三)设备

微生物实验室设备包括基础设备及专业设备,常用基础设备包括显微镜、培养箱、水浴箱、冰箱、离心机、滴定管、移液器、温度计、游标卡尺、自动分配器、生物安全柜、压力灭菌器等。常见专业设备包括全自动或半自动微生物鉴定/药敏分析系统、血培养检测系统等。每件设备应有唯一标签、标识或其他识别方式。

与检测相关的所有设备均应制定标准化操作程序定期维护、保养、监测并记录,所有记录保存至仪器报废。设备应始终由经过培训的授权人员操作,新设备或经搬运、维修后的设备应进行评估及性能验证,或由使用者确保实验结果的准确性。

仪器设备要定期进行监测,不同类型设备,所需定期监测的重点不同。用于检测的温度依赖性设备(培养箱、水浴箱、冰箱等),必须定时监测温度,使用的温度计量程适宜,并经检定,以确保准确性。CO_2培养箱每日记录CO_2浓度,厌氧培养箱或厌氧罐应保证绝对无氧(常用亚甲蓝作为指示剂监测厌氧状态,厌氧状态下无色,有氧状态下呈蓝色)。超净工作台定期做无菌试验。压力灭菌器要监测灭菌效果,并定期进行生物监测。实验室常用仪器设备的检测见表22-4。自动化微生物鉴定/药敏分析系统、血培养仪的校准应满足制造商建议,质控方法见表22-5。浊度仪每6个月进行一次检定或校准。生物安全柜(高效过滤器、气流、负压等参数)、CO_2浓度检测仪、细胞离心机、压力灭菌器、游标卡尺、培养箱、温度计、移液器、微量滴定管或自动分配器每12个月进行一次检定或校准。

表 22-4　实验室常用仪器设备的检测

仪器设备名称	控制标准	允许范围	监控方法及频率
水浴箱	37℃	±1℃	每天观察记录温度
培养箱	35℃	±1℃	每天观察记录温度
CO_2培养箱			每天观察记录温度和CO_2浓度
温度	35℃	±1℃	
气体	5%~10%	<10%	
冰箱			每天观察记录温度
冷藏	4℃	±2℃	
冷冻	-20℃	±5℃	
压力灭菌器	121℃	≥121℃	使用时观察并记录温度、压力,每月用嗜热芽孢杆菌(ATCC 7953、12980)或每次用化学方法测试灭菌效果一次

表22-5　微生物自动化培养系统和鉴定系统的质控

仪器设备名称	质控菌株	监控方法	监控频率
血培养系统	金黄色葡萄球菌 肺炎链球菌 大肠埃希氏菌 流感嗜血杆菌 白色假丝酵母菌 产气荚膜梭菌	选用相应质控菌株,用需氧和厌氧培养瓶进行验证	仪器性能验证一年一次,培养瓶每批次质控
微生物鉴定/药敏分析系统	肺炎链球菌 腐生葡萄球菌 阴沟肠杆菌 嗜麦芽窄食单胞菌 流感嗜血杆菌 白色假丝酵母菌	选用相应质控菌株,用各种鉴定卡和药敏卡进行验证	仪器性能验证一年一次,卡片每批次质控

三、检验过程

（一）检验方法的确认和验证

微生物学检验方法必须统一、准确可靠,通常选择公认的、权威的教科书,或经同行评议的书刊、杂志,或国际、国家、行业、地方和企业标准中规定的检测方法和程序,内部规程应确认其符合相应的用途。所选择的检测方法和程序还应与所提供的服务相适宜,并且方便操作(如血培养系统应能分离需氧菌及厌氧菌等)。

所有的方法和程序在应用于病人标本检测之前,需要评估其准确性、灵敏度、特异度、检出限、可报告范围,并与已有的检验方法进行比对。生产商的产品声明亦需验证,或者与已被接受的方法比对证实结果可以接受。实验方法和程序经确认投入使用后,还需定期评审,以确定该方法和程序持续满足服务对象的需求。

（二）标准化操作程序

各实验室应制定标准操作程序,统一标准要求,规范操作,减少差距,提高检验结果的一致性、准确性。标准操作程序(standard operating procedure,SOP)包括实验的所有重要信息及技术说明,供实际操作中遵照执行。主要内容包括检验目的、检验程序、原理和方法、临床意义、操作步骤、标本类型、容器和添加剂、性能参数、检测试剂、定标试剂、所需设备、校准程序(计量学溯源性)、质量控制程序、干扰(如脂血、溶血、黄疸、药物)和交叉反应、结果计算(包括测量不确定度)、生物参考区间、检验结果的可报告区间、警告/危急值(适用时)、检测结果的解释、安全性警告及措施、潜在变异来源,并注明分析前和分析后注意事项、特殊操作模式的处理。每个操作程序可能包括以上全部,也可能只包括部分内容,就具体情况而定。

所有的程序(包括标本质量评估、接种、分离、鉴定、染色、药敏试验、结果报告,特殊病原体的识别、隔离、报告,以及特殊处理等)都应形成文件,由实验室负责人批准、签名发布。不再使用的文件应保留一定时间,适当标识,避免误用。

（三）评审生物参考区间

定期评审生物参考区间,当怀疑生物参考区间对参考人群不再适用时,需进行调查研究,必要时采取纠正措施。如果改变检验程序或检验前程序,也应对生物参考区间进行评审。

（四）测量准确性

临床微生物检测比较特殊,能够溯源的项目很少,必须通过其他方式保证结果的准确性,如按要求参加相应的能力验证/室间质评,并制定文件化程序,该程序应包括职责规定、参加说明,以及任何不同能力验证/室间质评活动的评价标准。

能力验证/室间质评是由外部机构向实验室发放"未知"标本,根据检测结果评价实验室的检测质量。其目的是:①与其他实验室比较结果;②发现错误的检验技术;③认识特殊的病原体或实验结果。能力验证/室间质评可作为评价实验室质量的依据,满意的结果提示,实验室的人员、试剂、培养基、设备状态良好。

（五）内部质量控制体系

实验室内部质量控制体系是实验室检验结果持续满足预期质量标准的保证,其目的是为了保证每个样本测定结果的稳定性。主要内容包括质量控制计划,试剂、培养基、设备的质控程序,能力验证/室间质评计划,检测自制"盲样",定期学习等计划,并在实施过程中进行连续评价和验证,对发现的问题及时处理。

室内质控物质与临床标本的检测方法、检测次数、操作者必须一致。质控频率遵循有关标准,满足仪器和/或检测系统制造商的要求,并规范实施。缺乏合适的校准和质控物质的项目,应有程序验证、临床标本检测结果的准确性。出现室内质控失控时,立即报告主管或实验室负责人,并记录所采取的纠正措施。经评估,室内质控结果在可接受范围时,才可发送检测报告。

（六）标本质量评估

标本质量评估指标包括标本量(如足够的脑脊液量以接种于多种培养基,合格的血量以提高血培养阳性率)、标本采集次数(如多次采集粪便标本可提高腹泻致病菌检测阳性率)、标本的质量(如痰液显微镜检查白细胞、上皮细胞数量,评价痰液质量)及血液、体液、尿标本等的污染率。

第三节　检验后质量保证

检验后过程(post-examination processes)又称为分析后阶段(postanalytical phase),指检验之后的全部过程,包括结果的系统性评审、报告的规范格式与解释、报告的发送、标本的保留和储存、废弃物的处置等。应重视检验报告的流程与规范,如报告格式、异常结果的标注、电话报告结果、报告时效、报告修正等。

一、检验结果的评审与报告

（一）鉴定结果的审核

在细菌鉴定结果出来向临床发出报告前,实验室需要专业主管或资深的检验人员,对鉴定结果进行系统的分析和审核,保证结果的准确性。审核内容主要包括:

1. 将鉴定结果与原始分离平板上的细菌菌落形态、染色情况、生化和血清学鉴定等进行比较,是否吻合,核实后再做出正确鉴定结果。

2. 鉴定结果必须结合临床实际,要根据标本的采集质量、感染的部位、病原体的变迁、有无污染的可能等因素进行综合分析和审核,做出客观、恰当的鉴定结果。

3. 审查当日检验过程中的质控情况,如培养基、染色液、细菌鉴定系统等是否在控,在确认无失控的情况下,才可发出细菌鉴定报告。

4. 审核药敏试验结果时,首先看本周各种抗菌药物纸片室内质控是否在控,只有药敏纸片质控结果在可接受范围内,才能签发药敏报告,保证试验结果的正确性。

（二）检验报告的审核

检验结果报告要求信息全面、结果准确和报告及时。内容应包括:清晰明确的检验标识、实验室的名称、地址和/或标识、病人的唯一性标识和地点、检验申请者姓名或其他唯一性标识和申请者详细联系信息、标本采集日期和时间及实验室接收标本时间、报告日期和时间、标本来源、结果报告单位、生物参考区间(如适用)、结果的解释(如需要)、检验者标识、页数和总页数。若标本不适于检验,或可能影响检验结果,应在报告中说明。结果报告应与检验的内容一致,如粪便志贺氏菌培养阴性,报告为"未检出志贺氏菌"。血培养阴性结果报告应注明培养时间。所有记录根据相关规定保存一定时间。

当发现已发送检验报告有错误时,应进行更改,记录改动日期、时间及责任人。经改动后,原内容应清晰可辨。若须修改已用于临床决策的检验结果,其报告应与原报告一同保存,并清楚标明其被修改。药敏试验资料应保存,流行病学分析结果至少每年向临床医师报告。

（三）检验结果的报告程序

1. 一般程序　已审核的报告,即可通过检验信息系统（laboratory information system,LIS）和医院信息系统（hospital information system,HIS）查询、打印,门诊病人凭领取凭证或就诊卡打印报告单,住院病人报告单由专人送至各病区,并签收。

2. 分级报告　血液、脑脊液等无菌体液样品的培养鉴定应及时发送分级报告。初级报告,如阳性结果均应及时电话通知临床,报告革兰氏染色的形态,排列方式。最终报告则报告细菌种名、药敏试验结果。

3. 危急值报告　当某些检验结果达到危急值时,在确保检验结果无误差后,应迅速将结果报告给临床医师或相关人员,避免延误对病人的诊治。无菌体液涂片或培养检出细菌,均应进行危急值报告。危急值报告记录包括日期、标本接收时间、病人信息（如姓名、性别、科室、床号等）、检验项目、检验结果、复查结果、报告时间、报告人、报告接收者及检测结果。应记录危急值未及时通知相关人员的事件及原因。出现危急值检验结果的标本应妥善保存,以备复检。

4. 传染病报告　如检测出可疑的甲类（鼠疫、霍乱）、乙类（艾滋病、病毒性肝炎、人高致病性禽流感等）或者丙类（流行性腮腺炎、风疹、伤寒等）法定传染病病原体时,应严格按《传染病报告标准操作程序》规定报告。

5. 多重耐药菌报告　发现耐甲氧西林金黄色葡萄球菌（MRSA）、耐碳青霉烯肠杆菌（CRE）、耐万古霉素肠球菌（VRE）、耐碳青霉烯鲍曼不动杆菌（CRABA）、耐碳青霉烯铜绿假单胞菌（CRPAE）等,按相关规定报告。

二、检验后标本的处置

检测完成后的标本和培养物应按照《检验后标本保存和处理程序》安全妥善管理,要有明确的标识,并做好记录。保存期过后的标本、污染培养基等感染性废弃物应按照《医疗卫生机构医疗废物管理办法》及《医疗废物管理条例》有关要求进行处置,尽可能减少对处理者的危害。如果在处理前运送,应置于坚硬、防渗漏容器内,并适当标记。

检验申请单及标本处理过程应记录并保存,记录内容包括病人姓名或识别码、采集标本的时间、实验室接收标本的日期和时间、检验项目、申请者、标本的处理时间、处理过程、检验者及检验结果等。

本章小结

为保障微生物学检验结果的准确性和可靠性,及时地为感染性疾病的诊断、治疗和预防提供科学依据,必须建立完善的微生物学检验质量控制体系。

质量保证应贯穿于微生物学检验的全过程,包括检验前、检验中和检验后及影响检测结果的所有因素。主要措施有:①检验前,应结合感染性疾病病人的症状和体征等,科学地提出合理、规范的检验申请。按照标本采集指南采集和运送标本。做好标本登记和验收,制定标本接收或拒收准则,以保证标本质量。②检验中,要从检验人员、培养基、试剂、设备、方法学确认和验证及检验过程等因素进行全程质量监控,严格按照SOP文件规范操作,并做相应记录,及时发现和纠正错误。③检验后,检验结果要进行评审,报告要求准确、及时,危急值及时到达临床,标本的处置方法适宜,符合生物安全要求,重视检验报告的流程与规范。

（谢　春）

扫一扫,测一测

思考题

1. 检验前过程质量控制是临床实验室质量控制体系中最重要、最关键的环节之一,如何做好微生物检验前质量控制工作?

2. 如何做好微生物检验中的质量控制?

3. 什么是能力验证/室间质评? 有何目的?

4. 什么是危急值? 应如何处理?

第二十三章　病原微生物实验室生物安全

 学习目标

1. 掌握实验室生物安全和实验室生物安全保障的概念,BSL-2 实验室安全操作技术规范;BSL-1、BSL-2 在安全设备、个体防护方面的不同。

2. 熟悉病原微生物危害程度分类等级和实验室生物安全防护水平分级,感染性物质的操作与处理。

3. 了解病原微生物实验室风险评估。

4. 具有安全防范意识及发生实验室暴露的处理能力,具有规范的实验室操作能力。

5. 能正确进行感染性物质的操作,能对感染性物质进行正确运输包装,能对感染性废弃物进行无害化处理。

早在 19 世纪末已有实验室相关性伤寒、霍乱、破伤风和布鲁氏菌病的报道。1949 年,Sulkin 和 Pike 首次对实验室感染做了系统性调查,报道了 222 例病毒性感染,至少有 1/3 的病例感染与操作传染性组织和动物有关。2004 年 4 月发生在北京、安徽的严重急性呼吸综合征(SARS)疫情,经证实这次疫情源于实验室内感染,是一起因实验室安全管理不善,执行规章制度不严,技术人员违规操作,安全防范措施不力,导致实验室污染和工作人员感染的重大责任事故。据统计,从事病原微生物研究的工作人员发生传染病的概率比普通人群高 5~7 倍,实验室感染事件还可造成疾病在社会上的流行,造成危害公众健康的严重后果,因此,实验室生物安全问题不容忽视。

第一节　概　　述

一、实验室生物安全的概念和防护措施

1. **实验室生物安全的概念**　实验室生物安全(laboratory biosafety)是指用以防止实验室发生病原体或毒素意外暴露及释放的原则、技术及实践。

2. **实验室生物安全防护措施**　主要通过规范的实验室设计建造、安全设备的配置、使用个体防护装备、执行严格的实验室管理和严格遵循标准化的操作规程,确保实验室工作人员不受实验对象的侵染,确保周围环境不受其污染。

(1) 安全设备和个体防护:安全设备和个体防护装备的使用可实现将操作者和被操作对象之间的隔离,以防止操作者被感染,也称一级屏障。安全设备主要包括生物安全柜、离心机罩帽、高压蒸汽灭菌器等。生物安全柜是为操作原代培养物、菌(毒)株以及诊断性标本等具有感染性的实验材料时,

用来保护操作者、实验室环境以及实验材料,使其避免暴露于上述操作过程中可能产生的感染性气溶胶和溅出物而设计的一种负压过滤排风柜。

生物安全柜分为Ⅰ级、Ⅱ级和Ⅲ级三个类型。三个不同等级的生物安全柜都通过使用排风 HEPA 过滤器将安全柜内操作的感染因子有效截留。Ⅰ级生物安全柜可保护操作者和环境而不保护样品。Ⅱ级生物安全柜对操作者、环境和样品都可提供保护,是目前最为广泛应用的柜型。可分为 4 个级别:A1 型、A2 型、B1 型和 B2 型。Ⅲ级生物安全柜的所有接口都是"密封的",为操作人员、环境及样品提供最好的防护,主要用于四级生物安全防护水平实验室。个人防护装备主要包括帽子、手套、口罩、面罩、安全眼镜、护目镜、实验服、隔离衣、正压防护服、鞋套等。在使用生物安全柜等安全设备进行病原微生物、实验动物或其他材料的研究时,必须与个人防护装备联合使用。

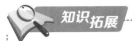

正压防护服

适用于涉及第一类病原微生物的操作,如埃博拉病毒等。一般在 BSL-4 实验室使用。正压防护服具有生命支持系统,该系统包括提供超量清洁呼吸气体的正压供气装置、报警器和紧急支援气罐,工作服内气压相对周围环境为持续正压。

(2) 实验室设计与建造:生物安全实验室和外部环境的隔离,称为二级屏障,建立此级屏障的目的是防止实验室外的人员被感染。二级屏障涉及的范围包括实验室的设施结构、通风空调系统、给水排水、电气和控制系统、消毒和灭菌等。生物安全实验室的建设应以生物安全为核心,确保实验人员的安全和实验室周围环境的安全,同时应满足实验对象对环境的要求。有关实验室的选址、平面布置、围护结构、通风空调、安全装置及特殊设备等要求应遵循《生物安全实验室建筑技术规范》。

(3) 实验室生物安全管理规章制度:应包含制订实验室生物安全防护综合措施,生物安全专人负责制,实验室内设置准入制度、实验室工作人员的资格和培训制度、仪器设备管理制度、对可能的危险因素制定保证安全的工作程序、事前进行有效的培训和模拟训练、对于意外事故要能够提供包括紧急救助或专业性保健治疗的措施,足以应对紧急情况、实验室事故处理及上报制度等内容。

(4) 安全操作规程:针对不同等级的生物安全防护,实验室所制定的安全操作规程,包括标准的安全操作规程和针对不同的微生物及其毒素应补充相应的特殊安全操作规程。制定的标准操作规程应从取样开始到所有潜在危险材料被处理的整个过程以及实验室的清洁、消毒、废弃物处理和质量控制,并确保严格实施。标准化操作规程和安全手册必须每年进行审核,必要时进行修订。

二、实验室生物安全保障的概念和措施

微生物实验室除应保护工作人员免受生物因子的侵袭,降低环境危害外,有必要保护实验室和实验室内材料,以免可能因为故意行为而危害人类或环境等。

实验室生物安全保障(laboratory biosecurity)即单位和个人为防止病原体或毒素丢失、被窃、滥用、转移或有意释放而采取的安全措施。

实验室生物安全保障措施应包括病原体和毒素的贮存位置、接触人员资料、使用记录、运送记录、对材料进行灭活和/或丢弃等情况的最新调查结果,相关人员的作用和责任,必要时公共卫生和安全保障管理部门在发生违反安全保障事件时的介入程度、作用和责任等,调查并纠正违规行为。培训所有相关人员,让他们理解生物安全保障的必要性及有关生物安全保障措施的原理,培训内容应包括国家标准、实验室生物安全保障程序等。

三、实验室生物安全的重要意义

建立生物安全实验室具有十分重要的意义,主要包括以下几个方面:①建立生物安全实验室是

建立病原微生物研究安全平台的需要；②建立生物安全实验室是生物防护（国防）的需要；③建立生物安全实验室是出入境检验检疫的需要；④建立生物安全实验室是动物防疫的需要；⑤建立生物安全实验室是传染病的预防与控制的需要；⑥建立生物安全实验室是医院内感染控制的需要；⑦GOARN监测网络（是WHO建立的全球传染病突发预警和应对的网络）离不开生物安全实验室。

第二节　病原微生物危害程度分类

危害程度分类是病原微生物危险评价的重要依据之一。不同国家根据病原微生物的传染性、感染后对个体或群体的危害程度以及是否具有有效的预防和治疗措施等因素，来进行各自的微生物危害程度分类。

世界卫生组织（WHO）2004年颁布的《实验室生物安全手册》根据感染性微生物的危害程度将其危险度划分为4个等级（表23-1）。

表23-1　病原性微生物的危害度等级分类

等级	危害程度	感染性微生物的分类
Ⅰ级	无或极低的个体和群体危害	通常不引起人或动物致病的微生物
Ⅱ级	个体危险中等，群体危险低	能够引起人或动物致病的微生物，但对实验室工作人员、社区、牲畜或环境不易构成严重危害。实验室暴露也许会引起严重感染，但对感染已建立有效的预防和治疗措施，并且疾病传播的危险有限
Ⅲ级	个体危险高，群体危险低	通常能引起人或动物的严重疾病，但一般不会发生感染个体向其他个体传播的微生物，对感染已建立有效的预防和治疗措施
Ⅳ级	个体和群体的危险均高	通常能引起人或动物的严重疾病，并且很容易发生个体之间的直接或间接传播的微生物，对感染缺乏有效的预防和治疗措施

我国2004年11月颁布的《病原微生物实验室生物安全管理条例》中，按危害程度将病原微生物分为四类：第一类危害程度最高，第四类危害程度最低，第一、二类病原微生物统称为高致病性病原微生物（表23-2）。

表23-2　病原微生物分类

类别	内容
第一类	能引起人类或者动物非常严重疾病的微生物，以及我国尚未发现或者已经宣布消灭的微生物
第二类	能引起人类或者动物严重疾病，比较容易直接或者间接在人与人、动物与人、动物与动物间传播的微生物
第三类	能引起人类或者动物疾病，但一般情况下对人、动物或者环境不构成严重危害，传播风险有限，实验室感染后很少引起严重疾病，并具备有效治疗和预防措施的微生物
第四类	通常情况下不会引起人类或者动物疾病的微生物

第三节　病原微生物实验室分级和设备要求

一、实验室生物安全防护水平分级

《实验室生物安全通用要求》（GB19489—2008）根据生物安全实验室对所操作生物因子采取的防

护措施,将生物安全实验室的生物安全防护水平(biosafety level,BSL)分为4级,一级防护水平最低,四级防护水平最高。一般以 BSL-1、BSL-2、BSL-3、BSL-4 表示实验室的相应生物安全防护水平(表23-3),以 ABSL-1、ABSL-2、ABSL-3、ABSL-4 表示动物实验室的相应生物安全防护水平。

表23-3　实验室生物安全防护水平分级

分级	处 理 对 象
BSL-1	对个体和群体低危害,不具有对健康成人、动物致病的致病因子
BSL-2	对个体中等危害,对群体危害较低,对人和动物有致病性,但对健康成人、动物和环境不会造成严重危害的致病因子。具有有效的预防和治疗措施
BSL-3	对个体高度危害,对群体危害程度较高。通过直接接触或气溶胶使人感染上严重的甚至是致命疾病的致病因子,通常有预防和治疗措施
BSL-4	对个体和群体具有高度危害性,通过气溶胶途径传播或传播途径不明,或未知的、高度危险的致病因子。没有预防和治疗措施

1. 一级生物安全水平(BSL-1)实验室　BSL-1 实验室为基础实验室,用来进行我国危害程度第四类的病原微生物的教学、研究等工作。遵循标准化操作规程,可以进行开放操作。操作的微生物危害很低,对健康成人不会造成感染,如枯草杆菌等,也包括一些可能对儿童、老年人或免疫缺陷病人造成感染的条件致病菌。

2. 二级生物安全水平(BSL-2)实验室 BSL-2 实验室的安全设备和设施适用于操作我国危害程度第三类(少量第二类)的病原微生物,对个体具有中等危险性,能引起人类不同程度的感染,如沙门氏菌属、志贺氏菌属等(图23-1)。这些病原微生物可能通过不慎摄入以及皮肤、黏膜破损而发生感染。当具备一级屏障设施,如穿戴面罩、隔离衣和手套等防护下,可以在开放实验台上进行标准化的操作。实验室应具备生物安全柜和密封的离心管,以防止泄漏和气溶胶产生。

医疗机构中的临床微生物实验室,因接触可能含有病原微生物的临床标本,这些标本的感染性是未知的,并且这些标本需检测

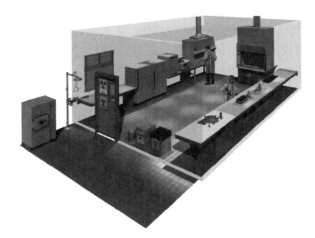

图23-1　二级生物安全水平实验室示意图

多种病原微生物,故应达到二级生物安全水平实验室要求。

3. 三级生物安全水平(BSL-3)实验室　BSL-3 实验室的安全设备和设施适用于操作我国危害程度第二类(个别第一类)的病原微生物,对个体高度危害、可以通过空气传播,如结核分枝杆菌、流行性出血热病毒等。在满足 BSL-2 实验室设施的基础上,BSL-3 实验室在平面布局上由清洁区、半污染区、污染区组成,各区之间设缓冲间,缓冲间的门能自动关闭并互锁,而且安装独立的送排风系统以控制实验室气流方向和压力梯度。凡符合 BSL-3 的微生物均须在生物安全柜内操作。

4. 四级生物安全水平(BSL-4)实验室　BSL-3 实验室属于最高防护实验室,BSL-4 实验室的安全设备和设施适用于操作我国危害程度第一类的病原微生物,这些病原微生物对个体具有高度危害性,能引起人类致死性感染,可通过空气传播或者传播途径不明,目前尚无有效的预防或治疗措施。马尔堡病毒和克里米亚-刚果出血热病毒等应在 BSL-4 条件下进行操作。通过使用Ⅲ级生物安全柜或Ⅱ级生物安全柜加正压防护服使实验室人员与传染性气溶胶完全隔离。BSL-4 实验室必须与其他实验室隔离,独立设置,并具备特殊的通风装置和废弃物处理系统。

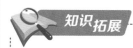

什么是气溶胶

《实验室生物安全通用要求》(GB19489—2008)定义:气溶胶是悬浮于气体介质中的粒径一般为0.001~100μm的固态或液态微小粒子形成的相对稳定的分散体系。微生物气溶胶是悬浮在空气中的微生物所形成的胶体体系。实验室的许多操作可以产生微生物气溶胶,如收取鸡胚培养液、火焰上灼热菌接种环、离心时离心管破裂等。微生物气溶胶可随空气扩散,当工作人员吸入了被微生物气溶胶污染的空气,便可以引起实验室相关感染。

二、安全设备和个体防护

二级以上级别的医院临床微生物实验室的防护设施一般要求达到 BSL-2 标准,有的临床微生物实验室检测特殊病原微生物,如结核分枝杆菌,应达到 BSL-3 标准,在此主要介绍 BSL-1 和 BSL-2 实验室的安全设备和个体防护。

(一)BSL-1 实验室

1. 一般无需配备高压灭菌器、离心机安全罩,必要时可配置生物安全柜。

2. 工作人员在实验时应穿工作服。

3. 工作人员手上有皮肤破损或皮疹时应戴手套。

4. 在执行可能有微生物或其他危险材料溅出的程序时应戴防护眼镜。

(二)BSL-2 实验室

1. **配备生物安全柜** 可能产生致病微生物气溶胶或出现溅出的操作以及处理高浓度或大容量感染性材料时均应在生物安全柜中进行。生物安全柜应安装(建议选择Ⅱ级)在实验室内气流流动小,人员走动少,距离门和空调送风口较远的地方,在生物安全柜的后方以及每一个侧面应尽可能留有 30cm 左右的空间,以便于清洁和维护。在生物安全柜的上面也应留有 30cm 的空间,以便准确测量空气通过排风过滤器的速度和排风过滤器的更换。

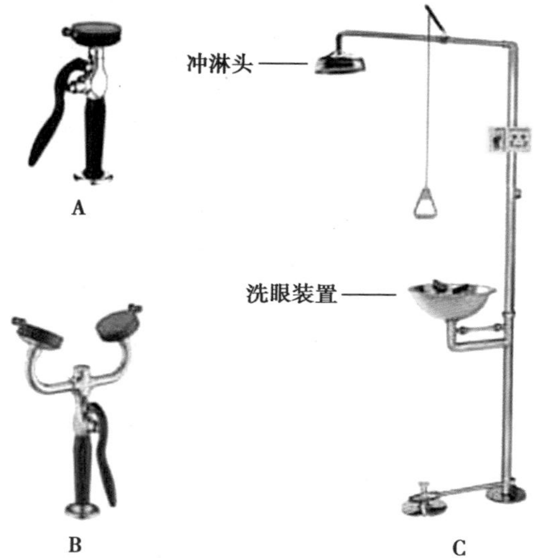

2. **配备高压蒸汽灭菌器** 在实验室所在的建筑内应配备高压蒸汽灭菌器,并按期检查和验证。应选择立式或台式排气和排水口装有 HEPA 滤器的高压蒸汽灭菌器。

3. **安装洗眼器** 根据实验室的试验活动内容,确定是否需要安装洗眼器。如果需要,应安装在靠近出口处的洗手池旁,必要时还应有应急喷淋装置(图 23-2)。

图 23-2 常用洗眼器
A、B. 单头、双头台式洗眼器;C. 立式喷淋洗眼装置。

4. **个人防护设备** 当微生物的操作不可能在生物安全柜内进行而必须采取外部操作时,为防止感染性材料溅出或雾化危害,必须戴护目镜、面罩、个体呼吸保护用品或其他防护设备。

5. **着装防护服** 在实验室工作时必须穿着合适的工作服或罩衫等防护服。离开实验室时,防护服必须脱下并留在实验室内,不得穿着外出,更不能携带回家。用过的工作服应先在实验室中消毒,然后统一洗涤或丢弃。

6. **戴手套** 当手可能接触感染材料、污染的设备或表面时应戴上合适的手套。若可能发生感染性材料的溢出或溅出,宜戴两副手套,须戴着手套离开实验室。手套用完后,应先消毒再摘除,随后必须洗手,一次性手套不得清洗和再次使用。

第四节　病原微生物实验室的风险评估

一、风险评估的概念和意义

风险评估是实验室生物安全工作的前提与核心,包括评估风险大小以及确定是否可接受的全过程。实验室生物安全事故是难以完全避免的,关键是实验室工作人员应事先了解所从事活动的风险以及应在风险已控制在可接受的状态下从事相关的活动。通过开展风险评估分析实验室内危险的来源和程度,确定应在哪一级别的生物安全防护实验室中进行操作,选择合适的个体防护装备,并制定相应的操作规程、实验室管理制度和紧急事故处理办法,持续进行危险识别和实施必要的控制措施,避免各类危险的发生,确保实验室工作在最安全的状态下进行。

二、风险评估的内容

实验室风险评估的内容包括微生物危害度评估,实验室常规活动和非常规活动过程中的风险评估,实验室设施、设备等相关的风险评估,实验室工作人员相关的风险评估,医疗废弃物处理的风险评估,实验室应急措施及预期效果评估等。

进行微生物危害度评估最有用的工具之一就是列出微生物的危险度等级。然而对于一个特定的微生物来讲,在进行危害度评估时仅仅参考其危险度等级是远远不够的,适当时还应考虑其他一些因素,包括:①病原微生物的致病性和感染量;②暴露的潜在后果;③自然传播途径;④实验室操作所致的其他感染途径(非消化道途径、空气传播、食入);⑤病原微生物在环境中的稳定性;⑥所操作病原微生物的浓度;⑦病原微生物的宿主;⑧来自动物研究、实验室感染报告或临床报告中的信息;⑨拟进行的实验操作(如超声处理、离心等);⑩当地是否能进行有效的预防或治疗等。

三、风险评估的要求

风险评估应当由那些对所涉及的微生物特性、设备和操作程序、动物模型以及防护设备和设施最为熟悉的专业人员来进行。风险评估一旦进行,应记录风险评估过程,风险评估报告应注明评估时间、编审人员和所依据的法规、标准、研究报告、权威资料、数据等。风险评估应该在实验开始之前进行,在实验中应根据实际情况和有关研究进展不断进行再评估。风险评估报告应得到实验室所在机构生物安全主管部门的批准,而且需定期进行复审。当发生生物安全事件或事故等时应重新进行风险评估。

第五节　生物安全实验室操作技术规范

规范的微生物操作技术是实验室安全的基础,在此主要介绍 BSL-1 和 BSL-2 实验室的操作技术规范。

一、实验室准入要求

1. 禁止非工作人员进入实验室。参观实验室等特殊情况须经实验室负责人批准后方可进入。
2. 实验室的门应保持关闭。
3. BSL-2 实验室入口处应贴有国际通用的生物危害警告标志,其下部应注明实验室的生物安全等级、实验室名称、负责人姓名和联系电话等有关信息(图 23-3)。
4. 进入动物房应当经过特殊批准,禁止将无关动物带入实验室。

二、实验室操作要求

1. 所有实验操作要按尽量减少微小液滴和气溶胶产生的方式来进行。

生物危险

非工作人员严禁入内

实验室名称_____预防措施负责人_____
病原体名称_____紧急联络电话_____
生物危害等级_____

图 23-3　生物危害警告标志

2. 严禁将实验材料置于口腔内,禁止舔标签。

3. 应限制使用皮下注射针头和注射器,除了进行肠道外注射或抽取实验动物体液外,不能用皮下注射针头和注射器进行移液或用作其他用途。

4. 尽可能应用一次性注射器,用过的针头禁止折弯、剪断、折断、重新盖帽,禁止用手从注射器上取下针头。用过的针头必须放入防穿透的锐器盒中,非一次性利器必须放入锐器盒中并运送到特定区域进行高压灭菌。

5. 禁止用手处理破碎的玻璃器具,装有污染针、利器及破碎玻璃的容器在丢弃之前必须高压灭菌。

6. 实验室必须制定并严格执行处理溢出物的标准操作规程,出现溢出、事故以及明显或可能暴露于感染性物质时,必须向实验室负责人报告,并如实记录和保存有关暴露及处理情况的记录。

7. 在处理完感染性实验材料和动物以及其他有害物质后,脱掉手套后及离开实验室前都必须洗手。

8. 禁止在实验室工作区进食、饮水、吸烟、处理角膜接触镜、化妆及储存食物。

9. 每天工作结束后应消毒工作台面,具有潜在危害性的材料溅出后要随时消毒。

10. 所有培养物、废弃物在运出实验室之前必须进行高压灭菌。需运出实验室灭菌的物品必须放在专用密闭防漏的容器内储存、运输。

11. 实验室的文件纸张只有保证不受到污染才可带出。

12. 将生物安全程序纳入标准操作规范或生物安全手册,由实验室负责人专门保管,工作人员在进入实验室之前要阅读规范并按照规范要求操作。

13. 工作人员要接受有关的潜在危险知识的培训,掌握预防暴露以及暴露后的处理程序,每年要接受一次最新的培训。

三、常用设备的安全使用

1. **生物安全柜**　应确认生物安全柜正常运转时才能使用,使用生物安全柜时,不要打开玻璃观察窗。开始工作前,先将工作所需物品放入工作台后部,洁净物品和使用过的污染物品要分开放在不同区域,而且尽量少放器材或标本,不可挡住柜内前面的空气格栅。工作台面上的操作应按照从清洁区到污染区的方向进行。在柜内所有工作都要在工作台中央或后部进行,并且通过玻璃观察窗能看到柜内的操作。尽量减少操作者背后人员的走动,操作者不要将手臂频繁进出生物安全柜以免破坏定向气流。柜内禁止使用本生灯,可使用微型电加热器进行细菌接种。操作前后风机至少运行 5min,操作结束应使用适宜的消毒剂擦拭生物安全柜的台面和内壁,不可在柜内进行文字工作。

2. **接种环**　为了避免被接种物洒落,接种环的直径应为 2~4mm、完全封闭、长度小于 6cm,减少抖动。使用封闭式微型电加热器灭菌接种环,可避免爆溅,建议使用一次性接种环。

3. **移液管**　移液管应带有棉塞以减少污染,严禁用嘴向含有感染性物质的溶液中吹吸,应使用移液辅助器进行移液。为防止感染性物质从移液管中滴出而扩散,工作台面应放一块浸有消毒液的布或纸。

4. **离心机**　离心机放置的高度以便于操作者能看见离心杯并便于进行更换转头、放好离心管、拧紧转头盖等各项操作为宜。操作病原微生物时,装载、平衡、密封和打开离心杯必须在生物安全柜内进行。每次离心后需清除离心杯、转头和离心机内的污染物。每天检查在特定的转速下,离心杯或转头的内表面有无污物,若有的话,则需重新评估离心的操作规程。离心转头和离心杯应每天检查有无腐蚀点和极细的裂缝,以确保安全。

5. **组织研磨器**　使用玻璃研磨器时需戴上手套,并在手里再垫上一块柔软的纱布。操作感染性物质时组织研磨器应该在生物安全柜内操作和打开。

6. **振荡器、匀浆器和超声波破碎仪**　当使用振荡器、匀浆器和超声波破碎仪处理感染性物质时，应有防护装置，在生物安全柜内操作。

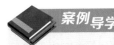

案例导学 23-1

　　某实验室工作人员在使用生物安全柜时，将玻璃视窗升至约 40cm 高，为了取物方便，该工作人员将物品集中摆放柜内的前面，且挡住了空气格栅。操作过程中，有多次从外取物现象。操作完毕后，将物品从柜内取出，降下玻璃视窗，随即关闭电源。

　　问题与思考：

　　该工作人员是否正确使用生物安全柜？如认为他操作不正确，请指出问题所在。

四、感染性物质的操作与处理

（一）感染性物质的操作

1. **标本采集**　必须由掌握相关专业知识和操作技能的工作人员进行采集，并根据采集的标本中可能含有病原微生物的危害程度而采取相应的个人防护。采集血液标本应以专用的一次性安全真空采血器代替常规的针头和注射器。试管、平皿等容器应加盖，贴上标签或做好标记，连同检验申请单一起送交临床实验室。遵循生物安全操作规范。

2. **标本运送**　采集的标本应采取防止污染工作人员、病人及环境的方式在医疗机构内运送。装标本的容器应坚固、无泄漏，容器上标识明确。为避免意外泄漏或溢出，应将容器直立于固定的架子上，放在盒子等二级容器内运送。申请单不能卷在容器外，最好放在防水袋中。

3. **标本接收和打开**　需要接收大量标本的实验室应当设专门的房间或空间。标本的内层容器应在生物安全柜内打开，并备好消毒剂。接收人员应对收到的所有临床标本进行核对，检查标本管有无破损和溢漏。对合格标本应及时处理，包括标本编号、离心等。临床实验室应建立不合格标本的拒收程序，记录不合格标本的原因、处理措施及负责人姓名。

4. **血清分离**　操作时应戴手套并注意眼睛和黏膜的防护，血液和血清应小心吸取。移液管使用后应浸没在消毒液中，浸泡适当的时间然后再丢弃或灭菌处理后重复使用。

5. **感染性物质冻干管的开启和储存**　冻干管的开启应在生物安全柜中进行，首先清洁外表面，在管上靠近棉花或纤维塞的中部锉一痕迹，用一团酒精浸泡的棉花将管包起来以保护双手，然后从锉痕处打开，将顶部小心移去并按污染材料处理。缓慢向管中加入液体重悬冻干物，避免出现泡沫。感染性物质冻干管应当储存在液氮上面的气相、低温冰箱或干冰中。取出时应注意眼睛和手的防护，避免因裂痕或密封不严出现破碎或爆炸。

（二）暴露的处理

1. **锐器伤及其他损伤**　受伤人员应立即停止工作，脱防护服，清洗双手和受伤部位，若有伤口，应当在伤口旁端轻轻挤压，尽可能挤出损伤处的血液，再用洗手液和流动水冲洗，禁止进行伤口的局部挤压。受伤部位的伤口冲洗后，使用皮肤消毒剂，如 75% 乙醇或者 0.5% 碘伏进行消毒，必要时进行医学处理。应记录受伤原因及相关微生物，并保留完整的医疗记录。

2. **食入潜在感染性物质**　应立即脱防护服并进行医学处理，要报告食入材料的特性和暴露细节，并保留完整的医疗记录。

3. **潜在危险性气溶胶释放**　所有人员必须立即撤离现场，并及时通知实验室负责人和生物安全负责人，暴露者接受医学咨询。应张贴"禁止进入"的标志，待气溶胶排出、粒子沉降（约 1h）后方可入内，清除污染时应穿戴适当的防护装备。

4. **潜在感染性物质溢出**　处理溢出的人员必须穿防护服，戴手套，必要时需对面部和眼睛进行保护。首先用布或纸巾覆盖，由外围向中心倾倒消毒剂，作用一定时间（约 30min）后，将布、纸巾以及破损物品清理掉，玻璃碎片应用镊子或硬的厚纸板等工具清理并置于锐器盒中，切勿直接用手，以免刺破皮肤,然后再用消毒剂擦拭污染区域。用于清理的布、纸巾、抹布及厚纸板应放在盛放污染性废弃物的容器内,污染的文件(包括记录)复制后,将原件丢入放污染废弃物的容器。

5. **离心管破碎**　如果正在运行时,非封闭离心桶的离心机内盛有潜在感染性物质的离心管发生破裂,应关闭机器电源,停止后密闭离心桶约30min,待气溶胶沉降后开盖。若离心机停止时发现离心管破碎,应立即盖上离心机,密闭30min,随后操作都应戴结实手套(如厚橡胶手套),玻璃碎片用镊子等工具清除,所有破碎的离心管、玻璃碎片、离心桶、十字轴和转子都应放在无腐蚀性、已知对相关微生物具有杀灭活性的消毒剂内,消毒30min。未破损的带盖离心管应放在另一个装有消毒剂的容器内,然后回收。离心机内腔应用适当浓度的同种消毒剂反复擦拭,然后用水冲洗并干燥。清理时所使用的材料都应按感染性物质处理。离心管在可封闭的离心桶内破碎时,所有密闭离心桶都应在生物安全柜内开盖、处理,所有操作也均需戴手套。

(三) 感染性物质的运输

为了确保感染性物质运输过程中人员、财产与环境的安全,国际组织和国家相应主管部门均制定了感染性物质运输管理规范。申请进行感染性物质运输的单位必须根据规定对运输物质进行包装,并安排专人进行护送。

感染性物质运输要求按内层、中层、外层3层进行包装。装样品的内层容器应密闭,防水、防渗漏,贴指示内容物的标签;中层容器同样要求防水、防渗漏,能保护内层不会破损、被刺穿或将内容物泄漏在中层包装中,在内层容器和中层容器之间应填充适宜的吸收材料,确保意外泄漏时能吸收内层容器中的所有内容物;第三层为强度满足其容积、质量及使用要求的刚性外包装,主要保证样品在运输过程中的安全性。

(四) 感染性废弃物的处理

感染性废弃物是指丢弃的感染性或潜在感染性的物品,如手套、口罩、试管、平皿、吸管等实验器材以及废弃的感染性实验样本、培养基等。感染性废弃物处理的首要原则是必须在实验室内清除污染后丢弃,高压蒸汽灭菌是清除污染时首选的方法。所有感染性废弃物都应装入可高压灭菌的黄色塑料袋,并置于防渗漏的容器内进行高压灭菌后,放到运输容器内运输至焚烧炉,并做好处理记录。

每个工作台应放置盛放废弃物的容器、盘子或广口瓶,最好是不易破损的容器并有生物危害标记。实验过程产生的感染性废弃物,宜置于盛有适宜消毒液的防碎裂的容器中浸泡,废弃物应保持和消毒液直接接触状态,并根据消毒剂的种类与特点确定浸泡时间,然后将消毒液及废弃物分别置于合适的容器中进行高压灭菌或焚烧处理。污染的或可能污染的玻璃碎片、注射针等锐器应置于耐扎锐器盒内,按以上原则处理。

本章小结

实验室生物安全是指用以防止实验室发生病原体或毒素意外暴露及释放的防护原则、技术及实践。实验室生物安全保障即单位和个人为防止病原体或毒素丢失、被窃、滥用、转移或有意释放而采取的安全措施。微生物检验工作者在整个工作环节中应牢固树立生物安全意识。

风险评估是实验室生物安全工作的前提和核心。根据感染性微生物的相对危害程度划分为4个等级,不同危害度的微生物的操作应在相应级别的生物安全实验室中进行。生物安全实验室的生物安全防护水平分为4级。不同级别生物安全防护水平实验室应按要求进行设施建设,配备必要的生物安全设备,包括生物安全柜、高压蒸汽灭菌器、个人防护装备等。

实验室工作人员不能过分依赖于实验室设备设施的安全保障作用,要增强生物安全意识,严格执行实验室安全操作技术,正确使用仪器设备,按要求进行感染性物质的操作和处理,避免发生生物安全事故。

(王燕梅)

扫一扫,测一测

思考题

1. 生物安全柜的放置有哪些具体要求?
2. 生物安全实验室分几级? 个人防护装备有哪些?
3. 实验室如果发生感染性材料溢出,应如何处理?

笔记

参 考 文 献

［1］ 甘晓玲,李剑平.微生物学检验[M].4版.北京:人民卫生出版社,2014.

［2］ 尚红,王毓三,申子瑜.全国临床检验操作规程[M].4版.北京:人民卫生出版社,2015.

［3］ 倪语星,尚红.临床微生物学检验[M].5版.北京:人民卫生出版社,2012.

［4］ 李凡,徐志凯.医学微生物学[M].9版.北京:人民卫生出版社,2018.

［5］ 段巧玲,李剑平.微生物学检验实验指导[M].2版.北京:人民卫生出版社,2015.

［6］ 中华人民共和国国家卫生和计划生育委员会.医疗机构临床检验项目目录(2013年版)[M].北京:人民卫生出版社,2013.

［7］ 刘运德,娄永良.临床微生物学检验技术[M].北京:人民卫生出版社,2015.

［8］ 洪秀华,刘文恩.临床微生物学检验[M].3版.北京:中国医药科技出版社,2015.

［9］ 全国卫生专业技术资格考试专家委员会.2019全国卫生专业技术资格考试指导临床医学检验技术(中级/士)[M].北京:人民卫生出版社,2018.

［10］ 张秀明,兰海丽,卢兰芬.临床微生物检验质量管理与标准操作规程[M].北京:人民军医出版社,2010.

［11］ 马少宁.医学检验职业技能实训与评价指南[M].北京:人民卫生出版社,2011.

［12］ 周庭银.临床微生物学诊断与图解[M].4版.上海:上海科学技术出版社,2017.

［13］ 陈东科.实用临床微生物学检验与图谱[M].北京:人民卫生出版社,2011.

［14］ 李剑平.微生物检验技术[M].北京:科学出版社,2015.

［15］ 刘辉.临床医学检验技术(士)练习题集[M].北京:人民卫生出版社,2017.

［16］ 倪语星.临床微生物学检验[M].北京:人民卫生出版社,2013.

［17］ 刘运德,楼永良.临床微生物检验技术[M].5版.北京:人民卫生出版社,2017.

［18］ 肖纯凌,赵富玺.病原生物学和免疫学[M].7版.北京:人民卫生出版社,2014.

［19］ 贾文祥.医学微生物学[M].2版.北京:人民卫生出版社,2010.

［20］ 黄建林.病原生物与免疫学知识精要问答[M].北京:人民卫生出版社,2014.

［21］ 顾兵,郑明华,陈兴国.检验与临床的沟通——案例分析200例[M].北京:人民卫生出版社,2011.

附 录

附录一　微生物学在发展过程中所取得的重大成就

在微生物学发展过程中,科学家们为微生物学的建立与发展进行了不断探索与研究,奉献了他们的智慧和才智,许多从事微生物领域研究的学者获得了诺贝尔奖。微生物学发展史上的每一个重大成就,都为世界文明进步以及人类健康作出了巨大贡献。

附表 1　微生物学发展过程中取得的重大成就概览

年份	人　物	取得的成果
1684	安东尼·范·列文虎克(Antonie van Leeuwenhoek)	微生物学的奠基人,发现细菌,人类开始利用显微镜认识微生物
1798	爱德华·詹纳(Edward Jenner)	被称为免疫学之父,利用牛痘接种术预防天花,开启了人类使用疫苗预防疾病的先河
1821	弗里斯(E. M. Fries)	霉菌分类系统化
1826	索多·施旺(Theodor Schwann)	提出乙醇发酵由酵母菌引起
1837	索多·施旺(Theodor Schwann)	提出微生物引起发酵和腐败
1850	米切利斯(Mitscherlich)	提出细菌引起马铃薯褐变
1857	路易斯·巴斯德(Louis Pasteur)	微生物学之父,提出乳酸发酵的微生物学原理
1860	路易斯·巴斯德	酵母菌在乙醇发酵中的作用,促进发酵工业
1864	路易斯·巴斯德	否定自然发生学说
1866	路易斯·巴斯德	建立低温灭菌法(巴氏消毒法)保存葡萄酒
1867	罗伯特·李斯特(Robert Lister)	创立无菌外科手术方法
1872	科亨(F. Cohn)	开始细菌分类记载
1876	约翰·廷托尔(John Tyndall)	证实空气中存在细菌
1876	罗伯特·科赫(Robert Koch)	医学微生物学功臣,分离炭疽病原菌,感染动物实验成功
1879	奈瑟(Neisser)	发现淋病细菌
1881	罗伯特·科赫(Robert Koch)	研究纯培养细菌的方法
1881	路易斯·巴斯德 皮尔·包尔·爱密尔·鲁(Pierre paul Emile Roux)	用炭疽杆菌进行免疫实验,应用菌苗接种预防传染病
1882	厄波斯(Eberth) 噶夫克(Gaffky)	在伤寒病人体内分离到伤寒沙门氏菌

年份	人　物	取得的成果
1882	罗伯特·科赫	发现结核病病因(结核分枝杆菌)
1884	罗伯特·科赫	发现霍乱弧菌,证明微生物致病学说,建立病原细菌鉴定方法(科赫原则)
1884	克里斯亭·革兰姆(Christian Gram)	革兰氏染色方法
1888	马尔亭乌斯·贝叶林克(Martinus Beijerinck)	分离出根瘤菌的纯培养,富集培养方法
1889	北里柴三郎(Kitosato Shibasaburo)	从破伤风病人体内分离出厌氧性病原菌
1889	路易斯·巴斯德	发明了狂犬病疫苗
1889	马尔亭乌斯·贝叶林克(Martinus Beijerinck)	提出病毒的概念
1890	爱密尔·阿道夫·贝林格(Emil Adolf von Behring) 北里柴三郎	发现白喉抗毒素
1890	谢尔盖·维诺格拉斯基	发现化能无机营养菌的自养生长
1892	德米特里·约瑟霍维奇·伊万诺夫斯基(Dmitri Iosifovich Ivanovsky)	从烟草花叶病植株中分离病毒并进行了回接实验
1895	马尔亭乌斯·贝叶林克(Martinus Beijerinck)	分离自养的硫酸盐还原菌
1908	保尔·欧里希(Paul Ehrich)	化学治疗剂
1909	奥拉·詹森(Orla Jensen)	将生化反应用于细菌鉴定
1910	保尔·欧利希(Paul Ehrlich) 秦佐八郎	发明治疗梅毒的化学疗剂(砷凡纳明)
1917	费里斯·修伯特·代列尔(Félix Hubert d'Hérelle)	发现噬菌体
1928	佛雷德里克·格里佛(Frederick Griffith)	肺炎球菌的转化现象,证明基因转移和重组,引起受体菌某些性状改变(细菌变异机制之一)
1929	亚历山大·弗莱明(Alexander Fleming)	发现青霉素
1931	可奈里斯·贝尔那多斯·封·尼尔(Cornelis Bernardus Van Niel)	发现红色细菌的厌氧光合作用
1935	格哈德·多马克(Gerhard Domagk)	发现磺胺药物
1936	温达尔·麦迪士·斯坦理(Wendell Meredith Stanley)	发现烟草花叶病毒的结晶
1940	亚历山大·弗莱明(Alexander Fleming) 恩斯特·保利斯·钱恩(Ernst Boris Chain)	青霉素治疗实验成功
1943	马克斯·德尔布鲁克(Max Delbrück) 沙瓦多·爱德华·卢里亚(Salvador Edward Luria)	发现细菌的突变
1946	爱德华·塔特姆(Edward Tatum) 约夏·莱德伯格(Joshua Lederberg)	发现细菌的接合现象(细菌变异机制之一),证明细菌可通过性菌毛将遗传物质转移给受体菌
1949	赛曼·瓦克斯曼(Selman Waksman) 阿尔伯特·斯沙兹(Albert Schatz)	发现链霉素

年份	人　　物	取得的成果
1958	马修·梅瑟生(Matthew Meselson) 富兰克林·威廉·斯塔尔(Franklin William Stahl)	证明大肠埃希氏菌的半保留复制
1967	汤姆斯·布洛克(Thomas Brock)	发现生活在沸腾温泉中的细菌
1969	哈沃·泰明(Howard Temin) 戴维·巴尔迪摩(David Baltimore) 雷那托·丢贝可(Renato Dulbecco)	发现逆转录和逆转录病毒
1969	汤姆斯·布洛克(Thomas Brock) 秀松·弗里兹(Hudson Freeze)	分离 Taq 酶的来源(水生栖热菌)
1969	詹姆斯·艾伦·夏皮罗(James Alan Shapiro)	在细菌中首次发现转位因子(细菌染色体外的一种核苷酸序列,通过位置移动产生插入突变、基因重排等方式而改变遗传物质)
1977	卡尔·沃斯(Carl Woese) 乔治·福克斯(George Fox)	发现古生菌
1981	斯坦利·普鲁斯耐尔(Stanley prusiner)	发现朊病毒(prion)
1982	卡尔·斯泰特(Karl Stetter)	首次分离最适温度高于 100℃ 的原核生物
1983	路克·蒙塔格耐尔(Luc Montagnier)	发现引起艾滋病的人类免疫缺陷病毒
1988	卡里·莫里斯(Kary Mullis)	创立聚合酶链反应
1995	克雷格·文特尔(Craig Venter) 哈密尔顿·斯密斯(Hamilton Smith)	完成细菌基因组的完整序列测序
1999	基因组研究所等(The Institute for Genomic Research, TIGR and other)	完成百余种微生物基因组序列测序

附录二　学习网站

国家卫生健康委临床检验中心:http://www.nccl.org.cn

中华医学会检验医学分会:http://www.cslm.org.cn

中国科学院微生物研究所:http://www.im.cas.cn

中国科学院武汉病毒研究所:http://www.whiov.ac.cn

中华医学检验杂志:http://c.wanfangdata.com.cn/periodical-zhyxjy.aspx

中华实验和临床病毒学杂志:http://c.wanfangdata.com.cn/periodical-zhsyhlcbdx.aspx

万方数据资源系统(医药卫生栏目):http://www.periodicals.net.cn

美国微生物学会出版社:http://www.asmpress.org

医学全在线:http://www.med126.com

考试资料网:http://www.ppkao.com/shiti/55790

医学教育网:http://www.med66.com/html/tk/16/31613.htm

丁香园:http://www.dxy.cn

中国疾病预防控制中心传染病预防控制所:http://www.icdc.cn

中国微生物学会:http://www.csm.im.ac.cn

国际病毒分类委员会:http://www.ictvonline.org

中国医疗保健国际交流促进会临床微生物与感染专科分会:http://www.cpam-cmi.com

微生物之家:http://www.microbiohome.com

检验天空:http://www.labsky.com

中英文名词对照索引